U0878767

中国科学院教材建设专家委员会规划教材
全国高等医药院校规划教材

供临床、预防、全科、口腔、麻醉、药学、影像、检验、护理等相关专业使用

药 理 学

主　编　李悦山　罗健东
副主编　张根水　李　罡　张维文　李卫萍
编　委　(以姓氏笔画为序)

刘英华	广州医科大学	张根水	广州医科大学
江俊麟	中南大学药学院	张维文	广州医科大学
李　彦	沈阳药科大学	罗健东	广州医科大学
李　罡	沈阳药科大学	宜　全	广州医科大学
李卫萍	山西医科大学	高　山	泰山医学院
李悦山	广州医科大学	薛　勤	广州医科大学
吴晓倩	广州医科大学	戴　忠	广东医学院
辛晓明	泰山医学院	魏　毅	广州医科大学
张　梅	广州医科大学		

科学出版社
北　京

内 容 简 介

本书的编写注重科学性、适用性、启发性及先进性,为满足专业人才培养的社会需求,紧密联系临床实际,更新内容,对临床应用逐渐减少的一些经典药物内容适当缩减,增加新型药物的介绍,反映临床药物应用的实际,反映药理学研究新成果及临床应用的新进展。每章设"学习要求"、"要点提示"或"问题讨论"、"复习指导"等项内容,明确学生要掌握的重点内容和具备的能力要求,指导学生复习巩固,教材篇幅精简,定位明确。内容兼顾执业医师考试的要求,符合国家基本药物目录。

本书的使用对象是以临床医学专业为主,兼顾预防、全科、口腔、麻醉、影像、药学、检验、护理等专业的本科学生。

图书在版编目(CIP)数据

药理学 / 李悦山,罗健东主编 .—北京:科学出版社,2014. 11
中国科学院教材建设专家委员会规划教材·全国高等医药院校规划教材
ISBN 978-7-03-042280-4

Ⅰ. 药…　Ⅱ. ①李…　②罗…　Ⅲ. 药理学-医学院校-教材　Ⅳ. R96

中国版本图书馆 CIP 数据核字(2014)第 248161 号

责任编辑:王　颖　周万灏 / 责任校对:胡小洁
责任印制:赵　博 / 封面设计:范璧合

科学出版社 出版
北京东黄城根北街 16 号
邮政编码: 100717
http://www.sciencep.com
涿州市般润文化传播有限公司印刷
科学出版社发行　各地新华书店经销
*
2014 年 11 月第　一　版　　开本:850×1168　1/16
2024 年 8 月第五次印刷　　印张:20
字数:636 000
定价:55. 00 元
(如有印装质量问题,我社负责调换)

前　言

教材是知识的载体，是教学内容和教学方法的重要体现，是开展教学活动、实现人才培养目标的重要工具。要保证新世纪高等医学教育的质量，教材建设和教材质量是其重要的基础环节。为顺应高等医学教育教学改革及教学模式的转变，科学出版社组织编写新版《药理学》教材，目的是不断更新内容，丰富教学形式，顺应教学改革，提高医学教学质量，满足专业人才培养的社会需求。

药理学是临床医学、药学及医学各相关专业学生必修的一门主干课程。这本《药理学》教材是全国高等医药院校规划教材，在编写过程中注重教材的科学性、适用性、启发性及先进性。

本教材的使用对象是以临床医学专业为主，兼顾预防、全科、口腔、麻醉、影像、药学、检验、护理等专业的本科学生。

遵循教材建设的“三基”（基本理论、基本知识、基本技能），“五性”（思想性、科学性、先进性、启发性、适用性）原则；知识点明确，学生好学，教师好教；注重创新能力和实践能力的培养，为学生知识、素质、能力协调发展创造条件；将教学改革和教学经验融入教材，使学生在尽可能短的时间内掌握所学课程的知识点。突出新版《药理学》教材的特色，紧密联系临床实际，更新内容，反映药理学研究新成果及临床应用的新进展，严格编写规范。

本版《药理学》教材的编写特色主要体现在：①教材每章设“学习要求”、“要点提示”或“问题讨论”、“复习指导”等项内容。明确学生要掌握的重点内容和具备的能力要求，指导学生复习巩固，引导学生学习和思考，激发学生的兴趣。②编写内容力求符合药理学的发展和应用，紧密联系临床实际，更新内容，对临床应用逐渐减少的一些经典药物内容适当缩减，增加新型药物的介绍，反映临床药物应用的实际，内容满足：“必需、够用”，克服传统教材“高、大、全”的通病，教材篇幅精简，定位明确。③根据教学课程体系的需要，合理调控编写内容，适当精简压缩抗寄生虫药、局部麻醉药、全身麻醉药、性激素类药和避孕药等章节，有些内容分别在相关课程中有较系统的介绍。④编写内容兼顾执业医师考试的要求，符合国家基本药物目录。⑤药物制剂及用法只列出部分常用药物。

本教材由全国多所高等医学院校教学一线的药理学教师合作编写而成，并得到各编者和编写单位的大力支持，各位编委秉承严谨求实和认真负责的精神，尽职尽责，精心编写，倾注了大量心血。广州医科大学药理教研室的教师对全书稿件的整理做了大量的工作。在此一并表示诚挚谢意。

本教材在编写过程中难免存在不足之处，恳请同行专家和广大读者批评指正。

李悦山　罗健东

2014年6月

前言

2014年5月

目　　录

第一篇　总　　论

第二篇　作用于外周神经系统的药物

第三篇　作用于中枢神经系统的药物

第四篇　作用于心血管系统的药物

第五篇　作用于血液系统和内脏的药物

第六篇　作用于内分泌系统和代谢疾病的药物

第七篇 化学治疗药物

第八篇 其他药物

第一篇 总 论

第1章 绪 论

学习要求

学习掌握药理学、药物的概念；深刻认识药物与毒物的关系，能用唯物辩证的观点指导药理学的学习与合理用药。

第一节 药物与药理学的性质

一、药物与毒物

药物（drug）是指能够影响机体的代谢过程、生理功能及病理状态，用于预防、诊断、治疗疾病或调节生育的物质。药物可来源于自然界的天然产物（包括植物、动物、矿物）或其有效成分，也可用化学方法合成或用生物工程技术获得。无论何种来源的药物，都必须符合临床用药安全有效的基本要求。药物具有明确的药理作用、适应证、用法和用量。

毒物（poison）是指能够损害人体健康的化学物质，毒物也能影响机体的代谢过程、生理功能及病理状态，但毒物的使用可损害人体的健康。那么，药物与毒物有什么联系呢？

当药物大剂量使用或非正确应用时，则可能表现出毒物的作用，造成药物中毒甚至危及生命。毒物是指安全范围较小，在较小剂量就能明显损害人体健康的物质。药物与毒物之间并没有本质的区别和严格的界限，随着药物应用剂量的变化可导致药物作用性质的改变。一种物质在被确认成为药物之前，必须经过大量、严格的临床前药理学和临床药理学的研究与评价。临床应用的药物，其安全范围较大，大多数患者在一定剂量范围内正确使用是安全的。因此，药物与毒物之间仅存在剂量的差别。

二、药理学的性质与任务

药理学（pharmacology）是研究药物与机体（包括人体、动物、病原体）之间相互作用及作用规律的科学，其研究内容包括药物效应动力学（pharmacodynamics，简称药效学）和药物代谢动力学（pharmacokinetics，简称药动学）。药效学研究药物对机体的作用及其规律，包括药物作用（drug action）、药理效应（pharmacological effect）、作用机制（mechanism of action）、临床应用（therapeutic uses）、不良反应（adverse drug reaction，ADR）及其防治等。药动学研究机体对药物的处置（drug diposition）及体内药量的动态变化规律，包括药物在体内的吸收（absorption）、分布（distribution）、代谢（metabolism）、排泄（excretion）的过程及血药浓度随时间而变化的规律。药效学和药动学是同时进行的药物与机体间相互作用的两个方面，并受诸多因素影响，故药理学还要研究影响药物疗效的各种因素。

药理学是生命科学领域中一门重要的综合学科，是基础医学与临床医学、医学与药学及中西医结合的桥梁科学，与生命科学有着广泛联系。药理学以化学、生理学、生物化学、病理学、病理生理学、微生物学、免疫学等为研究基础，其主要研究任务是：①阐明药物与机体之间相互作用的机制和规律，为临床合理用药防治疾病提供理论依据，以充分发挥药物治疗效果，避免或减少不良反应；②研究开发新药和药物新剂型，发现药物的新用途，为逐步提高药物的临床治疗效果作出贡献；③与其他生命科学的研究相互促进，为探讨生物机体的生理、生化及病理过程提供试验资料和研究方法，促进生命科学的进步。

三、药理学的发展简史

从远古时代起，人类在自然界谋求生存的经历中逐渐积累了对药物的认识，这些经验被记录下来，形成了中国、古埃及、巴比伦、印度等一些文明古国最早的药物学著作。早在公元1世纪前后，我国就出现了药物学书籍《神农本草经》，全书收载药物365种，疾病疗法120种，其中不少药物沿用至今。唐朝政府出版的《新修本草》，收载天然药物884种，被认为是世界上第一部由政府颁布的药典，比西方最早的纽伦堡药典约早883年。明朝伟大的医药学家李时珍，历时27载，汇集16世纪以前800余种典籍之精华，经亲身采集实践，于1596年完成巨著《本草纲目》。全书52卷，收载药物1892种、插图1160幅、附方11 000余条，约190万字，并提出了药物的科学分类法。该书不仅是传统医药经典著作，也是世界著名的药物学巨著，被译成英、日、朝、法、德、俄、拉丁语七种文字的译本，在世界范围内广为流传，对促进我国和世界医药学的发展作出了杰出贡献，至今仍是具有重要参考价值的药物学巨著。

随着科学技术的进步，对药物的研究和认识不断深入和丰富，逐渐形成了生药学、药物化学、药剂学、药理学、药物毒理学等分支学科，构成了现代药学科学体系。药理学的建立和发展与现代科学技术的发展紧密相关。19世纪初，有机化学和实验生理学的兴起，为药理学的建立奠定了理论和实验基础。单体化合物的出现，使药物研究能够得以进行精确定量和重复给药的动物实验。这一时期有影响的事件包括：1803年，德国化学家F. W. Serturner首先从鸦片中分离提纯出吗啡，并用犬进行实验证明其镇痛作用；1819年，法国Magendie用青蛙经典实验确定了士的宁的作用部位在脊髓；以后相继从植物药中不断提纯多种有效成分，如依米丁、奎宁、阿托品等，并利用整体动物及离体器官开展药理学实验。在此基础上，德国Buchheim（1820—1879）建立了世界上第一个药理实验室，开创了实验药理学，并写出第一本药理学教科书，使药理学正式成为一门独立学科。英国生理学家Langley（1852—1925），根据阿托品与毛果芸香碱对猫唾液分泌的拮抗作用研究，提出受体概念，为受体学说的建立奠定了基础。20世纪初，德国Ehrlich用自制的砷凡钠明治疗梅毒，Domagk发现磺胺药能治疗细菌感染，从此开创了化学治疗药物的新纪元。英国Fleming及Florey对青霉素的发现和成功用于临床，使人类步入伟大的抗生素时代。20世纪30年代到50年代是新药发展的黄金时期，现在临床上常用的药物，如磺胺类药物、抗生素、合成的抗疟药、抗组胺药、镇痛药、抗高血压药、抗精神失常药、抗癌药、激素类药物以及维生素类中许多药物均是在这一时期研制开发的。Waston和Crick于1953年发现DNA双螺旋结构，对蛋白质和酶等大分子化合物的结构和功能有了深入的了解，推动了药理学的发展。Numa应用克隆技术成功克隆乙酰胆碱受体亚单位，使受体理论得到实验证实。20世纪80年代以来，随着单克隆抗体、基因克隆、离子通道电流测定、磁共振、X线衍射、配体构象计算机测算等技术的发展，各种与药物作用的受体分子、药物结合蛋白、靶酶被成功克隆，使药理学的研究从系统、器官水平深入到细胞、亚细胞和分子水平，特别是基因工程药物问世，大大促进了新药的研究与开发。

随着自然科学技术及生理学、生物化学、细胞生物学、分子生物学等学科以及单克隆、基因重组及基因敲除等技术的发展，药理学已发展成为与生物物理学、生物化学以及分子生物学等多学科密切联系的一门综合学科，促使药理学出现了众多分支学科，如生化药理学、细胞药理学、分子药理学、遗传药理学、受体药理学、神经药理学、时辰药理学、生殖药理学、临床药理学等。随着现代科学技术的不断发展和在药理学研究中的应用，将推动现代药理学向更高层次发展，为提高临床药物治疗水平提供新的理论依据。

第二节　新药研发与药品管理

药品是指加工成某种剂型，规定有适应证、用法、用量及不良反应等的药物。药品是人类用于防治疾病的特殊商品，用药的后果关系到用药者的健康甚至生命安全。世界各国均制定了相应的法律法规，用于规范和管理药品的研制、审批、生产、流通及临床应用。我国于1985年首次颁布了《新药审批办法》，2007年7月又制定了新的《药品注册管理办法》。

新药是指化学结构、药品组分或药理作用不同于现有药品的药物，其来源包括化学药品、中药、天然药物和生物制品。我国药品注册管理办法规定：①化学药品新药是指“未曾在中国境内上市销售的药品”、“改变给药途径且尚未在国内外上市销售的药品”、“已在国外上市销售但尚未在国内上市销售的药品”等；②中药、天然药物的新药一般指“未在国内上市销售的从植物、动物、矿物等物质中提取的有效成分及其制剂”等；③新药亦包括未在国内上市的治疗及预防用生物制品。改变剂型、改变给药途径或增加新的适应证，亦按新药注册管理。我国的新药研究按照《药品注册管理办法》的申报程序，并根据新药类型提供相应的新药研究申报资料。

新药研究与开发是一个非常严格而复杂的过程，具有科技含量高、投资多、周期长、风险大、效益高等特点。不断发现和提供安全、高效、适应疾病谱变化及质量可控的新药，对于保护人类健康和发展国民经济具有重要意义。

新药可通过实践经验或在理论指导下合成、筛选而发现。新药的研究大致可分为临床前研究（preclinical study）、临床研究（clinical study）和售后调研（postmarketing surveillance）三个阶段，总的目标是证明其安全性和有效性。

临床前研究主要包括药学研究和药理学研究两部分内容。药学研究包括药物制备工艺路线、理化性质、质量控制标准等;药理学研究则以实验动物为研究对象,进行药效学、药动学及药物毒理学研究。

临床研究分为四期:Ⅰ期临床试验是以20~30例正常成年健康志愿者为受试对象,进行药物的初步药理学及人体安全性试验,观察人体对新药的耐受情况和药动学过程,为制定Ⅱ期临床试验的给药方案提供科学依据。Ⅱ期临床试验是对新药治疗作用的初步评价阶段,采用随机、双盲、对照试验,试验组和对照组病例均不少于100例,对新药的安全性和有效性作出初步评价,推荐临床用量。Ⅲ期临床试验是在新药批准上市前进行的多中心临床试验,是对新药治疗作用的确证阶段,观察例数不少于300例,进一步考察新药对目标适应证的安全性和有效性,为新药注册申请的审批提供依据。Ⅳ期临床试验又称售后调研,是药品上市后的应用研究阶段。旨在社会人群广泛应用条件下,进一步评价新药在普通人群和特殊人群(儿童、老年人、孕妇、哺乳期妇女、肝肾功能不全患者)使用的有效性、安全性和合理用药方案。

第三节 药理学的学习方法

药理学是医学专业、药学专业及医学相关专业的主干课程,是基础医学与临床医学的一门桥梁学科。药理学的学习是为临床合理用药奠定基础,构成临床思维的重要环节。因此,学习药理学要注意与其他学科的联系,加深对药理作用、作用机制等内容的理解。

1. 教学大纲对学习的指导作用 根据学生学习的专业不同,药理学讲授的内容和重点有所不同,通过《药理学教学大纲》规定了教学的重点与难点,规定了学生要重点掌握的内容。必须重视《药理学教学大纲》的研究或学习。期末考试的题目也遵循教学大纲,主要考核教学大纲规定的重点内容。每个章节的授课过程中和教材均提出了学习要求。因此在预习或复习中,要目标明确,是保证学习效果的前提。

2. 掌握药理学的基本概念和原理 药物的药理作用和作用机制是药理学重要内容,是指导我们从事药理学研究和运用药理学知识的重要保证。“药效学”和“药动学”重要概念与理论是学习和认识各种药物的重要内容,如“量效关系”、“时-量曲线”、“稳态血药浓度”及“药动学指标”等重要基本概念的掌握,对学习后续章节的药物和临床应用均有重要指导作用。

3. 掌握药物的分类及不同药物的作用 各论中每章均有药物分类及常用药物,这些药物的药理作用是学习的重点,每个药物都有不同的药理作用,因此,要牢牢掌握,熟记在心。如去甲肾上腺素收缩血管,升高血压的药理作用是固定的,结合“量-效关系”与“不良反应”,才能解决合理应用等问题。

4. 掌握重点药物的作用机制、不良反应和临床应用 药物的作用机制是药理学的核心问题,要掌握重点药物的作用机制,重点药物掌握了,其他药物就容易理解了。大多数药物的不良反应都与其“药理作用”有关,一些特殊的特别是引起致残、致聋、致命的严重不良反应一定要牢记。药物的“临床应用”,也很重要,掌握药物的最终目的就是为了临床应用,但是,药物的“临床应用”,必须是掌握疾病的发病机理,病理学和病理生理学等环节,结合药物作用特点,才能认识“临床合理应用”。有些内容还要在以后的临床医学的课程中进一步学习。因此,学好药理学是学好其他后续课程的重要环节。

5. 重视药理学实验课的学习 药理学是一门实验学科,药理学的知识是需要通过大量的实验加深认识,不断积累的过程。药理学实验课可使学生掌握药理学研究的基本方法,获得药理学知识的科学途径,验证药理学中的重要理论,更牢固地掌握药理学的基本概念和基本知识。目前,很多医学院校将药理学实验和其他学科实验融合,开设综合性机能学实验课程,其目的就是为了培养学生发现问题、分析问题和解决问题的能力,通过实验课教会学生一种科学的方法,一种获取知识的手段。因此,要重视实验课的学习。

复习指导

1. 药理学是研究药物与机体之间相互作用及作用规律的一门科学,包括药物效应动力学(药效学)和药物代谢动力学(药动学)。药效学研究药物对机体的作用及其规律。药动学研究机体对药物的处置及体内药量的动态变化规律。

2. 药物是指能够影响和调节机体的生化过程、生理功能及病理状态,用于预防、诊断、治疗疾病或调节生育的物质。药物与毒物之间并没有本质的区别和严格的界限。

3. 新药是指化学结构、药品组分或药理作用不同于现有药品的药物。新药的研究分为临床前研究和临床研究。

(李悦山 罗健东)

第2章　药物代谢动力学

学习要求

掌握药物代谢动力学、吸收、分布、代谢、排泄及主要药动学参数的概念。掌握一级动力学、零级动力学的特点。掌握药物主动转运、被动转运的特点。熟悉血浆蛋白结合率及肝药酶变化的临床意义。能初步根据药物代谢动力学特点合理用药。

药物代谢动力学（pharmacokinetics）简称药动学，是研究药物吸收、分布、代谢和排泄过程，并运用数学原理和方法阐述药物在机体内的量变规律。药物对机体的作用取决于药物在机体靶位的浓度与维持时间，而药物在靶位的浓度与维持时间又与药物在体内的过程有关，即机体对药物的吸收（absorption）、分布（distribution）、代谢（metabolism）或生物转化（biotransformation）、排泄（excretion）过程，这四个过程可简称为ADME过程。由于药物在体内不断地被机体转运和转化，药物在作用部位的浓度是动态的，受药物的ADME的影响而不断变化，而药动学就是研究药物在体内的变化规律及其影响因素。

第一节　药物分子的跨膜转运

药物在体内进行ADME的过程，需进出各类细胞，透过各类细胞膜，这些膜性结构总称为生物膜（biomembrane）。药物分子通过生物膜转运具有相似的特点，掌握药物跨膜转运的方式、特点及其影响因素，是理解药动学过程及临床应用的重要环节。药物跨膜转运的方式见图2-1。

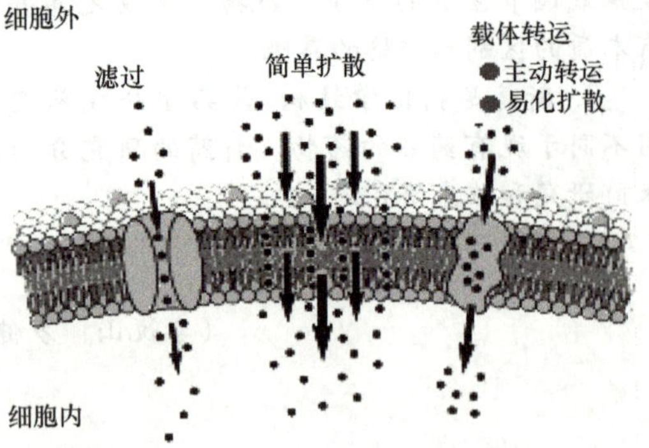

图2-1　药物的跨膜转运模式

一、药物跨膜转运的方式及特点

（一）滤过（filtration）

滤过是指小分子水溶性药物，在膜两侧的流体静压和渗透压差作用下，通过细胞膜的水性通道（aqueous channel）被水携带到低压一侧的过程。由于水分子极小，又不带电荷，所以细胞膜对它是高度通透的，大多数细胞膜能让水透过，而水的大量流动可以将药物分子带过去。大多数毛细血管上皮细胞间的孔隙极大（直径可达40Å以上），这种转运是药物通过大多数毛细胞血管内膜的主要机制。但如果药物分子量过大则以这种转运方式受限，而在某些特殊组织（如大部分脑组织），其细胞间隙非常“紧密”。药物不能以滤过方式通过这些毛细血管而进入组织内。

（二）简单扩散（simple diffusion）

绝大多数药物按此种方式通过生物膜。非极性药物分子以其所具有的脂溶性溶解于细胞膜的脂质层，顺浓度差通过细胞膜的过程称为简单扩散（simple diffusion），是一种被动转运（passive transport）方式。其通过速度与膜两侧药物浓度差和药物脂溶性成正比。因为药物必须先溶于体液才能抵达细胞膜，水溶性太低同样不利于通过细胞膜，故药物在具备脂溶性的同时，仍需具有一定的水溶性才能迅速通过细胞膜。

大多数药物均为弱酸性或弱碱性的有机化合物，在体液内均有不同程度地解离。分子状态（非解离型）药物疏水而亲脂，易通过细胞膜；离子状态药物极性高，不易通过细胞膜的脂质层，这种现象称为离子障（ion trapping）。因此体液的pH对弱酸或弱碱性药物跨膜转运的速度有明显影响（图2-2）。

药物的解离状态对药物的跨膜转运影响很大。弱酸性药物在酸性介质中非离子型多，在碱性介质中离子型多；弱碱性药物在酸性介质中离子型多，而在碱性介质中非离子型多。

药物的解离状态既受其本身的解离常数 pK_a（解离部分与未解离部分平衡时的常数）的影响，也受其所在溶液的pH影响。大多数碱性药物为含氨化合物，由一个氮原子和1、2、3或4个碳原子形成的键分

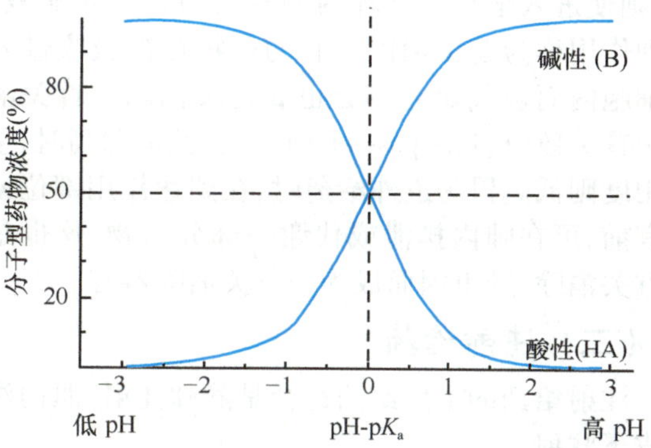

图 2-2　体液 pH 对弱酸或弱碱性药物解离的影响
($pH-pK_a=0$ 即 $pH=pK_a$，药物 50% 解离)

别称为伯胺、仲胺、叔胺、季铵。季铵总是带电荷，碱性强，不能通过脂质膜。电解质的跨膜分布常由其 pK_a 和膜两侧的 pH 梯度所决定；pK_a 是药物（弱电解质）离子化形式占一半时的 pH。因此，弱酸性或弱碱性的有机化合物（药物）的解离程度在 pH 变化范围较大的体内环境，对药物转运的影响更为重要。胃液 pH 变化范围为 1.5~7，尿液为 5.5~8，如此大的 pH 变化范围对那些脂溶性适中的药物可能产生显著的临床意义。

依据 Handerson-Hasselbalch 公式：

（1）弱酸药物在体液中的解离方式

$$HA \longleftrightarrow H^+ + A^-$$

HA 为药物的分子型，A^- 为离子型。解离平衡时：

$$\frac{[H^+][A^-]}{[HA]}=K_a$$

式中 K_a 为解离常数，[　] 为浓度。双侧取负对数得：

$$-\lg[H^+]-\lg\frac{[A^-]}{[HA]}=-\lg K_a$$

因为 $-\lg[H^+]$ 为 pH，$-\lg K_a$ 为 pK_a，故：

$$\lg\frac{[A^-]}{[HA]}=pH-pK_a\text{，即：}$$

$$\frac{[A^-]}{[HA]}=10^{pH-pK_a}\text{，即：}$$

[离子型]/[非离子型] $=10^{pH-pK_a}$

当 $pH=pK_a$ 时，$10^{pH-pK_a}=1$，$[A^-]=[HA]$，即[离子型]=[非离子型]。

（2）弱碱性药物解离方式

$$B+H^+ \longleftrightarrow BH^+$$

B 为分子型，BH^+ 为离子型。

$$\frac{[H^+][B]}{[BH^+]}=K_a$$

$$\lg\frac{[BH^+]}{[B]}=pK_a-pH$$

经换算可得：

$$\frac{[BH^+]}{[B]}=10^{pK_a-pH}$$

即：[离子型]/[非离子型] $=10^{pK_a-pH}$

例如：苯甲酸的 pK_a 等于 4，在 pH=1 的介质中，完全不解离，为分子型，易跨膜；pH=4 时，则 50% 解离；在 pH=7 的介质中完全解离，为离子型，不跨膜。苯巴比妥的清除在碱性尿内比在酸性尿内快 7 倍。

（三）载体转运（carrier-medicated transport）

许多细胞膜上具有特殊的跨膜蛋白（trans-membrane protein），控制体内一些重要的内源性生理物质（如糖、氨基酸、神经递质、金属离子）和药物进出细胞。跨膜蛋白在细胞膜内的一侧与药物或生理性物质结合后，发生构型改变，在细胞膜的另一侧将结合的内源性物质或药物释出。这种转运方式称为载体转运（carrier mediated transport）。

载体转运的特点是对转运物质有选择性（selectivity）和饱和性（saturation），结构相似的药物或内源性物质可竞争同一载体而具有竞争性（competition），并可发生竞争性抑制（competitive inhibition）。

载体转运主要发生在肾小管、胆道、血-脑屏障和胃肠道的药物转运过程中。多药耐药基因-Ⅰ所编码的 P-糖蛋白（P-glycoproteim）是一重要的主动转运载体，广泛存在于肾小管刷毛边层膜（brush border membranes）、胆小管、胃肠道和脑微血管，在许多药物的吸收、分布和消除中发挥重要作用。

载体转运主要有主动转运和易化扩散两种方式。

1. 主动转运（active transport）　主动转运需要耗能。主动转运可逆电化学差转运药物。这种转运对体内代谢物质和神经递质的转运，以及通过干扰这些物质而产生药理作用的药物有重要意义。有的药物通过神经元细胞、脉络丛、肾小管细胞和肝细胞时也是以主动转运方式进行的。

2. 易化扩散（facilitated diffusion）　这种载体转运方式与主动转运不同的是不需要能量，不能逆电化学差转运，是一种被动转运（passive transport）。易化扩散可加快药物的转运速度。维生素 B_{12} 经胃肠道吸收、葡萄糖进入红细胞内、甲氨蝶呤进入白细胞等均以易化扩散方式转运。

二、影响药物跨膜转运的因素

药物通过细胞膜的速度与可利用的膜面积大小有关。膜表面大的器官，如肺、小肠，药物通过其细胞脂层的速度远比膜表面小的器官（如胃）快。

药物以简单扩散方式通过细胞膜时，除了受药物的解离度和体液的 pH 影响外，药物分子跨膜转运的速度还符合 Fick 定律：

$$\text{通透量}=(C_1-C_2)\times\frac{\text{面积}\times\text{通透系数}}{\text{厚度}}$$

上式表明药物通过细胞膜的速率与膜两侧的药物浓度差(C_1-C_2)、膜面积、药物分子的通透系数(药物分子的脂溶度)和细胞膜的厚度等因素有关。

此外,血流量的改变也可影响细胞膜两侧药物浓度差,药物被血流带走的速度决定了膜一侧的药物浓度,血流量丰富、流速快时,不含药物的血液能迅速取代含有较高浓度药物的血液,从而得以维持很大的浓度差,使药物跨膜速度增高。扩血管药物吸收快,缩血管药物吸收慢,便是因为它们改变了用药部位的血液流量。

第二节 药物的体内过程

一、吸 收

药物自用药部位进入血液循环的过程称为吸收(absorption)。药物只有经吸收后才能发挥全身作用。少数用药只要求产生局部作用,如皮肤、黏膜的局部用药、抗酸药和泻药,则无需吸收。但即使是这些情况,有些药物仍可能被吸收而进入体内。不同给药途径影响药物的吸收速度和程度,也影响药物作用的快慢和强弱。药物吸收快慢的顺序为:吸入、肌内注射、舌下、直肠、皮下注射、口服、皮肤。

(一) 口服

口服是最常用的给药途径,也是最安全、最方便和最经济的方法。且大多数药物能充分吸收。胃肠道的广泛吸收面、内容物的拌和作用以及小肠内适中的酸碱性(pH 5 ~8)对药物解离影响小等因素均有利于药物的吸收。大多数药物在胃肠道内是以单纯扩散方式被吸收的。由于胃腔内容物有较强的酸性,对酸性药物吸收较好,对碱性药物的吸收较差,而弱碱性药物在肠道的碱性环境容易吸收。但药物在肠道停留时间长,小肠黏膜层有大量微绒毛,吸收面积大,血流丰富,因此,小肠对药物的吸收远大于胃。

很多因素可影响胃肠道对药物的吸收,如服药时的饮水量、是否空腹、胃肠蠕动度、胃肠道的 pH、药物颗粒大小、与胃肠道内容物的理化性质相互作用(如钙与四环素类抗生素形成不可溶的复合物引起吸收障碍)等。药物的片剂或其他固体剂型的吸收率部分地取决于其胃肠道液体溶出度,是所谓控释、缓释、持续释放或长效药物制剂的根据。设计这些制剂的目的是让药物在 8 小时或更长时间内缓慢、均匀地被吸收。这些制剂的优点是比普通剂型减少了服药次数,药效可维持过夜,还可消除那种速释剂型常有的药物浓度峰值,从而降低了不良反应的发生率。

首关消除(first pass elimination)从胃肠道吸收入门静脉系统的药物在到达全身血循环前必先通过肝脏,如果肝脏对其代谢能力很强或由胆汁排泄的量大,则使进入全身血循环内的有效药物量明显减少,这种作用称为首关消除。有的药物在被吸收进入肠壁细胞内而被代谢一部分也属首关消除。首关消除也称首关效应(first pass effect)。首关消除高时,生物利用度则低。胃肠道外给药时,在到达作用部位或靶器官前,可在肺内排泄或代谢一部分药物,这也是一种首关消除,肺也因而成为一首关消除器官。

(二) 注射给药

注射给药的主要给药途径是静脉注射、肌内注射和皮下注射。

静脉注射药物水溶液可以避免一些可能影响吸收的因素,可以准确而迅速地获得所需的血药浓度,这是用其他给药方法所不能做到的。在某些情况下,如进行外科诱导麻醉时,药物的剂量并不是事先定下来的,而是根据患者的反应随时加以调整。而且某些有刺激性的药物也只能用静脉注射法给药,因为血管壁对刺激相对不敏感,缓慢注入的药液可充分地被循环血液所稀释。但因其以很高的浓度,极快的速度到达靶器官,故也最危险。反复注射有赖于静脉保持通畅。药物的油剂或能使血液成分沉淀或溶血的药物不应作静脉注射。静脉注射时通常要缓慢并密切注意患者的反应。

药物水溶液经肌内注射后吸收十分迅速,注射部位的血流速度影响吸收速度,这可以通过局部热敷、按摩来加以调整。将药物溶于油内注射可减慢药物吸收而起存储作用,有的一次注射后数星期内仍能维持较高的血药浓度。抗生素就常以肌内注射方式给药。刺激性药物不能皮下注射,有时可选用肌内注射法。

皮下注射吸收较慢,有刺激性的药物可引起剧痛。此法仅适用于对组织无刺激性的药物,否则可引起剧痛、坏死和溃疡形成。透明质酸酶(hyaluronidase)可促进药物通过组织进行扩散,如果注射液不含透明质酸酶,皮下注射量不可过大。在皮下注射的药液中加入血管收缩药可延缓吸收。以药物的固体小片植入皮下,其缓慢吸收可维持达数周或数月之久。

动脉内和鞘内注射均为特殊给药途径,用以在特定的靶器官产生较高的药物浓度。

(三) 吸入

气体和挥发性药物可以吸入,经肺上皮和呼吸道黏膜吸收,如沙丁胺醇(salbutamol)。由于肺泡表面积很大,肺血流量丰富,因此,只要具有一定溶解度的气态药物即能经肺迅速吸收。有的药物难溶于一般溶剂,水溶液又不稳定,如色甘酸钠(disodium crmoglycate),可制成直径约 5μm 的极微细粉末以特制的吸入剂气雾吸入。气道本身是抗哮喘药的靶器官,以气雾剂解除支气管痉挛是一种局部用药。吸入用药主要的缺点是剂量不好掌握,用法又较麻烦,必须有相当先进的手段(包括定量雾化吸入装置)来保证。

(四)局部用药

局部用药的目的是在皮肤、眼、鼻、咽喉和阴道等部位产生局部作用,偶尔也为了达到吸收作用。药物都不易穿过完整的皮肤,吸收程度与其脂溶性成正比。许多溶质容易透过真皮,故药物很易通过皮肤破损、烧伤或剥脱处吸收;炎症和其他增加皮肤血流的情况也促进吸收。

(五)舌下给药

口腔的静脉回流直接进入上腔静脉,药物在舌下含服时吸收快,且无首关消除,如硝酸甘油在胃肠道吸收的首关消除达90%,而舌下含服,由于脂溶性很高,吸收非常迅速。因此治疗心绞痛时,首选舌下给药。

此外,不能口服或患者意识消失时,也可采用直肠给药。大约50%的药物可避开肝脏,从直肠吸收直接进入体循环,一定程度避免首关消除。但直肠的吸收常不规则、不完全,而且许多药物对直肠黏膜具有刺激性。

二、分 布

药物吸收后从血循环到达机体各个部位和组织的过程称为分布(distribution)。药物在体内的分布受很多因素影响,包括药物的脂溶性、毛细血管通透性、器官和组织的血流量、与血浆和组织蛋白的结合能力、药物的 pK_a 和局部的 pH、药物转运载体的数量和功能状态、特殊组织膜的屏障作用等。

(一)血浆蛋白结合率

大多数药物在血浆中均可与血浆蛋白不同程度地结合而形成结合型药物(bound drug),它与未结合的游离型药物(free drug)同时存在于血液中,并以一定百分数的结合率达到平衡。弱酸性药物主要与白蛋白结合,弱碱性药物主要与 α_1-酸性糖蛋白(α_1-acid glycoprotein, α_1-AGP)结合。

被结合药物在血浆总药量中所占的百分数取决于药物的浓度、与结合部位的亲和力以及结合位点的数目。结合型药物不能跨膜转运,而成为药物在血液中的一种暂时储存形式。

外源物与血浆蛋白结合有以下特点:

(1)药物与血浆蛋白的结合是可逆的,并有饱和性,其在血液中维持结合与游离的动态平衡。药物被吸收进入血液后,部分与血浆蛋白结合,但随着其游离型浓度的降低(分布到组织或被消除),与血浆蛋白结合的药物又可解离。因此,药物与血浆蛋白的结合影响药物在体内的分布和转运速度以及作用强度和消除速率。

(2)药物与血浆蛋白结合后分子变大,不能通过毛细管壁而暂时"储存"在血液中,使其不能到达靶位发挥作用。

(3)药物与血浆蛋白结合的非特异性,而可供药物结合的血浆蛋白及结合位点有限,多个物质可能竞争结合同一蛋白或相同位点而发生置换现象。如抗凝血药华法林(warfarin)99%与血浆蛋白结合,当与保泰松(phenylbutazone)合用时,结合型的华法林被置换出来,使血浆内游离药物浓度明显增加,抗凝作用增强,可造成严重的出血。此外,药物与内源性生物活性物质也可在血浆蛋白结合部位发生竞争性置换作用,如已知非结合型胆红素可被磺胺类以及其他有机阴离子从与白蛋白的结合物中置换出来,增加新生儿发生胆红素性脑病的危险。

但是,药物在血浆蛋白结合部位上的相互作用并非对所有药物都有临床意义。一般认为,只有血浆蛋白结合率高、分布容积小、消除慢以及治疗指数低的药物,在临床上容易发生药物间相互作用。

(二)体内的 pH 和药物的解离度

在生理情况下细胞内液 pH 为 7.0,细胞外液为 7.4。由于弱酸性药物在较碱性的细胞外液中解离增多,因而细胞外液浓度高于细胞内液,升高血液 pH 可使弱酸性药物由细胞内向细胞外转运,降低血液 pH 则使弱酸性药物向细胞内转移,弱碱性药物则相反。口服碳酸氢钠碱化血液可促进巴比妥类弱酸性药物由脑细胞向血浆转运,同时碱化尿液,可减少巴比妥类弱酸性药物在肾小管的重吸收,促进药物从尿中排出,这是临床上抢救巴比妥类药物中毒的措施之一。

(三)药物与组织亲和力

药物与组织细胞结合是由于药物与某些组织细胞成分具有特殊的亲和力,使这些组织中的药物浓度高于血浆游离药物浓度,使药物的分布具有一定的选择性,如碘主要集中在甲状腺、钙沉积于骨骼,氯喹(chloroquine)在肝内分布浓度高,庆大霉素(gentamicin)与角质蛋白亲和力强,故易分布到皮肤、毛发、指甲中等。在组织中与药物起结合反应的通常是蛋白质、磷脂或核蛋白,一般是可逆性的。药物和组织的结合是药物在体内的一种储存方式,如硫喷妥钠再分布到脂肪组织,因此,脂肪组织是脂溶性药物的巨大储存库。有的药物与组织可发生不可逆结合而引起毒性反应,如四环素与钙形成络合物储于骨骼及牙齿中能导致小儿生长抑制与牙齿变黄或畸形。

(四)器官血流量

人体各组织器官的血流量是不均一的。药物由血流向器官组织的分布速度主要决定于该组织器官的血流量和膜的通透性,如肝、肾、脑、肺等血流丰富的器官药物分布较快,尤其是在分布的早期,随后还可再分布(redistribution)。再分布作为终止药物作用的因素，主要发生于快速静脉注射或吸入那些作用于脑或心血管系统的高度脂溶性药物。例如静脉注射麻醉药硫喷妥钠（thiopentalsodium），首先分布到血流量大的脑组织发挥作用，随后由于其脂溶性高又向血流量少的脂肪组织转移，以致患者迅速苏醒。

（五）体内屏障

1. 血-脑屏障（blood-brain barrier） 脑组织内的毛细血管内皮细胞紧密相连，内皮细胞之间无间隙，且毛细血管外表面几乎均为星形胶质细胞包围，这种特殊结构形成了血浆与脑脊液之间的屏障。此屏障能阻碍许多大分子、水溶性或解离型药物通过，只有脂溶性高的药物才能以单纯扩散的方式通过血-脑屏障。血-脑屏障的通透性也并非一成不变，如炎症可改变其通透性，在脑膜炎患者，血-脑屏障对青霉素的通透性增高，使青霉素在脑脊液中达到有效治疗浓度，而青霉素对健康人即使注射大剂量也难以进入脑脊液。离子化程度和药物的脂溶性是其被脑摄取的重要决定因素，亲脂性越高越易于通过血-脑屏障。这种情况常被用于药物设计以改变脑分布。

2. 胎盘屏障（placental barrier） 胎盘绒毛与子宫血窦之间的屏障称为胎盘屏障。事实上胎盘对药物的转运并无屏障作用，母体应用的所有药物至少在一定程度上都能影响胎儿。因为胎盘对药物的通透性与一般的毛细血管无明显差别，几乎所有的药物都能穿透胎盘进入胎儿体内。药物进入胎盘后，即在胎儿体内循环，并很快在胎盘和胎儿之间达到平衡，此时，胎儿血液和组织内的药物浓度通常和母亲的血浆药物浓度相似。因此，孕妇应禁用可引起畸形对胎儿有毒性的药物，对其他药物也应十分审慎。

（六）分布与再分布

药物被吸收后，首先向血流丰富的器官分布，但随着时间的延长，药物可从这些器官分布到血流不丰富的器官。当血流稳定时，药物过生物膜进入组织中的速度，主要受跨膜扩散率的制约。若药物通过膜的扩散速度较快且完全，其进入组织的速度则主要受器官血液灌流率的影响，血液愈丰富，灌流愈大的器官，药物分布也越多。

（七）组织细胞分布的选择性

药物对某些组织细胞亲和力强，在这些组织细胞中的浓度明显高于血药浓度。如硫喷妥、地西泮、氯丙嗪易蓄积于脂肪，氯丙嗪甚至在停药6个月后仍可在尿中检出；钙易沉积于骨骼；碘浓集于甲状腺；四环素易蓄积于牙齿导致牙齿不可逆黄染；氨基糖苷类药物易在肾脏和内耳淋巴液中形成过高浓度而导致肾、耳毒性。

由于细胞内液pH为7.0，细胞外液pH为7.4，弱酸性药易在细胞外液解离而不易扩散，因此在细胞外液中浓度高于内液，弱碱性药则相反。在抢救巴比妥类弱酸性药中毒时，可服用碳酸氢钠碱化血液，使脑细胞中的酸性药物向血浆中转运，同时由于尿液也被碱化，酸性药物在肾小管中解离增多而重吸收减少，有利于药物排出。

> **问题讨论**
>
> 患儿，女，2岁，因腹泻静脉注射阿米卡星，共2次，每次0.1g。2个月后家长发现该患儿对声音无反应。为什么？

三、代　　谢

（一）药物代谢的意义

药物作为一种异物进入体内后，机体要动员各种机制使药物发生化学结构的改变，即药物的生物转化（biotransformation），又称药物代谢（metabolism），代谢和排泄是药物在体内消除的重要途径。

药物经代谢后作用一般均降低或完全消失，但也有经代谢后药理作用或毒性反而增高者，如对乙酰氨基酚（paracetamol）代谢产物对肝脏有毒性作用。它在治疗剂量时（1.2 g/d）有95%的药物经葡萄糖醛化和硫酸化而生成相应结合物，然后经尿排泄，另外5%则在细胞色素 P_{450} 氧化酶系代谢为对乙酰苯醌亚胺，该产物对肝、肾有毒性，体内谷胱甘肽（glutathion）与之结合而解毒。因此对乙酰氨基酚在治疗量时是很安全的，但如果超过治疗量，葡萄糖醛化和硫酸化途径被饱和，则细胞色素 P_{450} 催化反应途径逐渐增多，初期因谷胱甘肽量充分，很少生成肝脏毒性代谢产物，但随着时间延长，肝脏谷胱甘肽消耗量超过再生量，毒性代谢产物便更蓄积，与细胞内大分子（蛋白质）上的嗜核基团发生反应，引起肝细胞坏死。

（二）药物代谢部位

体内各种组织均有不同程度的代谢药物的能力，肝药酶主要存在于肝脏，肝脏是最主要的药物代谢器官，此外，胃肠道、肺、皮肤、肾也可产生有意义的药物代谢作用。肝脏药物的代谢发生在内质网和细胞液中。在内质网中存在的药物代谢酶经常被归类为微粒体酶。

（三）药物代谢步骤

药物代谢通常分为Ⅰ相（phase Ⅰ）和Ⅱ相（phase Ⅱ）反应。Ⅰ相反应所涉及的酶系统主要存在于内质网，Ⅱ相结合酶系统主要在细胞液中。通过内质网Ⅰ相反应生物转化的药物在同一细胞液中发生结合反应。

Ⅰ相反应 包括氧化、还原、水解等反应过程。通过引入或脱去功能基团（—OH，NH_2，—SH）使原形药生成极性增高的代谢产物，多数代谢产物失活，不再产生药理作用，但也有部分仍然具有活性。前药（prodrug）本身是无活性的，在体内经过代谢产生有活性的代谢物。

若Ⅰ相反应产物具有足够的极性，则易被肾脏排泄。但许多Ⅰ相代谢物进入Ⅱ相反应。

Ⅱ相反应　内源性物质葡萄糖醛酸、硫酸、醋酸、甘氨酸等与Ⅰ相反应产物形成新基团结合，生成具有高度极性结合物后经尿排泄。一般来说，经Ⅱ相反应所生成的结合物为极性分子，易经肾脏排泄，且多无活性。但吗啡与葡萄糖酸结合的代谢物是一个活性结合的例子，它比母体化合物具有更强的镇痛作用。因为内源性物质来源于食物，故营养在药物结合反应中起重要调节作用。

（四）药物代谢酶系

药物的生物转化主要在肝脏完成，需要在药物代谢酶系催化下进行，这些酶系简称为肝药酶（liver drug enzyme）。其中最重要的是细胞色素 P_{450} 单加氧酶系（cytochrome P_{450}，CYP_{450}），为一类血红素-巯基蛋白（heme-thiolate proteins）的超家族，它参与内源性物质和包括药物、环境化合物在内的外源性物质的代谢。

CYP_{450} 参与药物代谢的总反应式可用下式表达：

$$DH + NADPH + H^+ + O_2 \rightarrow DOH + H_2O + NAD^+$$

DH 为未经代谢的原形药物，DOH 为代谢产物。其反应过程见图 2-3。

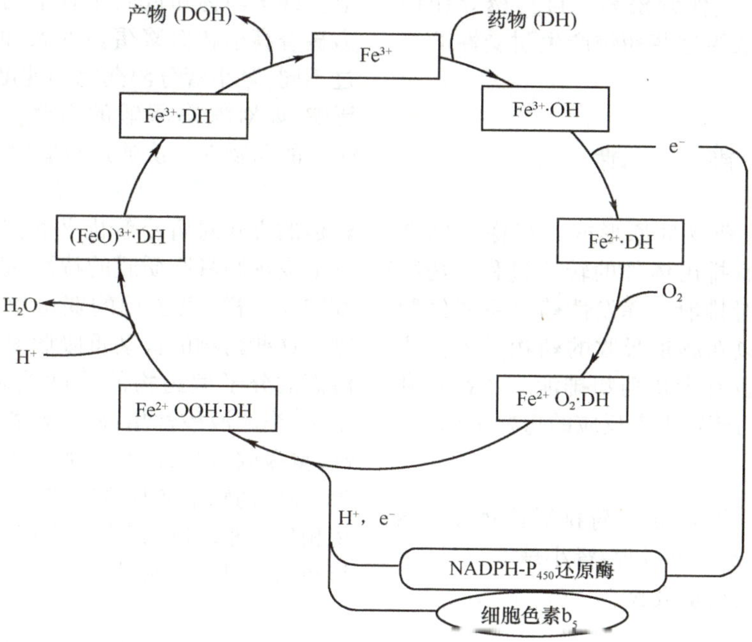

图 2-3　细胞色素 P_{450} 在药物氧化中的循环

含铁离子（Fe^{3+}）的 CYP_{450} 与药物分子结合，接受从 NADH-P_{450} 还原酶传递来的一个电子，使铁转变为二价铁离子（Fe^{2+}）；随之与一分子氧、一个质子、第二个电子（来自 NADPH-CYP_{450} 还原酶或者细胞色素 b_5）结合，形成还原型 CYP（Fe^{2+}）OOH—药物的复合物，它与另一个质子结合，生成水和铁氧复合物 $(FeO)^{3+}$ 与氢原子（来自 DH）分离，形成一对短暂的自由基，氧化型药物从复合物中释放，CYP_{450} 酶再重新与药物结合。

CYP_{450} 在哺乳动物主要存在于微粒体和线粒体中。已发现几乎 1000 种 CYP_{450} 广泛分布于各种生物机体内，在人类中已发现 CYP 共 18 个家族、42 个亚家族、64 个酶。氨基酸序列有 40% 以上相同者划为同一家族，以阿拉伯数字表示，同一家族内相同达 55% 以上者为同亚家族，在代表家族的阿拉伯数字之后标以英文字母表示；而同一亚家族的单个同工酶则再以阿拉伯数字表示。如 CYP2D6 中的 CYP 是细胞色素 P_{450} 的缩写，2 是家族，D 是亚家族，6 是单个酶。CYP1、CYP2 和 CYP3 家族中各有 8～10 个同工酶，介导人体内绝大多数药物的代谢，尤其是 CYP3A 代谢 50% 以上的药物。其他家族在类固醇激素、脂肪酸、维生素和其他内源性物质的合成和降解中起重要作用。

（五）影响代谢的因素

1. 代谢酶的多态性　代谢酶大多受多态性基因控制，存在着种族、年龄及性别的差异，人群有强（快）代谢型（extensive metabolizers，EMs）和慢代谢型（poor metabolizers，PMs）之分。而酶遗传多态性可以引起临床药动学特征改变，导致药物不良反应以及治疗失败，了解代谢酶的多态性可以指导临床个体化用药，减少不良反应。如 CYP2D6 的遗传多态性影响 P_{450} 酶活性，其个体差异达 1000 倍；CYP2C9 的突变，导致华法林代谢差异性大。

2. 肝药酶的诱导与抑制 某些药物可使肝药酶的活性增强或减弱，能使酶活性增强的称为酶诱导剂(enzyme inducer)；能使酶活性减弱的称为酶抑制剂(enzyme inhibitor)。如利福平、乙醇、卡马西平等的反复应用而诱导，导致肝药酶活性增高。这一作用是通过加速 CYP_{450} 的合成或减慢其降解而产生的。

酶诱导可引起合用的底物(药物)代谢速率也加快，血药浓度下降，因而药理作用会减弱，这是发生临床药物间相互作用的重要环节。有些药物本身就是肝药酶的诱导底物，因此在反复应用后，肝药酶的活性增高，其自身代谢也加快，这一作用称自身诱导。可发生自身诱导的药物有苯巴比妥、格鲁米特、甲丙氨酯、苯妥英、保泰松等。自身诱导作用使其用量越来越大而成为这些药物产生耐受性的一个原因。

四、排　　泄

排泄(excretion)是药物的原形或其代谢产物通过排泄器官或分泌器官排出体外的转运过程。药物及其代谢产物主要经肾排泄。挥发性药物主要经肺随呼出气体排泄。难以在肠道吸收的药物随粪便排出。汗液和乳汁排泄也有少量药物排泄。药物自乳汁的排泄是受乳婴儿的药物不良反应的重要来源。

(一) 肾脏排泄

肾脏是药物的主要排泄器官，肾排泄药物和代谢物最终从尿中排出，涉及三个过程：肾小球滤过、肾小管主动分泌和肾小管被动重吸收。

1. 肾小球滤过 肾小球毛细血管膜孔较大，除与血浆蛋白结合的结合型药物外，未结合的游离型药物及其代谢产物均可经肾小球滤过。滤过速度取决于药物分子量和血浆内药物浓度。血浆蛋白结合可延缓滤过速度。肾小球滤过率和药物滤过速度有密切关系。

2. 肾小管主动分泌 近曲小管细胞能以主动方式将药物自血浆分泌入肾小管内。除了特异性转运机制分泌葡萄糖、氨基酸外，肾小管细胞具有两种非特异性转运机制分别分泌阴离子(酸性药物离子)和阳离子(碱性药物离子)。经同一机制分泌的药物可竞争转运载体而发生竞争性抑制，通常分泌速度较慢的药物能更有效地抑制分泌速度较快的药物。丙磺舒(probenecid)竞争性地抑制青霉素(penicillin)的排泄。许多药物和近曲小管上的主动转运载体的亲和力显著高于和血浆蛋白的亲和力，因此，和肾小球滤过不同，肾小管分泌药物的速度不受血浆蛋白结合的影响，如对氨马尿酸的血浆蛋白结合率约 90%，但 90% 的药物在一次通过肾脏时即被分泌入肾小管内。

3. 肾小管重吸收 肾脏主要在远曲小管以被动转运的方式对肾小管内药物进行重吸收。由于肾小管上皮细胞具脂质膜的特性，故和药物通过其他部位细胞膜一样，离子型的弱电解质很难透过肾小管细胞。这些药物的被动重吸收是 pH 依赖性的，只有未解离的分子型药物的浓度差对重吸收过程起作用。于是，当尿液酸性增高时，碱性药物解离程度随之增高，重吸收减少，酸性药物则相反。而尿液碱性增高时，酸性药物解离程度随之增高，重吸收减少，碱性药物相反(图 2-4)，其影响程度除血、尿内的 pH 外，尚与药物本身 pK_a 有关。

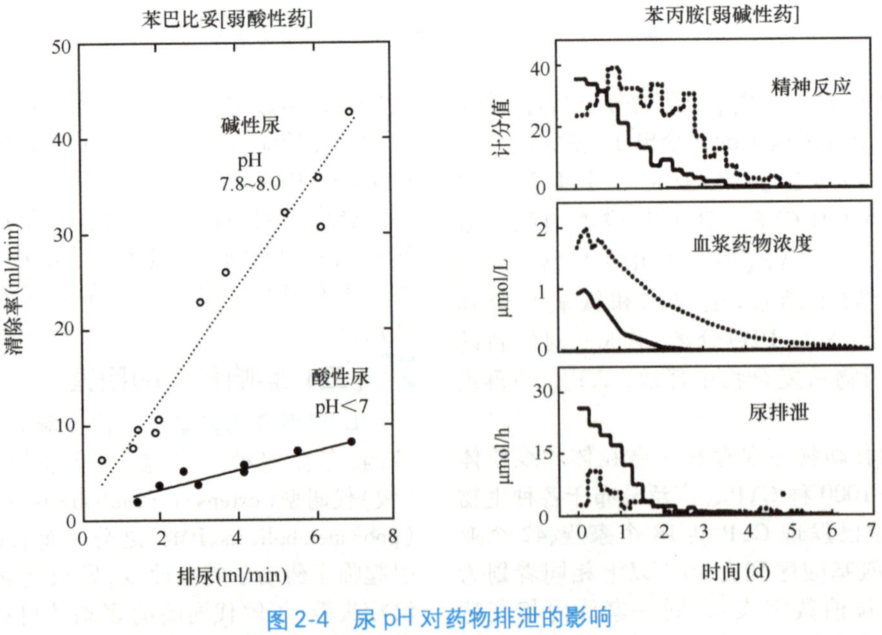

图 2-4 尿 pH 对药物排泄的影响

实线：酸性尿(pH ~5)；虚线：碱性尿(pH ~7)

一般来说，pK_a 为 3～8 的酸性药和 pK_a 为 6～11 的碱性药的排泄速度易因尿 pH 改变而受到明显影响。如苯巴比妥、阿司匹林等，它们在应用碳酸氢钠、通过抑制碳酸酐酶而发挥作用的利尿药和进食蔬菜后排泄加快。碱性药物有苯丙胺、抗组胺药、吗啡类镇痛药和三环类抗抑郁药等，它们在应用氯化铵、利尿剂或高蛋白饮食后，因尿液酸化而排泄加快。例如水杨酸，当碱化尿液时（例如当尿的 pH 从 6.4 变为 8.0）其排泄可增加 4～6 倍。其结合型药物可从 1% 降至 0.04%。

肾功能受损时，以肾脏排泄作为主要消除途径的药物消除速度减慢，因此，给药量应相应减少，以避免蓄积作用。如新生儿的肾功能与其体表面积相比是低下的，但在出生后数月即可迅速发育成熟。肾功能在成年期能逐年渐降，每年约 1%，因而到老年期一般均存在不同程度的障碍。不以肾脏排泄作为主要消除途径的药物则无需减量。

（二）消化道排泄

药物可随粪便排出体外，有的药物可通过胃肠道壁脂质膜，自血浆内以被动扩散方式排入胃肠腔内，位于肠上皮细胞膜上的 P-糖蛋白也可直接将药物及其代谢产物直接从血液内分泌排入肠道。当碱性药物在血内形成很高浓度时，消化道排泄途径十分重要。如大量应用吗啡后，血内部分药物经扩散进入胃内酸性环境后，几乎完全解离（pK_a7.9，pH 1.5～2.5），重吸收极少，洗胃可清除胃内药物，如果不洗胃将其清除，则进入较碱性的肠道后会再被吸收。

被分泌到胆汁内的药物及其代谢产物经由胆道及胆总管进入肠腔，然后随粪便排泄出去，经胆汁排入肠腔的药物部分可再经小肠上皮细胞吸收经肝脏进入血液循环，这种肝脏、胆汁、小肠间的循环称肠肝循环（hepatoenteral circulation）。较大药量反复进行肠肝循环可延长药物的半衰期和作用维持时间。若中断其肠肝循环，半衰期和作用时间均可缩短。强心苷（cardiac glycoside）中毒后，口服考来烯胺（cholestyamine）可在肠内和强心苷形成络合物，中断其肠肝循环，加快从粪便中排泄，为急救措施之一。

（三）其他途径的排泄

药物从汗液、唾液和泪液的排泄，在量上来说并不重要。药物从这些途径的排泄主要取决于其离子化程度，脂溶型易通过腺体的上皮细胞的扩散，而且也是 pH 依赖的。药物从唾液进入口腔，一般又咽下去了。某些药物在唾液中的浓度与在血浆中的浓度相平行。因此，在血药浓度监测难以采到血液时，唾液就是很有用的生物体液。药物向乳汁的排泄也是同样的原理。由于乳汁比血浆更为偏酸，所以碱性药物就可能稍集中于乳汁，而酸性药物在乳汁中的浓度就比血浆中的浓度为低。非电解质，如乙醇和尿素很易于进入乳汁，并和在血浆中的浓度一样，不取决于乳汁的 pH。尽管药物从头发和皮肤的排泄在量上并不重要，但测定这些组织中药物的敏感方法具有法医学的意义。

第三节　体内药量变化的时间过程

一、单次给药的药-时曲线

单个剂量口服给药后不同时间的血浆药物浓度变化，即药-时曲线（C-T curve），又称时-量曲线（图 2-5）。曲线由迅速上升的以吸收为主的吸收相和缓慢下降的以消除为主的消除相两部分组成。由于药物在体内的吸收、分布、代谢和排泄的过程各不相同，其血药浓度的变化也不同。药动学的研究首先通过单次给药在不同时间点采血测定血药浓度，描记出药-时曲线，观察药物吸收、分布和消除的特点。口服药物的药-时曲线的最高点称峰浓度（peak concentration，C_{max}）。达到峰浓度的时间称达峰时间（peak time，T_{max}），是反映药物吸收快慢的重要指标。药-时曲线下所覆盖的面积称曲线下面积（area under curve，AUC），其大小反映药物进入血循环的总量。

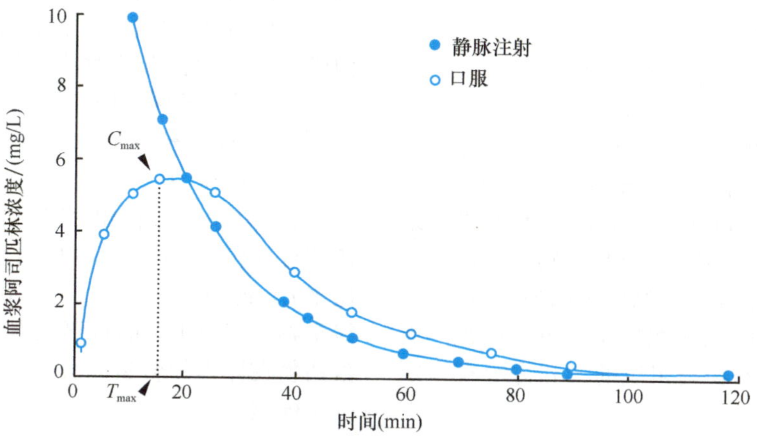

图 2-5　同一患者分别口服和静脉注射阿司匹林 650mg 后的药-时曲线

二、多次给药的稳态血药浓度

在临床实践中，大多数药物治疗是采用多次给药(multiple-dose)，又以口服多次给药常用。按照一级动力学规律消除的药物，其体内药物总量随着不断给药而逐步增多，直至从体内消除的药物量和进入体内的药物量相等时，体内药物总量不再增加而达到稳定状态，此时的血浆药物浓度称为稳态浓度(steady-state concentration，C_{ss})(图 2-6)。

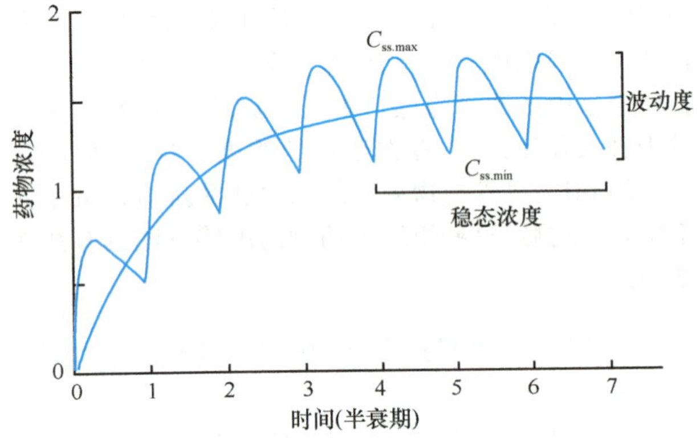

图 2-6 多次间歇给药的药-时曲线

多次给药后药物达到稳态浓度的时间仅决定于药物的消除半衰期，一般来说，药物在剂量和给药间隔时间不变时，经 4～5 个半衰期可分别达到稳态浓度的 94% 和 97%。提高给药频率或增加给药剂量均不能使稳态浓度提前达到，而只能改变体内药物总量(即提高稳态浓度水平)或峰浓度(peak concentration，$C_{ss\ max}$)与谷浓度(trough concentration，$C_{ss\ min}$)之差。一般情况下，每次给药之间药物浓度的明显波动是不利的。如药物吸收和分布是十分迅速的，则各剂量间药物浓度的波动完全由药物消除半衰期控制。如给药间隔选定为药物的半衰期，那么全部波动将为 2 倍，通常是可接受的变动范围。如果一个药物相对无毒，可耐受浓度是治疗所需浓度的多倍，则可应用最大剂量的策略，给药间隔也大大长于消除半衰期。

第四节 房 室 模 型

药物应用后，其吸收、分布、代谢、排泄等过程是同时进行的，故药物在体内的量随时间而不断变化。房室模型(compartment model)的提出是为了使复杂的生物系统简化，从而能定量地分析药物在体内转运及分布的动态过程。它是一个数学上的抽象概念，不代表具体的解剖部位和生理功能，但与器官组织的血流量、生物膜通透性、药物与组织的亲和力等有一定的关系。

房室的概念是将机体视为一个系统，系统内部按动力学特点分为若干房室(图 2-7)，如中央室和外周室。如果体内某些部位(组织)的转运速率相同，均视为同一室。因在多数情况下，药物可进、出房室，故称为开放性房室模型。通常有两种开放性模型。

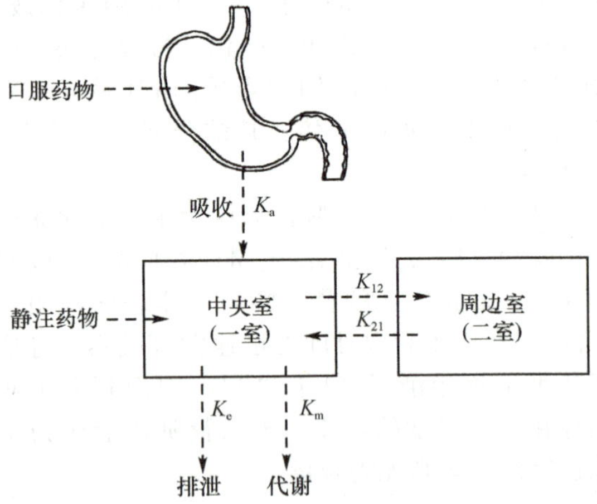

图 2-7 药物经静脉注射和口服给药的二室模型

K_a 为吸收速率常数；K_{12}，K_{21} 分别为药物按一级动力学由一室向二室(K_{12})和由二室向一室(K_{21})转运的速率常数；K_m，K_e 分别为代谢和排泄速率常数

1. 一室模型(one-cornpartment open model) 当药物被吸收进入血液循环后，立即均匀分布到全身体液和各组织器官，并迅速达到动态平衡，这时讲整个机体看作一个房室。

2. 二室模型(two-compartment open model) 药物被机体吸收后，在全身体液和个组织间分布不同，其中血流丰富的器官(如肾、心、肝、肺)首先达到与血药浓度的动态平衡，这些部位被归并为中央室；血量供应较少，血流缓慢的组织(如脂肪、肌肉、皮肤、骨骼等)与血药浓度达到动态平衡较慢，这些部位被归并为外周室，即二室模型。若转运到周边室的速率过程仍有较明显的快慢之分，又可成为三室模型。

属于开放性二室模型的药物在一次快速静脉注射后，若将其血药浓度的对数值对相应时间点作图时，即可见各实验点所连成的曲线是由两段不同直线构成，也就是说，其药-时曲线呈双指数衰减(图 2-8)。前一段直线称分布相或 α 相，此期血药浓度迅速下降，主要反映了药物从中央室向外周室的分布过程，但同时也存在消除过程。后一段直线主要反映消除过程，称消除相或 β 相，此期血药浓度缓慢下降。如依那普利(enalapril)体内代谢呈双时相消除，快速相血浆 $t_{1/2}$ 约 5h，终末相 $t_{1/2}$ 达 30～35h。因此，药-时曲线是判断房室类型的重要依据。许多研究表明，大多数药物在体内的转运和分布的动力学特征比较符合二室模型。

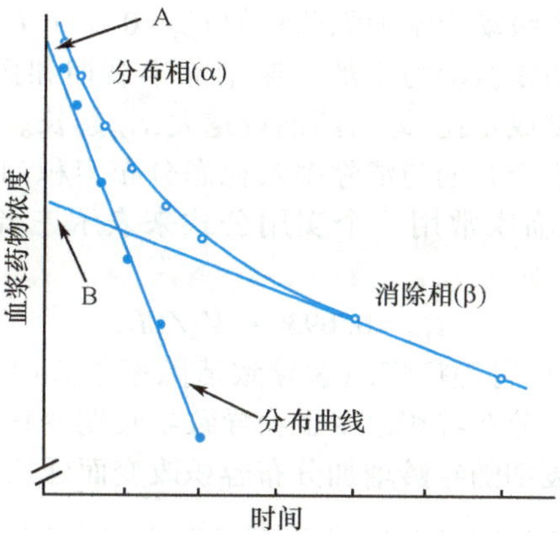

图 2-8　静脉注射药物二室模型的药-时曲线

A. 分布相曲线的切线与纵坐标的交点；B. 消除相曲线的切线延伸与纵坐标的交点

第五节　药物消除动力学

一、一级消除动力学

一级消除动力学(first-order elimination kinetics)的特点是单位时间内消除的药物量与血浆药物浓度成正比，血浆药物浓度高，单位时间内消除的药多，血浆药物浓度降低，单位时间内消除的药也相应减少。由于单位时间内消除的药量(dC/dt)与体内药物浓度的比值不变，又称恒比消除。一级消除动力学的药-时曲线在坐标图上时呈曲线，但在半对数坐标图上则为直线，呈指数衰减(图 2-9)，故又称线性动力学过程。绝大部分药物是通过该方式消除的。

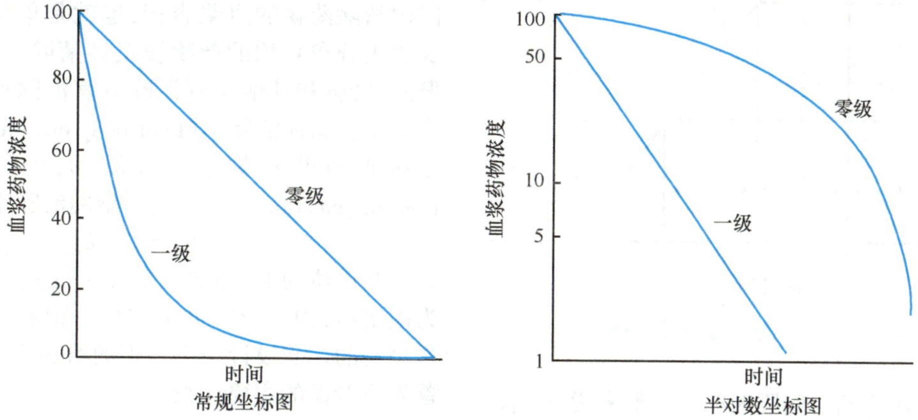

图 2-9　零级消除动力学和一级消除动力学的药-时曲线

反映药物在体内按一级动力学消除引起的血药浓度的衰减规律的方程为：

$$dC/dt = -k_e C$$

C 为体内可消除的药物，k_e 为消除速率常数(elimination rate constant)，反映体内药物的代谢和排泄速率，负值表示药物经消除而减少；t 为时间。经积分、移项后，可得表示在 t 时的药量 C_t 与初始药量($t=0$ 时)C_0 的关系：

$$C_t = C_0 e^{-k_e t}$$

经两边取对数得：

$$\lg C_t = \lg C_0 - \frac{K_e}{2.303}t$$

可见浓度的对数 $\lg C_t$ 与时间 t 成直线关系，斜率为 $-K_e/2.303$，截距为 $\lg C_0$。

二、零级消除动力学

零级消除动力学(zero-order elimination kinetics)的特点是药物在体内以恒定的速率消除，即不论血药浓度高低，单位时间内消除的药物量不变。因在半对数坐标图上的药-时曲线的下降部分呈曲线(图 2-9)故又称非线性动力学(nonlinear kinetics)。半衰期不恒定，并与给药剂量或血药浓度有关，通常是由于药物在体内的浓度过高而机体的消除能力达到饱和所致。

零级动力学的计算公式为：

$$dC/dt = -k_0$$

k_0 为零级消除速率常数(zero elimination rate constant)，经积分得：

$$C_t = C_0 - K_0 \cdot t$$

可见浓度 C_t 与时间 t 成直线关系，零级消除时，单位时间内机体消除药物的量或浓度为一定值，但在半对数坐标图中药-时曲线呈曲线。

米-曼动力学过程(Michaelis-Menten kinetic process)是包括一级和零级动力学在内的混合动力学过程。在临床应用的药物中有些具有米-曼氏动力学特点，如苯妥英钠、高剂量的巴比妥类、硫喷妥钠、地高辛、水杨酸盐、双香豆素、苯海拉明、茶碱、乙醇等。

第六节　药动学的重要参数及其意义

一、消除半衰期

消除半衰期(half-life，$t_{1/2}$)指血浆药物浓度每下降一半所需的时间。其长短可反映体内药物消除速度。

按一级动力学消除的药物，$t_{1/2}$为一个常数：

$$t_{1/2}=0.693/k_e$$

即 $t_{1/2}$不受药物初始浓度和给药剂量的影响，仅取决于 k_e值大小(k_e为一级消除动力学的消除速率常数)。在半对数坐标图上为直线(图 2-10)。

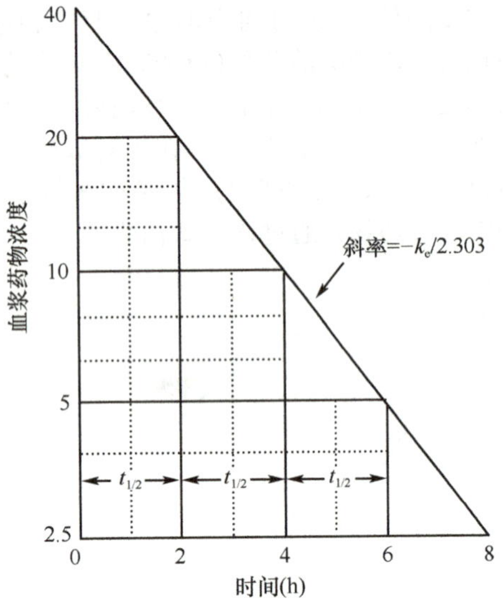

图 2-10 药物 $t_{1/2}$与指数衰减曲线

根据 $t_{1/2}$可确定给药间隔时间。一般来说，$t_{1/2}$长，给药间隔时间长；$t_{1/2}$短，给药间隔时间短。通常给药间隔时间约为一个 $t_{1/2}$。$t_{1/2}$过短的药物，若其毒性小，可加大剂量并使给药间隔时间长于 $t_{1/2}$，这样，既可避免给药过频，又可在两次给药间隔内仍保持较高血药浓度；例如阿莫西林的 $t_{1/2}$约 2h，可间隔 8h 或 12h 大剂量给药。若毒性大，治疗指数小，则可采用静脉滴注。

按一级动力学消除的药物经过 5 个 $t_{1/2}$体内药物消除约 97%，药物从体内基本消除。同样，如前所述，若按固定剂量、固定间隔时间给药或恒速静脉滴注，经 4~5 个 $t_{1/2}$基本达到稳态血药浓度(图 2-11)。故根据 $t_{1/2}$可预计连续给药后达到稳态血药浓度的时间和停药后药物从体内消除所需要的时间。

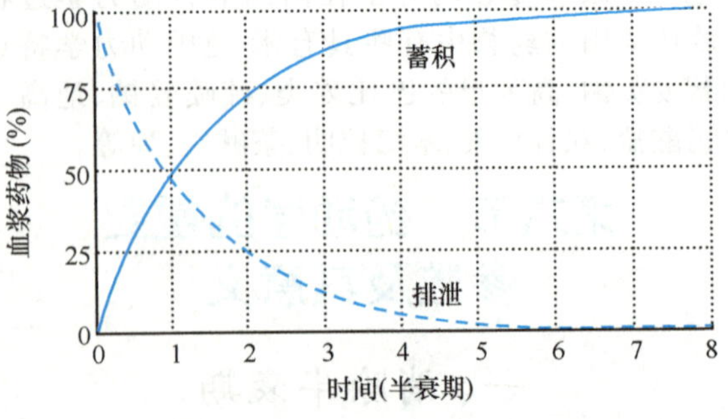

图 2-11 药物体内蓄积和 $t_{1/2}$关系

按零级动力学消除药物的 $t_{1/2}=0.5 \cdot C_0/k_0$。

表明零级动力学的血浆消除半衰期和血浆药物初始浓度成正比，即给药剂量越大，$t_{1/2}$越长。

由于半衰期与清除率及稳态分布容积(V_{ss})紧密的关系，临床常用一个实用公式来表示三者的近似关系：

$$t_{1/2}=0.693 \cdot V_{ss}/CL。$$

当肝、肾等疾病因素导致清除率下降时，半衰期会延长。分布容积改变也会导致半衰期变化，如地西泮的半衰期随年龄增加分布容积改变而延长。

二、清 除 率

清除率(clearance，CL)是机体消除器官在单位时间内清除药物的血浆容积，也就是单位时间内，有多少表观分布容积的药物被机体清除。因为它是体内肝脏、肾脏和其他所有消除器官清除药物的总和，故实际上是总体清除率(total body clearance)，又因为它是根据血浆药物浓度计算的，也称血浆清除率(plasma clearance)。一室模型的清除率为：

$$CL=V_d \cdot k_e$$

其单位为 L/h 或 L/(h·kg)。由于 V_d和 k_e均为固定值，因此，CL 也是定值。但在零级消除时 CL 是可变的。当设计一个合理的给药方案时，清除率是首先应考虑的主要参数。

三、表观分布容积

当血浆和组织内药物分布达到平衡后，体内药物按此时的血浆药物浓度在体内分布时所需体液容积称表观分布容积(apparent volume of distribution，V_d)。

$$V_d=A/C_0$$

A 为体内药物总量，C_0为血浆和组织内药物达到平衡时的血浆药物浓度。

由于药物在体内的分布并不是均匀的，因此 V_d并不是一个真正的容积空间，它只是当药物在体内所有部分都是按血浆药物浓度均匀分布(即一室模型)时所需的容积。根据 V_d的大小可以推测药物在体内的分布情况。

分布容积的意义有以下几方面：①根据药物的分布容积，计算产生期望药物浓度所需的给药剂量(如果药物 100% 被利用)。②根据分布容积的大小，估计药物的分布范围。如体重 70kg 的正常人，有血液 5L、细胞间液 14L、细胞内液 28L，总体液量约为 42L。V_d在 5L 左右，表示药物主要分布于血浆，如肝素、华法林；V_d在 10~20L 时，表示药物分布于全身体液中；V_d>40L 时表示药物分布到组织器官中；V_d>100L 时表示药物可能在特定组织或器官中蓄积，如碘集中分布于甲状腺，地高辛主要分布于肌肉和脂肪组织。③分布容积可因年龄、性别、疾病等发生变异，由此影响血药浓度，改变药物的疗效。体内水增加时水溶性药物的血药浓度下降，体内水减少时水溶性药物的血药浓度升高；肥胖者与老人脂肪比例增加，脂溶性药物分布容积增大，血药浓度下降；循环衰竭时药物分布受到限制，血药浓度将升高；低蛋白血症患者血浆中结合型比例下降，分布容积增大；合并应用两种药物，如发生竞争血浆蛋白结合时，被置换的药物分布容积增大，游离药物浓度增加。④分布容积可用于静脉恒速滴注药物的首次负荷量计算。⑤分布容积的变异可影响药物的血浆半衰期。一般来说，分布容积越小的药物排泄越快，在体内存留时间越短；分布容积越大的药物排泄越慢，在体内存留时间越长。

四、生物利用度

经任何给药途径给予一定剂量的药物后到达全身血循环内药物的百分率称生物利用度(bioavailability，*F*)，即：

$$F=(A/D)\times100\%$$

A 为体内药物总量，*D* 为用药剂量。生物利用度是区分药物吸收的速率、程度和最终达到体循环的药量的一个重要参数。

除了以进入全身循环药物量的多少来表示生物利用度外，生物利用度还有另外一个含义，即药物进入全身循环的速度(图 2-12)。一般来说，应用不同剂型的药物后，在血内达到最高浓度的时间先后反映了生物利用度的速度差异。

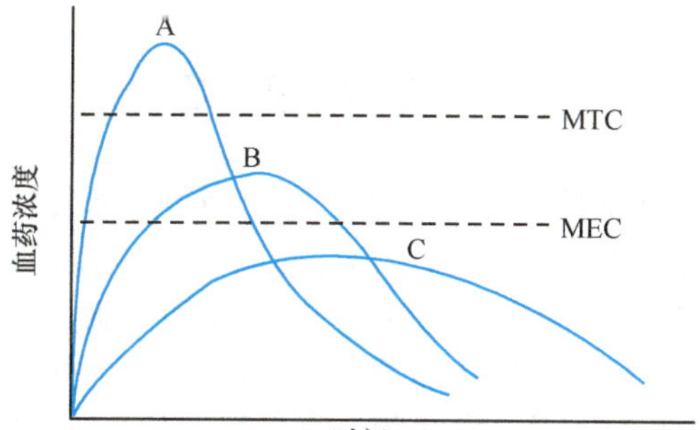

图 2-12　三种不同的生物利用度

A. 吸收速度快、吸收量完全；B. 吸收速度同 A，吸收量约为 A 的 50%；C. 吸收量完全，但吸收速度为 A 的 50%

静脉注射后全部药物进入全身循环，生物利用度等于 100%。口服药物的生物利用度小于 100%，主要原因是吸收不完全或到达全身血循环前即有一部分在肠道内、肠壁细胞内、门静脉内或肝脏内被代谢(首关消除)。

生物利用度可分为绝对生物利用度和相对生物利用度。生物利用度是通过比较药物在体内的量来计算的。药物在体内的量以血药浓度-时间曲线下面积(*AUC*)表示。因静脉注射后的生物利用度应为 100%，因此，如以血管外给药(如口服)的 AUC 和静脉注射的 AUC 进行比较，则可得该药的绝对生物利用度：

$$F=(AUC_{\text{血管外给药}}/AUC_{\text{静脉给药}})\times100\%$$

如对同一血管外给药途径的某一种药物制剂(如不同剂型、不同药厂生产的相同剂型、同一药厂生产的同一品种的不同批号等)的 AUC 与相同的标准制剂进行比较，则可得相对生物利用度：

$$F=(AUC_{\text{受试制剂}}/AUC_{\text{标准制剂}})\times100\%$$

有的不同药厂生产的同一种剂型的药物，甚至同一个药厂生产的同一种药品的不同批产品，生物利用度可能有很大的差别(图 2-13)。

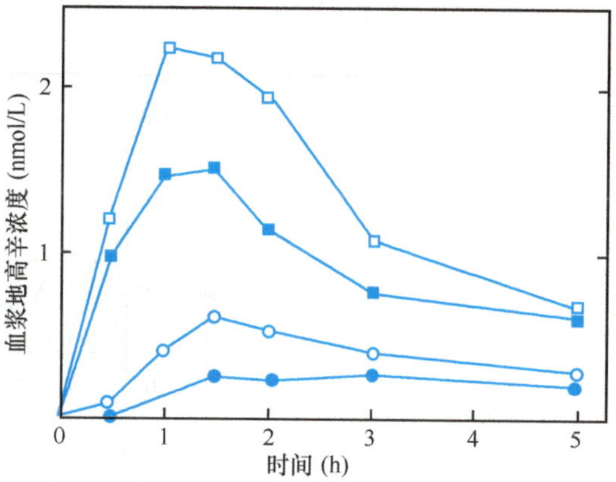

图 2-13　四种不同药厂生产的相同剂量地高辛片剂的生物利用度

如果药品含有同一有效成分，而且剂量、剂型和给药途径相同，则它们在药学方面应是等同的。两个药学等同的药品，若它们所含的有效成分的生物利用度无显著差别，则称为生物等效(bioequivalence)。

第七节　药物治疗方案的设计

一、多次给药与稳态血药浓度

临床用药一般采用多次间歇或静脉滴注，使血药浓度维持在治疗范围内，即达到稳态浓度或靶浓度。口服间歇给药时，根据给药剂量(*D*)、生物利用度(*F*)和给药间隔时间(τ)，可计算平均稳态浓度(C_{ss})：

$$C_{ss}=\frac{F\cdot D}{CL\cdot\tau}$$

因为药物是呈指数衰减的，平均稳态血药浓度 C_{ss} 不是稳态时 $C_{ss\,max}$ 和 $C_{ss\,min}$ 的算术平均值，而是两次给药间隔内的 AUC 除以给药间隔时间所得：

$$C_{ss}=\frac{AUC_{ss}}{\tau}\;\frac{AUC_{t_1}^{t_2}}{\tau}$$

提高给药频率或增加给药剂量均不能使稳态浓

度提前达到，而只能改变体内药物总量（即提高稳态浓度水平）或峰浓度（$C_{ss\ max}$）与谷浓度（$C_{ss\ min}$）之差。对有些治疗指数小的药物，需要及时检测血药浓度。

二、维持剂量

临床药物治疗多采用多次间歇给药或是持续滴注，以使稳态血浆药物浓度维持一个治疗浓度范围。因此，要计算药物维持剂量（maintenance dose，D_m）。为了维持选定的稳态浓度或靶浓度，需调整给药速度以使进入体内的药物速度等于体内消除药物的速度，可用下述公式表示：

给药速度＝目标浓度·CL/F

如果医生选定期望血浆药物浓度，也知道患者对该药的清除率和生物利用度，便可计算出适合的剂量和给药间隔（图 2-14）。

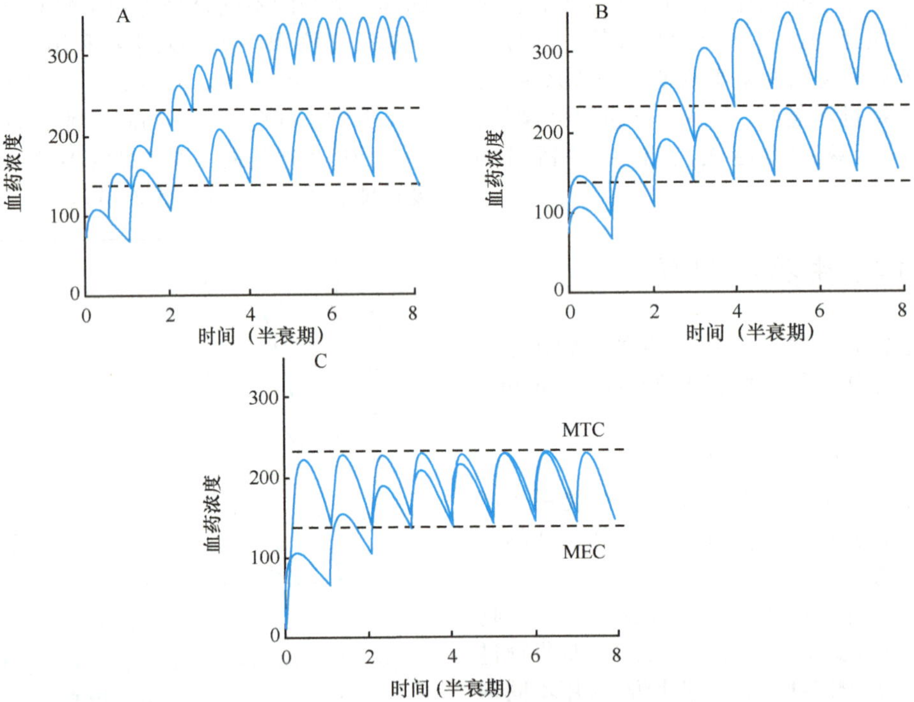

图 2-14　三种不同给药方案对稳态浓度的影响

A. 缩短给药时间；B. 增加给药剂量；C. 负荷量给药

问题讨论

口服地高辛，以维持剂量治疗一个体重 60kg 的充血性心力衰竭患者。地高辛 1.5ng/ml 的稳态血浆浓度为合适的目标。基于此患者肌酐清除率（CL_{CR}）是 100ml/min，地高辛的清除率可以根据该药药代动力学参数进行估算：

$CL=0.88CL_{CR}+0.33\text{ml}/(\text{min}\cdot\text{kg})=6.6\text{L/h}$

已知地高辛的生物利用度是 70%（$F=0.7$），用方程式（给药速度＝目标浓度·CL/F）来计算合适的剂量速度。

给药速度＝$Cp\cdot CL/F$ ＝1.5ng/ml×1.6/0.7ml/（min·kg）

实际上，给药速度取最相近剂型规格；例如 0.25mg/24h，维持稳态血浆浓度 1.10ng/ml（1.5×250/340）。

三、负荷剂量

因维持量给药通常需要 4～5 个 $t_{1/2}$ 才能达到稳态治疗浓度，增加剂量或者缩短间隔时间均不能提前达到稳态，只能提高药物浓度，因此如果患者急需达到稳态治疗浓度以迅速控制病情时，可用负荷量（loading dose，D_L）给药法。将首次剂量加大，然后再给予维持剂量，使稳态治疗浓度（即事先为该患者设定的靶浓度）提前产生。

$$D_L=D_m\left(\frac{1}{1-e^{k\tau}}\right)$$

例如某药的维持量为 500mg，$\tau=t_{1/2}=6\text{h}$，则：

$$D_L=0.5\times\left(\frac{1}{1-e^{-(0.693/6)\times 6}}\right)=0.5\times\frac{1}{1-0.5}=1\text{g}$$

通常所谓“给药间隔时间等于药物半衰期，首剂量加倍”的原则系根据此公式提出，常用于口服给药。

四、药物的个体化治疗

制定给药方案应考虑患者的肝、肾、心功能，有无酸、碱中毒，尿液pH等情况。此外要考虑基因变异导致药物反应出现个体差异的情况，根据患者的基因型来制定或调整给药方案。在调整给药方案时，可通过调整该药剂量和(或)给药间隔(速度)，固定剂量时刻调整给药间隔，也可固定给药间隔而调整剂量。

根据药代动力学设计合理的治疗方案一般遵循以下步骤：①确定靶浓度；②根据患者所属人群的药代动力学特征和患者的病理、生理特点(如体重、肝肾功能、年龄、性别等)，估计患者的血浆清除率和分布容积；③根据靶浓度计算负荷量、维持量和给药速度；④根据确定的方案给药，并测定实际血药浓度；⑤根据实际测得的血药浓度，计算患者的清除率和分布容积；⑥根据患者的治疗效果及临床反应，重新确定靶浓度。

复习指导

1. 药物的解离状态可影响药物的跨膜，离子型药物不易跨膜。弱酸性药物在酸性介质中非离子型多，在碱性介质中离子型多，弱碱性药物则相反。

2. 口服用药经胃肠道吸收的药物均有首关消除，因为胃肠道的静脉回流均汇聚到肝脏门静脉系统，含有药物的静脉血在回心之前必先经过肝脏，一部分药物会被肝脏代谢，使进入体循环的有效量减少。

3. 药物被吸收入血液后，只有游离状态的药物才能通过毛细血管壁，到达靶位发挥作用，与血浆蛋白结合的药物则暂时失去药理活性。血浆蛋白结合率的药物合用，可能发生置换，在不增加用药量的情况下发生中毒。

4. 药物代谢主要在肝脏进行，在肝药酶的作用下药物结构发生改变，目的是减低药物的活性并使之有利于排除，肝药酶有个体差异性、非特异性和遗传多肽性，可以收药物的诱导或抑制，临床用药一定要具体分析。

5. 经肾小管主动分泌的药物可互相竞争分泌通道，利用该特点可有目的地提高某些药物的血药浓度，而忽视它则导致浓度过高，产生毒性。

6. 绝大多数药物消除为一级消除，即体内药量多则消除多，消除的潜力很大，有利于药物的消除。零级消除只是用药量过大或机体代谢功能发生改变的情况下发生，是临床用药应尽量避免的。在分析药物的动力学特征时，首先画出血药浓度和时间的曲线图(*C-T* curve)，根据曲线特点判断房室类型，一室或二室，再根据拟合的曲线方程求相关药理学参数。

(李悦山　罗健东)

第3章 药物效应动力学

学习要求

学习掌握药物的基本作用、不良反应、量效关系、药物与受体的相关概念；能够正确认知和评价药物的方法，以指导药理学各论的学习及临床合理用药。

药物效应动力学(pharmacodynamics，简称药效学)主要是研究药物对人体的作用、作用机制及作用规律的一门分支科学。药效学的研究为临床合理用药和新药研究提供依据，同时通过研究药物分子机制，也可促进生命科学的发展。

第一节 药物的基本作用

一、药物作用与药理效应

药物引起的机体生理生化功能或形态的变化称为药理效应(effect)，而产生药理效应之前，药物与机体细胞上的靶位结合时引起的初始反应称为药物作用(drug action)。药物作用是指药物对机体的初始作用。

在药物作用下，机体原有功能提高或增强称为兴奋作用(excitation)，如肾上腺素的升高血压作用、呋塞米增加尿量作用等；功能降低或减弱称为抑制作用(inhibition)，如阿司匹林的解热作用和地西泮的中枢抑制作用等。

多数药物发挥作用是通过与作用部位的靶位结合后产生的，这种结合取决于药物和靶点的化学结构间严格的对应关系，这种对应关系的专一性决定了药物的作用具有特异性(specificity)。例如，阿托品特异性地阻断M-胆碱受体，而对其他受体无明显作用。药物作用特异性的物质基础是药物的化学结构。药物作用的选择性(selectivity)是指在全身用药的情况下，药物对机体器官系统作用的有无或作用强弱的差异。药物选择性高，作用范围窄，临床应用少，副作用也少；药物选择性低，作用范围广，临床应用多，副作用也多。

局部作用(local action)是指药物吸收入血液前在给药部位所产生的作用，如局麻药的局部麻醉作用，口服硫酸镁的导泻和利胆作用。全身作用(general action)是指药物吸收入血液后分布到作用部位所产生的作用，如注射硫酸镁的抗惊厥作用和降压作用。

二、治疗作用

凡符合用药目的，具有防治疾病效果的作用称为治疗作用，又称治疗效果，简称疗效(therapeutic effect)。根据治疗目的和效果，治疗作用又可分为：

1. 对因治疗(etiological treatment) 用药目的在于消除原发致病因子，彻底治愈疾病，如呼吸道细菌感染用抗生素治疗。

2. 对症治疗(symptomatic treatment) 用药目的在于缓解疾病症状，如高热时应用解热镇痛药治疗，以解除发热给患者带来的痛苦。

对因治疗和对症治疗都很重要，要同时兼顾。根据病情的发展和症状的严重程度，有时以对因治疗为主，有时以对症治疗为主。对症治疗不能根除病因，但对病因未明暂时无法根治的疾病却是必不可少的。在临床实践中，应坚持“急则治其标，缓则治其本，标本俱急，标本同治”的原则。

3. 补充治疗(supplementary therapy) 又称替代治疗(replacement therapy)，用药的目的在于补充营养性物质或内源性生物活性物质的不足，如甲状腺功能减退症时给予甲状腺素治疗。补充治疗既不同于对因治疗，也不同于对症治疗。

三、不良反应

凡不符合用药目的，并给患者带来不适或痛苦的反应统称为不良反应(adverse reaction)。不良反应主要有以下几类：

1. 副作用(side reaction) 治疗剂量下出现的与治疗目的无关的作用，又称副反应。副作用具有下列特点：①是药物固有的作用；②是在治疗剂量下出现的，此不同于毒性反应；③副作用与治疗作用可因治疗目的不同而相互转化；④一般反应较轻，并可预知。副作用的产生与药物选择性低有关，药物选择性越低，副作用越多。如阿托品具有松弛内脏平滑肌、抑制腺体分泌等作用，当临床用于解除胃肠痉挛时，可出现口干等副作用。

2. 毒性反应(toxic reaction)　毒性反应是指剂量过大或用药时间过长，药物在体内蓄积过多而发生的危害性反应，一般比较严重。有时用药剂量不大，但机体对药物过于敏感也能出现毒性反应。绝大多数药物都有一定的毒性。毒性反应包括急性毒性、慢性毒性和特殊毒性反应。急性毒性(acute toxicity)是短期大量应用药物时发生的，多损害循环、呼吸及神经系统功能，常用药物的半数致死量(LD_{50})来表示。慢性毒性(chronic toxicity)是长期用药时，药物在体内蓄积而逐渐发生的，常损害肝、肾、骨髓、内分泌系统等功能，可用长期毒性试验来判断。特殊毒性反应是长期用药后细胞的遗传基因发生改变所引起的反应，包括致癌(carcinogenesis)、致畸胎(teratogenesis)和致突变(mutagenesis)反应，简称“三致”。

3. 后遗效应(residual effect)　是指停药后血药浓度下降至阈浓度以下时所残存的药理效应，例如服用巴比妥类催眠药后，次晨出现的乏力、困倦等现象；长期服用肾上腺皮质激素后可致肾上腺皮质功能低下，数月内难以恢复等。

4. 停药反应(withdrawal reaction)　是指患者长期应用某种药物，突然停药后病情恶化的现象，又称回跃反应(rebound reaction)。例如，长期服用可乐定的高血压患者突然停药，可出现血压急剧升高；癫痫患者长期服用苯妥英钠，突然停用时，可诱发更严重的癫痫发作。

5. 变态反应(allergic reaction)　是药物引起的免疫反应，反应性质与药物原有药理效应无关，其临床表现包括免疫学中的各种类型，发生反应与否与所用药物剂量无关，且事先无法预知。药物本身、药物的代谢产物、制剂中的杂质或辅剂均可成为过敏原。大分子多肽或蛋白质类药物直接具有抗原性。非肽类药物可作为半抗原与机体蛋白结合形成完全抗原，经过接触 10 天左右的敏感化过程而发生反应，也称过敏反应(hypersensitive reaction)。变态反应常见于过敏体质患者，反应的严重程度个体差异很大，从轻微的皮疹、发热到造血系统功能抑制、肝肾功能损害、休克等，如磺胺药引起的皮疹，青霉素引起的过敏性休克。

6. 特异质反应(idiosyncratic reaction)　与变态反应不同，是指少数患者由于遗传因素对某些药物的反应性发生了改变。一般是由于基因缺陷引起了异常的药效学和药动学过程。特异质反应表现为机体对药物的反应特别敏感或者是对大剂量药物极不敏感。如红细胞葡萄糖-6-磷酸脱氢酶缺乏者服用伯氨喹(primaquine)后，可发生严重的溶血性贫血，维生素 K 环氧化物还原酶变异者对华法林的抗凝血作用耐受，这些都是遗传因素决定的异常。

7. 依赖性(dependence)　是由药物与机体相互作用造成的一种精神状态，有时也包括身体状态，表现出一种强迫性地或定期用该药的行为和其他反应，为的是要体验它的精神效应，有时也是为了避免由于停药所引起的不适。同一人可以对一种以上的药物产生依赖性。药物依赖性又分为生理依赖性(physical dependence)和精神依赖性(psychological dependence)。生理依赖又称为身体依赖，是指大多数具有依赖性特征的药物经过反复使用所造成的一种机体适应状态，一旦停药，用药者将发生一系列的生理功能紊乱，称为戒断综合征(withdrawal syndrome)。精神依赖是指用药后使人产生愉快、满足或欣快感，在精神上不能自制，反复用药的强烈欲望驱使滥用者周期性或连续地用药。

第二节　药物剂量与效应关系

药理效应的强弱与其剂量大小或浓度高低间的依赖关系即剂量效应关系(dose-effect relationship)，简称量效关系。以药物效应强度为纵坐标，药物剂量或浓度为横坐标，得到的曲线即量效曲线(dose-effect curve)。药理效应按性质可以分为量反应和质反应，因此量效曲线又可分为量反应量-效曲线和质反应量-效曲线。

量反应(graded response)：是指药理效应可用连续性数量值表示的反应。可用具体数量或最大反应的百分率表示，例如血压的升降、平滑肌的舒缩强度、心率或尿量的变化等。如果横坐标为药物的普通剂量(在体实验)或浓度(体外实验)，以效应强度为纵坐标作图，量-效曲线呈直方双曲线(rectangular hyperbola)；如果横坐标改为对数剂量或浓度，量-效曲线呈对称 S 形曲线(图 3-1)。

对量反应的量效曲线进行分析可以获得用于衡量药理作用的几个参数：

最小有效量(minimal effective dose)或最低有效浓度(minimal effective concentration)：指引起药理效应的最小剂量或最小药物浓度，亦称阈剂量或阈浓度(threshold dose, threshold concentration)。

最大效应(maximal effect, E_{max})或效能(efficacy)：随着药物剂量或浓度的增加，效应也相应增强，当剂量增加到一定程度时再增加药物剂量或浓度而其效应不再继续增强。这一药理效应的极限称为最大效应或效能。

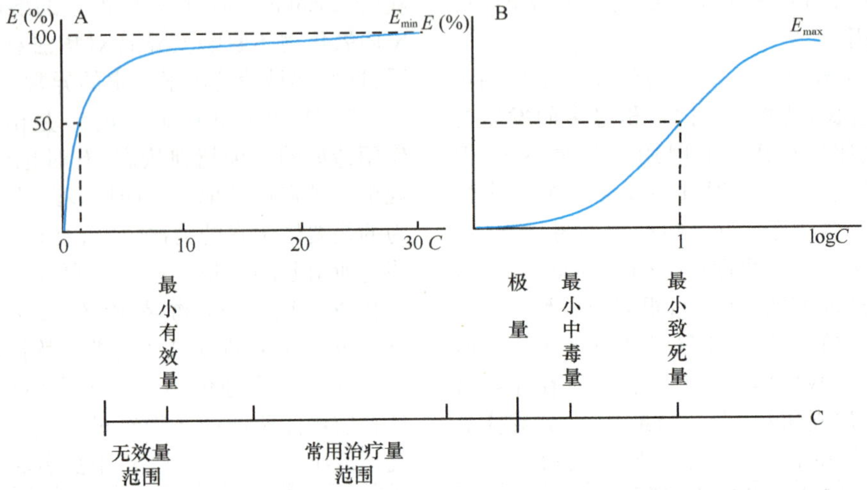

图 3-1 量反应的量-效曲线

A. 横坐标为药物的普通剂量；B. 横坐标为对数剂量；C. 药物随剂量增加的效应关系

效价强度(potency)：用于作用性质相同的药物之间的等效剂量的比较，达到相同的药理效应时所需要的药物剂量的多少反映药物的效价强度的大小。常用 50% E_{max} 所对应的剂量表示。引起相同效应所需的剂量越大，则效价强度越小。药物的最大效应与效价强度从不同角度反映药物作用的强度，常用于同类药物间作用强度的比较，二者并不完全平行，在临床上具有不同的意义。例如，利尿药以每日排钠量为效应指标进行比较，氢氯噻嗪的效价强度大于呋塞米，而后者的最大效应大于前者(图 3-2)。一般而言，药物的最大效应更具有实际意义。

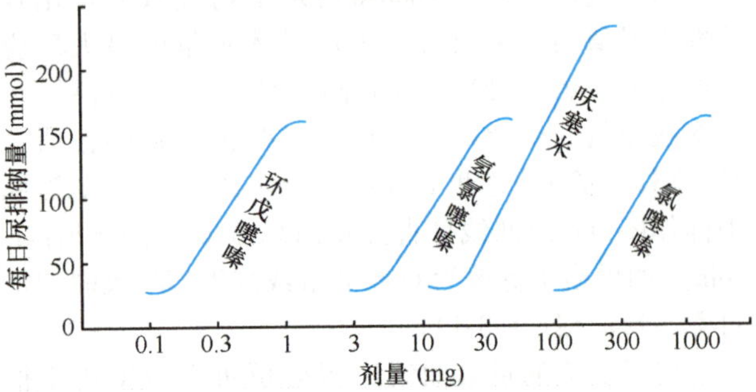

图 3-2 四种利尿药的效能与效价比较

斜率(slope)：是指量-效曲线中段(50% E_{max})的曲线坡度。斜率越大，说明药物剂量的微小变化即可引起效应的明显改变，提示药效较剧烈；斜率越小，提示药效相对较温和。斜率的大小是确定临床用药剂量范围的依据之一。

质反应(quantal response, all-or-none response)：是指药物的效应表现为反应性质的变化，即全或无，阳性或阴性，常用阳性反应的频数或阳性反应率表示，如有效与无效，死亡与存活，惊厥与不惊厥等。如果纵坐标是阳性反应的频数或阳性反应率，质反应量-效曲线呈频数分布曲线，横坐标用对数剂量表示则呈正态分布。如果纵坐标是累积阳性反应频数或累积阳性反应率，横坐标为药物的普通剂量，质反应量-效曲线呈长尾 S 形；如果横坐标改为对数剂量表示，曲线呈对称 S 形曲线(图 3-3)。

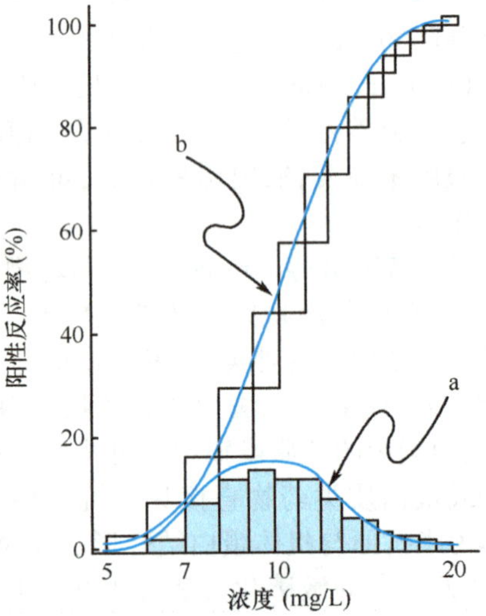

图 3-3 质反应量-效曲线

a. 频数分布曲线；b. 累积量效曲线

从质反应的量-效曲线也可以获得用于衡量药理作用的几个参数：半数有效量(median effective dose, ED_{50})，即能引起 50% 的实验动物出现阳性反应的药物剂量；如效应为死亡，则称为半数致死量(median lethal dose, LD_{50})。质反应药物的作用强度与其半数有效量大小成反比，半数有效量大，表明药物的作用相对较弱。药物的安全性与其半数致死量大小成正比，半数致死量越大，药物的毒性相对越小，越安全。药物的 LD_{50}/ED_{50} 的比值称为治疗指数(therapeutic index, TI)，常用以表示药物的安全性，比值越大相对安全性越大，反之越小。但如果药物的量-效曲线与其剂量-毒性曲线不平行时，则TI值不能完全表示药物的安全性。为此，有人把5%致死量(LD_5)与95%有效量(ED_{95})的比值(LD_5/ED_{95})定为安全系数，把1%致死量(LD_1)与99%有效量(ED_{99})之间的距离定为安全范围，用来衡量药物的安全性(图3-4)。

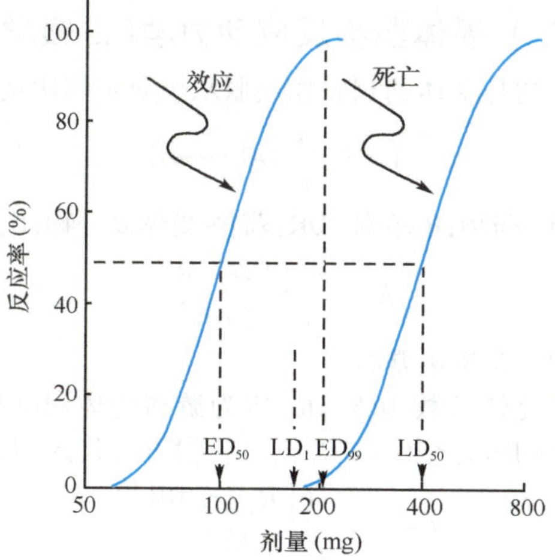

图3-4　药物效应和毒性的量-效曲线

第三节　药物的作用机制

药效学不仅研究药物对机体产生的效应，而且要研究药物效应的初始反应及其中间环节，即在何处起作用以及如何起作用的问题。这些常称为药物的作用机制(mechanism of action)或作用原理。药物的作用机制十分复杂，多种多样及相互关联。一般可分为以下几类：

1. 非特异性作用　其特点是药物发挥作用的面广，无特异性靶点，如抗酸药通过中和胃酸而治疗胃酸过多或溃疡病；静脉注射甘露醇增高血浆渗透压而使组织脱水，用于治疗脑水肿；口服硫酸镁所引起的导泻作用；口服碳酸氢钠促进巴比妥类等酸性药物的排泄；二巯丙醇等络合剂解救重金属中毒的作用等。

2. 影响细胞的代谢过程　有些药物本身就是机体生化过程所需要的物质，应用后可以治疗相应物质缺乏症，如铁剂治疗缺铁性贫血、胰岛素治疗糖尿病等。有些药物化学结构与机体的正常代谢物质相似，可参与代谢过程，产生非正常代谢产物，不仅不能产生相应的生理效应，反而干扰机体的某些生化过程而发挥药理作用，称为抗代谢药。如5-氟尿嘧啶结构与尿嘧啶相似，掺入癌细胞DNA及RNA分子中干扰蛋白质合成而发挥抗癌作用；磺胺药通过抑制细菌的二氢叶酸合成酶，干扰细菌的叶酸代谢，产生抗菌作用。有些药物直接作用于控制蛋白质合成及细胞分裂的生命物质-核酸(DNA及RNA)而发挥药理作用，如利福平、喹诺酮类都是影响细菌核酸代谢而发挥杀菌效应的；抗肿瘤药通过干扰细胞核酸合成、破坏DNA结构和功能或者嵌入DNA中抑制RNA合成等环节呈现抗癌作用。

3. 影响体内生理活性物质的合成、转运及释放　有些药物可通过影响体内的生物活性物质的合成或释放而发挥药理作用，如麻黄碱可促进去甲肾上腺素的释放，利舍平可耗竭肾上腺素能神经末梢内递质，双香豆素抑制凝血因子的合成，阿司匹林抑制前列腺素的合成，瑞格列奈可促进胰岛β细胞释放胰岛素，大剂量碘或碘化物抑制甲状腺素释放。

4. 影响酶的活性　机体内许多生化反应都依赖酶的活性，很多药物通过改变酶活性作为其药理作用的靶点。如新斯的明抑制胆碱酯酶，使乙酰胆碱水解破坏减少；卡托普利抑制血管紧张素Ⅰ转化酶，减少血管紧张素Ⅱ的生成；奥美拉唑抑制胃黏膜H^+-K^+-ATP酶，减少H^+的分泌；长期用药可抑制或诱导肝药酶活性，对药物代谢及其效应产生影响。

5. 影响离子通道　细胞膜上有Na^+、Ca^{2+}、K^+、Cl^-等离子通道，对维持细胞内外环境的稳定起十分重要的作用。如某些抗心律失常药阻滞心肌细胞膜的Na^+通道，降低自律性和传导性；钙通道阻滞药阻滞细胞外Ca^{2+}内流而呈现多种生物活性；利尿药抑制肾小管上皮细胞对Na^+、Cl^-的吸收而产生利尿作用。

6. 影响核酸代谢　核酸是细胞内十分重要的物质，控制遗传信息传递和表达，对细胞的生命活动有决定性意义。许多抗癌药是通过影响细胞的DNA或RNA的结构与功能而发挥抗肿瘤作用。

7. 影响免疫功能　某些药物本身就是免疫系统中的抗体(如丙种球蛋白)或抗原(如疫苗)，直接或间接增强机体的免疫功能；环孢素抑制机体的免疫功能可用于器官移植后的排异反应。

8. 作用于受体　大多数药物具有特异性化学结构，能够通过与细胞大分子组分之一的受体相互作用而产生药理效应。

第四节　药物与受体

受体的概念由Ehrlich和Langley于19世纪末和20世纪初提出，Ehrlich发现一系列合成的有机化合物的抗寄生虫作用和引起的毒性反应有高度的特异性。Langley根据阿托品和毛果芸香碱对猫唾液分泌具有拮抗作用这一现象，提出在神经末梢或腺细胞中可能存在一种能与药物结合的物质。1905年他在观察烟碱与箭毒对骨骼肌的兴奋和抑制作用时，认为两药既不影响神经传导，也不是作用于骨骼肌细胞，而是作用于神经与效应器之间的某种物质，并将这种物质称为接受物质(receptive substance)。1908年Ehrilch首先提出受体(receptor)的概念，指出药物必须与受体进行可逆性或非可逆性结合，方可产生作用。同时提出了受体应具两个基本特点：其一是特异性识别与之相结合的配体(ligand)或药物的能力，其二是药物-受体复合物可引起生物效应，即类似锁与钥匙的特异性关系。此后，许多学者对受体进行了大量研究，提出了药物与受体相互作用的几种假说，如占领学说(occupation theory)、速率学说(rate theory)、二态模型(two model theory)学说等。近20年来，越来越多的受体蛋白被分离纯化和分子克隆，受体的结构和功能被逐渐阐明，促进了生命科学和医药学的发展。

一、受体的概念和特性

受体是位于细胞膜或细胞内，能与相应的配体分子特异结合，传递信息，引起生物效应的生物大分子。而与相应受体特异结合的物质称为配体，包括内源性神经递质、激素、自体生物活性物质(autacoid)、药物等，也称第一信使。受体均有相应的内源性配体。受体一般由一个或数个亚基组成，其分子上的某些立体构型，具有高度选择性，能准确识别和结合配体，该部位称为结合位点(binding site)或受点(receptor site)。

受体具有以下特性：①敏感性(sensitivity)：受体只需与很低浓度的配体结合就能产生显著的效应。②特异性(specificity)：引起某一类型受体兴奋反应的配体的化学结构非常相似，但不同光学异构体的反应可以完全不同。同一类型的激动药与同一类型的受体结合时产生的效应类似。③饱和性(saturability)：受体是大分子的蛋白质，数量有限，药物浓度过大时，药物与受体结合就会饱和，并达到最大效应。由于受体具有饱和性，作用于同一受体的配体之间存在竞争现象。④可逆性(reversibility)：配体既可以与受体特异性结合，也可以从配体-受体复合物上解离，因此配体与受体的结合是可逆的。⑤多样性(multiple-variation)：同一受体可广泛分布到不同的细胞而产生不同效应，受体多样性是受体亚型分类的基础。

二、药物与受体间的相互作用

(一)占领学说

Clark 于 1926 年、Gaddum 于 1937 年分别提出占领学说，该学说认为：受体只有与药物结合才能被激活并产生效应，药理效应的强度与药物占领受体数目成正比，药物占领受体数目取决于药物结合受体的能力和受体周围的药物浓度，当受体全部被占领时出现最大效应。1954 年 Ariens 对占领学说进行了修正，认为药物的效应不但与药物占领受体数目有关，也与药物占领受体后产生效应的能力有关。

药物与受体结合产生效应有两个参数：①亲和力(affinity)：表示药物与受体结合的能力，可用一定效应(50% E_{max})所需药物的浓度表示，亲和力与效价强度概念一致；②内在活性(intrinsic activity，α)：是指药物与受体结合后产生效应的能力，用最大效应表示，内在活性与效能概念一致。药物与受体结合产生效应不仅需要亲和力，而且还需要有内在活性。

(二)受体药物反应动力学(占领学说)

药物与受体的相互作用服从于质量作用定律：

$$D+R \underset{k_2}{\overset{k_1}{=}} DR \longrightarrow E \quad (1)$$

(D：药物；R：受体；DR：药物-受体复合物；E：效应)

$$K_D=\frac{k_1}{k_2}=\frac{[D][R]}{[DR]} \quad (2)$$

(K_D 是解离常数)

设受体总数为 R_T，R_T 应为游离受体(R)与结合型受体(DR)之和，即 $R_T=[R]+[DR]$，代入(2)式则

$$K_D=\frac{[D]([R_T]-[DR])}{[DR]} \quad (3)$$

经推导得

$$\frac{[DR]}{[R_T]}=\frac{[D]}{K_D+[D]} \quad (4)$$

根据占领学说的观点，受体只有与药物结合才能被激活并产生效应，而效应的强度与被占领的受体数目成正比，全部受体被占领时出现最大效应。由上式可得：

$$\frac{E}{E_{max}}=\frac{[DR]}{[R_T]}=\frac{[D]}{K_D+[D]} \quad (5)$$

当 $[D]\gg K_D$ 时，$\frac{[DR]}{[R_T]}=100\%$，达最大效应，即 $[DR]_{max}=[R_T]$。

当 $\frac{[DR]}{[R_T]}=50\%$ 时，即 50% 受体与药物结合时，$K_D=[D]$。

K_D 表示药物与受体的亲和力，单位为摩尔，其意义是引起最大效应的一半时(即 50% 受体被占领)所需的药物剂量。K_D 越大，药物与受体的亲和力越小，即二者成反比。将药物-受体复合物的解离常数 K_D 的负对数($-\lg K_D$)称为亲和力指数(pD_2)，其值与亲和力成正比。

药物与受体结合产生效应不仅要有亲和力，而且还要有内在活性，后者决定药物与受体结合时产生效应大小的性质，可用 α 表示，通常 0≤α≤1。故公式(5)应加这一参数：

$$\frac{E}{E_{max}}=\alpha\frac{[DR]}{[R_T]}$$

当两药与受体亲和力相等时，其效应强度取决于内在活性高低；当两药内在活性相等时，则效应强度取决于与受体亲和力大小(图 3-5)。

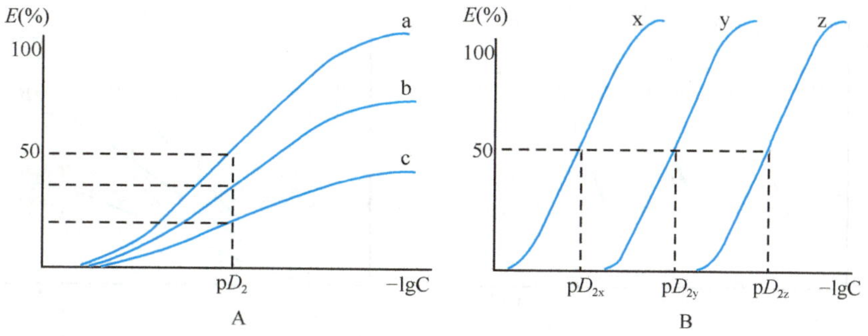

图 3-5 效应强度与亲和力和内在活性的关系

A. 亲和力：a=b=c；内在活性：a>b>c；B. 亲和力：z>y>x；内在活性：x=y=z

（三）速率学说

速率学说认为药物发挥作用最重要的因素是药物分子与受体结合或分离的速率，即药物分子与受体碰撞的频率。药物作用的效应与其占领受体的速率成正比，效应的产生是一个药物分子和受点相碰撞时产生一定量的刺激，并传递到效应器的结果，而与其占领受体的数量无关。

（四）二态模型学说

二态模型学说认为，受体蛋白的构象有活化状态(active，Ra)和静息状态(inactive，Ri)两种，二者可以互相转变，处于动态平衡。药物可与活化状态和静息状态受体结合，其选择性取决于与受体的亲和力。激动药与活化状态的受体亲和力大，结合后可产生药理效应；拮抗药与静息状态的受体亲和力大，结合后不产生药理效应。当激动药与拮抗药同时存在时，二者竞争受体，其效应取决于激动药-活化状态受体复合物与拮抗药-静息状态受体复合物的比例。部分激动药与活化状态的受体和静息状态的受体都有亲和力，均可有一定程度的结合，因此药理效应较弱。

三、受体激动药与拮抗药

与受体结合的药物都有较强的亲和力，根据药物的内在活性，可把作用于受体的药物分为激动药(agonist)和拮抗药(antagonist)二类。

（一）激动药

激动药是指对受体既有亲和力又有内在活性的药物，它们能与受体结合激动受体而产生效应。根据药物内在活性的大小，激动药又可分为完全激动药(full agonist)和部分激动药(partial agonist)。完全激动药对受体具有较强的亲和力和内在活性($\alpha=1$)；部分激动药对受体有较强的亲和力，但内在活性较弱($\alpha=0\sim1$)，单独应用时产生较弱的激动效应，与激动药并用时可拮抗激动药的部分效应，即表现出部分拮抗作用。如镇痛药吗啡为阿片受体完全激动药，而喷他佐辛则为阿片受体部分激动药。

（二）拮抗药

拮抗药是指对受体只有亲和力而无内在活性($\alpha=0$)的药物，它们能与受体结合，因缺乏内在活性本身不产生作用，但占据受体妨碍内源性配体或激动药与受体结合产生效应，从而拮抗激动药的效应。如纳洛酮为阿片受体拮抗药，与吗啡并用可拮抗吗啡的药理作用。少数拮抗药以拮抗作用为主，同时尚有较弱的内在活性($\alpha<1$)，故有较弱的激动受体作用，则为部分拮抗药，如氧烯洛尔为β肾上腺素受体的部分拮抗药。

根据拮抗药与受体结合是否具有可逆性而将其分为竞争性拮抗药(competitive antagonist)和非竞争性拮抗药(noncompetitive antagonist)。竞争性拮抗药能与激动药互相竞争相同受体，降低激动药对受体的亲和力，而不降低其内在活性。此结合过程是可逆的，两者合用时的效应取决于各自药物的浓度和亲和力大小。如阿托品为乙酰胆碱的竞争性拮抗药。当竞争性拮抗药存在时，由于与激动药竞争受体结合部位，可使激动剂的量效曲线平行右移而最大效应不变(图 3-6)。竞争性拮抗药的作用强度可用拮抗参数(pA_2)表示，pA_2 越大，拮抗作用越强。pA_2 是指当激动药与拮抗药合用时，使 2 倍浓度激动药仅产生原浓度(未加入拮抗药时的浓度)激动药的效应所需拮抗药摩尔浓度的负对数值。pA_2 还可用以判断激动药的性质，如两种激动药被同一拮抗药拮抗，且二者 pA_2 相近，则说明此二激动药是作用于同一受体。

非竞争性拮抗药与激动药并用时，可使激动药对受体的亲和力和内在活性均降低，在量-效曲线上表现为使激动药的量-效曲线右移而最大效应也降低(图 3-6)。非竞争性拮抗药的作用强度可用非竞争性拮抗药的拮抗参数(pA_2')表示。pA_2' 是指使激动药的最大效应降低一半时所需非竞争性拮抗药摩尔浓度的负对数值。

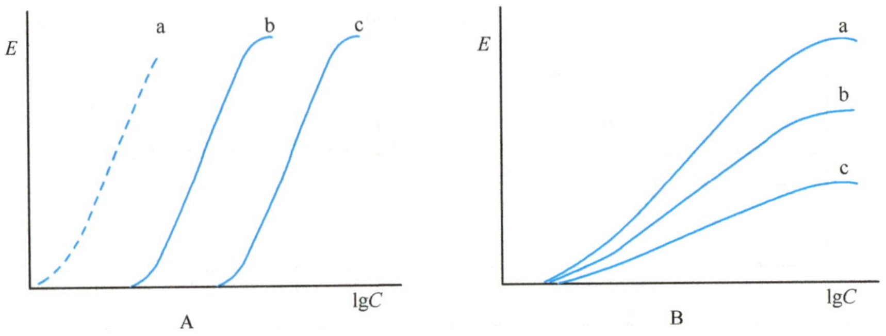

图 3-6 竞争性拮抗药(A)和非竞争性拮抗药(B)

a. 无拮抗药;b. 小剂量拮抗药存在;c. 较大剂量拮抗药存在

占领学说强调受体必须与药物结合才能被激活并产生效应,而效应的强度与药物占领的受体数量成正比,全部受体被占领时产生最大效应。但有实验证明,一些活性高的药物只需与一部分受体结合就能产生最大效应,在产生最大效应时,常有 95%~99% 受体未被占领,剩余未结合的受体称为储备受体(spare receptor),拮抗药必须完全占领储备受体后,才能发挥其拮抗效应。

四、受体的类型

根据受体蛋白结构、信号转导过程、效应性质、受体位置等特点,受体可分为以下四类:

(一) G 蛋白偶联受体

G 蛋白偶联受体(G protein-coupled receptors)是一类由 GTP 结合调节蛋白(简称为 G 蛋白,G-protein)组成的受体超家族,可将配体的信号通过第二信使 cAMP、三磷酸肌醇(IP_3)、二酰基甘油(DG)以及 Ca^{2+} 传送至细胞内,产生生物效应。目前已发现 40 余种神经递质或激素受体通过 G 蛋白偶联受体产生作用。

G 蛋白偶联受体结构非常相似,均为单一肽链形成 7 个 α-螺旋(又称跨膜区段结构)往返穿透细胞膜,形成三个细胞外环和三个细胞内环。N-端在细胞外,具有糖基化位点,C-端在细胞内。这两段肽链氨基酸组成在各种受体差异很大,与其识别配体及转导信息的多样性有关。胞内部分有 G 蛋白结合区。G 蛋白是由 α、β、γ 三种亚基组成的三聚体,静息状态时与 GDP 结合。当受体激活时 GDP-αβγ 复合物在 Mg^{2+} 参与下,结合的 GDP 与胞浆中 GTP 交换,GTP-α 亚基与 β、γ 亚基分离并激活效应器蛋白,同时配体与受体分离。α 亚基本身具有 GTP 酶活性,促使 GTP 水解为 GDP,再与 β、γ 亚基形成 G 蛋白三聚体恢复原来的静息状态。

G 蛋白主要有四种类型,兴奋型 G 蛋白(stimulatory G protein,G_s)、抑制型 G 蛋白(inhibitory G protein,G_i)、转导素(transducin,G_t)及 G_o。G_s 介导激活腺苷酸环化酶,使细胞内第二信使 cAMP 增加;G_i 介导抑制腺苷酸环化酶,使细胞内第二信使 cAMP 减少。G_0 在脑内含量最多,参与 Ca^{2+} 及 K^+ 离子通道的调节。此外,还发现有磷脂酶 C 型 G 蛋白(PI-PLC G protein,G_p),可介导激活磷脂酰肌醇特异性磷脂酶 C。每一种受体对一种或几种 G 蛋白具有不同的特异性,一个受体可激活多个 G 蛋白,一个 G 蛋白可以转导多个信号给效应器(effector),调节许多细胞的功能。

(二) 配体门控离子通道受体

离子通道按生理功能分类,可分为配体门控离子通道(ligand-gated ion channel)及电压门控离子通道(voltage-gated ion channel)。配体门控离子通道受体(ligand-gated ion channel receptor)由配体结合部位和离子通道两部分构成,当配体与其结合后,受体蛋白构象变化使离子通道开放或关闭,改变细胞膜内外两侧离子流动状态,从而传递信息。例如,N 胆碱受体与激动药乙酰胆碱结合后,受体激动,介导离子通道开放,细胞外阳离子内流,引起突触后膜电位的变化。γ-氨基丁酸(GABA)A 型受体调控 Cl^- 通道而介导中枢抑制作用,甘氨酸受体也调控 Cl^- 通道而介导对神经元的抑制作用,谷氨酸受体主要调控 Na^+、K^+ 通道的开放,介导兴奋性突触后电位。

(三) 酪氨酸激酶受体

胰岛素及某些生长因子的受体本身具有酪氨酸蛋白激酶的活性,称为酪氨酸激酶受体(tyrosine kinase receptor)。这一类受体由三个部分构成,位于细胞外侧与配体结合的部位,与之相连的是一段跨膜结构,细胞内侧为酪氨酸激酶活性部位,含有可被磷酸化的酪氨酸残基。当配体与这一类受体结合后,受体构象改变,酪氨酸残基被磷酸化,激活酪氨酸蛋白激酶,诱发一系列细胞内信息传递,产生细胞生长分化等效应。

(四) 细胞内受体

甾体激素、甲状腺激素、维生素 D 及维生素 A 受体是可溶性的DNA结合蛋白,其作用是调节某些特殊基因的转录。甾体激素受体存在于细胞质内,与相应的甾体激素结合形成复合物后,以二聚体的形式进入细胞核发挥作用。甲状腺素受体存在于细胞核内,功能与甾体激素大致相同。细胞核激素受体(cell nuclear hormone receptor)本质上属于转录因子(transcription factor),激素是这种转录因子的调控物。

五、细胞内信号转导途径

细胞外的信息分子,如神经递质、激素、自体活性物质、细胞因子及药物等,特异地与细胞表面的受体结合,刺激细胞产生胞内调节信号,并传递到细胞特定的反应系统而产生应答,这一过程称为跨膜信号转导。经受体转导的跨膜信息传递机制包括受体识别、信号转导和效应三个主要过程。细胞外的信息分子称为第一信使(first messenger),第一信使物质大多数不能进入细胞内,而是与靶细胞膜表面的特异受体结合,激活受体而引起细胞某些生物学特性的改变,如膜对某些离子的通透性改变及膜上某些酶活性的改变,从而调节细胞功能。

第二信使(second messenger)为第一信使作用于靶细胞后在细胞内产生的信息分子,是胞外信息与胞内效应之间的中介物。第二信使将获得的信息增强、分化、整合并传递给效应器才能发挥其特定的生理功能或药理效应。

1. 环磷腺苷(cAMP) cAMP是ATP在腺苷酸环化酶(adenylate cyclase,AC)催化下产生的,可被磷酸二酯酶(phosphodiesterase,PDE)水解为5′-AMP而灭活。β肾上腺素受体、D_1受体、H_2受体等激动药通过G_s作用使AC活化,水解ATP而使细胞内cAMP增加。

2. 环磷鸟苷(cGMP) cGMP是GTP在鸟苷酸环化酶(guanylate cyclase,GC)催化下产生的,也被磷酸二酯酶(phosphodiesterase,PDE)水解为5′-GMP而灭活。cGMP可激活蛋白激酶C(protein kinase C,PKC),一般情况下产生与cAMP相反的作用。

3. 肌醇磷脂(inositol phospholipid) 细胞膜肌醇磷脂的水解是另一类重要的受体信号传导系统。α_1、H_1、S_2、M_1、M_3等受体激动药与其受体结合后,通过G蛋白介导激活磷脂酶C(PLC),PLC使磷脂酰肌醇-4,5-二磷酸(PIP_2)水解为二酰甘油(DG)及1,4,5-三磷酸肌醇(IP_3)。DG激活细胞膜上的PKC,使许多靶蛋白磷酸化而产生效应,如腺体分泌,血小板聚集、中性粒细胞活化及细胞生长、代谢、分化等效应。IP_3能促进细胞内钙池释放Ca^{2+},也有多种重要的生理意义。

4. Ca^{2+} 细胞内Ca^{2+}对细胞功能有着重要的调节作用,如肌肉收缩、腺体分泌、白细胞及血小板活化等。细胞内的Ca^{2+}来自于细胞外和细胞内两种途径,前者经细胞膜的Ca^{2+}通道流入,受膜电位、受体、G蛋白、PKA等调控,后者来源于肌质网钙池的释放,受IP_3调控。细胞内的Ca^{2+}可激活PKC,与DG有协同作用,共同促进其他信息传递蛋白及效应蛋白活化。很多药物通过影响细胞内Ca^{2+}而发挥其药理效应。

第三信使是指负责细胞核内外信息传递的物质,包括生长因子、转化因子等。它们传导蛋白以及某些癌基因产物,参与基因调控、细胞增殖和分化以及肿瘤的形成等过程。

六、受体的调节

受体数量及反应性受生理、病理或药物等因素影响,产生受体数量或反应性变化。细胞中的受体数量减少称为受体下调(down-regulation),由受体下调或周围生物活性物质引起的细胞对药物敏感性和反应性降低的现象称为脱敏;受体数量增加称为受体上调(up-regulation),由受体上调或周围生物活性物质引起的细胞对药物敏感性和反应性增高的现象称为增敏。受体周围的生物活性物质浓度高或长期受激动药作用时可使受体数量减少,引起向下调节,表现为该受体对激动药的敏感性降低,出现脱敏或耐受性。这是药物发生耐受性(tolerance)的主要机制。如长期应用β肾上腺素受体激动药治疗哮喘,患者出现耐受现象。受体长期受阻断药作用时,可使其数目增加,引起向上调节,表现为该受体对该生物活性物质的敏感性增高,出现超敏或高敏性,突然停药可出现停药症状或"反跳"现象。如高血压患者长期应用β肾上腺素受体阻断药普萘洛尔,突然停药可引起反跳现象,这是由于β肾上腺素受体的敏感性增高所致。

复习指导

1. 药物作用的基本表现　药物引起机体器官原有功能水平的改变,如兴奋、亢进、抑制、麻痹、衰竭等。药物作用特异性与药理效应选择性之间的关系。药物的对因治疗、对症治疗及补充治疗(替代疗法)。

2. 药物的不良反应　药物的不良反应包括副反应、毒性反应、后遗效应、停药反应(又称回跃反应)、变态反应和特异质反应等。

3. 量效关系　药物作用的量效关系、量效曲线。量反应与质反应，效能与效价强度，半数有效量（ED_{50}）、半数有效浓度（EC_{50}）和半数致死量（LD_{50}）。药物的安全评价指标：治疗指数及安全范围。

4. 作用机制　通过药物的理化性质而产生药理效应。参与或干扰细胞代谢；影响生理物质的转运；影响酶的活性；作用于细胞膜离子通道；影响核酸代谢；发挥非特异性作用；作用于受体等。

5. 受体学说及受体的特性　受体是一类介导细胞信号转导的功能蛋白质，能识别周围环境中某种微量化学物质，首先与之结合，并通过中介的信息放大系统，触发后续的生理反应或药理效应。体内能与受体特异性结合的物质称为配体，也称第一信使。受体对相应的配体有极高的识别能力。受体都有其内源性配体，如神经递质、激素、自身活性物质等。受体具有高度选择性、高度亲和力及可逆性。受体的数量、亲和力和效应力处于动态平衡状态，受各种生理、药理因素调节。

6. 亲和力、内在活性，激动药与拮抗药的概念，竞争性拮抗药、非竞争性拮抗药、部分激动药的含义。

7. 受体类型　受体包括含离子通道型的受体、G蛋白偶联受体、具有酪氨酸激酶活性的受体、细胞内受体等。

8. 第二信使　细胞内信号的转导有G蛋白、cAMP、cGMP、肌醇磷脂、钙离子等。

（张根水）

第4章　影响药物效应的因素

学习要求

熟悉影响药物效应的各种因素，增强合理用药的意识与能力。

药物在机体内产生的药理作用和效应受药物和机体的多种因素影响，例如药物的制剂、给药途径、联合应用，患者的生理因素、病理状态等等。这些因素影响导致的既可能是药物代谢动力学差异(pharmacokinetic variation)，也可表现为药物效应动力学差异(pharmacodynamic variation)。这两方面的变异，均能导致药物反应个体差异(interindividual variation)。药物反应的个体差异绝大多数情况下表现为药物作用强度的差异，少数情况下表现为药物作用性质的差异。在临床用药时，应熟悉各种因素对药物作用的影响，根据个体的情况，选择合适的药物和剂量，做到用药个体化。

第一节　药物方面的因素

一、药物制剂和给药途径

药物可制成多种剂型，采用不同的途径给药，如供口服给药的有片剂、胶囊、口服液，注射用的有水剂、乳剂、油剂，还有控制释放速度的控释剂。同一药物由于剂型不同、采用给药途径不同，所引起的药物效应也会不同。通常注射药物比口服吸收快，到达作用部位的时间短，因而起效快，作用显著。注射剂中的水溶性制剂比油溶剂和混悬剂吸收快，起效快。缓释制剂(sustained-release preparation)利用无药理活性的基质或包衣阻止药物迅速溶出以达到非恒速缓慢释放的效果。控释制剂(controlled-release preparation)可以控制药物按零级动力学恒速或近恒速释放，以保持恒速吸收。有的药物采用不同给药途径时，还会产生不同的作用和用途，如硫酸镁(magnesium sulfate)内服可以导泻和利胆，注射则产生止痉、镇静和颅内压降低的作用。

药物的制备工艺和原辅料的不同，也可能显著影响药物的吸收和生物利用度，如不同药厂生产的相同剂量的地高辛片，口服后的血浆药物浓度可相差7倍。

二、药物的相互作用

两种或两种以上药物同时或先后序贯应用时，药物之间有时会相互影响和干扰，可改变药物的体内过程及机体对药物的反应性，从而使药物的药理效应或毒性发生变化的现象称为药物的相互作用(drug interaction)。药物的相互作用主要表现在四个方面。

(一) 药效学方面的相互作用

药效学方面的相互作用是指药物在体液中的浓度不受影响，但药理作用发生改变。如β肾上腺素受体阻断药通过竞争同一受体拮抗β肾上腺素受体激动药的作用，单胺氧化酶抑制药则通过抑制去甲肾上腺素失活提高肾上腺素能神经末梢去甲肾上腺素的储存量，因而增强那些通过促进去甲肾上腺素释放而发挥作用的药物的效应。

(二) 药动学方面的相互作用

药动学方面的相互作用是指通过影响药物的吸收、分布、代谢和排泄，改变药物在作用部位的浓度而影响药物作用。如抑制胃排空的药物阿托品或阿片类麻醉药可延缓合并应用药物的吸收。血浆蛋白结合率高的药物可被同时应用的另一血浆蛋白结合率高的药物所置换，导致被置换药物的分布加快，作用部位药物浓度增高，毒性反应或临床效应增强。

(三) 药剂学方面的配伍禁忌

两种或两种以上药物在体外相互混合时，所起的物理、化学的变化可影响药物的治疗效应和安全性，称为药物的配伍禁忌(incompatibility)。特别是静脉给药时数种药品能否混合极为重要。

(四) 药物的协同作用和拮抗作用

临床可利用药物间协同作用(synergism)联合应用药物，以增加疗效或利用拮抗作用(antagonism)以减少不良反应。不恰当的联合用药可使疗效降低或出现意外的毒性反应。如噻嗪类利尿药可升高血糖，当与甲苯磺丁脲合用时，甲苯磺丁脲的降血糖效果减弱。镇静催眠药与抗精神病药合用，中枢抑制作用增强。

药物相互作用对于那些药效曲线陡直或治疗指数低的药物，如抗凝血药、抗心律失常药、抗癫痫药、锂和抗肿瘤药、免疫抑制药，具有重要的临床意义。

第二节 机体方面的因素

一、年龄因素

年龄是影响药物作用的一个重要因素，特别是小儿与老年人，对某些药物的反应与成年人明显不同，大部分药物在新生儿和老年人中都会有更强烈、更持久的作用。

小儿尤其是新生儿与早产儿，各种生理功能，包括自身调节功能尚未充分发育，与成年人有巨大差别。如氯霉素主要在肝脏代谢，新生儿肝脏葡萄糖醛酸结合能力尚未发育，使用不当可引起灰婴综合征。小儿血-脑屏障和脑组织发育不完善，对作用于中枢神经系统的药物（包括中枢抑制药和中枢兴奋药）特别敏感。小儿体液所占体重比例较大，加之对水盐的调节能力较差，对影响水盐代谢的药物（如利尿药）非常敏感，易引起水电解质平衡紊乱。

老年人存在生理性功能减退，主要表现在体液相对减少，脂肪增多，蛋白质合成减少，肝肾功能减退，这些均可影响药物的吸收、分布、代谢和排泄，进而改变药物的效应和不良反应。老年人常需服用更多的药物，发生药物相互作用的可能性相应增加。

二、性别因素

女性体重一般轻于男性，在使用治疗指数低的药物时，为维持相同效应，女性可能需要较小剂量。女性较男性有较高比例的脂肪和较低比例的水也可影响药物的分布和作用。女性用药时应考虑药物对“三期”（月经期、妊娠期、哺乳期）的影响。妊娠妇女除了维持妊娠的药物以外，其他药物的应用均应审慎，因为进入母体内的药物均能进入胎儿体内，凡能对母体产生即使是很轻微不良反应的药物都可能影响胚胎或胎儿的发育。20世纪50年代在西欧因孕妇服用沙利度胺（又称反应停）而生产了一万余例海豹畸形婴儿。在分娩过程中对母体使用的药物也可能对新生儿产生持久的作用。在哺乳期的妇女，有些药物可通过乳汁排泌被乳儿摄入体内引起药物反应。

三、精神因素

药物治疗的效应并非完全由药物本身单一因素引起，一个患者服药后的效应实际是由多种因素引起的，包括药理学效应、非特异性药物效应、非特异性医疗效应和疾病的自然恢复等因素。非特异性药物效应和非特异性医疗效应是安慰剂（placebo）的绝对效应，加上疾病的自然恢复，则是安慰剂效应。安慰剂一般指由本身没有特殊药理活性的中性物质如乳糖、淀粉等制成的外形似药的制剂。

四、遗传因素

遗传是药物代谢和效应的一个重要决定因素。基因是决定药物代谢酶、药物转运蛋白和受体活性及功能表达的结构基础，是药物代谢与反应的决定因素，其突变可引起所编码的药物代谢酶、转运蛋白和受体蛋白的氨基酸序列和功能的异常，成为产生药物效应个体差异和种族差异的主要原因。很多特异质反应已从遗传因素获得解释，现已形成一个独立的药理学分支——遗传药理学（genetic pharmacology）。

（一）遗传多态性（genetic polymorphism）

药物转运蛋白、药物代谢酶和受体的遗传多态性是导致药物反应个体和群体差异的重要原因。遗传多态性是一种孟德尔单基因性状，由单核苷酸多态性（single nucleotide polymorphism，SNP）引起同一人群的同一基因位点出现多种等位基因，并导致多种基因型，不同的基因型决定相应表型。

酶活性大小是药物代谢酶表型的反映，可通过测定其底物的代谢率确定。NAT、CYP2C9、CYP2C19、CYP2D6等是具有遗传多态性的常见药物代谢酶。NAT即*N*-乙酰基转移酶（*N*-acetyltransferase），是参与Ⅱ相乙酰化反应的代谢酶，人群中NAT的活性呈多态分布因而有慢型、快型和中间型乙酰化代谢者。亚洲人中慢型乙酰化代谢者的发生率为10%～30%，而白种人达40%～70%。在体内经乙酰化代谢，NAT遗传多态性可通过改变其底物药物如异烟肼、肼屈嗪、柳氮磺胺吡啶、氨苯酸和普鲁卡因胺等的血药浓度而影响其疗效和不良反应。

异喹胍氧化代谢酶CYP2D6介导50多种药物的氧化代谢，包括常用的抗心律失常药、抗糖尿病药和抗精神病药。CYP2D6基因的核苷酸变异有的产生多拷贝CYP2D6，导致酶活性增高，成为“超快代谢者（ultra-rapid metabolizer）”；有的导致CYP2D6酶活性降低或缺失，成为“慢代谢者（poor metabolizer，PM）”；而不含核苷酸变异的则酶活性正常，为“强代谢者（extensive metabolizer，EM）”。白种人中的PM发生率在5%～10%，其他种族为1%～2%。

CYP2C19即S-美芬妥因氧化酶，其活性在人群中呈二态分布（图4-1），有EM和PM两种表型之分。白种人PM的发生率为3%～5%，东方人中PM的发生率高达13%～23%。

编码药物受体的很多基因存在遗传多态性，由此导致药物治疗效应发生改变。如β肾上腺素受体的多态性改变β受体对激动药的敏感性而影响这类药

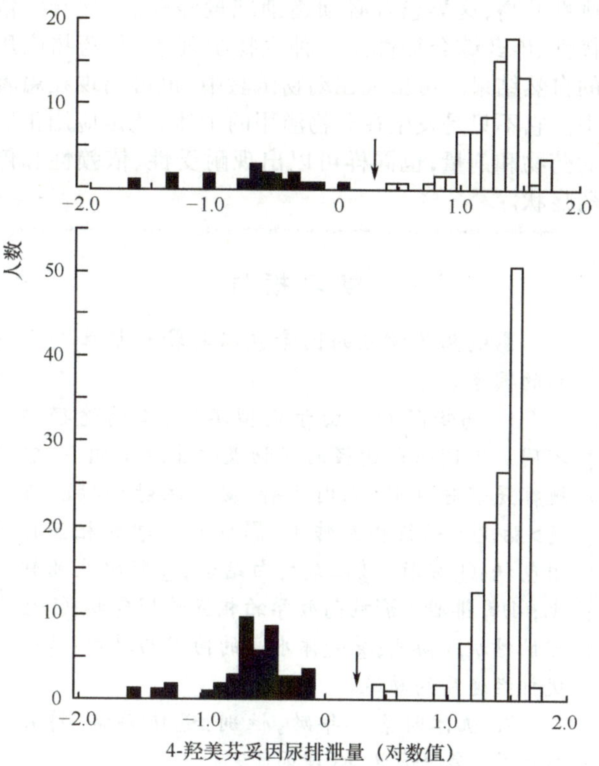

图 4-1 S-美芬妥因氧化酶（CYP2C19）在中国人（上）和日本人（下）中的表型分布实心框表示弱代谢者（PM），空心框表示强代谢者（EM）

在哮喘患者中的治疗作用。

（二）药物反应的种族差异（racial differences in drug response）

种族因素包含遗传和环境两个方面。不同种族具有不同的遗传背景（如不同的基因型及相同基因型的不同分布频率），长期生活在不同的地理环境中，具有不同的文化背景、食物来源和习惯，这些对药物代谢酶的活性和作用靶点的敏感性都有显著影响，导致一些药物的代谢和反应存在种族差异（racial/ethnic difference），如普萘洛尔在中国人中产生的 β 受体阻滞和降压作用比白种人强，而白种人对该药的代谢清除率比中国人高。

（三）特异质反应

特异质反应（idiosyncrasy）是一种性质异常的药物反应，通常是有害的，甚至是致命的，常与剂量无关，即使很小剂量也会发生。

特异质反应通常与遗传变异有关，例如伯氨喹、氨苯砜、阿霉素和一些磺胺类药物，甚至新鲜蚕豆在极少数患者中引起的溶血并导致严重贫血，就是因为这些个体有葡萄糖-6-磷酸脱氢酶（G-6-PD）缺乏。G-6-PD 缺乏是一种性连锁隐性遗传。这种酶对于维持红细胞内还原型谷胱甘肽（GSH）的含量是必不可少的，而 GSH 又是防止溶血所必需的。伯氨喹等能在正常红细胞中损害 GSH 而使之减少，但是只有在 G-6-PD 缺乏的红细胞中才能导致溶血。

五、疾病因素

疾病的严重度固然与药物疗效有关，疾病本身以及同时存在的其他疾病也能导致药物代谢动力学和药物效应动力学的改变。肝肾功能损伤易引起药物体内蓄积，产生过强或过久的药物作用，甚至发生毒性反应。小肠或胰腺疾病或由于心衰或肾病综合征导致小肠黏膜水肿时，会因吸收障碍而使药物吸收不完全。肾病综合征时因有蛋白尿、水肿和血浆白蛋白降低，不仅会因肠道黏膜水肿而影响药物吸收，也会因为药物与血浆蛋白结合率降低而影响药物的分布，而且还会使作用于肾小管上皮细胞离子转运机制的利尿药如呋塞米与肾小管液中的白蛋白结合而致利尿效应降低。甲状腺功能低下时对哌替啶（pethidine）的敏感性增高。体温过低（特别是老年人更易发生）可显著降低许多药物的消除。

六、时间因素

近年来，科学家对药物作用的时辰变化规律进行了深入的研究，为临床提供了大量时间药动学、时间药效学及时间毒理学资料。如果在血浆中皮质激素的自然峰值（早晨 7 ~ 8 时）一次使用糖皮质激素，则对脑下垂体促皮质激素释放的抑制程度，要比通常的平均分为 3 ~ 4 次的给药方法轻得多。如果在远离峰值的夜间给药，则严重抑制促皮质激素的释放，而使其在第二天内仍处于很低的水平。胰岛素的降糖作用，不论对正常或糖尿病患者都有昼夜节律，即上午（峰值时间为 10 时）的作用较下午强。

七、长期用药引起的机体反应性变化

（一）耐受性和耐药性

耐受性（tolerance）为机体在连续多次用药后反应性降低，要达到原来反应必须增加剂量。耐受性在停药后可消失，再次连续用药又可发生。如仅在应用很少几个剂量后就产生耐受性称快速耐受性（tachyphylaxis）。例如麻黄碱在静脉注射三四次后升压反应逐渐消失，临床用药两三天后对支气管哮喘不再有效。若在长期用药后产生耐受性则称为慢速耐受性或慢性耐受性（bradyphylaxis），如苯巴比妥。胰岛素既可产生急性耐受性又可产生慢性耐受性。交叉耐受性（cross tolerance）是指对一种药物产生耐受性后，应用同一类药物（即使是第一次使用）时也会出现耐受性。

耐药性(drug resistance)是指病原体或肿瘤细胞对反复应用的化学治疗药物的敏感性降低,也称抗药性。耐药性的产生是因为长期反复应用抗菌药,特别是剂量不足时,病原体产生了使抗菌药物失活的酶、改变了膜通透性或改变了靶结构和代谢过程,滥用抗菌药物是病原体产生耐药性的重要原因。

(二) 依赖性和停药症状或停药综合征

依赖性(dependence)是在长期应用某种药物后,机体对这种药物产生了生理性的或是精神性的依赖和需求,分生理依赖性和精神依赖性两种。生理依赖性(physiological dependence)也称躯体依赖性(physical dependence),具有耐受性证据或停药症状。精神依赖性(psychological dependence)是需要药物缓解精神紧张和情绪障碍,但无耐受性和停药症状的一种依赖性。产生精神依赖性的患者停药后只表现出主观上的不适,没有客观上的体征表现,又称为习惯性(habituation)。若患者对药物不仅产生精神依赖性,还有生理依赖性,一旦停药后患者表现出精神和躯体生理功能紊乱的戒断症状(abstinent syndrome),则称为成瘾性(addiction)。药物滥用(drug abuse),尤其是兴奋药或麻醉药(narcotics)的滥用是引起依赖性并具有社会意义的重要问题。

接受药物治疗的患者在长期反复用药后突然停药可发生停药症状(withdrawal symptoms)或称停药综合征(withdrawal syndrome),如高血压患者长期应用β肾上腺素受体阻断药在突然停药后,血压及心率可反跳性升高,这类患者必须逐渐减量停药。耐受性、依赖性、停药综合征都是一种生物学现象,是药物应用的自然结果。可出现在动物试验中,也可出现在患者中。它不只是发生在药物滥用的个体,就是应用正确的药物和剂量,也同样可以出现耐受性、依赖性和停药症状。

复 习 指 导

影响药物效应的因素包括药物和机体两方面的因素。

1. 药物因素　由于剂型不同,给药途径亦不同。不同给药途径的药物吸收速度不同,一般规律是静脉注射>肌内注射>皮下注射>口服>直肠>贴皮。药物相互作用,影响药动学的相互作用包括:①吸收;②血浆蛋白结合;③肝脏生物转化;④肾排泄。影响药效学的相互作用包括:①生理性拮抗或协同;②受体水平的协同与拮抗;③干扰神经递质的转运。

2. 机体因素　年龄,性别,遗传异常,特异质反应,病理情况,心理因素。

3. 机体对药物反应的变化　耐受性,耐药性,依赖性。

(张根水)

第二篇　作用于外周神经系统的药物

第5章　传出神经系统药理概论

学习要求

掌握传出神经系统递质和受体的分类、分布特点及其生理功能，熟悉乙酰胆碱和去甲肾上腺素的生物合成、转运、储存、释放和代谢过程，传出神经系统药物的基本作用及分类。

第一节　概　　述

传出神经系统(efferent nervous system)分为植物神经系统(vegetative nervous system)和运动神经系统(motor nervous system)两大类。前者也称自主神经系统(autonomic nervous system)，包括交感神经系统和副交感神经系统两部分，其解剖学特点是神经纤维从中枢发出后，均要经过神经节(ganglion)更换神经元，然后到达所支配的靶器官，即效应器。因此，植物神经有节前纤维和节后纤维之分。植物神经系统主要支配心脏、平滑肌和腺体等效应器的活动。运动神经自中枢发出后，中途不更换神经元，直接到达骨骼肌终板，故其纤维无节前和节后纤维之分(图 5-1)。

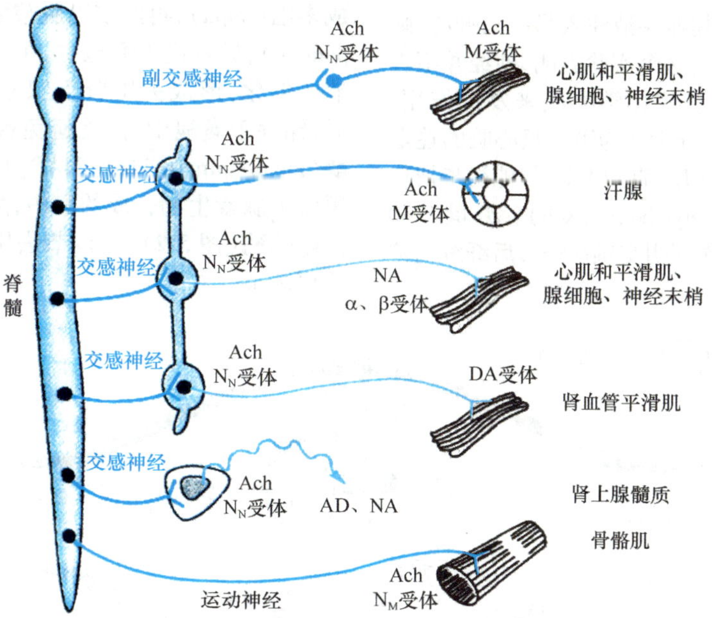

图 5-1　传出神经系统按递质分类模式图

根据传出神经末梢释放递质(transmitter)的不同，可将传出神经分为胆碱能神经(cholinergic nerve)和去甲肾上腺素能神经(noradrenergic nerve)。胆碱能神经能合成、释放乙酰胆碱(acetylcholine，Ach)，包括：①交感神经和副交感神经的节前纤维；②全部副交感神经的节后纤维；③所有的运动神经；④极少数交感神经的节后纤维，如支配汗腺的分泌神经和骨骼肌的血管舒张神经。能合成及释放去甲肾上腺素(noradrenaline，NA 或 norepinephrine，NE)的神经称为去甲肾上腺素能神经或肾上腺素能神经，几乎所有的交感神经的节后纤维都属此类神经。在某些效应器组织中还存在着其他神经,例如支配肾及肠系膜的节后纤维存在多巴胺能神经(dopaminergic nerve),神经末梢释放多巴胺(dopamine,DA),使肾血管和肠系膜血管扩张。在胃肠神经系统(enteric nervous system),除有胆碱能神经和去甲肾上腺素能神经外,还存在嘌呤能神经和肽能神经等,这些神经末梢能释放肽类及嘌呤类递质等,如血管活性肠肽(vasoactive intestinal peptide,VIP)、缩胆囊肽(cholecystokinin)、神经肽 Y (neuropeptide Y)、蛙皮素(bombesin)和阿片肽等,它们可能对神经末梢 Ach 和 NE 的释放发挥调质作用。

第二节 传出神经系统的递质和受体

作用于传出神经系统的药物主要通过在突触部位影响递质的合成、储存、释放和代谢等环节或通过直接影响受体的功能,而发挥拟似或拮抗传出神经系统功能的作用。

一、传出神经系统的递质

神经末梢释放出的化学传递物质,称为递质(transmitter)。第一个神经递质的发现是由 Otto Loewi(奥托·洛伊)的"梦中的设计"证明的。Loewi 于 1921 年根据梦中的想法,设计了一个实验,即刺激一只蛙心的迷走神经时,其心脏受到抑制,而将其灌注液注入另一只蛙心,则另一只蛙心也表现出抑制。这个实验表明,神经并不直接作用于肌肉,而是通过释放化学物质来发挥作用。Loewi 根据上述的实验结果分析认为第一只心脏的迷走神经受刺激时产生了某些物质,直到 1926 年他初步把迷走递质确定为乙酰胆碱(acetylcholine,Ach)。20 世纪 40 年代,通过 von Euler 的工作证明交感神经节后纤维的神经递质是去甲肾上腺素。

(一)传出神经突触的超微结构

神经末梢与下一级神经元的接头或神经元与效应器之间的接头都称为突触(synapse),突触中神经末梢与效应器细胞或次一级神经元间有一定的间隙,称突触间隙(synaptic cleft)。传出神经末梢邻近间隙的细胞膜称为突触前膜,效应器或次一级神经元邻近间隙的细胞膜称为突触后膜。在运动神经与骨骼肌的接头(也称终板),这个间隙为 15~20nm;终板的突触后膜有许多皱褶,其中聚集着胆碱酯酶,能迅速水解已释放的 Ach。在神经末梢内靠近突触前膜处,聚集着很多直径为 20~50nm 的囊泡(vesicle),囊泡内含有大量递质 Ach。

交感神经末梢分成许多细微的神经纤维分支,分布于平滑肌细胞之间。这些细微神经纤维都有稀疏串珠状的膨胀部分,称为膨体(varicosity)。每个膨体中含有约 1000 个囊泡。囊泡在递质的合成、转运和储存中占有重要地位。交感神经末梢囊泡内含有高浓度的 NE,而运动神经末梢囊泡内含有大量的 Ach。

(二)传出神经递质的生物合成、储存、释放和失活

1. 递质的合成和储存 去甲肾上腺素的生物合成在去甲肾上腺素能神经细胞体内和轴突中开始进行。去甲肾上腺素合成的基本原料是来自血液的酪氨酸,进入神经元的酪氨酸在酪氨酸羟化酶催化下生成多巴(dopa),再经多巴脱羧酶催化生成多巴胺(dopamine),后者进入囊泡中,在囊泡内经多巴胺 β-羟化酶的催化,形成去甲肾上腺素。去甲肾上腺素形成后,储存于囊泡中,使之避免被胞质液中的单胺氧化酶(mono-anine oxidase,MAO)所破坏。在上述参与去甲肾上腺素生物合成的酶中,酪氨酸羟化酶为此过程的限速酶(图 5-2),是调节去甲肾上腺素生物合成的重要环节。

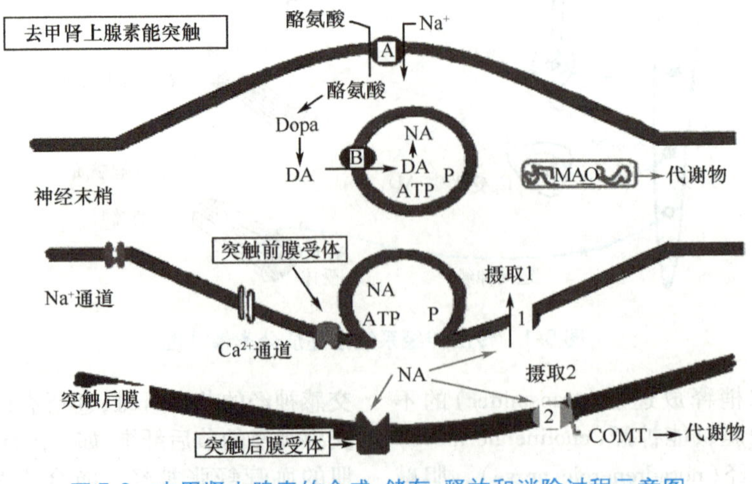

图 5-2 去甲肾上腺素的合成、储存、释放和消除过程示意图
A. 转运体 A;B. 转运体 B

乙酰胆碱主要在胆碱能神经末梢合成，与其合成有关的酶和辅酶有胆碱乙酰化酶(choline acetylase)和乙酰辅酶A(acetyl coenzyme A)。前者在细胞体内形成并沿轴突转运至末梢，后者则在末梢线粒体内合成，须先与草酰乙酸反应生成枸橼酸盐，才能穿过线粒体膜进入胞质液中，然后在枸橼酸裂解酶的催化下再形成乙酰辅酶A。胆碱乙酰化酶和乙酰辅酶A在胞质液内促进胆碱形成乙酰胆碱。乙酰胆碱合成后即进入囊泡并与ATP和囊泡蛋白共同储存于囊泡中(图5-3)。

2. 递质的释放

(1) 胞裂外排(exocytosis)：当神经冲动到达末梢时，Ca^{2+}内流，促使靠近突触前膜的一些囊泡的囊泡膜与突触前膜融合，然后形成裂孔，通过裂孔将囊泡内的递质NE(或Ach)、ATP和蛋白质等排出至突触间隙，排出后的递质立即与其突触后膜(或)前膜受体结合，产生效应，这种排出方式称为胞裂外排。

(2) 量子化释放(quantal rlease)：量子化释放学说认为：囊泡为运动神经末梢释放Ach的单元，静息时不断地有少数囊泡释放Ach，因此可出现小终板电位，但由于电位幅度极小(0.3～3.0mV，平均为0.5mV)，故不会引起动作电位和效应，而每一个囊泡的Ach释放量就是一个"量子"。而当冲动到达时，可有上百个囊泡同时外排，才引起动作电位和效应。

3. 递质的失活 去甲肾上腺素能神经主要靠突触前膜将其摄取入神经末梢内，使其作用消失，这种摄取称为摄取1(uptake1)，也称神经摄取(neuronal uptake)，其摄取量为释放量的75%～95%。摄取进入神经末梢的去甲肾上腺素进一步被摄取入囊泡储存起来，所以摄取1亦称为储存型摄取；部分未进入囊泡的去甲肾上腺素可被胞质液中线粒体膜上的单胺氧化酶(MAO)破坏。此外，许多非神经组织如心肌、平滑肌等也能摄取去甲肾上腺素，称为摄取2(uptake2)，也称非神经摄取(non-neuronal uptake)。被非神经组织摄入的去甲肾上腺素很快被细胞内的儿茶酚氧位甲基转移酶(catechol-o-methytransferease，COMT)和单胺氧化酶所破坏，因此摄取2可称为代谢型摄取。此外，尚有小部分去甲肾上腺素释放后从突触间隙扩散到血液中，最后被肝、肾等存在的COMT和MAO所破坏。

Ach的失活主要是通过被突触间隙中的乙酰胆碱酯酶(acetylcholinesterase，AchE)所水解(图5-3)。AchE作用效率极高，一般在Ach释放后数毫秒内即可将其破坏；每一分子AchE在1分钟内能水解10^5分子Ach，其水解产物胆碱可被摄取入神经末梢，作为合成Ach的原料。

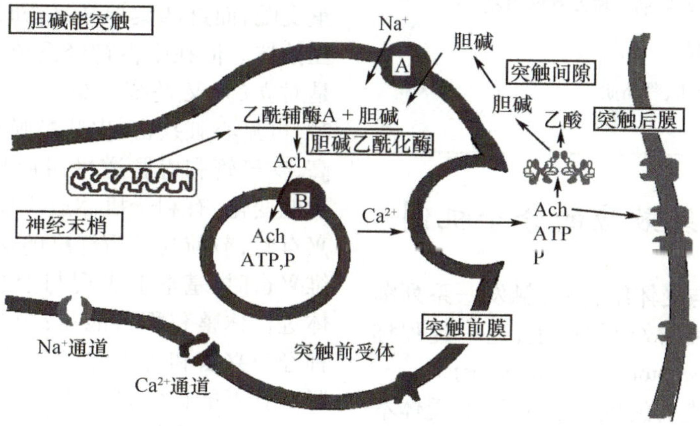

图5-3 乙酰胆碱的合成、储存、释放和消除过程示意图

A. 转运体A；B. 转运体B

二、传出神经系统的受体

(一) 传出神经系统受体命名

受体的命名常根据能与之选择性地相结合的递质或药物而定。能与乙酰胆碱结合的受体，称为胆碱受体(cholinoceptor)，在早期的研究中，发现位于副交感神经节后纤维所支配的效应器细胞膜的胆碱受体对以毒蕈碱(muscarine)为代表的拟胆碱药较为敏感，故这部分受体称为毒蕈碱型胆碱受体(M胆碱受体)；位于神经节细胞膜和神经肌肉接头的胆碱受体对烟碱(nicotine)比较敏感，故将其称为烟碱型胆碱受体(N胆碱受体)；能与去甲肾上腺素或肾上腺素结合的受体称为肾上腺素受体(adrenoceptor)；肾上腺素受体又可分为α肾上腺素受体(α受体)和β肾上腺素受体(β受体)。能与多巴胺结合的受体称为多巴胺受体(dopaminergic receptor，DA受体)。

(二) 传出神经系统的受体分型

1. M胆碱受体亚型 胆碱能M受体基因编码5种受体蛋白质，分别表示为m_1、m_2、m_3、m_4和m_5亚型，M受体可分为M_1、M_2、M_3、M_4和M_5亚型，目前M_4和M_5具体作用尚不清楚(表5-1)。

表 5-1 M 胆碱受体受体亚型和分布

分型	组织分布
M_1	胃壁细胞、自主神经节和中枢神经系统
M_2	心脏、脑、自主神经节和平滑肌
M_3	外分泌腺、平滑肌、血管内皮、脑和自主神经节

2. N 胆碱受体亚型 N 胆碱受体根据其分布部位不同可分为神经节 N 胆碱受体(又称 N_1 受体)及神经肌肉接头 N 胆碱受体,即 N_M(nicotinic muscle)受体(又称 N_2 受体)。神经节和中枢的 N 胆碱受体又称为 N_N(nicotinic neuronal)受体。

3. 肾上腺素受体分型 肾上腺素受体又可分为 α 肾上腺素受体(α 受体)和 β 肾上腺素受体(β 受体)。α 受体分为 α_1 和 α_2 两种亚型。凡能被去氧肾上腺素或甲氧明激动,而被哌唑嗪阻断的 α 受体称为 α_1 受体。凡能被可乐定激动,被育亨宾阻断的 α 受体称为 α_2 受体。β 受体又分为 β_1、β_2 和 β_3 受体三种亚型(表 5-2)。

表 5-2 肾上腺素受体亚型和分布

分型	组织分布
α_1	血管平滑肌、瞳孔开大肌、尿道平滑肌、肝脏、胃肠及膀胱括约肌
α_2	血管平滑肌、血小板、脂肪细胞及神经末梢
β_1	心脏、肾小球旁细胞
β_2	支气管和血管平滑肌、骨骼肌
β_3	脂肪细胞

三、传出神经系统效应的分子机制

神经递质或激动药与受体结合后,触发一系列瀑布式的生化过程,最终导致效应的产生,这一过程称为受体激动-效应偶联(receptor-effect coupling)。

以 N 胆碱受体为代表的配体门控受体,其受体本身就是离子通道,故称配体门控离子通道。每个 N 胆碱受体由 2 个 α 亚基和 β、γ、δ 亚基组成的五聚体,形成中间带孔跨细胞膜通道。α 亚基上有 Ach 作用的位点,直接操纵离子(如 Na^+)通道的开关,因此这一偶联称为受体-离子通道偶联。当动作电位到达神经末梢时,突触前膜去极化而引起胞裂外排,释放 Ach 可与神经肌肉接头 N 胆碱受体结合,促使离子通道开放,胞外 Na^+、Ca^{2+} 进入胞内,可产生局部去极化,即终板电位。当终板电位超过肌纤维扩布性去极化阈值时,膜上电压门控离子通道开放,此时大量 Na^+、Ca^{2+} 进入胞内,产生动作电位,导致肌肉收缩。

肾上腺素受体和 M 胆碱受体属于 G 蛋白偶联受体,现已知 G 蛋白偶联受体一级结构的特点是都有 7 个跨膜区段,以 β_2 受体为例,每个跨膜区段有 20 余个氨基酸残基组成的亲脂性螺旋结构。其伸出细胞膜外的 N 端较短,伸入细胞内的 C 端较长。G 蛋白偶联受体是通过腺苷酸环化酶(adenyl cyclase,AC)或磷脂酶 C(phospholipase C,PLC)而产生效应的。

第三节 传出神经系统的生理功能

传出神经系统药物种类繁多,但它们药理作用的共性为拟似或拮抗传出神经生理功能。因此,熟悉两大类传出神经的生理功能,对掌握传出神经系统药物药理作用至关重要。

机体多数器官都接受上述两大类传出神经的双重支配,而这两类神经兴奋时所产生的效应又往往相互拮抗。但在中枢神经系统的调节下,它们的功能既是对立的,又是统一的。去甲肾上腺素能神经兴奋时,可见心脏兴奋、皮肤黏膜和内脏血管收缩、血压升高、支气管和胃肠道平滑肌抑制、瞳孔扩大等。这些功能变化,有利于机体适应环境的变化。胆碱能神经兴奋时,节前与节后纤维的功能有所不同。当节后纤维兴奋时,基本上表现与上述相反的作用,有利于机体进行休整和积蓄能量;当节前纤维兴奋时,可引起神经节兴奋和肾上腺髓质分泌的增加产生类似去甲肾上腺素能神经兴奋的结果。

肾上腺素能神经和胆碱能神经支配的主要靶器官及其功能比较见表 5-3。

表 5-3 传出神经系统受体和效应

器官		肾上腺素能神经兴奋		胆碱能神经兴奋	
		效应	受体	效应	受体
眼睛	开大肌	收缩(扩瞳)	α_1	—	—
	括约肌	—	—	收缩(缩瞳)	M_3
	睫状肌	舒张(远视)	β_2	收缩(近视)	M_3
心脏	窦房结	心率加速	β_1,β_2	减慢	M_2
	心肌	收缩加强	β_1,β_2	略减弱	M_2
	传导系统	传导加速	β_1,β_2	减慢	M_2

续表

器官		肾上腺素能神经兴奋		胆碱能神经兴奋	
		效应	受体	效应	受体
血管	皮肤、黏膜、内脏	收缩 舒张(血管内脏)	α_1,α_2 β_2	—	—
	骨骼肌	收缩;舒张	$\alpha_1;\beta_2$	—	—
	冠状动脉	收缩;舒张	$\alpha_1,\alpha_2;\beta_2$	—	—
胃肠道	平滑肌	舒张	$\alpha_1,\alpha_2,\beta_2$	收缩	M_3
	括约肌	收缩	α_1	舒张	M_3
膀胱	平滑肌	舒张	β_2	收缩	M_3
	括约肌	收缩	α_1	舒张	M_3
腺体	汗腺	分泌增加	α_1	增加	M
	唾液腺	分泌增加	α	增加	M
	胃肠道	淀粉酶增加	β_2	增加	M_1
	呼吸道	减少;增加	$\alpha_1;\beta_2$	增加	M
骨骼肌		收缩	β_2	收缩	N_M
肾上腺髓质		—	—	肾上腺素和去甲肾上腺素分泌	N_N

第四节 传出神经系统药物的基本作用及其分类

一、传出神经系统药物的基本作用

(一) 直接作用于受体

许多传出神经系统药物通过直接与受体结合而产生作用,如结合后产生与递质相似的作用,称为激动药(agonist);如结合后不产生或较少产生拟似递质的作用,相反却能妨碍递质与受体的结合,从而阻断冲动的传递,产生与递质相反的作用,称为阻断药(blocker),相对于激动药而言可称拮抗药(antagonist)。

(二) 影响递质

1. 影响递质生物合成 如密胆碱(hemicholine)能影响 Ach 的合成,α-甲基酪氨酸(α-methyl-tyrosine)抑制 NE 合成,但两者无临床应用价值。而卡比多巴(carbidopa)和苄丝肼(benserazide)抑制多巴脱羧酶从而妨碍多巴形成多巴胺,与左旋多巴合用可减少多巴胺在外周的合成,提高其疗效,减少不良反应。

2. 影响递质的生物转化 乙酰胆碱的灭活主要是被胆碱酯酶水解,抗胆碱酯酶药通过抑制胆碱酯酶,影响乙酰胆碱的水解,发挥拟胆碱作用。去甲肾上腺素作用的消失主要依赖于突触前膜的摄取 1 而完成,因此抑制摄取 1 药物可能产生拟肾上腺素作用。虽然神经末梢内 NE 可被 MAO 破坏,但不是 NE 作用消失的主要原因。因此,MAO 抑制药并不能成为理想的外周拟肾上腺素药。

3. 影响递质的释放和储存 有些作用于传出神经系统药物除直接作用于受体外,尚可通过促进递质的释放而发挥递质样作用,例如麻黄碱能促进去甲肾上腺素的释放而发挥拟肾上腺素作用。药物也可通过影响递质在神经末梢的储存而发挥作用。例如抗高血压药利血平抑制神经末梢囊泡对去甲肾上腺素的摄取,使囊泡内去甲肾上腺素逐渐减少以至耗竭,从而表现为拮抗去甲肾上腺素能神经的作用,导致血压下降。

二、传出神经系统药物的分类

传出神经系统药物按其作用性质可分为拟似药和拮抗药两类。按其对不同类型受体的选择性可分为受体激动药或受体阻断药两类(表 5-4)。

表 5-4 传出神经系统药物的分类

拟似药	拮抗药
(一) 胆碱受体激动药	(一) 胆碱受体阻断药
1. M、N 受体激动药(氨甲酰胆碱)	1. M 受体阻断药
2. M 受体激动药(毛果云香碱)	(1) 非选择性 M 受体阻断药(阿托品)
3. N 受体激动药(烟碱)	(2) M_1 受体阻断药(哌仑西平)
(二) 抗胆碱酯酶药(新斯的明)	2. N 受体阻断药
(三) 肾上腺素受体激动药	(1) N_1 受体阻断药(六甲双铵)

续表

拟似药	拮抗药
1. α 受体激动药	(2) N_2 受体阻断药(琥珀胆碱)
(1) α_1、α_2 受体激动药(去甲肾上腺素)	(二) 胆碱酯酶复活药(碘解磷定)
(2) α_1 受体激动药(去氧肾上腺素)	(三) 肾上腺素受体阻断药
(3) α_2 受体激动药(可乐定)	1. α 受体阻断药
2. α、β 受体激动药(肾上腺素)	(1) α_1, α_2 受体阻断药
3. β 受体激动药	①短效类(酚妥拉明)
(1) β_1、β_2 受体激动药(异丙肾上腺素)	②长效类(酚苄明)
(2) β_1 受体激动药(多巴酚丁胺)	(2) α_1 受体阻断药(哌唑嗪)

续表

拟似药	拮抗药
(3) β_2 受体激动药(沙丁胺醇)	(3) α_2 受体阻断药(育亨宾)
	2. β 受体阻断药
	(1) β_1、β_2 受体阻断药(普萘洛尔)
	(2) β_1 受体阻断药(美托洛尔、醋丁洛尔)
	(3) α_1、β_2 受体阻断药(拉贝洛尔)

(张根水)

第6章 胆碱受体激动药

学习要求

学习胆碱受体激动药的分类及代表药物。重点掌握毛果芸香碱的药理作用、临床应用及注意事项。

胆碱受体激动药(cholinoceptor agonists)是一类通过激动胆碱受体而发挥与乙酰胆碱作用相似的药物,亦称拟胆碱药(cholinomimetic drugs)。拟胆碱药按其作用机制的不同,可分为直接作用于胆碱受体的受体激动药和通过抑制胆碱酯酶活性而间接发挥作用的抗胆碱酯酶药。乙酰胆碱是中枢和外周神经系统的内源性神经递质,能激动毒蕈碱型胆碱受体(M胆碱受体)和烟碱型胆碱受体(N胆碱受体)而产生效应。M胆碱受体属于G蛋白偶联受体,主要分布于副交感神经节后纤维支配的效应器;N胆碱受体属于配体门控受体,主要分布于自主神经节(N_N受体或N_1受体)和神经肌肉接头(N_M受体或N_2受体)。

根据对胆碱受体选择性的不同,胆碱受体激动药(cholinergic agonists)可分为:①M、N受体激动药,如Ach;②M受体激动药,如毛果芸香碱;③N受体激动药,如烟碱。

第一节 M、N胆碱受体激动药

本类药物包括Ach和人工合成的胆碱酯类药物。作用于胆碱能神经支配效应器上的M胆碱受体,也作用于神经节N_N受体以及骨骼肌上的N_M受体。激动M受体产生的药理作用,称为M样作用(毒蕈碱样作用);激动N胆碱受体产生的药理作用,称为N样作用(烟碱样作用)。

一、乙酰胆碱

乙酰胆碱(acetylcholine,Ach)是胆碱能神经递质,具有很强的生物活性。化学性质不稳定,遇水易分解。在体内易被胆碱酯酶水解失活,由于作用十分广泛,选择性差,仅作为药理学研究的工具药,无临床实用价值。但Ach作为内源性神经递质,分布较广,具有重要的生理功能,多种药物的作用能改变体内Ach含量。因此熟悉该递质的药理作用及机制对理解后续药物的药理作用是非常重要的。

【药理作用】

1. 心血管系统 Ach对心血管系统有以下几个方面作用。

(1)舒张血管:静脉注射小剂量乙酰胆碱几乎可使全身血管扩张,产生一过性血压下降,伴有反射性心率加快。Ach的血管舒张作用是通过血管内皮细胞释放内皮细胞依赖性舒张因子(endothelium-derived relaxing factor,EDRF)即一氧化氮(nitric oxide,NO)介导的。目前已发现,皮肤、内脏等血管内皮细胞上有M_3受体存在,Ach激动血管内皮细胞的M_3受体,使内皮细胞释放NO,NO扩散至邻近血管平滑肌细胞,使血管舒张。如果血管内皮受损,则Ach的舒张血管作用将不复存在,相反可引起血管收缩。

(2)减慢心率:即负性频率作用(negative chronotropic effect):Ach能使窦房结舒张期自动除极延缓,复极化电流增加,因而动作电位达阈值的时间延长,而使心率减慢。

(3)减慢房室结和普肯耶纤维传导:即负性传导作用(negative dromotropic effect):Ach延长房室结和普肯耶纤维(Purkinje fibers)的不应期,使其传导减慢。

(4)减弱心肌收缩力:即负性肌力作用(negative inotropic effect):胆碱能神经兴奋对心脏产生的抑制作用,是其对心脏直接作用和对去甲肾上腺素能神经抑制的结果。由于胆碱能神经主要分布于心房肌、窦房结、房室结、浦肯野纤维等,而在心室肌少有分布。因此,Ach对心脏的直接作用主要在心房,而其对心室的作用主要通过影响去甲肾上腺素能神经而产生。由于迷走神经末梢与交感神经末梢紧密相邻,由迷走神经末梢释放的Ach可激动交感神经末梢突触前膜M胆碱受体,从而抑制交感神经递质去甲肾上腺素的释放,使去甲肾上腺素能神经对心室肌兴奋作用减弱。

(5)缩短心房不应期:Ach对心房肌的传导速度无影响,但可缩短心房不应期及动作电位时程(即迷走神经作用)。

2. 消化系统 Ach可兴奋胃肠道平滑肌,使其张力增加,蠕动加快,幅度加大,并促进腺体分泌,出现恶心、呕吐、嗳气、小肠痉挛和排便等症状。

3. 泌尿系统 Ach可使输尿管平滑肌收缩、蠕动增加,膀胱逼尿肌收缩,使膀胱最大自主排空压力

(maximal voluntary pressure)增加，膀胱容积减少，此时膀胱三角区和外括约肌舒张，使膀胱排空。

4. 腺体 Ach可使泪腺、气管和支气管腺体、唾液腺、汗腺和消化腺分泌增加。

5. 其他 Ach对支气管平滑肌、瞳孔括约肌和睫状肌有兴奋作用。Ach剂量较大时，还能激动自主神经节、肾上腺髓质与骨骼肌上N胆碱受体，引起胃肠道、泌尿道等器官平滑肌收缩、腺体分泌增加、心肌收缩力增强、骨骼肌兴奋等。虽然中枢神经系统内有胆碱受体存在，但由于Ach脂溶性较差，不易透过血-脑脊液屏障，因此，外周给药时很少产生中枢作用。

【临床应用】 Ach本身虽无临床实用价值，但作为胆碱能神经递质和M胆碱受体激动药的典型，可作为药理学研究工具药。

二、其他M、N胆碱受体激动药

本类药物为合成的胆碱受体激动药，如卡巴胆碱(carbachol)又称氨甲酰胆碱，醋甲胆碱(methacholine)等，它们与Ach特点比较见表6-1。

表6-1 几种胆碱酯类药物作用的比较

胆碱酯类	对胆碱酯酶敏感性	毒蕈碱样作用				阿托品拮抗作用	烟碱样作用
		心血管	胃肠道	泌尿道	眼		
乙酰胆碱	+++	++	++	++	+	+++	++
醋甲胆碱	+	+++	++	++	+	+++	+
卡巴胆碱	–	+	+++	+++	++	+	+++

第二节 M胆碱受体激动药

本类主要包括天然生物碱毛果芸香碱、毒蕈碱、槟榔碱和人工合成的震颤素(oxotremorine)。震颤素可激动基底神经节M受体，产生肌肉震颤、共济失调和肌强直等帕金森病样症状，主要作为工具药使用。

毛果芸香碱

毛果芸香碱(匹鲁卡品，pilocarpine)是从毛果芸香碱属植物叶中提取出的生物碱，为叔胺类化合物，其水溶液稳定，现已能人工合成。

【药理作用】 能直接作用于副交感神经(包括支配汗腺的交感神经)节后纤维支配的效应器的M胆碱受体，产生M样作用，尤其对眼和腺体的作用最明显。

1. 眼 毛果芸香碱溶液滴眼，能产生缩瞳、降低眼压和调节痉挛等作用。

(1)缩瞳：虹膜内有两种平滑肌，一种是瞳孔括约肌，受胆碱能神经(动眼神经)支配，兴奋时能使括约肌向眼球中心收缩，瞳孔缩小；另一种是瞳孔开大肌，受去甲肾上腺素能神经支配，兴奋时能使瞳孔开大肌向外周收缩，瞳孔扩大。毛果芸香碱激动瞳孔括约肌上的M受体，引起括约肌收缩，故瞳孔缩小。

(2)降低眼内压：房水是由睫状体上皮细胞分泌及后房血管渗出而产生的，经瞳孔流入前房，到达前房角间隙，主要经小梁网(滤帘)流入巩膜静脉窦，然后进入血液循环(图6-1)。毛果芸香碱滴眼，通过药物缩瞳作用使虹膜根部变薄，前房角间隙扩大，房水易于通过小梁网及巩膜静脉窦而进入体循环，使眼内压降低。

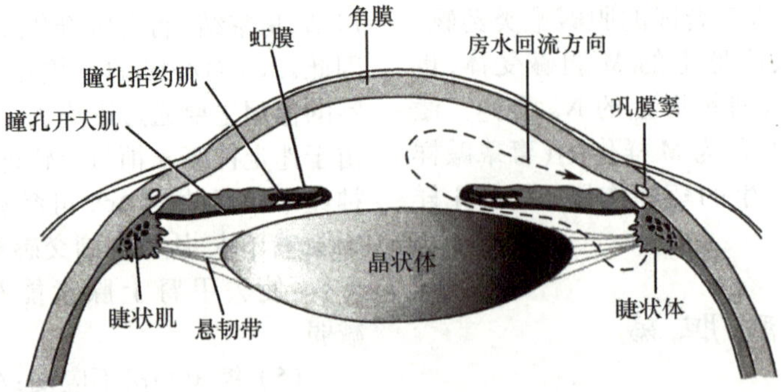

图6-1 房水循环示意图

(3)调节痉挛：通过晶状体聚焦，适合于视近物的过程，称为眼睛的调节作用。眼睛的调节主要取决于晶状体的曲度变化，晶状体因自身弹性而变凸，但悬韧带可使晶状体保持扁平。悬韧带受睫状肌的控制，睫状肌有环状和辐射状两种平滑肌，但以受胆碱能神经(动眼神经)支配的环状肌为主。毛果芸香碱激动睫状肌环状肌上M受体，使睫状肌向瞳孔中心方向收缩，造成悬韧带松弛，晶状体变凸，屈光度增加，使眼调节于近视，故看近物清楚，视远物模糊不清，此作用称为调节痉挛(图6-2)。

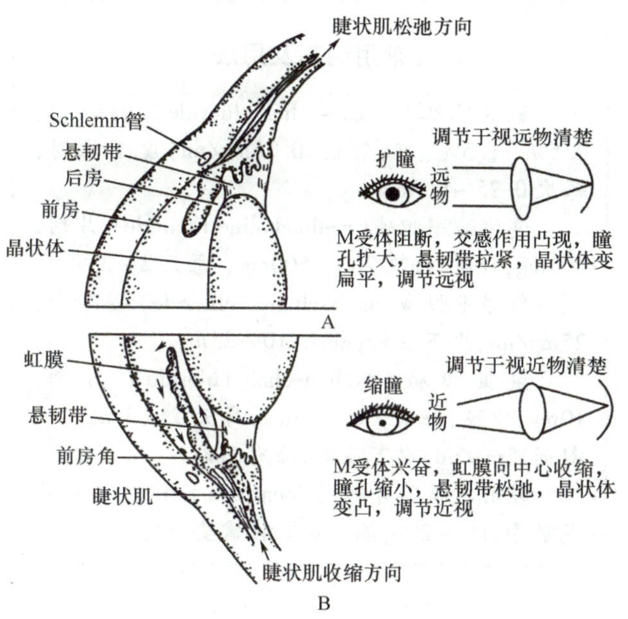

图 6-2　M 胆碱受体激动药和 M 胆碱受体阻断药对眼的作用
A. M 胆碱受体阻断药的作用（调节麻痹）；B. M 胆碱受体激动药的作用（调节痉挛）

2. 腺体　毛果芸香碱能激动腺体上 M 胆碱受体，使汗腺、唾液腺分泌明显增加。此外，泪腺、胃腺、胰腺、小肠腺体和呼吸道黏膜腺体分泌均可增加。

3. 平滑肌　毛果芸香碱除可引起眼内瞳孔括约肌和睫状肌收缩外，尚可使肠道平滑肌、支气管平滑肌、膀胱、胆囊和胆道平滑肌的兴奋性增加。

【临床应用】　主要用于眼科，滴眼后易透过角膜进入眼房，作用迅速而温和。一般滴眼 10min 后即出现作用，30min 后达高峰，降低眼内压作用可维持 4～8h，调节痉挛作用在 2h 左右消失。临床常用 1%～2% 毛果芸香碱溶液滴眼，使用时压迫内眦 1～2min，避免药液流入鼻腔而被吸收引起不良反应。

1. 青光眼　青光眼为常见的眼科疾病，该病主要特征是眼内压升高，可引起头痛、视力减退，严重者可致失明。闭角型青光眼（angle-closure glaucoma，充血性青光眼）病人前房角狭窄，房水回流受阻，眼内压升高。毛果芸香碱对此型疗效较好，用药后前房角间隙扩大，房水回流通畅，眼内压迅速降低，从而消除或缓解各种症状。开角型青光眼（open-angle glaucoma，慢性单纯性青光眼），前房角不狭窄，其发病是由于小梁网本身及巩膜静脉窦发生变性或硬化，致使房水循环障碍，从而引起眼内压升高。毛果芸香碱可能是通过扩张巩膜静脉窦周围小血管，收缩睫状肌，引起小梁网结构改变而促进房水回流，但治疗效果较差。

2. 虹膜睫状体炎　与扩瞳药阿托品交替应用，以防止虹膜与晶状体粘连。

3. 口腔干燥　毛果芸香碱口服，可用于颈部放射治疗后的口腔干燥，但在增加唾液分泌的同时，汗液也明显增加。

4. 其他　可用于阿托品中毒的解救。

【不良反应】　毛果芸香碱局部应用副作用较小，过量可出现类似毒蕈碱中毒症状，即相当于副交感神经系统过度兴奋的症状，表现为流涎、流泪、多汗；恶心、腹痛、腹泻；胸闷、呼吸困难等，解毒可用足量阿托品并采用对症和支持疗法，如维持血压和人工呼吸等。

毒　蕈　碱

毒蕈碱（muscarine）由捕蝇蕈（Amanita muscaria）分离提取的生物碱。

毒蕈碱为经典 M 胆碱受体激动药，其效应与节后胆碱能神经兴奋症状相似。我国民间因食用野生蕈而中毒的病例时有发生。毒蕈碱最初从捕蝇蕈中提取，但其含毒蕈碱量很低（约 3‰），不至于引起毒蕈碱中毒。而在丝盖伞菌属（*Inocybe*）和杯伞菌属（*Clitocybe*）中含有较高的毒蕈碱成分，食用这些菌属后，一般食后 30～60min 出现毒蕈碱中毒症状，表现为流涎、流泪、恶心、呕吐、头痛、视觉障碍、腹部绞痛、腹泻、支气管痉挛、心动过缓、血压下降和休克等，可用阿托品（每隔 30min 肌内注射 1～2 mg）或者支持疗法进行解救。

第三节　N 胆碱受体激动药

N 胆碱受体有 N_N 和 N_M 两种亚型。N_N 受体分布于交感神经节、副交感神经节和肾上腺髓质；N_M 受体分布于骨骼肌。N 胆碱受体激动药有天然生物碱烟碱（nicotine）和洛贝林（lobeline）、合成化合物四甲铵（totra mothylammonium，TMA）和二甲基苯哌嗪（1，1-dimethyl-4-phenypiper-azinium，DMPP）等。洛贝林是从山梗菜提取的生物碱，作用弱于烟碱，临床主要作为兴奋延髓呼吸中枢的药物。

烟碱（nicotine，尼古丁）是从烟草（tobacco，nicotiana tobacum）中提取的一种液态生物碱，脂溶性极强，可经皮肤吸收。烟碱可兴奋 N_N 胆碱受体和神经肌肉接头处的 N_M 胆碱受体，其对神经节的 N_N 受体作用呈双相性，即开始使用时可短暂兴奋神经节 N_N 受体，随后可持续抑制神经节 N_N 受体，最终的效应是烟碱的兴奋作用与抑制作用的总和。烟碱对神经肌肉接头 N_M 受体作用与其对神经节 N_N 受体作用类似，因烟碱的作用复杂，故无临床实用价值，仅具毒理学意义。

烟草中含有多种有害物质，长期吸烟与多种疾病如癌症、冠心病、溃疡病、中枢神经系统疾患和呼吸系统疾病的发生关系密切。此外，吸烟者的烟雾中也含有烟碱和其他致病物质，易被他人吸入，危害健康。

复习指导

胆碱受体激动药分为三类：M、N胆碱受体激动药，如Ach；M胆碱受体激动药，如毛果芸香碱；N胆碱受体激动药，如烟碱。

毛果芸香碱又名匹鲁卡品，选择性激动M胆碱受体，对眼睛和腺体作用尤为明显。

毛果芸香碱溶液滴眼，能产生缩瞳、降低眼压和调节痉挛等作用。激动瞳孔括约肌的M受体，瞳孔缩小；缩瞳作用使虹膜向中心拉紧，前房角间隙变大，房水易进入巩膜静脉窦，使眼内压下降；激动睫状肌上的M受体，使睫状肌向瞳孔中心方向收缩，悬韧带松弛，晶状体变凸，屈光度增加，使眼调节于近视。

毛果芸香碱主要用于治疗闭角型青光眼。

常用制剂及用法

氯卡巴胆碱（carbachol chloride）滴眼剂，0.5%～1.5%。注射剂，0.25mg/ml，皮下注射，每次0.25～0.5mg。

溴化醋甲胆碱（methacholine bromide）片剂，200mg，口服，每次200～500mg。每天2～3次。

氯醋甲胆碱（methacholine chloride）注射剂，25mg/ml，皮下注射，每次，10～25mg。

氯贝胆碱（bethanechol chloride）片剂，10mg，口服，每次，10～30mg，每天2～3次。注射剂，5mg/ml，皮下注射，每次5mg。

硝酸毛果芸香碱（pilocarpine nitrte）滴眼液或眼膏，1%～2%，滴眼次数按需要决定。

（吴晓倩）

第7章 抗胆碱酯酶药和胆碱酯酶复活药

学习要求

学习掌握易逆性抗胆碱酯酶药的药理作用及临床应用；有机磷酸酯类的中毒机制、中毒表现及其治疗；胆碱酯酶复活药的作用与应用。熟悉胆碱酯酶水解乙酰胆碱的过程；常用抗胆碱酯酶药物的作用特点。

第一节 抗胆碱酯酶药

一、胆碱酯酶

胆碱酯酶可分为乙酰胆碱酯酶（acetylcholinesterase，AchE，真性胆碱酯酶）和假性胆碱酯酶（pseudocholinesterase，PchE）两类。乙酰胆碱酯酶主要存在于胆碱能神经末梢突触间隙，特异性与活性都较高，是水解Ach的主要酶。假性胆碱酯酶存在于神经胶质细胞、血浆、肝、肾、胃肠道平滑肌及神经胶质细胞中，对Ach特异性低，水解Ach的作用较弱，可水解其他胆碱酯类物质，如琥珀胆碱、普鲁卡因等。因此本文所提及的胆碱酯酶主要指AchE。

AchE酶分子表面有两个能与Ach结合的活性部位，即带负电荷的阴离子部位和酯解部位。阴离子部位含有一个谷氨酸残基，酯解部位含有一个由丝氨酸的羟基构成的酸性作用点和一个由组氨酸咪唑环构成的碱性作用点，两者通过氢键结合，增强了丝氨酸羟基的亲核活性，使之较易与Ach结合。

AchE通过下列三个步骤水解Ach：①Ach分子中带正电荷的季铵阳离子头，以静电引力与AchE的阴离子部位相结合，同时Ach分子中的羰基碳与AchE酯解部位的丝氨酸羟基以共价键结合，形成Ach与AchE复合物；②Ach与AchE复合物裂解为胆碱和乙酰化AchE；③乙酰化AchE迅速水解，分离出乙酸，使酶的活性恢复，可再催化下一个Ach分子的水解（图7-1）。如此循环，使已完成信息传递功能的Ach在突触间隙的作用快速消除。

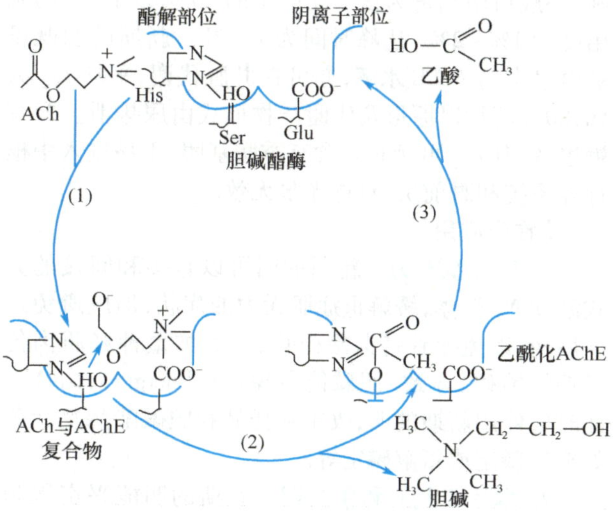

图7-1 胆碱酯酶水解乙酰胆碱过程示意图
Glu为谷氨酸；Ser为丝氨酸；His为组氨酸

二、抗胆碱酯酶药

抗胆碱酯酶药（anticholinesterase agents）又称AchE抑制药，该类药物能与AchE形成较牢固地结合，形成的复合物，裂解、水解慢，使AchE活性受到抑制，从而导致胆碱能神经末梢释放的Ach不能被及时水解，Ach堆积而产生拟胆碱作用。

抗胆碱酯酶药按药理学性质分为两类：一类是易逆性抗胆碱酯酶药，如新斯的明；另一类为难逆性抗胆碱酯酶药，如有机磷酸酯类。易逆性抗AchE药是临床应用的主要类型。

（一）易逆性抗胆碱酯酶药

该类药物对眼、胃肠道平滑肌、骨骼肌、腺体、心血管系统、中枢等有不同程度的作用。主要用于重症肌无力、腹气胀和尿潴留、青光眼、一些药物中毒后的解毒、阿尔茨海默病的治疗。常用的易逆性抗胆碱酯酶药，主要有新斯的明（neostigmine）、毒扁豆碱（physostigmine）、吡斯的明（pyridostigmine）、加兰他敏（galanthamine）、依酚氯铵（edrophonium）、安贝氯铵（ambenonium）、他克林（tacrine）和多奈哌齐（donepezil）等。

新斯的明

新斯的明（neostigmine）为人工合成的季胺类化合物。

【药理作用】 新斯的明可竞争性与AchE的结合，可逆地抑制AchE活性，使胆碱能神经末梢释放的Ach水解较少，突触间隙中Ach积聚，产生M样和N

样作用。新斯的明与 AchE 结合后缓慢水解(2h 以上),水解后,AchE 的活性得以恢复。

此外,新斯的明尚能直接激动骨骼肌运动终板上的 N_2 受体。所以新斯的明对骨骼肌兴奋作用强大。对胃肠道和膀胱平滑肌的兴奋作用较强,能促进胃、小肠和大肠的蠕动。而对心血管、腺体、眼和支气管平滑肌的作用较弱。

【体内过程】 其溴化物口服后吸收少而不规则,一般口服剂量为皮下注射量的 10 倍以上,生物利用度为 1%~2%,达峰时间为 1~2h。新斯的明既可被血浆中的 AchE 水解,亦可在肝脏代谢,平均 $t_{1/2}$ 为 1h,80% 药物以原形及代谢产物形式由尿排泄。肾衰竭患者,其 $t_{1/2}$ 可延长。含有季胺基团,不易进入中枢神经系统和眼前房,对青光眼无效。

【临床应用】

1. 重症肌无力 新斯的明可以直接和间接的方式激动 N_2 受体,缓解重症肌无力的症状,但应避免过度用药,以免导致持久除极化,反而加重神经肌肉传递功能障碍,导致"胆碱能危象(cholinergic crisis)"。此时应停用新斯的明,改用阿托品和胆碱酯酶复活药如碘解磷定或氯解磷定等。

2. 术后腹气胀和尿潴留 新斯的明能兴奋胃肠道平滑肌及膀胱逼尿肌,促进排气和排尿。但禁用于肠梗阻、腹膜炎、大肠坏死或由炎症性疾病导致大肠功能障碍的患者。

3. 阵发性室上性心动过速 新斯的明通过其拟胆碱作用,激动心脏 M 受体,恢复副交感神经兴奋性,降低心脏兴奋性,使心率减慢,传导减慢。

4. 肌松药过量中毒 新斯的明可用于非除极化型骨骼肌松弛药如筒箭毒碱过量时的解救。

【不良反应与禁忌证】 不良反应主要与胆碱能神经过度兴奋有关。"胆碱能危象(cholinergic crisis)"是重症肌无力的患者,短时间内反复给药,造成剂量过大所致。表现为恶心、呕吐、腹痛、心动过缓、肌震颤和无力,其中 M 样作用可用阿托品对抗。禁用于机械性肠梗阻、尿路闭塞、支气管哮喘等。

吡斯的明

吡斯的明(pyridostigmine)为人工合成的季胺类化合物,作用类似于新斯的明,但起效缓慢,作用较弱,作用时间较长。由于其口服吸收较差,故剂量较大。临床上主要用于治疗重症肌无力,也用于麻痹性肠梗阻和术后尿潴留。吡斯的明副作用较少,很少引起胆碱能危象;禁忌证同新斯的明。

毒扁豆碱

毒扁豆碱(physostigmine,依色林,eserine)是从西非产毒扁豆种子中提取的一种生物碱,现已人工合成。

【药理作用】 毒扁豆碱是可逆性胆碱酯酶抑制药,其基本作用机制与新斯的明相似,但无直接兴奋受体的作用。

1. 眼睛 毒扁豆碱对眼的作用类似于毛果芸香碱,但作用强而持久。滴眼后 5min 开始出现瞳孔缩小,眼内压降低,1~2h 作用达高峰,作用可维持 1~2d;也可致睫状肌收缩,视物调节于近视。

毒扁豆碱的药理作用明显依赖于胆碱能神经的状态,如当动眼神经的睫状神经节后纤维变性或损伤时,毒扁豆碱滴眼后不再出现缩瞳效应,此时如改用直接激动 M 受体的毛果芸香碱,则缩瞳作用可明显增强,即所谓"去神经敏化"现象。

2. 全身作用 毒扁豆碱吸收后在外周可产生完全类似 Ach 的 M 及 N 样作用。产生较强兴奋胃肠道和支气管平滑肌的作用,促进腺体分泌;激动交感神经节和肾上腺髓质的 N_1 受体,促进儿茶酚胺释放,产生复杂的心血管作用;激动骨骼肌的 N_2 受体,引起肌束颤动。毒扁豆碱对中枢作用表现为先兴奋后抑制,中毒时可引起呼吸麻痹。

【体内过程】 毒扁豆碱为叔胺类化合物,脂溶性较高;口服、注射和黏膜给药均易吸收,也易透过血-脑屏障进入中枢神经系统。毒扁豆碱主要由血浆 AchE 水解灭活。皮下注射 2mg 后,大部分药物可在 2h 内被灭活。

【临床应用】

1. 青光眼 治疗青光眼是该药的主要用途。可单独或与毛果芸香碱合用,降低青光眼患者眼内压。与毛果芸香碱相比,毒扁豆碱作用强,起效快,但刺激性也强,患者不易耐受。故主要用于急性青光眼治疗,继而用毛果芸香碱维持治疗效果更好。

2. 抗胆碱药中毒的解救 常用于阿托品等抗胆碱药中毒的解救。利用毒扁豆碱可穿透血-脑屏障的优点,治疗一些具有中枢抗胆碱作用药物中毒,如三环类抗抑郁药、抗组胺药以及吩噻嗪类抗精神失常药等。

【不良反应】 由于毒扁豆碱对睫状肌收缩作用较强,用药后常引起睫状肌痉挛,可致头痛、眼痛及视物模糊等不良反应。本品可进入血-脑屏障,故全身毒性反应较新斯的明严重,大剂量时可出现惊厥、心动过缓、骨骼肌麻痹等症状。

问题讨论

1. 毛果芸香碱与毒扁豆碱治疗青光眼的作用比较?

2. 对去神经眼(如用普鲁卡因麻醉或机械性损伤),分别滴入毛果芸香碱和毒扁豆碱,对瞳孔的作用有何不同,为什么?

加兰他敏

加兰他敏(galanthamine)是一种从石蒜科植物中提取的生物碱。其作用与新斯的明类似,但较持久。

【药理作用】 加兰他敏属于竞争性、可逆性的胆碱酯酶抑制药,还可直接非竞争性激动 N 受体。加兰他敏不仅抑制胆碱酯酶的活性,也直接激动 N 受体,并调节中枢与学习有关区域的 N 受体构象,增加该区域 N 受体的数量,使 Ach 作用增强。

【体内过程】 口服吸收良好,生物利用度在 80%~100%。$t_{1/2}$ 约 7h,主要在肝脏代谢。

【临床应用】 由于阿尔茨海默病患者记忆力、学习能力下降与其中枢的 N 受体变构导致 Ach 的作用减弱有关;加兰他敏能增强记忆力,可用于轻、中度阿尔茨海默病的治疗。临床亦可用于治疗重症肌无力、脊髓灰质炎后遗症等,也用于治疗竞争性(非除极化)神经肌肉阻滞药过量中毒。

【不良反应】 同新斯的明,但较轻,可用阿托品对抗。

(二) 难逆性抗胆碱酯酶药

主要为有机磷酸酯类(organophosphates),可与 AchE 牢固结合,形成难以水解的磷酰化 AchE,使 AchE 失去水解 Ach 的能力,造成体内 Ach 大量积聚而引起一系列中毒症状,主要表现为毒蕈碱样症状、烟碱样症状和中枢神经系统症状。

有机磷酸酯类按其用途可分为两类:①杀虫剂,种类很多,根据其毒性强弱分为高毒、中毒、低毒三类,低毒类如乐果(rogor)、马拉硫磷(malathion)、敌百虫(dipterex),中毒类如敌敌畏(DDVP),高毒类如甲拌磷(3911)、对硫磷(parathion,605)、内吸磷(systox,E1059)等;②战争毒剂,极毒,如塔崩(tabun)、沙林(sarin)以及梭曼(soman)等。

有机磷酸酯类对人畜均有毒性,临床用药价值不大,但有毒理学意义,杀虫剂中毒已成为一个全球性的问题,职业性中毒最常见途径为经皮肤或呼吸道吸入。因此掌握有机磷酸酯类的毒理、中毒症状和防治,对工农业生产和国防均有重要意义。

【体内过程】 有机磷酸酯类可通过皮肤、呼吸道及消化道吸收;吸收后可分布于全身各器官,以肝脏含量最高,其次是肾、肺、脾等。在肝中氧化为磷与氧的双键后,对 AchE 的抑制能力更强,如乐果氧化成氧化乐果,毒性增强。

【中毒机制】 有机磷酸酯类与 AchE 呈难逆性的结合,更为牢固。其磷原子以共价键与 AchE 酯解部位丝氨酸羟基结合,生成难水解的磷酰化 AchE,使 AchE 失去水解 Ach 的能力,导致 Ach 在体内大量堆积,而引起一系列中毒症状。若不及时抢救,酶将"老化"。即磷酰化 AchE 生成更加稳定的单烷基磷酰化 AchE 或单烷氧基磷酰化 AchE,酶活性完全丧失。新生的 AchE 需 15~30d 才能出现。因此,一旦发生有机磷酸酯类中毒,应立即进行抢救。

【中毒表现】

1. 急性中毒 经皮肤吸收,一般在接触 2~6d 出现中毒症状;经口中毒在 10min 至 2h 内出现症状。轻度中毒以 M 样症状为主;中度中毒可同时有 M 和 N 样症状;重度中毒除外周 M 和 N 样症状外,还可出现中枢神经系统症状。死亡的主要原因为呼吸衰竭及继发性心血管功能障碍。

(1) M 样作用:这些症状出现最早,主要是 AchE 水解减少,兴奋副交感神经末梢 M 受体所致,而产生类似毒蕈碱样作用。① 腺体分泌增加:表现为多汗、流泪、流涕、流涎、呼吸道分泌物增加及肺部湿啰音等症状,严重中毒者口吐白沫,大汗淋漓;② 收缩胃肠道平滑肌:表现为厌食、恶心、呕吐、腹痛以及水样腹泻;③ 收缩虹膜括约肌及睫状肌:表现为瞳孔缩小、视力模糊以及眼痛;④ 收缩呼吸道平滑肌:表现为胸闷、气急,另外由于腺体分泌增多,造成呼吸困难,严重者可出现肺水肿;⑤ 松弛膀胱括约肌:表现为小便失禁;⑥ 抑制心脏:心跳减慢减弱;⑦ 舒张血管:表现为血压下降。

(2) N 样作用:大量 Ach 的堆积,作用于骨骼肌 N_2 受体,引起肌肉震颤、肌束抽搐,严重时可致肌无力甚至呼吸肌麻痹。可导致周围性呼吸衰竭。作用于神经节 N_1 受体,同时激活副交感、交感神经,作用于肾上腺髓质 N_1 受体,促使儿茶酚胺释放;由于平滑肌、腺体、瞳孔以副交感神经支配为主,激动 N_1 受体表现为 M 样作用,即平滑肌收缩、腺体分泌增多及瞳孔缩小;心脏、血管以交感神经支配为主,激动 N_1 受体,表现为心脏兴奋导致心率加快,血管平滑肌收缩导致血压升高。中毒早期,主要表现为心率减慢,血压下降等 M 样作用;中毒加重时,则表现为心率加快,血压上升等 N 样作用。

(3) 中枢神经系统症状:早期以中枢神经系统兴奋症状为主,包括头晕、头痛、烦躁不安、幻觉、谵语甚至抽搐、惊厥,后期转为抑制,出现疲乏、共济失调、意识模糊以及震颤(帕金森样作用),严重中毒晚期,则出现反射消失、昏迷、呼吸中枢麻痹、血管运动中枢抑制,甚至呼吸停止、循环衰竭,危及生命。

2. 慢性中毒 多数发生于生产农药的工人或长期接触农药的人员,表现为头痛、头晕、视力模糊、失眠、乏力等,类似于神经衰弱症候群,偶有肌肉颤动和瞳孔缩小等。

【中毒的防治】

1. 预防 有职业接触有机磷农药时,要严格执行生产管理制度,加强劳动保护措施及安全知识教育,预防中毒。对过度使用有机磷农药的污染蔬菜,进行反复清洗,预防中毒。

2. 治疗

(1) 迅速清除毒物:撤离中毒现场、除去污染衣物。对皮肤吸收中毒者,应用肥皂水清洗污染的皮肤、毛发和指甲。口服中毒者用生理盐水、2% 碳酸氢钠溶液(敌百虫中毒忌用,因其在碱性溶液中可转化为毒性更强的敌敌畏)或高锰酸钾溶液(对硫磷中毒忌用,因其被氧化成毒性更强的对氧磷)反复洗胃,至无农药气味为止,然后再给硫酸镁导泻。眼部污染可用2% 碳酸氢钠溶液或生理盐水冲洗数分钟。在迅速清除毒物的同时,应尽快应用药物治疗,以缓解中毒症状。若在中毒后 4 ~ 6h 内,应用药物治疗控制症状,再加上后续治疗的措施,如吸氧、人工呼吸、补液等,可挽救多数患者的生命。

(2) 应用 M 胆碱受体阻断药:阿托品为特异性、高效能解毒药物,需要及早、足量、反复注射,可缓解 M 样症状和对抗呼吸中枢抑制,能迅速解除支气管痉挛、支气管腺体和唾液腺分泌,降低胃肠道平滑肌的兴奋性等。阿托品也能部分解除中枢神经系统中毒症状,使患者苏醒。大剂量阿托品可一定程度阻断神经节的 N_1 受体,对抗 N_1 样作用。阿托品不阻断 N_2 受体,故不能解除骨骼肌震颤,也不能恢复胆碱酯酶活力。至 M 样中毒症状缓解出现轻度“阿托品化”,如散瞳、颜面潮红、心率加快、口干、轻度躁动不安等,应停止应用阿托品。由于阿托品有加快心率和抑制汗腺分泌的作用,因此,对有心动过速或高热患者,应慎用阿托品。阿托品应用过程中应密切观察患者全身反应和瞳孔大小,并随时调整剂量。

(3) 应用 AchE 复活药:AchE 复活药能使被有机磷酸酯类抑制的 AchE 恢复活性,可迅速解除肌束颤动,但对解除 M 样症状作用较弱;对中枢神经系统的中毒症状有一定改善作用。

对于中度和重度中毒患者,阿托品应与 AchE 复活药合用。应注意 AchE 复活后,机体可恢复对阿托品的敏感性,导致阿托品中毒。因此,两药合用时应减少阿托品的剂量。

第二节 胆碱酯酶复活药

常用 AchE 复活药有碘解磷定(pralidoxime iodide)、氯解磷定(pralidoxime chloride)、双复磷(obidoxime)等,它们均为肟类(oxime)化合物。AchE 复活药对解除 N 样作用较为明显,但对各种有机磷中毒的疗效并不完全相同。

碘解磷定

碘解磷定(pralidoxime iodide,派姆,PAM),为最早应用的 AchE 复活药。水溶性较低,水溶液不稳定,久置可释放出碘,需现用现配。在碱性溶液中可水解生成氰化物,因此忌与碱性药物合用。

碘解磷定可使形成不久的磷酰化 AchE 复活,AchE“老化”后,则效果不佳,故应及早用药。碘解磷定不能直接对抗体内积聚的 Ach 效应,应与阿托品合用,以便及时控制症状。碘解磷定对不同有机磷酸酯类中毒的疗效存在差异,如对内吸磷、马拉硫磷和对硫磷中毒的疗效较好,对敌百虫、敌敌畏中毒的疗效稍差,而对乐果中毒则无效。

碘解磷定剂量超过 2g 或静注速度过快(每分钟超过 500mg)时,药物本身的神经肌肉阻断作用和抑制 AchE 的作用,可产生轻度乏力、视力模糊、复视、眩晕、头痛、恶心、呕吐和心跳加快等症状。由于本药不良反应多,药理作用弱,且只能静脉注射,故目前临床上已较少使用。

氯解磷定

氯解磷定(pralidoxime chloride,PAM-Cl)的药理作用及用途与碘解磷定相似,但复活 AchE 的作用较强。其水溶性好,水溶液较稳定,可肌内注射或静脉给药。国内有生产和应用,其作用极快,于肌内注射后 1 ~ 2min 即开始见效,效果并不亚于静脉注射。

【药理作用】

1. 恢复 AchE 的活性 与磷酰化 AchE 结合成复合物,复合物再裂解形成磷酰化氯解磷定,使 AchE 游离而复活。

2. 直接解毒作用 直接与体外游离的有机磷酸酯类结合,成为无毒的磷酰化氯解磷定从尿中排出,从而阻止游离的毒物继续抑制 AchE 活性。

【临床应用】 氯解磷定对有机磷杀虫药引起的 N 样症状作用明显,以对骨骼肌痉挛的抑制作用效果最好,能迅速抑制肌束颤动,而对 M 样症状作用较弱,对中枢神经系统症状作用不明显。故应与阿托品合用,以控制症状。

【不良反应】 较碘解磷定小,偶见轻度头痛、头晕、恶心、呕吐等。剂量过大时,其本身也可以抑制 AchE,使神经肌肉传导阻滞,严重者呈癫痫样发作、抽搐、呼吸抑制。

由于其使用方便,价格低廉,不良反应较小,故临床上较为常用。

双 复 磷

双复磷(obidoxime)作用较前两药强而持久,兼有阿托品样作用,并且易透过血-脑屏障,所以对有机磷酸酯类中毒的 M 样、N 样、中枢中毒症状均有一定疗效。

主要用于有机磷中毒重症患者。注射过快可致口周、四肢及全身发麻、恶心、呕吐、颜面潮红、心率加快及血压波动等。剂量过大可出现神经肌肉传导阻滞。

复习指导

1. 胆碱酯酶(AchE)主要存在于胆碱能神经末梢突触间隙,具有快速解Ach的作用。

2. 抗胆碱酯酶药能抑制AchE,导致胆碱能神经末梢释放的Ach堆积,产生拟胆碱作用。

3. 易逆性抗AchE药主要用于重症肌无力、术后的腹气胀和尿潴留、竞争型肌松药中毒后的解毒、阵发性室上性心动过速、阿尔茨海默病等的治疗。常用药物有新斯的明、吡斯的明、毒扁豆碱、他克林、多奈哌齐等。

4. 新斯的明对骨骼肌兴奋作用强大,胃肠道和膀胱平滑肌的兴奋作用较强,对心血管、腺体、眼和支气管平滑肌的作用较弱。

5. 有机磷酸酯类轻度中毒主要为M样症状,中度中毒为M和N样症状同时出现,重度中毒为M和N样症状伴中枢神经系统症状。

6. 有机磷农药中毒的解救药物有阿托品和AchE复活药,常用药物有碘解磷定、氯解磷定和双复磷。

常用制剂及用法

溴化新斯的明(neostigmine bromide)口服,15mg/次,3次/天或按需要而定。极量:30mg/次,100mg/d。

甲基硫酸新斯的明(neostigmine methylsulfate)皮下或肌内注射,0.25～0.5mg/次,极量,1mg/次。

溴吡斯的明(phyridostigmine bromide)口服,60mg/次,3次/天,极量,120mg/次,360mg/d。

水杨酸毒扁豆碱(physostigmine salicylate)滴眼液或眼膏,0.25%,每4小时一次,或按需要决定滴眼次数,溶液变红色后不可用。

氢溴酸加兰他敏(galanthamine hydrobromide)肌内注射,2.5～10mg/次,1次/天。

碘解磷定(pralidoxime iodide)0.5～1g/次,缓慢静脉注射。

氯解磷定(pralidoxime chloride)0.25～0.75g/次,肌内注射。0.5～0.75g/次,加于等渗盐水500ml中,静脉滴注。

(李　罡)

第8章 胆碱受体阻断药

学习要求

掌握胆碱受体阻断药物分类，药理作用、作用机制及临床应用，能根据临床适应证正确应用该类药物。

胆碱受体阻断药(cholinoceptor blocking drugs)是一类能与胆碱受体结合而不产生或较少产生拟胆碱作用，却能妨碍乙酰胆碱或胆碱受体激动药与胆碱受体结合，从而产生抗胆碱作用的药物。按其对M和N胆碱受体选择性不同，可分为M胆碱受体阻断药和N胆碱受体阻断药。N胆碱受体阻断药又分为N_1胆碱受体阻断药(又称为神经节阻断药，N_N胆碱受体阻断药)、N_2胆碱受体阻断药(又称为骨骼肌松弛药，N_M胆碱受体阻断药)。

第一节 M胆碱受体阻断药

M胆碱受体阻断药又称为平滑肌解痉药，能阻断乙酰胆碱或胆碱受体激动药与M胆碱受体的结合，发挥抗M样作用，表现为平滑肌松弛、腺体分泌抑制、瞳孔开大和心率增快等。本类药物均为竞争性拮抗药，分为阿托品及其类似生物碱和阿托品的合成代用品，以阿托品为代表。

一、阿托品和阿托品类生物碱

【来源与化学】 这类药物是包括阿托品、东莨菪碱、山莨菪碱和樟柳碱等。多从茄科植物中提取，其来源天然植物有：颠茄(atropa belladonna)、曼陀罗(datura stramonium)、洋金花(datura sp.)、莨菪(hyoscyamus niger)、唐古特莨菪(scopolia tangutica)等。天然存在于植物中的是不稳定的左旋莨菪碱，在提取过程中可得到稳定的消旋莨菪碱(dl-hyoscyamine)，即为阿托品。东莨菪碱为左旋体，其作用较右旋体强许多倍，其中枢镇静作用加强，为本类中枢镇静作用最强的药物。阿托品和山莨菪碱中枢作用弱。

【体内过程】 天然生物碱和大多数的叔胺类M胆碱受体阻断药极易由肠道吸收，并可透过眼结膜。阿托品口服吸收迅速，1h后血药浓度达峰值，生物利用度为50%，阿托品亦可经黏膜吸收，但皮肤吸收差，季胺类M胆碱受体阻断药肠道吸收差，口服吸收量仅为用药量的10%～30%。吸收后迅速广泛分布于全身组织，可透过血-脑屏障，也能通过胎盘进入胎儿循环；尤其是东莨菪碱可迅速、完全地进入中枢神经系统，其中枢作用强于其他药物。而季胺类药物较难通过血-脑屏障，中枢作用较弱。阿托品可在体内迅速消除，其$t_{1/2}$为2～4h，其中有50%～60%的药物以原形经尿排泄，其余为水解物和葡萄糖醛酸结合的代谢产物从尿排出。阿托品用药后，对副交感神经功能的拮抗作用可维持3～4h，但对眼(虹膜和睫状肌)的作用可持续72h或更久，与药物通过房水消除较慢有关。

阿托品

【药理作用】 阿托品(atropine)是M胆碱受体的竞争性拮抗药，竞争性阻断Ach或胆碱受体激动药与M受体的结合，发挥抗M样作用。阿托品对M胆碱受体有较高的选择性，但对M胆碱受体亚型选择性低，对M_1、M_2、M_3胆碱受体均有阻断作用，阿托品大剂量时对神经节N_1受体亦有阻断作用。阿托品作用广泛，不同器官对其敏感性亦不同，随剂量增加，可依次出现腺体分泌减少，瞳孔扩大和调节麻痹，膀胱和胃肠道平滑肌兴奋性降低，心率加快，中毒量则出现中枢作用(表8-1)。

表8-1 阿托品作用与剂量关系

剂量	作用
0.5mg	轻度心率减慢、轻度口干、汗腺分泌减少
1.0mg	口干、口渴感，心率加快(有时心率可先减慢)，轻度扩瞳
2.0mg	心率明显加快，心悸，明显口干，扩瞳、调节麻痹
5.0mg	上述所有症状加重，说话和吞咽困难，不安、疲劳，头痛，皮肤干燥、发热，排尿困难，肠蠕动减少
10.0mg	上述所有症状加重，脉细速，瞳孔极度扩大，极度视力模糊，皮肤红、热、干，运动失调，不安、激动、幻觉，谵妄和昏迷

1. 腺体 阿托品阻断M胆碱受体，从而抑制腺体分泌。唾液腺(其分泌为M_3胆碱受体支配)、汗腺对阿托品最敏感，治疗量(0.3～0.5mg)即可明显地抑制唾液腺及汗腺分泌而引起口干和皮肤干燥，大剂量时还可因抑制出汗而升高体温；在婴儿和儿童，中

等剂量的阿托品就可引起“阿托品热”，阿托品中毒的婴儿体温可高达43℃。同时泪腺和呼吸道腺体分泌也减少；较大剂量虽可抑制胃液的分泌，但对胃酸分泌的影响较小，因胃酸分泌还受组胺、胃泌素等体液因素的调节。

2. 眼　阿托品对眼的作用与毛果芸香碱相反（图6-2）。无论局部滴眼或全身给药，由于阿托品可阻断瞳孔括约肌与睫状肌上的M胆碱受体，使瞳孔括约肌与睫状肌松弛，出现扩瞳、眼内压升高和调节麻痹（mydriasis and cycloplegia）。

（1）扩瞳：阿托品能阻断瞳孔括约肌上的M胆碱受体，使去甲肾上腺素能神经支配的瞳孔开大肌功能占优势，使瞳孔扩大。

（2）眼内压升高：由于瞳孔扩大，使虹膜退向四周外缘，因而前房角间隙变窄，阻碍房水回流入巩膜静脉窦，使房水积聚而造成眼内压升高。因此，青光眼患者禁用。

（3）调节麻痹：阿托品阻断睫状肌的M胆碱受体，使睫状肌松弛而退向外缘，悬韧带拉紧，晶状体变为扁平，屈光度降低，不能将近距离的物体清晰地成像于视网膜上，看近物模糊不清，只适合看远物，这一作用称为调节麻痹。

3. 平滑肌　阿托品能松弛许多内脏平滑肌。其作用强度与平滑肌的功能状态有关，即对正常活动的平滑肌影响较小，而对过度活动或痉挛的内脏平滑肌松弛作用较显著。另外，阿托品的解痉作用随器官的不同而有差异，抑制胃肠道平滑肌痉挛的作用最明显，其缓解胃肠绞痛疗效最好；对输尿管和膀胱逼尿肌的解痉作用次之，其作用可能涉及许多M胆碱受体亚型，其中M_2胆碱受体可能最为重要，M_3胆碱受体可能与膀胱逼尿肌收缩有关；对胆道平滑肌的解痉作用最弱；而对人子宫平滑肌无明显作用。

4. 心血管系统

（1）心脏：①心率。治疗剂量（0.4～0.6 mg）的阿托品在部分患者可见心率短暂性轻度减慢，一般每分钟可减少4～8次。这种心率减慢并不伴有血压与心输出量的变化。阿托品的减慢心率作用是由于它阻断了副交感神经节后纤维上的M_1胆碱受体（即突触前膜M_1胆碱受体），从而减少了突触中Ach对递质释放的抑制作用所致。而较大剂量（1～2mg）时，由于阿托品阻断窦房结的M_2胆碱受体，因而解除迷走神经对心脏的抑制作用，可使心率加快，加快心率的程度取决于迷走神经张力，在迷走神经张力高的青壮年，心率加快明显，而阿托品对运动状态，婴幼儿和老年人的心率影响小。②房室传导。阿托品能拮抗迷走神经过度兴奋所致的传导阻滞和心律失常。阿托品可缩短房室结的有效不应期，从而增加房扑或房颤患者的心室率。

（2）血管和血压：治疗剂量的阿托品对血管和血压无显著影响，主要原因为大多数血管缺少胆碱能神经支配。大剂量的阿托品可引起皮肤血管扩张，表现为皮肤潮红、温热，尤以面颊部较为显著。在病理情况下，当微循环小血管痉挛时，大剂量阿托品有明显的解痉作用，可以改善微循环，恢复重要器官的血流供应，缓解组织缺氧状态。阿托品扩血管的机制未明，但与其抗M胆碱作用无关。其扩血管作用机制可能是阿托品所引起体温升高后的代偿性散热反应，也可能是阿托品的直接扩血管作用。

5. 中枢神经系统　治疗量（0.5～1.0mg）阿托品可轻度地兴奋迷走神经中枢，使呼吸速率加快；较大治疗剂量1～2mg可轻度兴奋延脑和大脑；2～5mg时，中枢兴奋作用明显增强，可出现焦躁不安，多言，谵妄等症状；中毒剂量（10mg以上）常产生幻觉，定向障碍，运动失调和惊厥等。有时可由兴奋转入抑制，出现昏迷，呼吸麻痹而死亡。

【临床应用】

1. 解除平滑肌痉挛　适用于缓解各种内脏绞痛，对胃肠绞痛及膀胱刺激症状如尿频、尿急等，疗效较好。对胆绞痛、肾绞痛疗效较差，故常与镇痛药哌替啶合用，以增强疗效。另外利用阿托品松弛膀胱逼尿肌的作用可增加膀胱容量，减少排尿次数，用于治疗儿童遗尿症。

2. 抑制腺体分泌　用于全身麻醉前给药，可减少唾液腺和呼吸道腺体的分泌，防止分泌物阻塞呼吸道发生吸入性肺炎。也可用于严重盗汗（如肺结核）和流涎症（如金属中毒和帕金森病）。

3. 眼科

（1）虹膜睫状肌炎：常用0.5%～1%阿托品溶液滴眼治疗虹膜睫状肌炎，利用其松弛虹膜括约肌及睫状肌作用，使炎症组织充分休息，以利于消炎和止痛。由于瞳孔扩大，还可与缩瞳药毛果芸香碱交替使用，以预防虹膜和晶状体粘连及发生瞳孔闭锁。

（2）验光配镜：阿托品滴眼可使睫状肌松弛，具有调节麻痹作用，晶状体固定，以便准确地测定晶状体的屈光度。但阿托品对眼作用持续时间较长，现已少用，已被作用时间较短的后马托品取代。目前儿童验光时仍用之，因儿童的睫状肌调节功能较强，须用阿托品发挥其充分的调节麻痹作用。

（3）检查眼底：阿托品滴眼利用其扩瞳作用用于检查眼底。现已被作用时间较短的后马托品取代。

4. 治疗缓慢型心律失常　用于迷走神经过度兴奋所致的窦性心动过缓、窦房阻滞、房室传导阻滞等缓慢型心律失常。在急性心肌梗死时，常伴有窦性或房室结性心动过缓、房室传导阻滞，阿托品可使心率恢复正常，改善患者临床症状。但应注意阿托品用量过大可使心率加快，心肌耗氧量增加，引发室颤的危险。

5. 抗休克 常用于治疗严重感染所引起的感染中毒性休克。大剂量阿托品可解除小动脉痉挛，扩张外周血管，改善微循环，增加重要器官的血流灌注，若同时补充血容量，则更利于休克的治疗。但对休克伴有高热或心率过快者，不宜用阿托品。由于阿托品用药剂量过大，中枢兴奋等副作用较多，故目前多用山莨菪碱取代。

6. 解救有机磷酸酯类中毒 可解除有机磷酸酯类中毒时的M样中毒症状。与胆碱酯酶复活药合用，可发挥挽救生命的疗效。

【不良反应和防治】 由于阿托品选择性不高，作用广泛，当利用某一作用时，其他作用就成了副作用。治疗量下常见的副作用有口干、视力模糊、心动过速、皮肤潮红等。上述症状在停药后可消失，故无需特殊处理。这些情况应预先告诉患者，以免造成不安。随剂量加大，其不良反应可逐渐加重，出现高热，呼吸加快，烦躁不安，幻觉等中枢中毒症状，严重者可由中枢先兴奋转入抑制，出现昏迷及呼吸麻痹。阿托品的最低致死量成人为80～130mg，儿童约为10mg。中毒的解救主要是对症处理，可采取洗胃导泻等措施，以促进毒物排出，可用毛果芸香碱、新斯的明等拟胆碱药对抗阿托品类的外周作用。中枢兴奋症状可用地西泮或短效巴比妥类治疗，但剂量不宜过大，避免与阿托品的中枢抑制作用产生协同。

【禁忌证】 青光眼、前列腺肥大者（后者是因为阿托品能使尿道括约肌收缩而加重排尿困难）禁用，心肌梗死、心动过速患者及老年人慎用。

山莨菪碱

山莨菪碱（anisodamine）是我国从茄科植物唐古特莨菪中提取的一种左旋生物碱，简称654，其人工合成的为消旋品，称654-2。本品具有明显的外周抗胆碱作用。抑制腺体分泌及扩瞳作用不到阿托品的1/20～1/10；对抗Ach所致的平滑肌痉挛和抑制心血管的作用与阿托品相似而稍弱，但解除小血管痉挛、改善微循环的作用较强。不易通过血-脑屏障，故中枢兴奋作用较弱。本品因脂溶性低口服吸收较差，一般采用注射给药。和阿托品相比，其毒性较低，解痉作用的选择性相对较高，可替代阿托品用于严重感染所致的感染中毒性休克及内脏平滑肌绞痛。不良反应和禁忌证与阿托品相似。

东莨菪碱

东莨菪碱（scopolamine）是从茄科植物洋金花、莨菪等植物中提取的一种左旋生物碱。对中枢神经的抑制作用较强，在治疗剂量即可引起中枢神经系统抑制，小剂量镇静，较大剂量催眠，表现为困倦、遗忘、疲乏、少梦、快速动眼睡眠（REMS）时相缩短等，此外尚有欣快作用，因此易造成药物滥用。东莨菪碱外周作用与阿托品相似，但抑制腺体分泌作用较阿托品强，扩瞳及调节麻痹作用较阿托品稍弱，而对心血管系统及胃肠道平滑肌作用较弱。

东莨菪碱主要用于麻醉前给药，因其不仅能抑制腺体分泌，而且具有中枢抑制作用，因此优于阿托品。可用于晕动病治疗，防晕机制可能与其抑制前庭神经内耳功能或大脑皮层功能以及抑制胃肠道运动有关，与H_1受体阻断药苯海拉明合用能增加疗效。本品以预防给药效果较好，若已出现晕动病的症状如恶心、呕吐等再用药时则疗效差。也可用于妊娠呕吐及放射病呕吐。此外，东莨菪碱对帕金森病也有一定疗效，可改善患者的流涎、震颤和肌肉强直等症状，可能与其中枢抗胆碱作用有关。

二、颠茄生物碱的合成、半合成代用品

阿托品的副作用较多，用于眼科作用时间太持久，影响了正常视力的恢复；用于解痉时其选择性差。为克服阿托品类不良反应较多的缺点，提高疗效，通过药物化学结构的修饰，合成了一些选择性较高、副作用较小的合成代用品。主要为三类：扩瞳药、解痉药和选择性M受体阻断药。

（一）合成扩瞳药

临床常用的合成扩瞳药有后马托品（homatropine）、尤卡托品（eucatropine）、环喷托酯（cyclopentolate）、托吡卡胺（tropicamide）。均为短效M受体阻断药。其扩瞳作用维持时间较短，适用于检查眼底和验光配镜（表8-2）。

表8-2 阿托品类生物碱对眼作用的比较

药物	浓度（%）	扩瞳作用 高峰（min）	扩瞳作用 消退（d）	调节麻痹作用 高峰（h）	调节麻痹作用 消退（d）
硫酸阿托品	1.0	30～40	7～10	1～3	7～12
后马托品	1.0～2.0	40～60	1～2	0.5～1	1～2
尤卡托品	2.0～5.0	30	1/12～1/4	无作用	
环喷托酯	0.5～1.0	30～50	1	1	0.25～1
托吡卡胺	0.5～1.0	20～40	0.25	0.5	<0.25

（二）合成解痉药

1. 季胺类解痉药 此类解痉药与阿托品类的叔胺类解痉药比较，有以下特点：①脂溶性低，口服吸收差；②不易通过血-脑屏障，中枢神经系统作用少；③对胃肠道解痉作用较强，并有不同程度的神经节阻断作用，可致直立性低血压、阳痿等不良反应；中毒量

可出现箭毒样神经肌肉阻断作用，引起呼吸麻痹。

2. 叔胺类解痉药　叔胺类的阿托品及颠茄制剂是缓解消化性溃疡症状的重要药物，能解除胃肠平滑肌的痉挛，从而消除绞痛。但是常产生口干、视力模糊等副作用。现有的阿托品代用品的作用性质、副作用、禁忌证与阿托品相似，仅有量上的差别。本类药物均含叔胺基团，有以下特点：①脂溶性高，口服易吸收；②易通过血-脑屏障，故有中枢作用；③具有阿托品样胃肠解痉作用，还可抑制胃酸分泌（表 8-3）。

表 8-3　常用合成解痉药

分类	药物	药理作用	临床应用	不良反应
季胺类	溴甲阿托品（胃疡平）	解除胃肠道痉挛及抑制胃酸分泌作用较强	胃及十二指肠溃疡，胃酸过多，胃炎，痉挛性大肠炎	较少，敏感者可见口干、排尿困难、便秘
	溴丙胺太林（普鲁本辛）	对胃肠道 M 受体选择性较高，抑制胃肠道平滑肌作用较强而持久，抑制腺体分泌，不易通过血-脑屏障，中枢作用弱	胃，十二指肠溃病，胃肠痉挛，胃炎，胰腺炎，多汗症，妊娠呕吐	口干、视力模糊、排尿困难、心悸、便秘、头痛等
叔胺类	地美戊胺（胃胺、胃安）	强度与阿托品相似，作用快，易透过血-脑屏障	胃溃疡、胃酸过多、急性胃炎、幽门痉挛等	口干、视力模糊
	贝那替嗪（胃复康）	除上述作用外，尚具安定作用	伴有焦虑症的溃疡患者	

三、选择性 M 受体阻断药

哌仑西平（pirenzepine）是选择性 M_1 胆碱受体阻断药，选择性阻断胃壁细胞上的 M_1 胆碱受体，抑制胃酸分泌。临床用于胃十二指肠溃疡、急性胃黏膜出血及胃泌素瘤，青光眼及前列腺肥大患者慎用。详见作用于消化系统的药物。

第二节　N 胆碱受体阻断药

一、神经节阻断药

【药理作用及机制】　神经节阻断药（ganglionic blocking drugs）能选择性地与神经节细胞的 N_1 胆碱受体结合，竞争性地阻断 Ach 与受体结合，使 Ach 不能引起神经节细胞除极化，从而阻断了神经冲动在神经节中的传递。

这类药物对交感神经节和副交感神经节都有阻断作用，因此其综合效应常视两类神经对该器官支配以何者占优势而定。如交感神经对血管支配占优势，故用药后对血管主要为扩张作用，尤其对小动脉，使血管床血流量增加，加之静脉也扩张，回心血量减少及心输出量降低。结果使血压明显下降，尤其以坐位或立位时血压下降显著。又如在胃肠道、眼、膀胱等平滑肌和腺体则以副交感神经占势，因此用药后常出现便秘、扩瞳、口干、尿潴留等。

【临床应用】　可用于麻醉时控制血压，以减少手术区出血。也可用于主动脉瘤手术，用以降压和控制因手术剥离而撕拉组织所造成交感神经反射，使患者血压不致明显升高。偶用于其他降压药无效的急进型高血压脑病和高血压危象患者。除美卡拉明（美加明 mecamylamine）和樟磺咪芬（trimetaphan camsilate）外，其他药物已基本不用。

二、骨骼肌松弛药

骨骼肌松弛药（skeletal muscular relaxants）是一类作用于神经肌肉接头后膜的 N_2 胆碱受体，产生神经肌肉阻滞的药物，故亦称为神经肌肉阻滞药（neuromuscular blocking agents）。根据它们的作用方式和特点，分为两类，即除极化型肌松药（depolarizing muscular relaxants）和非除极化型肌松药（nondepolarizing muscular relaxants）。

（一）除极化型肌松药

又称非竞争型肌松药（noncompetitive muscular relaxats），这类药物与神经肌肉接头后膜的 N_2 胆碱受体结合，产生与 Ach 相似但较持久的除极化作用，在去极化开始时骨骼肌可有短暂的肌束颤动，而后即长期处于不应期状态，经过一段时间后，运动终板的极化状态虽可以恢复，但仍不能对乙酰胆碱起反应，只有在药物的作用完全消失后，对乙酰胆碱的敏感性才能逐渐恢复。此时神经肌肉的阻滞方式已由除极化（第 1 相）转变为非除极化（第 2 相），此二相作用的结果使神经肌肉的化学传递出现较短时间的阻断，从而使骨骼肌松弛。药物使骨骼肌松弛的特点为：①最初可出现短时肌束颤动，与药物对不同部位的骨骼肌除极化出现的时间先后不同有关；②连续用药可产生快速耐受性；③抗胆碱酯酶药不仅不能拮抗其肌松作用，反能加强之；④治疗剂量并无神经节阻断作用。目前临床应用的除极化型肌松药只有琥珀胆碱。

琥 珀 胆 碱

琥珀胆碱(suxamethonium,succinvlcholine)又称司可林(scoline),由琥珀酸和两个分子的胆碱组成。

【体内过程】 琥珀胆碱进入体内后即可被血液和肝脏中的假性胆碱酯酶迅速水解为琥珀酰单胆碱,肌松作用明显减弱,然后可进一步水解为琥珀酸和胆碱,肌松作用完全消失。约2%药物以原形经肾排泄,其余以代谢产物的形式从尿液中排出。

【药理作用】 静脉注射10~30mg琥珀胆碱后,即可见短暂的肌束颤动,尤以胸腹部肌肉明显。1min后即转为松弛,通常从颈部肌肉开始,逐渐波及肩胛、腹部和四肢。2min时作用达高峰,5min内作用消失。肌松部位以颈部和四肢肌肉最明显,面、舌、咽喉和咀嚼肌次之,呼吸肌无力作用不明显,肺通气量仅降低25%。

【临床应用】 静脉注射作用快而短暂,对喉肌的麻痹力强,故适用于气管内插管、气管镜、食管镜检查等短时操作。静脉滴注也可用于较长时间手术。本药可引起强烈的窒息感,故对清醒患者禁用,可先用硫喷妥钠行静脉麻醉后,再给琥珀胆碱。成人短时外科手术,常用剂量为静脉注射0.2~1.0mg/kg,为延长肌松时间,可用5%葡萄糖配制为0.1%溶液静脉滴注,速度为每分钟20~40μg/kg,可维持肌松作用。由于该药个体差异较大,必须根据患者的反应情况控制滴速,以达满意的肌松效果。

【不良反应】

1. 窒息 过量可致呼吸肌麻痹,严重窒息可见于遗传性胆碱酯酶活性低下者,用时需备有人工呼吸机。

2. 肌束颤动 其主要危害是损伤肌梭,引起肌肉酸痛甚至形态和结构的改变。此反应一般3~5d可自愈。

3. 血钾升高 由于肌肉持久性除极化而释放钾离子,使血钾升高。故在烧伤、广泛软组织损伤、偏瘫及脑血管意外等疾患存在时,应禁用本药,以免产生高血钾症性心脏骤停。

4. 其他 尚有增加腺体分泌、促进组胺释放等作用。特异质反应尚可表现为恶性高热。

【药物相互作用】 本品在碱性溶液中可分解,故不宜与硫喷妥钠混合使用。凡可降低假性胆碱酯酶活性的药物都可使其作用增加,如胆碱酯酶抑制剂、环磷酰胺、氮芥等抗肿瘤药、普鲁卡因、可卡因等局麻药。有的氨基糖苷类抗生素如卡那霉素及多黏菌素B也有肌肉松弛作用,与琥珀胆碱合用时,易致呼吸麻痹,应注意。

(二)非除极化型肌松药

又称竞争型肌松药(competitive muscular relaxants)。这类药物能与Ach神经肌肉接头的N_2胆碱受体结合,而本身并不激动受体,从而竞争性阻断Ach的除极化作用,使骨骼肌松弛。

本类药物特点为:①骨骼肌松弛前无肌束颤动;②肌松作用可被同类药物增强;③抗胆碱酯酶药可拮抗其肌松作用,故过量时可用适量的新斯的明解救;④兼有程度不等神经节阻断作用和释放组胺作用;⑤吸入性全麻药和氨基糖苷类抗生素能延长和增强此类药物的作用。

本类药物多为天然生物碱及其类似物,按其化学结构可分为苄基异喹啉类和类固醇铵类。属苄基异喹啉类(benzylisoquinolines)药主要有筒箭毒碱、阿曲库铵、多库铵和咪库铵等药;类固醇铵类(ammomosteroids),主要包括潘库铵、哌库铵、罗库铵和维库铵等药。由于体内过程不同,它们在起效时间和维持时间上存在差异,筒箭毒碱为经典药物。

筒 箭 毒 碱

筒箭毒碱(d-tubocurarine)是从美洲生产的植物浸膏箭毒(curarc)中提出的生物碱,右旋体具有药理活性。口服难吸收,静脉注射后3~6min起效,头颈部小肌肉首先受累;然后波及四肢、颈部和躯干的其他肌肉;继之因肋间肌松弛,出现腹式呼吸,如剂量加大,最终可致膈肌麻痹,患者呼吸停止。由于筒箭毒碱的作用维持时间较短,如及时进行人工呼吸,应用新斯的明,可挽救生命。肌肉松弛恢复时,其次序与肌松时相反,即膈肌麻痹恢复最快。

应用药物微离子透入法和单通道膜片钳技术,有助于阐明本药作用机制,即药物与神经肌肉接头的突触后膜N_2胆碱受体结合后,可竞争性阻断Ach作用,肌细胞对神经末梢释放的Ach不敏感,但终板区及肌细胞膜对K^+的去极化仍保持敏感状态,此时如直接电刺激肌纤维也有反应。在筒箭毒碱作用下,突触后终板电位幅度可减少70%之多,此时不能触发肌肉的动作电位,其单通道开放频率减少。以上资料提示筒箭毒碱具有竞争性阻断药的药理特性。此外,本药因可促进体内组胺的释放,并具有神经节阻断作用,故可造成血压下降。

由于筒箭毒碱作用时间较长,用药后作用不易逆转,副作用多,目前临床已少用,主要以阿曲库铵、多库铵等药取代传统的筒箭毒碱,用做麻醉辅助药,详见表8-4。

表 8-4　非除极化型肌松药分类及其特点比较

药物	分类	药理特性	起效时间（min）	持续时间（min）	消除方式
筒箭毒碱（d-tubocrarine）	天然生物碱	长效竞争性肌松药	3～6	80～120	肾脏消除，肝脏清除
阿曲库铵（atracurium）	苄基异喹啉	中效竞争性肌松药	2～4	30～40	霍夫曼降解 血浆胆碱酯酶水解
多库胺（doxacurium）	苄基异喹啉	长效竞争性肌松药	4～6	90～120	肾脏消除， 肝脏代谢和清除
米库铵（mivacurium）	苄基异喹啉	短效竞争性肌松药	2～4	12～18	血浆胆碱酯酶水解
潘库铵（panacurium）	类固醇铵	长效竞争性肌松药	4～6	120～160	肾脏消除， 肝脏代谢和清除
哌库铵（pipeacurium）	类固醇铵	长效竞争性肌松药	2～4	80～120	肾脏消除， 肝脏代谢和清除
罗库铵（roacurium）	类固醇铵	中效竞争性肌松药	1～2	30～40	肾脏消除，肝脏清除
维库铵（veacurium）	类固醇铵	中效竞争性肌松药	2～4	30～40	肾脏消除， 肝脏代谢和清除

复习指导

1. 阿托品作用广泛，剂量不同所产生的作用有所不同。

(1) 药理作用：抑制腺体分泌；扩瞳、升高眼内压和调节麻痹；松弛多种内脏平滑肌；心率加快；皮肤血管舒张；较大剂量可引起中枢兴奋。

(2) 临床应用：①解除平滑肌痉挛，适用于各种内脏绞痛；②制止腺体分泌，用于全身麻醉前给药；③眼科应用，如治疗虹膜睫状体炎、验光配镜；④治疗缓慢型心律失常，拮抗迷走神经过度兴奋所致的传导阻滞和心律失常；⑤抗休克；⑥解救有机磷酸酯类中毒。

2. 山莨菪碱对外周血管解痉作用明显，主要用于治疗感染性休克、改善微循环。

3. 除极化型肌松药与神经肌肉接头后膜的 N_2 受体结合，产生持久的除极化作用，使神经肌肉接头后膜的 N_2 受体不能对 Ach 起反应，神经肌肉的阻滞方式已由除极化转变为非除极化，从而使骨骼肌松弛。

4. 非除极化型肌松药与 Ach 竞争神经肌肉接头的 N_2 受体，能竞争性阻断 Ach 的除极化作用，使骨骼肌松弛。

常用制剂及用法

硫酸阿托品（atropine sulfate）　片剂 0.3mg，口服，0.3～0.6mg/d，每日 3 次，注射剂，皮下或静注，0.3～0.5mg/次，0.5～3mg/d。极量，皮下或静注，1mg/次。有机磷酸酯类中毒，轻度中毒者肌内注射 0.5～1.0mg/次，2～3 次/天，中度中毒者肌内注射或静注 1～2mg/次，0.5～2 小时/次。重度中毒昏迷者，静注，2mg/次，每 15～30 分钟 1 次，直至出现阿托品化。

氢溴酸山莨菪碱（anisodamine hydrobromide）　片剂 5mg，10mg，口服，5～10mg/次，2～3 次/天。注射剂 5mg/ml，10mg/ml，20mg/ml，静注 10～40mg/次。需要时可每隔 10～30 分钟重复给药。

氢溴酸东莨菪碱（scopolamine hydrobromide）　片剂 0.3mg，口服 0.3～0.6mg，一天 0.6～1.2mg。极量 1 次 0.6mg，1 天 2mg。注射剂 0.3mg/ml、0.5mg/ml，皮下或肌内注射，一次 0.3～0.5mg，极量一次 0.5mg，1.5mg/d。

哌仑西平（pirenzepine）　片剂，25mg，口服 25～50mg，1 天 2 次，早晚餐前一个半小时服用。

氯化琥珀胆碱（succinylcholine chloride）　注射剂，50mg/2 ml。用法见说明书。

氯化筒箭毒碱（tubocurarine chloride）　注射剂，10mg/ml，75～150μg/kg。

（张根水）

第9章　肾上腺素受体激动药

学习要求

掌握肾上腺素受体激动药的分类、各类药物的药理作用，临床应用和不良反应。

肾上腺素受体激动药（adrenoceptor agonists）是指一类能与肾上腺素受体结合并激动受体，产生肾上腺素样作用的药物，因该类药物的作用与兴奋交感神经的效应相似，且化学结构均为胺类，故又称拟交感胺类（sympathomimetic amines）。

第一节　构效关系和分类

一、构效关系

肾上腺素受体激动药的基本化学结构是β-苯乙胺，由苯环、碳链和氨基三部分组成，这三部分的氢被不同基团取代可合成多种衍生物，若苯环上还有3、4-邻位羟基（即具有儿茶酚结构），可称作儿茶酚胺类（catecholamines，CA）（图9-1），去甲肾上腺素、肾上腺素、异丙肾上腺素、多巴胺、多巴酚丁胺等药物都属该类药物。

该类药物的作用相似，仅对受体的选择性、作用强度及维持时间等有所区别，这些差异与化学结构之间存在一定的构效关系（图9-2）。

1. 氨基上氢原子被取代　药物对α和β受体的选择性将发生变化。取代基团从甲基到叔丁基，对α受体的作用逐渐减弱，β受体作用却逐渐加强，比如去甲肾上腺素氨基末端的氢被甲基取代，则为肾上腺素，可增加β_1受体活性；如被异丙基取代，则为异丙肾上腺素，可增加β_1、β_2受体活性。但去氧肾上腺素是例外，虽然氨基上的氢被甲基取代，但由于苯环上缺少4位碳羟基，因此是选择性α受体激动剂，对β受体无明显作用。

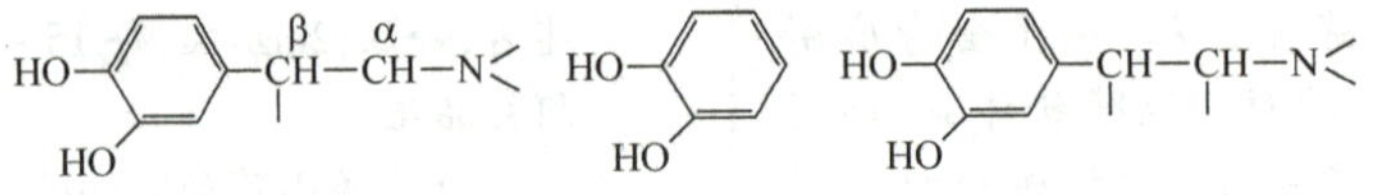

图9-1　β-苯乙胺、儿茶酚胺及儿茶酚的结构

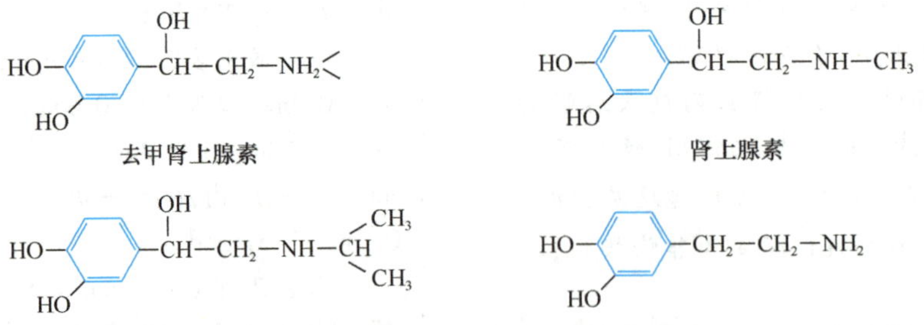

图9-2　儿茶酚胺类药物的化学结构

2. 苯环上的羟基　在苯环第3、4位碳上有羟基，形成儿茶酚，羟基数与药物的作用强度密切相关。儿茶酚胺类的外周作用比中枢作用强，易被儿茶酚胺邻位转移酶（COMT）灭活，消除快，作用时间短。但儿茶酚核上只有一个或无羟基的药物，其中枢效应增强，外周作用相应减弱，且作用时间更长。如麻黄碱，苯环第3、4位碳上的两个羟基都被去掉，故麻黄碱外周作用减弱，中枢作用加强。

3. 碳链α碳原子上的氢被甲基取代　药物不易被单胺氧化酶（MAO）代谢，作用时间延长；易被摄取1所摄入，在神经元内存在时间长，从而发挥促进递质释放的作用，如间羟胺和麻黄碱。

4. 碳链上的α碳或β碳如被其他基团取代　可形成光学异构体，一般左旋体的外周受体激动作用较右旋体强，而中枢兴奋效应则较右旋体弱。如α碳上形成的左旋体，外周作用较强，如左旋去甲肾上腺素比右旋体作用强 10 倍以上，而α碳上形成的右旋体，中枢兴奋作用较强，如右旋苯丙胺的中枢作用强于左旋苯丙胺。

二、分　　类

肾上腺素受体激动药按其对肾上腺素受体亚型的选择性的不同可分为三大类：①α肾上腺素受体激动药（α-adrenoceptor agonists）；②α，β肾上腺素受体激动药（α，β-adrenoceptor agonists）；③β肾上腺素受体激动药（β-adrenoceptor agonists）（表 9-1）。

表 9-1　拟肾上腺素药分类及基本作用的比较

分类	药物	对不同肾上腺素受体作用的比较			作用方式	
		α受体	β_1受体	β_2受体	直接作用于受体	释放递质
α受体激动药	去甲肾上腺素	+++	++	±	+	
	间羟胺	++	+	+	+	+
	去氧肾上腺素	++	±	±	+	±
	甲氧明	++	−	−	+	−
α，β受体激动药	肾上腺素	++++	+++	+++	+	
	多巴胺	+	++	±	+	+
	麻黄碱	++	++	++	+	+
β受体激动药	异丙肾上腺素	−	+++	+++	+	
	多巴酚丁胺	+	++	+	+	±

第二节　α肾上腺素受体激动药

去甲肾上腺素

去甲肾上腺素（noradrenaline，NA；norepinephrine，NE）是去甲肾上腺素能神经末梢释放的主要递质，也可由肾上腺髓质少量合成和分泌的激素，占成人肾上腺髓质中儿茶酚胺含量的 10%～20%。药用的 NA 为人工合成的左旋体，化学性质不稳定，见光易分解失效，在中性或碱性溶液中易氧化、变色失活，故禁与碱性药物配伍。在酸性溶液中较稳定，常用其重酒石酸盐。

【体内过程】　口服因收缩胃黏膜血管而极少被吸收，在肠内又易被碱性肠液破坏，故口服无效。皮下或肌内注射时，因血管剧烈收缩而吸收差，且易发生局部组织坏死。由于在体内迅速被组织摄取，作用仅能维持几分钟，故临床上一般采用静脉滴注给药，以维持有效血药浓度。内源性和外源性去甲肾上腺素大部分被去甲肾上腺素能神经末梢摄取后，进入囊泡储存（摄取 1）；小部分被非神经细胞（如血管、小肠平滑肌和心肌）摄取后（摄取 2），被 COMT 和 MAO 代谢而失活。代谢产物为活性很低的间甲去甲肾上腺素，其中一部分再经 MAO 的作用，脱胺形成 3-甲氧-4 羟扁桃酸（vanillyl mandelic acid，VMA），后者可与硫酸或葡萄糖醛酸结合，经肾脏排泄。由于去甲肾上腺素进入机体迅速被摄取和代谢，故作用短暂。

【药理作用】　NA 激动α受体作用强大，对α_1和α_2受体无选择性，对心脏β_1受体作用较弱，对β_2受体几乎无影响。主要作用部位为心脏和血管（表 9-2）。

1. 血管　NA 激动 α_1 受体，使血管强烈收缩，特别是小动脉和小静脉几乎全部收缩。对各器官血管收缩程度与该部位受体分布密度和给药剂量有关。皮肤黏膜血管收缩最明显，其次是对肾血管，对脑、肝、肠系膜甚至骨骼肌的血管也有收缩作用，导致肾、肝等组织的血液灌注量减少。但冠脉血流量并不减少，这主要由于：①NA 兴奋心脏使心肌的代谢产物（如腺苷）增加，从而使冠状血管舒张；②NA 升高血压，提高了冠脉灌注压所致。此外 NA 激动神经末梢突触前膜α_2受体，抑制末梢 NA 的释放。

2. 心脏　较弱激动心脏的β_1受体，直接作用是心肌收缩性加强，心率加快，传导加速，心输出量增加，作用较肾上腺素弱。但在整体情况下，因血压急剧上升，可反射性兴奋迷走神经，心率反而减慢，不过 NA 用于低血压患者时，一般不出现此敏感的反射反应；另外，由于 NA 的强烈缩血管作用，使总外周阻力增高，增加了心脏射血阻力，使心输出量不变或有所降低。剂量过大、静脉注射过快时还能引起心律失常，但较肾上腺素少见。

3. 血压　NA 有较强的升压作用。小剂量静脉滴注以激动β_1受体效应为主，心脏兴奋，收缩压较舒张压明显升高，使脉压增大。较大剂量时以激动α_1受体效应为主，血管强烈收缩，使外周阻力显著增加，故收缩压和舒张压都升高，脉压变小（图 9-3）。

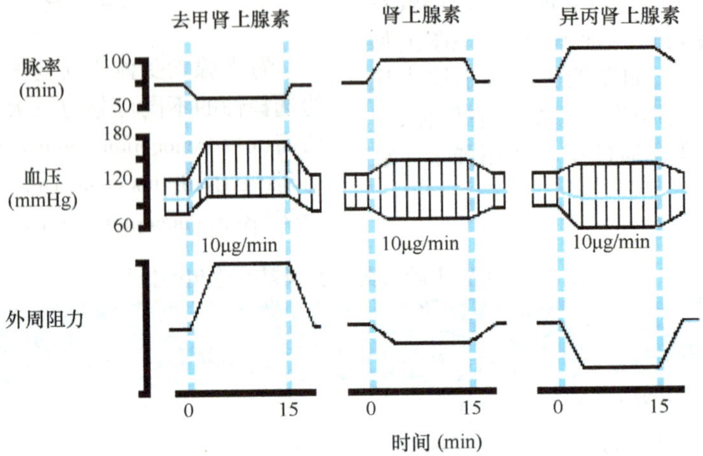

图 9-3　静脉滴注去甲肾上腺素、肾上腺素、异丙肾上腺素作用示意图

4. 其他　对机体代谢的影响较弱，只有在大剂量时才出现血糖升高。对其他平滑肌作用较弱，但可使孕妇子宫收缩频率增加。

【临床应用】

1. 休克　NA 在休克治疗中已不占主要地位，主要用于神经源性休克早期治疗，目的是升高血压，以保证重要器官血供。也用于补充血容量后血压仍不能回升的休克患者。用小剂量短暂应用 NA，避免长时间应用，因可加重微循环障碍和诱发心肌缺血。

2. 上消化道出血　NA 稀释后口服，使食道和胃黏膜血管收缩，产生局部止血作用，用于胃出血、食管静脉扩张破裂引起的出血。

3. 嗜铬细胞瘤切除后或药物中毒时的低血压　如中枢抑制药氯丙嗪引起的低血压。

【不良反应】

1. 局部组织缺血坏死　静脉滴注时间过长、浓度过高或药液外漏时，可使注射部位局部血管剧烈收缩，甚至缺血坏死，如发现外漏或注射部位皮肤苍白，应停止注射或更换注射部位，局部热敷，并用α受体阻断药酚妥拉明作局部浸润注射，以对抗其缩血管作用。

2. 急性肾功能衰竭　滴注时间过长或剂量过大，可使肾脏血管剧烈收缩，产生少尿、无尿及急性肾功能衰竭，故用药期间尿量应保持在每小时 25ml 以上，否则应立即减量或停药，必要时用甘露醇等脱水药利尿。

【禁忌证】　禁用于高血压、动脉硬化症、器质性心脏病患者、少尿、无尿患者，严重微循环障碍的患者及孕妇禁用。

【药物相互作用】　碱性药物可破坏本品，故忌与碱性药物配伍；不可与氯仿、环丙烷、氟烷、恩氟烷等麻醉药同时使用，以免引起心律失常。不宜与三环类抗抑郁药、单胺氧化酶抑制药同时使用，因可导致严重持续高血压与心律失常。

间 羟 胺

间羟胺（metaraminol）又名阿拉明（aramine），为人工合成品，性质较稳定，不易被 MAO 代谢。主要激动α受体，对β_1受体作用较弱；还可促进去甲肾上腺素神经末梢释放 NA 而发挥间接作用；收缩血管、升高血压作用比 NA 弱，但作用持久。间羟胺肌内注射 10min 或皮下注射 5～20min 后使血压升高，持续约 1h。如短时间内连续应用，可因囊泡内 NA 减少，使效应逐渐减弱，产生快速耐受性。

与 NA 比较，间羟胺具有以下特点：①收缩血管、升高血压作用弱而持久，可肌内注射，不引起局部组织缺血坏死；②对心脏兴奋作用弱，略增加心肌收缩性，升高血压后的反射作用对心率影响不明显，对正常人心出量无影响，对休克患者则可增加心输出量；③对肾脏血管的收缩作用也较弱，不易引起肾功能衰竭，但仍能显著减少肾脏血流量。由于间羟胺升压作用可靠，维持时间较长，较少引起心悸和少尿等不良反应，故临床作为 NA 的代用品，用于各种早期休克及其他低血压状态。

去氧肾上腺素和甲氧明

去氧肾上腺素（phenylephrine，苯肾上腺素；neosynephrine，新福林）和甲氧明（methoxamine，甲氧胺，methoxamedrine）都是人工合成品。体内不易被 MAO 代谢，作用维持时间较久。可皮下、肌内注射或静脉滴注给药。

去氧肾上腺素和甲氧明作用机制与间羟胺相似但较弱，直接和间接地激动α_1受体，一般剂量对β受体基本没有作用。通过收缩血管、升高血压作用，反射地兴奋迷走神经，使心率减慢，可用于治疗室上性心动过速。由于可明显减少肾血流量，很少用于抗休克治疗。可用于防治某些麻醉引起的低血压。此外，去氧肾上腺素还能激动瞳孔开大肌α_1受体，使开大肌收缩而扩瞳，可作为眼底检查时的快速短效扩瞳药，与阿托品比较,作用较弱,起效快,而维持时间短,且一般不引起眼内压升高(老年人前房角狭窄者可能引起眼内压升高)和调节麻痹。

羟甲唑啉和阿可乐定

羟甲唑啉(oxymetazoline)和阿可乐定(apraclonidine)为外周突触后膜α_2受体激动药。羟甲唑啉具有迅速收缩鼻血管的作用,从而改善鼻塞症状,作用可持续数小时。主要用于局部滴鼻治疗鼻黏膜充血和鼻炎;也可滴眼治疗眼结膜充血,不宜大量长期连续应用。偶有局部刺激症状,儿童大剂量使用可出现中枢神经系统抑制,2岁以下儿童禁用。阿可乐定能降低眼内压,主要用于青光眼的短期辅助治疗。

可乐定和甲基多巴

可乐定(clonidine)和甲基多巴(methyldopa)为中枢性α_2受体激动药,详见抗高血压药等章节。

第三节 α、β肾上腺素受体激动药

肾上腺素

肾上腺素(adrenaline,epinephrine,AD)是由肾上腺髓质嗜铬细胞合成分泌的主要激素。药用肾上腺素是从家畜肾上腺提取或人工合成,常用其盐酸盐。理化性质与NA相似,性质极其不稳定,遇光易分解,在中性尤其碱性溶液中迅速氧化变色而失效。

【体内过程】 口服无效,因在碱性肠液及肠黏膜和肝内破坏。皮下注射因能收缩血管,故吸收缓慢,作用时间可延长至1h;肌内注射吸收速度较快,作用维持10~30min;对于重症患者,必须采用静脉内注射给药。肾上腺素在体内的摄取与代谢途径与NA相似,迅速被组织摄取或由COMT及MAO破坏,其代谢物VMA大部分由尿排出,仅少量原形药物由尿排出。

【药理作用】 肾上腺素直接激动α和β受体,且对受体亚型无选择性,其作用复杂多样,与机体靶器官中肾上腺素受体亚型的分布、整体的反射作用及神经末梢突触间隙的反馈调节等因素有关,主要作用部位为心脏、血管及其他平滑肌。

1. 心脏兴奋 肾上腺素直接激动心肌、窦房结和传导系统的β_1及β_2受体,加强心肌收缩性,加快心率,加速传导,增加心输出量;但使心肌氧耗量增加,如剂量较大或静脉注射过快可兴奋异位节律点,引起心律失常,如期前收缩;尤其当患者处于心肌缺血缺氧或心力衰竭时,肾上腺素有可能使病情加重引起室性心动过速、心室纤颤等。

2. 血管 肾上腺素激动血管平滑肌α受体使血管收缩;激动β_2受体,使血管舒张,因而肾上腺素对血管的收缩或舒张作用,主要取决于各器官血管平滑肌上α受体及β_2受体的分布密度及给药剂量的大小。皮肤、黏膜、肾脏和胃肠道等器官的血管平滑肌以α受体数量占优势,血管呈收缩反应,相应部位的血流量显著减少。肾上腺素对脑血管收缩作用十分微弱;对肺血管表现出双相作用,小剂量舒张而大剂量收缩,中毒剂量可产生致死性肺水肿,这可能是由于肺毛细血管渗透压增高所致。而在骨骼肌、肝脏血管平滑肌上以β_2受体占优势,对肾上腺素呈血管舒张反应。在小动脉及毛细血管前括约肌α受体密度高,血管收缩反应强;而静脉和大动脉的α受体密度低,血管收缩反应则较弱。

肾上腺素能舒张冠状血管,增加冠脉流量,其原因:①激动冠脉β_2受体,扩张冠脉;②心脏收缩期缩短,舒张期相对延长,使冠脉供血时间延长;③兴奋心脏使心肌代谢产物增加,这些代谢产物如腺苷多为扩张冠脉的物质。由于不同部位血管对肾上腺素反应的不同,使用后,会出现相当程度全身血流再分布。

3. 血压 肾上腺素对血压的影响因剂量及给药途径而异。由于低剂量肾上腺素时,对β受体更敏感,如皮下注射(0.5~1mg)或低浓度静脉滴注(10 μg/min),β受体兴奋占优势,心脏兴奋,心输出量增加,故收缩压升高;骨骼肌血管舒张作用抵消或超过了皮肤黏膜血管收缩作用,舒张压不变或下降,脉压变大(图9-3)。典型的血压改变多为双相反应,即给药后迅速出现明显的升压作用,而后出现微弱的降压反应。较大剂量(≥1μg/kg)或快速静滴时,血管α受体兴奋占优势,血管收缩,外周阻力增加,收缩压和舒张压均升高。此外,肾上腺素尚能激动肾小球球旁器细胞的β_1受体,促进肾素的分泌。

4. 平滑肌 肾上腺素对平滑肌的作用取决于组织和器官上肾上腺素受体的类型。激动支气管平滑肌的β_2受体,使支气管平滑肌松弛,当支气管处于痉挛状态时,作用更明显。肾上腺素激动胃肠道平滑肌上α和β受体,使胃肠道平滑肌张力降低,自发性收缩频率和幅度减少;在妊娠末期和临产前,抑制子宫张力和收缩;激动膀胱逼尿肌β受体,使其膀胱松弛,激动膀胱括约肌和三角肌α受体,使其收缩,因此引起排尿困难和尿潴留。

5. 代谢 肾上腺素能提高机体代谢,在治疗剂量下可使耗氧量升高20%~30%。在人体,α受体和β_2受体的激动可促进肝糖原分解,而肾上腺素兼具α、β作用,故其升高血糖作用较NA显著。此外,肾上腺素可抑制外周组织对葡萄糖摄取,部分原因与抑制胰岛素的释放有关。肾上腺素还能激活甘油三酯酶,加速脂肪分解,使血液中游离脂肪酸升高,可能与激动β_1、β_3受体有关。

6. 中枢神经系统 肾上腺素不易通过血-脑屏障,故在治疗量对中枢神经系统无明显影响,但在大剂量时可出现中枢兴奋症状,如激动、呕吐、肌强直,甚至惊厥等。

【临床应用】

1. 心脏骤停 用于溺水、麻醉和手术意外,药物中毒、传染病和高度房室传导阻滞等所致的心脏骤停，一般在采用心肺复苏的同时静脉推注肾上腺素，也可经气管给肾上腺素，在无其他给药途径实施或开胸心脏按压时才能采用心室内注射肾上腺素。对电击所致的心脏骤停用肾上腺素配合心脏除颤器或利多卡因等抗心律失常药进行抢救。

2. 过敏性疾病

（1）过敏性休克：肾上腺素为首选药物，可迅速缓解过敏性休克的临床症状，如舒张支气管、减轻支气管黏膜水肿，改善通气，升高血压，改善心功能。因为肾上腺素激动α_1受体，收缩小动脉和毛细血管前括约肌，升高血压；激动支气管黏膜血管的α_1受体，降低毛细血管的通透性；激动心脏β_1和β_2受体，改善心功能；激动支气管β_2受体，舒张支气管；激动支气管黏膜层及黏膜下层肥大细胞上的β_2受体，减少过敏性介质如组胺和其他炎症介质的释放。一般皮下或肌内注射，也可生理盐水10倍稀释后缓慢静滴。但必须控制滴速和用量，以免引起血压骤升和心律失常等不良反应。

（2）支气管哮喘：仅用于控制支气管哮喘的急性发作。皮下或肌内注射肾上腺素能于数分钟内奏效。

（3）血管神经性水肿及血清病：迅速减轻血管神经性水肿、血清病、荨麻疹、枯草热等变态反应性疾病的症状。

3. 局部应用

（1）与局麻药配伍：肾上腺素加入局麻药注射液中，可延缓局麻药的吸收，延长局部麻醉时间，减少毒副作用。一般局麻药中肾上腺素的浓度为1：250 000，一次用量不要超过0.3mg。

（2）局部止血：当鼻黏膜和齿龈出血可用0.1%盐酸肾上腺素的纱布或棉花球填塞出血处，可有效止血。

（3）治疗青光眼：通过促进房水回流等机制，降低眼内压。

> **问 题 讨 论**
>
> 过敏性休克的治疗中，首选肾上腺素进行抢救的药理机制是什么？

【不良反应】 治疗量有时可见头痛、烦躁、面色苍白、心悸，短时的血乳酸或血糖升高等。用量过大或静脉注射太快，或皮下注射误入血管内，可致心律失常、心绞痛，或血压骤升，严重时引起脑出血。还可导致肺水肿。

【禁忌证】 禁用于高血压、脑动脉硬化、器质性心脏病、糖尿病和甲状腺功能亢进患者。

多 巴 胺

多巴胺（dopamine，DA）为合成去甲肾上腺素的前体，药用的是人工合成品。

【体内过程】 口服无效，多采用静脉滴注给药。血浆$t_{1/2}$为2min。在体内迅速经MAO和COMT的催化而代谢失效，代谢产物3,4-二羟苯乙酸和3-甲氧四羟苯乙酸由尿排出。

【药理作用】 多巴胺对外周多巴胺受体（DA受体）、α受体及β_1受体均有激动作用，对β_2受体几乎无作用，并可促进神经末梢释放NA，其作用与给药剂量有关。在肾脏、肠系膜和冠状动脉血管平滑肌均有多巴胺受体（D_1），D_1受体兴奋时，血管扩张。

1. 心血管 DA对心血管的作用与剂量有关，低剂量静脉滴注DA（2 μg/kg·min）时主要激动肾脏、肠系膜和冠脉的D_1受体，使血管扩张，增加肾、肠系膜及冠脉血流；中剂量静脉滴注DA（5～10 μg/kg·min）时，能激动心脏β_1受体和促进神经末梢释放NA，对心肌产生正性肌力作用，使心输出量增加，可使收缩压和脉压轻度上升，但对心率无明显影响；大剂量（10～20 μg/kg·min）时，以激动α受体占优势，并抵消了D_1受体的激动作用，导致血管收缩，外周血管阻力增加，收缩压和舒张压均升高。

2. 肾脏 DA在低剂量时作用于D_1，使肾血管扩张，肾血流量和肾小球滤过率增加，DA还有排钠利尿作用，使尿量增加；但剂量过大时，使肾血管明显收缩，肾血流量和尿量减少。

【临床应用】

1. 抗休克 用于某些类型休克的治疗，如心源性、感染中毒性及低血容量性休克等，对伴有心收缩性减弱及尿量减少而血容量已补足的休克患者疗效较好。在用药期间要对心功能、尿量等进行监测，如有尿量减少，发生心动过速等，应及时减量或停药。

2. 其他 多巴胺与利尿药合用，用于急性肾功能衰竭早期治疗。也可用于洋地黄和利尿剂治疗无效的心功能不全患者，具有改善血流动力学作用。对于肾功能不全的急性心衰患者，能改善肾血流，增加肾小球滤过率，利尿，利钠，增加对利尿剂的敏感性，并产生正性肌力作用，改善心功能。

【不良反应】 一般较轻。如剂量过大或滴注太快可出现恶心、呕吐、心动过速、心律失常及肾血管收缩引致肾功能下降等，给药时如有大量药物漏出血管外，会引起局部坏死或坏疽；一旦发生，应减慢滴注速度或停药，必要时给予α受体阻断剂。

【禁忌证】 嗜铬细胞瘤禁用。室性心律失常、闭塞性血管病、心肌梗死、动脉硬化及高血压慎用。

麻 黄 碱

麻黄碱（ephedrine）又称麻黄素，是从中草药麻黄中提取的生物碱。现已人工合成，药用其左旋体或消旋体。

【体内过程】 口服易吸收，也可皮下或肌内注射给药。且可透过血-脑屏障，中枢作用明显。吸收后小部分脱胺氧化，约79%以原形经肾脏排出，代谢和排泄缓慢。在体内不易被破坏，排泄较慢，作用较肾上腺素持久，血浆$t_{1/2}$为3～6h。

【药理作用】 麻黄碱能直接激动α、β受体，发挥拟肾上腺素作用，也能促进神经末梢释放NA，间接地发挥拟肾上腺素作用。与肾上腺素比较，麻黄碱的特点是性质稳定，口服有效，作用弱而持久，中枢兴奋作用较显著，易产生快速耐受性。

1. 心血管系统 对心脏，可使心肌收缩力增强，心输出量增加。在整体情况下，由于血压升高，反射性兴奋迷走神经，这一作用抵消了它直接加速心率的作用，故心率变化不大。对血管与血压，可使皮肤、黏膜及内脏血管收缩，骨骼肌血管扩张，收缩压较舒张压升高明显，脉压增大，用药后血压升高缓慢可维持数小时，无继发性血压下降现象。

2. 平滑肌 可松弛支气管平滑肌，作用较肾上腺素弱，起效缓慢，但作用持久。尚有抑制胃肠道平滑肌，松弛膀胱逼尿肌的作用。

3. 中枢神经系统 麻黄碱能透过血-脑屏障，较易引起中枢神经兴奋出现精神兴奋、不安、失眠、肌震颤等。

4. 快速耐受性 短期内反复使用麻黄碱、间羟胺等药物，作用可逐渐减弱，称为快速耐受性(tachyphylaxis)，也称脱敏(desensitization)，停药数小时后可以恢复。至于麻黄碱的快速耐受性产生的机制，可能与递质消耗，麻黄碱与受体的亲和力降低有关。

【临床应用】

(1) 预防或缓解支气管哮喘发作，轻症效果好，对于重症急性发作效果较差。

(2) 消除鼻腔黏膜充血引起鼻塞，可用0.5%～1%溶液滴鼻，明显消除黏膜肿胀。

(3) 防治某些低血压状态，如腰麻和硬膜外麻醉时所引起的低血压。

(4) 缓解荨麻疹和血管性神经水肿等过敏反应引起的皮肤黏膜症状。

【不良反应】 有时出现中枢兴奋所致的不安、失眠等。连续滴鼻治疗过久，可产生反跳性鼻黏膜充血或萎缩。禁忌证同肾上腺素。

伪麻黄碱

伪麻黄碱(pseudoephedrine)是麻黄碱的立体异构体，作用与麻黄碱相似，但中枢兴奋和升压作用较弱。主要用于缓解鼻黏膜充血、肿胀引起的鼻塞症状。类似药物还有萘甲唑啉(naphazoline)等，是常用复方感冒制剂的组成部分。

第四节 β肾上腺素受体激动药

一、β_1、β_2受体激动药

异丙肾上腺素

异丙肾上腺素(isoprenaline，ISO)是人工合成品，常用其盐酸盐，化学结构是去甲肾上腺素氨基上的一个氢原子被异丙基所取代，是经典的β_1、β_2受体激动药。

【体内过程】 口服易被破坏，舌下含化或气雾吸入均能迅速吸收，吸收后主要在肝及其他组织中被COMT代谢灭活，MAO对其作用弱，也较少被去甲肾上腺素能神经所摄取，因此作用维持时间较NA、肾上腺素略长。

【药理作用】 对β受体有很强的激动作用，对β_1和β_2受体选择性很低，对α受体几乎无作用。

1. 心脏 ISO激动心脏β_1受体，使心肌收缩力增强，心率加快，传导加速，心输出量和心耗氧量增加。与肾上腺素比较，ISO加快心率、加速传导的作用较强，心肌耗氧增加明显。由于ISO对窦房结的兴奋作用强，而对异位起搏点兴奋作用较弱，故虽过量也导致心律失常，但较少引起心室颤动。

2. 血管 激动β_2受体使骨骼肌血管明显舒张，肾血管和肠系膜血管舒张作用较弱，也能舒张冠状血管，增加冠脉血流量，但剂量过大可能因外周血管显著扩张，引起舒张压明显下降，降低了冠脉灌注压，使冠脉流量反而减少。

3. 血压 对血压的影响与剂量有关。小剂量静脉滴注(2～10μg/min)，因心肌收缩力加强，心输出量增加，而外周血管舒张，故收缩压升高而舒张压略下降，脉压加大。大剂量因使静脉明显扩张，有效血容量降低，回心血量减少，导致收缩压和舒张压均降低，脉压变化不大(图9-3)。

4. 支气管平滑肌 激动β_2受体，使支气管平滑肌松弛，也可抑制组胺等过敏性物质释放，但对支气管黏膜的血管无收缩作用，故消除黏膜水肿的作用不如肾上腺素。久用可产生耐受性。

5. 其他 促进脂肪和糖原分解，增加组织的耗氧量。与肾上腺素比较，升高血中游离脂肪酸作用相似，而升高血糖作用较弱。不易通过血-脑屏障，中枢兴奋作用弱。

【临床应用】

1. 控制支气管哮喘急性发作 经气雾吸入给药，作用快而强，但持续时间短。

2. 房室传导阻滞 适用于中重度者，一般舌下含药，严重时静脉滴注给药，根据心率调整滴数。

3. 心脏骤停 用于治疗多种原因，如溺水、麻醉、药物中毒、心室自身节律缓慢及高度房室传导阻滞或窦房结功能衰竭而并发的心脏骤停，常与NA或间羟胺合用作心室内注射。

4. 休克 用于治疗伴心排出量低、而外周阻力较高的休克，但需要及时补液。

【不良反应及注意事项】 常见的不良反应有：心悸、头晕、头痛、心律失常、皮肤潮红等。用药过程中应注意控制心率。长期使用可产生耐受性，停药7～10d后，耐受性可消失。禁用于冠心病、心肌炎、心肌梗死和甲状腺功能亢进等患者。

问题讨论

根据传出神经系统药理知识，分析解释NA、AD及ISO三个药物对心率和血压影响的机制。

二、β_1受体激动药

多巴酚丁胺

多巴酚丁胺(dobutamine) 口服无效，血浆 $t_{1/2}$ 为2min，应用时必须持续静脉滴注给药。持续用药24～26h，出现耐受性。

多巴酚丁胺属于β_1受体激动药，此药虽然化学结构与多巴胺相似，临床用含有右旋多巴酚丁胺和左旋多巴酚丁胺的消旋体，前者阻断α_1受体，后者激动α_1受体；两者都激动β受体，但前者激动β受体作用为后者的10倍，消旋多巴酚丁胺的作用是两者的综合表现。

多巴酚丁胺对β_1受体激动作用远强于β_2受体，呈现剂量依赖性的正性肌力作用，正性肌力作用比正性频率作用显著，对心率影响不大，很少增加心肌耗氧量，对肾及肠系膜等血管无直接扩张作用。临床用于治疗心肌梗死并发心力衰竭患者，可增加心肌收缩力，增加心输出量和降低肺毛细血管楔压，并使左室充盈压明显降低，使心功能改善，继发地促进排钠、排水、增加尿量，有利于消除水肿。剂量过大或静滴速度过快，可使心率加快，引起心律失常。应减量或暂停用药。禁用于心房颤动及梗阻型肥厚性心肌病者。

三、β_2受体激动药

本类药物有沙丁胺醇(salbutamol)、特布他林(terbutaline)、奥西那林(metaproterenol)等。它们主要作用于β_2受体，对支气管平滑肌有强而持久的舒张作用，而对心脏的效应较小。作为支气管扩张剂主要用于治疗哮喘和支气管痉挛(详见第28章)。

复习指导

1. 肾上腺素受体激动药分为三类，即α、β受体激动药，代表药肾上腺素；α受体激动药，代表药去甲肾上腺素；β受体激动药，代表药异丙肾上腺素。这些药物均可直接激动相应受体，有部分药物还能促进神经末梢去甲肾上腺素的释放，如间羟胺、麻黄碱和多巴胺。

2. 本章药物的药理作用主要涉及对心血管系统和支气管平滑肌等的影响，但因激动的受体或受体亚型不同，其药理作用及临床用途有所差异，注意进行分析比较。

常用制剂及用法

重酒石酸去甲肾上腺素(noradrenaline bitartrate) 注射剂，2mg相当于去甲肾上腺素1mg，一般以本品2mg加于5%葡萄糖注射液500ml中，静脉滴注，每分钟滴入0.004～0.008mg。

重酒石酸间羟胺(metaraminol bitartrate) 注射剂，19mg相当于间羟胺10mg，肌内注射，间羟胺每次10mg；或10～20mg以葡萄糖注射液100ml稀释后静脉滴注。极量静脉滴注每次100mg(每分钟0.2～0.4mg)。

盐酸去氧肾上腺素(phenylephrine hydrochloride) 注射剂，肌内注射，每次2～5mg；或10mg以葡萄糖注射液100ml稀释后静脉滴注。极量：肌内注射每次10mg，静脉滴注每分钟0.18mg。

盐酸甲氧明(methoxamine hydrochloride) 注射剂，肌内注射，每次10～20mg；或缓慢静脉注射，每次5～10mg；或每次20mg，用葡萄糖注射液稀释，缓慢静脉滴注。极量：肌内注射每次20mg，60mg/d；静脉注射每次10mg。

羟甲唑啉(oxymetazoline) 滴鼻，成人和6岁以上儿童一次1～3滴，早晨和睡前各1次。

盐酸肾上腺素(adrenaline hydrochloride) 注射剂，皮下或肌内注射每次0.25～0.5mg。必要时可心室内注射，每次0.25～0.5mg，用生理盐水稀释10倍。极量：皮下注射每次1mg。

盐酸多巴胺(dopamine hydrochloride) 注射剂，20mg加入5%葡萄糖注射液200～500ml内，静脉滴注，75～100 μg/min。极量：静脉滴注每分钟20 μg/kg。

盐酸麻黄碱(ephedrine hydrochloride) 口服，每次25mg，3次/天。皮下或肌内注射，每次15～30mg。极量：口服、皮下或肌内注射，每次0.06g，0.15g/d。

伪麻黄碱(pseudoephedrine) 口服，成人每次30～60mg，3次/天。

硫酸异丙肾上腺素(isoprenaline sulfate) 注射剂，静脉滴注，以0.1～0.2mg加于5%葡萄糖注射液100～200ml中，每分钟滴入0.5～2ml或按需要而定。

盐酸异丙肾上腺素(isoprenaine hydrochloride) 气雾剂，0.25%气雾剂喷雾吸入，每次0.1～0.4mg。舌下含服，每次10mg，3次/天。极量：喷雾吸入，每次0.4mg，2.4mg/d，舌下含，每次20mg，60mg/d。

(宜 全)

第10章 肾上腺素受体阻断药

学习要求

掌握肾上腺素受体阻断药的分类、药理作用,临床应用和不良反应。

肾上腺素受体阻断药(adrenoceptor blocking drugs)能与肾上腺素受体结合,但药物本身没有内在活性,从而拮抗去甲肾上腺素能神经递质或肾上腺素受体激动药的作用。根据对α和β肾上腺素受体选择性的不同,本类药物可分为α肾上腺素受体阻断药、β肾上腺素受体阻断药及α、β肾上腺素受体阻断药三大类。

第一节 α肾上腺素受体阻断药

α肾上腺素受体阻断药能选择性地与α肾上腺素受体结合,其本身不激动或较弱激动肾上腺素受体,却能妨碍去甲肾上腺素能神经递质及肾上腺素受体激动药与α受体结合,从而产生抗肾上腺素作用。

【分类】 这类药物根据其对 α_1、α_2 受体的选择性不同,可分为非选择性α受体阻断药(α_1、α_2 受体阻断药)、选择性α受体阻断药(α_1 受体阻断药和 α_2 受体阻断药)。

【药理作用】

1. 血管 由于小动脉和静脉张力很大程度上取决于血管平滑肌上的α受体,因而α受体阻断药会降低外周血管阻力和降低血压。因为阻断 α_1 受体,抑制了由内源性儿茶酚胺引起的血管收缩反应,该作用的大小与给予阻断药时交感神经系统的活性相关,对血压正常者仰卧位时血压影响较小,但当站立时因为拮抗了代偿性血管收缩,可引起直立性低血压;阻断 α_1 受体,也能抑制给予拟交感胺类药物引起的血压升高,能将肾上腺素的升压作用翻转为降压,这个现象称为"肾上腺素作用的翻转"(adrenaline reversal)(图10-1、图10-2),这是因为α受体阻断药选择性地阻断了与血管收缩有关的 α_1 受体,与血管舒张有关的β受体未被阻断,使肾上腺素的血管收缩作用被取消,而血管舒张作用得以充分地表现出来。

问题讨论

对于因α受体被阻断而引起的低血压状态,升压药不能选用AD,宜用NA。为什么?

2. 心脏 具有心脏兴奋作用,使心肌收缩力增强,心率加快,心排出量增加。这种兴奋作用部分由血管舒张、血压下降,反射性兴奋交感神经引起;部分是阻断去甲肾上腺素能神经末梢突触前膜上 α_2 受体,从而促进去甲肾上腺素释放,激动心脏 β_1 受体的结果。

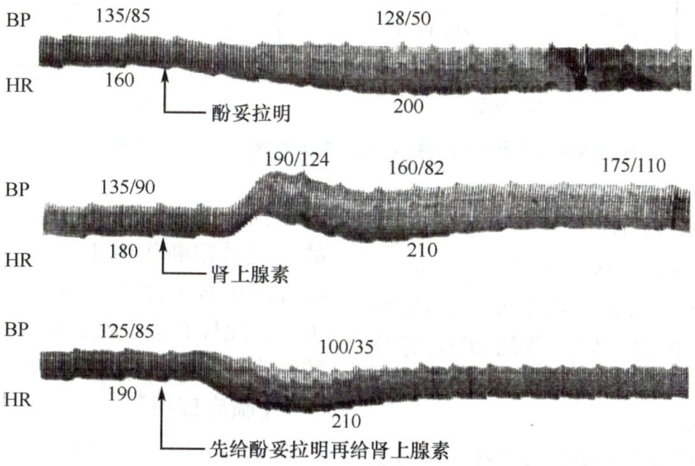

图10-1 静脉注射酚妥拉明对狗血压和心率的影响及肾上腺素作用的翻转

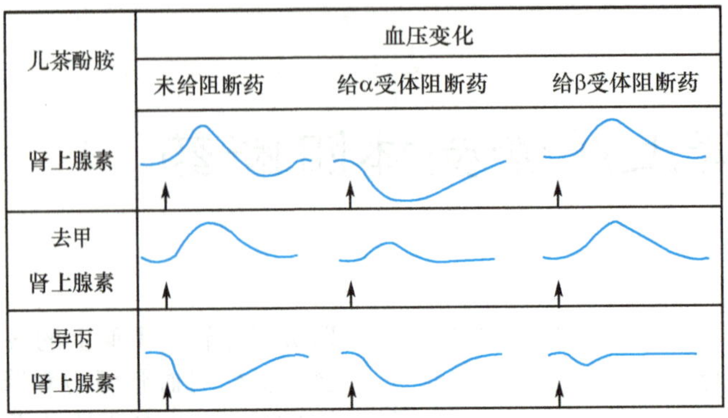

图 10-2　给予肾上腺素受体阻断药前后儿茶酚胺对血压的影响示意图

3. 其他部位的平滑肌　前列腺及尿道周围组织中以肾上腺素能神经起主要作用。有丰富的 α_1受体，亚型中以 α_{1A}为主（占 70% 左右），激活 α_{1A}受体可以明显提高前列腺尿道阻力。α 受体阻断药可阻断膀胱底三角区、尿道以及前列腺平滑肌组织的 α_1受体，松弛平滑肌，达到缓解膀胱出口梗阻症状，达到排尿通畅的作用；抑制这些部位括约肌的收缩，而降低排尿阻力。

一、α_1、α_2受体阻断药

此类药物对 α_1、α_2受体具有相似的亲和力，同时阻断 α_1受体和 α_2受体。

【分类】　根据药物作用及维持时间，又将其分为短效类及长效类 α 受体阻断药。短效类药物为咪唑啉（imidazoline）的衍生物，以氢键、离子键或范德华引力与 α 受体结合，因而结合较疏松，容易解离；由于此类药物能与儿茶酚胺竞争受体结合位点，故属于竞争性 α 受体阻断药，同时由于阻断突触前膜 α_2受体，使去甲肾上腺素释放增加，竞争与 α 受体结合，故维持时间短。常用的药物有酚妥拉明、妥拉唑啉（图 10-2）。

长效类药物的化学结构为氯化烷基胺，以共价键与 α 受体结合，因而结合牢固，作用维持时间长。此类药物在离体实验时，即使加入高浓度的儿茶酚胺，也难与之竞争，达不到最大效应，属于非竞争性 α 受体阻断药，常用的药物有酚苄明（图 10-3）。

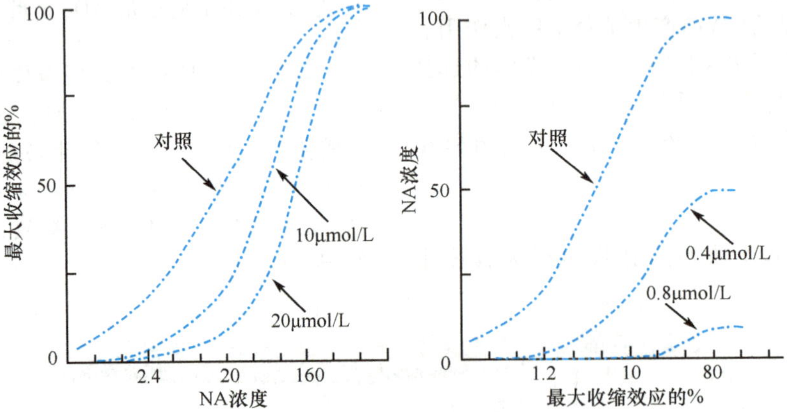

图 10-3　妥拉唑啉（左）和酚苄明（右）对 NA 收缩猫脾脏条剂量反应曲线的影响

酚 妥 拉 明

酚妥拉明（phentolamine）又名立其丁（regitine）。

【体内过程】　口服后 30min 血药浓度达峰值，但口服生物利用度低，效果仅为注射给药的 20%，作用维持 3～6h；肌内注射作用维持 30～45min。大多以无活性的代谢物从尿中排泄。

【药理作用】　阻断对血管平滑肌 α_1受体，具有直接舒张血管的作用。静脉注射使外周血管阻力和肺动脉压降低，血压下降（图 10-1），兴奋心脏，增强心肌收缩力，加快心率，增加心输出量。由于对静脉和小静脉的 α_1受体阻断作用比对小动脉的作用强，直立时外周静脉淤血增多，故易引起直立性低血压。偶可致心律失常。此外有拟胆碱作用，使胃肠平滑肌兴奋；还有组胺样作用，使胃酸分泌增加，引起皮肤潮红等。

【临床应用】

1. 去甲肾上腺素滴注外漏　预防和治疗静脉滴注去甲肾上腺素不慎外漏引起的局部皮肤缺血坏死，可用本品 5mg 溶于 10～20ml 生理盐水中，作皮下浸

润注射。

2. 抗休克　酚妥拉明能舒张小动脉和小静脉，降低外周阻力，使心排出量增加，并降低肺循环阻力，防止肺水肿的发生。从而改善休克状态时的组织器官血液灌注，解除微循环障碍。用于外周血管阻力高、心排血量低的休克患者治疗，但给药前需补足血容量。临床上主张合用去甲肾上腺素，目的是对抗去甲肾上腺素的α型收缩血管的作用，保留其β型加强心肌收缩力的作用。

3. 顽固性充血性心力衰竭　心力衰竭时，因心排出量不足，交感张力增加，小动脉和小静脉收缩，外周阻力增高，肺充血和肺动脉压力升高，易产生肺水肿。酚妥拉明可扩张血管、降低外周阻力，心脏前后负荷降低、心输出量增加，改善肺水肿和全身水肿，从而逆转其病理过程。但酚妥拉明仅作为治疗充血性心力衰竭的辅助药，不能代替强心苷类（见第 24 章）。

4. 诊断和治疗肾上腺嗜铬细胞瘤　因瘤细胞分泌大量肾上腺素及去甲肾上腺素而引起高血压，酚妥拉明阻断 α_1 受体，产生迅速而强大的降压作用。用于缓解嗜铬细胞瘤引起的持续性高血压、骤发高血压危象及术前准备。用于诊断嗜铬细胞瘤，但可靠性及安全性较差，故应特别慎重。

5. 外周血管痉挛性疾病　用于肢端动脉痉挛性疾病（雷诺病），手足发绀和血栓闭塞性脉管炎等。

6. 其他　用于肾上腺素等拟交感胺类药物过量导致的高血压。用于其他药物治疗无效的心肌梗死。口服或阴茎海绵体内注射酚妥拉明可诊断或治疗阳痿。

【不良反应】　常见的不良反应有直立性低血压和反射性兴奋心脏引起的不良反应，静脉给药过快可引起严重的心率加快、心律失常和心绞痛。因此须缓慢注射或滴注。口服可有胃肠道反应，出现腹痛、腹泻、呕吐和诱发溃疡病。

> **问题讨论**
>
> 嗜铬细胞瘤患者，血压 250/150mmHg（33.3/20.0kPa），静脉注射酚妥拉明治疗，由于速度过快，患者血压降至 65/40mmHg（8.7/5.3kPa）。为什么血压会下降？此时可给予什么药物升高血压？

妥拉唑啉

妥拉唑啉（toalzoline，苄唑啉）对 α 受体阻断作用与酚妥拉明相似，但较弱，而组胺样作用和拟胆碱作用较强。口服和注射都易吸收，但口服吸收较慢，排泄较快，效果远不及注射给药。主要用于血管痉挛性疾病的治疗，局部浸润注射用以处理去甲肾上腺素静脉滴注时药液外漏。不良反应与酚妥拉明相同，但发生率较高。

酚苄明

酚苄明（phenoxybenzamine）又称苯苄胺（dibenzyline），是人工合成品。

【体内过程】　本品起效慢，但作用强大而持久。口服有 20%～30% 吸收，因刺激性强，也不作肌内或皮下注射，仅作静脉注射。静脉注射酚苄明后，其分子中的氯乙胺基须环化形成乙撑亚胺基，才能与 α 受体牢固结合，故起效慢。本品的脂溶性高，大剂量用药可积蓄于脂肪组织中，然后缓慢释放，故作用持久。主要经肝代谢，经肾及胆汁排泄。一次用药，12h 排泄 50%，24h 排泄 80%，作用可维持 3～4 天，一周后尚有少量残留于体内。

【药理作用】　舒张血管，降低外周阻力和增加心输出量，加快心率。低血容量或站立时可引起血压明显降低。高浓度还有抗 5-羟色胺及抗组胺作用。

【临床应用】　主要用于治疗嗜铬细胞瘤和良性前列腺增生引起的排尿困难。

【不良反应】　常见的有直立性低血压、心悸、鼻塞、嗜睡、疲乏等；口服可致恶心，呕吐。

二、选择性 α_1 受体阻断药

此类药物对动脉和静脉的 α_1 受体有较高的选择性阻断作用，对突触前膜 α_2 受体无影响，降低总外周血管的阻力，使血压下降，但对心排血量无明显影响，并且很少引起心动过速的副作用，起到良好的降压效果。代表药物有哌唑嗪及其衍生物，临床常用的药物有特拉唑嗪（terazosin）、多沙唑嗪（doxazosin）、阿夫唑嗪（alfuzosin）等。主要用于高血压、慢性充血性心力衰竭和良性前列腺增生的治疗。

特拉唑嗪（terazosin）

特拉唑嗪是长效选择性 α_1 受体阻断药，其作用于血管平滑肌，扩张血管，而降低体循环血管阻力，使立、卧位收缩压和舒张压均降低。由于对突触前膜 α_2 受体无影响，而不兴奋交感神经，不促进去甲肾上腺素能释放，不会引起反射性心动过速；不增加肾素活性，对肾血流量和肾小球滤过率无影响。长期应用能增加人体组织对胰岛素的敏感性，改善糖代谢；对血脂代谢有良好作用，可降低血总胆固醇和甘油三酯，使高密度脂蛋白（HDL）升高，有预防动脉粥样硬化和冠心病的作用，故有利于伴糖尿病和血脂代谢紊乱的患者。特拉唑嗪也作用于膀胱颈、前列腺和尿道平滑肌，使其松弛，而不影响逼尿肌的功能，故特拉唑嗪能改善前列腺增生的临床症状。但有头晕、乏力、心悸及直立性低血压等不良反应。

对 α_1 受体的分类研究证实，α_1-受体又分三个亚型，分别为 α_{1A}、α_{1B} 和 α_{1D}，这三种亚型受体的结构、组织分布及其作用不同。其中 α_{1A}、α_{1D} 受体主要存在于前列腺

及尿道平滑肌，α_{1B} 受体主要存在血管平滑肌。选择哌唑嗪类治疗前列腺增生，因心血管系统不良反应多，临床用于受限。目前临床主要选用 α_{1A} 亚型受体阻断药。

坦 洛 新

坦洛新(tamsulosin)是 α_{1A} 受体阻断药，其对受体亚型亲和力的大小顺序为 $\alpha_{1A}>\alpha_{1D}>\alpha_{1B}$。与前列腺平滑肌收缩相关的 α_{1A} 受体选择性是与血管平滑肌收缩相关的 α_{1B} 受体的 20 倍，因此可以超选择性地阻断尿道、膀胱颈及前列腺平滑肌的 α_{1A}、α_{1D} 受体，降低平滑肌张力，减少下尿路阻力，改善排尿状态，以达到治疗前列腺增生症的目的，而减少服药后发生直立性低血压的发生。

三、选择性 α_2 受体阻断药

育亨宾(yohimbine)能选择性地阻断 α_2 受体，可促进去甲肾上腺素能神经末梢释放去甲肾上腺素，增加交感神经张力，导致血压升高、心率加快。主要作为药理学科研中的工具药。

第二节 β 肾上腺素受体阻断药

β 肾上腺素受体阻断药能选择性与 β 受体结合，竞争性阻断去甲肾上腺素能神经递质或肾上腺素受体激动药与 β 受体的结合，从而拮抗 β 受体激动后所产生的一系列作用。β 受体阻断药与激动药呈典型的竞争性拮抗，使激动药(如异丙肾上腺素)的量效曲线平行右移(图 10-4)，取消肾上腺素的 β 型扩血管效应，保留 α 型缩血管作用，从而使其升压作用略有增加，对去甲肾上腺素的升压作用基本没有影响，对异丙肾上腺素的降压作用有拮抗效应(图 10-2)。

【分类】 β 受体阻断药按对 β_1，β_2 受体亚型的亲和力的差异分为非选择性 β 受体阻断药(β_1、β_2 受体阻断药)；选择性 β 受体阻断药。本类药物中有些除具有 β 受体阻断作用外，还具有一定的内在拟交感活性，因此 β 受体阻断药又可分为有内在拟交感活性及无内在拟交感活性两类(表 10-1)。

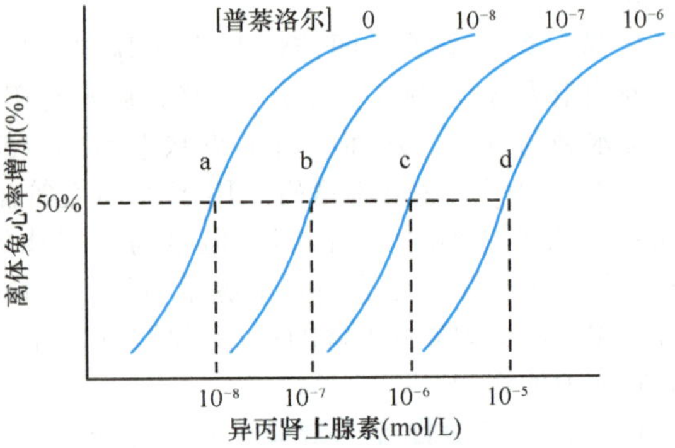

图 10-4 普萘洛尔对异丙肾上腺素加快心率的竞争性拮抗作用

表 10-1 β 受体阻断药的分类

分类及代表药物	β 受体阻断作用		内在拟交感活性	膜稳定作用
	β_1	β_2		
非选择性 β 受体阻断药				
普萘洛尔(propranolol)	+	+	−	++
索他洛尔(sotalol)	+	+	−	−
噻吗洛尔(timolol)	+	+	−	−
吲哚洛尔(pindlol)	+	+	++	±
选择性 β_1 受体阻断药				
美托洛尔(metoprolol)	+	−	−	±
阿替洛尔(atenolol)	+	−	−	−
艾司洛尔(esmolol)	+	−	−	−
比索洛尔(bisoprolol)	+	−	−	−

注：−、±、+、++分别表示无作用、作用不定、弱、中

【体内过程】 β 受体阻断药口服后自小肠吸收，但由于受脂溶性高低的影响及通过肝脏时的首关消除，其生物利用度差异较大。本类药物主要经肝代谢、肾排泄，脂溶性高的药物主要在肝脏代谢，少量以原形从尿中排泄，脂溶性小的药物主要以原形从肾脏排泄。本类药物的半衰期多数在 3～6h，索他洛尔的半衰期可达 10～20h，属长效 β 受体阻断药(表 10-2)。

表 10-2 β 受体阻断药的药动学特性

药物名称	脂溶性(lgkp)	口服生物利用度(%)	血浆半衰期(h)	首关消除(%)	主要消除器官
非选择性 β 受体阻断药					
普萘洛尔(propranolol)	3.65	~30	3~5	60~70	肝
索他洛尔(sotalol)	—	~95	10~20	—	肾
噻吗洛尔(timolol)	2.1	~75	3~5	25~30	肝
吲哚洛尔(pindlol)	1.75	~90	3~4	10~13	肝、肾
选择性 β 受体阻断药					
美托洛尔(metoprolol)	2.15	~50	3~4	50~60	肝
阿替洛尔(atenolol)	0.23	~40	5~8	0~10	肾
艾司洛尔(esmolol)	—	—	0.13	—	红细胞中分解

【药理作用】

1. β 受体阻断作用

（1）心脏：对心脏的作用是这类药物的主要作用。由于阻断心脏 β_1 受体，产生负性频率和负性肌力作用，使心率减慢，延缓心房和房室结的传导，延长 ECG 的 P-R 间期，减弱心收缩力，减少心输出量，降低心肌耗氧量，特别当心脏交感神经张力增高时（如运动或紧张），作用明显，但对处于静息状态的正常心脏，有内在拟交感活性的 β 受体阻断药如吲哚洛尔作用很弱。

（2）血管：短期给予非选择性 β 受体阻断药，阻断 β_2 受体介导的舒血管作用，以及交感神经反射地兴奋激动α受体，导致外周阻力增加，冠状动脉、肝脏、肾脏和骨骼肌等器官组织血流量减少。但长期使用总外周阻力可恢复到原来水平。有内在拟交感活性的β受体阻断药可短期内降低外周血管阻力。β 受体阻断药对正常人血压影响不明显，但对高血压患者有降压作用，其机制复杂（见第 23 章）。

（3）支气管平滑肌：阻断支气管 β_2 受体，使支气管平滑肌收缩而增加呼吸道阻力。但这种作用对正常人影响较少，在有支气管哮喘或慢性阻塞性肺病的患者，这种阻断作用能导致致命性的支气管收缩。选择性 β_1 受体阻断药的此作用较弱。

（4）代谢：阻断 β_3 受体，抑制交感神经兴奋所引起的脂肪分解。长期应用不具有内在拟交感活性的 β 受体阻断药，可增加血浆甘油三酯浓度，降低 HDL 胆固醇，而具有内在拟交感活性者对血脂影响较小或无影响。β 受体阻断药对糖代谢的影响不明确，但与 α 受体阻断药合用时可拮抗肾上腺素的升高血糖和促进糖原分解作用。

（5）肾素：阻断邻肾小球细胞的 β_1 受体而抑制肾素的释放，这可能是其降血压作用的原因之一。

2. 内在拟交感活性　有些 β 受体阻断药与 β 受体结合后，既有阻断 β 受体的作用，又有微弱的激动 β 受体作用，称为内在拟交感活性（intrinsic sympathomimetic activity，ISA）。由于激动作用较弱，一般被其 β 受体阻断作用所掩盖而不表现出来。但体内去甲肾上腺素减少时或预先给予利血平以耗竭体内儿茶酚胺，使药物的 β 阻断作用无从发挥，这时再给具有 ISA 的 β 受体阻断药，其激动 β 受体的作用便可表现出来，可致心率加速，心输出量增加等。ISA 较强的药物在临床应用时，其抑制心收缩力，减慢心率和收缩支气管作用，一般比不具 ISA 的药物为弱。

3. 膜稳定作用　大剂量用药时，有些 β 受体阻断药具有局部麻醉作用和奎尼丁样作用。这两种作用均与其降低细胞膜对离子的通透性有关，故称为膜稳定作用。这是一种与 β 阻断作用无关的特征。产生膜稳定作用的血药浓度比临床治疗时的血药浓度高出 50～100 倍，故认为在常用量时，膜稳定作用与治疗作用无关。

4. 其他　普萘洛尔有抗血小板聚集作用；β 受体阻断药尚有降低眼内压作用，这可能由于减少房水的形成所致。

【临床应用】

1. 高血压　通过阻断心、脑、肾的 β 受体以及外周去甲肾上腺素能神经突触前膜 β_2 受体，使高血压患者血压下降，与其他降压药物合用时能减轻其他药物引起的心率加快、心排出量增加及水钠潴留等不良反应，适用于各型高血压（见第 23 章）。

2. 心绞痛和心肌梗死　阻断心脏 β_1 受体，降低心肌耗氧量，增加缺血区供血，对心绞痛有良好的疗效。对心肌梗死，两年以上长期应用可降低复发和猝死率（见第 25 章）。

3. 心律失常　阻断心脏 β_1 受体，减慢心率和传导，对多种原因引起的快速型心律失常有效，如窦性心动过速、全身麻醉药或拟肾上腺素药引起的心律失常等，对交感神经兴奋引起的心律失常疗效较佳（见第 20 章）。

4. 甲状腺功能亢进及甲状腺中毒危象　β 受体阻断药可降低机体对儿茶酚胺的敏感性，降低交感神经活性，而且抑制甲状腺素（T_4）转变为三碘甲状腺原氨酸（T_3），因而能有效控制甲亢激动不安，心动过速和心律失常等症状（见第 33 章）。

5. 充血性心力衰竭　在心肌状况严重恶化之前早期应用，对某些充血性心力衰竭能缓解症状，改善预后（见第 24 章）。

6. 青光眼　噻吗洛尔等一些 β 受体阻断药可降低房水生成速率，降低眼内压，常局部用药治疗青光眼。与毛果芸香碱相比，具有不影响瞳孔和视力的优点。

7. 其他　普萘洛尔试用于偏头痛、肌震颤、肝硬化的上消化道出血等。也用于嗜铬细胞瘤和肥厚性心肌病。

【不良反应】　一般不良反应有头昏、失眠、噩梦等中枢神经系统症状和恶心、呕吐、轻度腹泻等消化道系统症状。偶见过敏性皮疹和血小板减少等。严重的不良反应常与应用不当，使 β 受体阻滞过度有关，主要包括：

1. 心血管反应　对心脏的 β_1 受体阻断作用，可出现心脏功能抑制，特别是心功能不全、窦性心动过缓和房室传导阻滞的患者，由于其心脏活动中交感神经占优势，故对本类药物敏感性提高，引发或加重心衰的发展。具有 ISA 的 β 受体阻断药较少引起心动过缓、心功能抑制。对血管平滑肌 β_2 受体阻断作用，可使外周血管疾病的症状进一步加重，出现雷诺现象。

2. 诱发或加剧支气管哮喘　由于对支气管平滑

肌的 β_2 受体的阻断作用，非选择性 β 受体阻断药可使呼吸道阻力增加，诱发或加剧哮喘，选择性 β_1 受体阻断药及具有 ISA 药物，一般不引起上述的不良反应。但这类药物的选择性往往是相对的，故对哮喘的患者仍应慎重。

3. 反跳现象 长期应用无 ISA 的 β 受体阻断药后，突然停药，可引起原来病情加重，如加剧心绞痛，使猝死的危险性增加。其机制与受体向上调节有关。因此长期用药者应逐渐减量直至停药。

4. 其他 偶见眼-皮肤黏膜综合征，个别患者有幻觉、失眠和抑郁症状。少数人因掩盖降血糖药引起的低血糖的症状，而出现严重后果，此时，可慎重选用具有 β_1 受体选择性的药物。

【禁忌证】 禁用于严重心功能不全、窦性心动过缓、重度房室传导阻滞和支气管哮喘的患者。慎用于心肌梗死及肝功能不良患者。

一、β_1 和 β_2 受体阻断药

普萘洛尔

普萘洛尔（propranolol）又称心得安，是最早应用于临床的 β 受体阻断药，有旋光性，仅左旋体有阻断 β 受体的作用。

【体内过程】 口服吸收完全，但首过效应为60%～70%，生物利用度仅为30%。血浆蛋白结合率大于90%。血浆峰值时间为1～3h，$t_{1/2}$ 为3～5h。老年人肝功能减退，$t_{1/2}$ 可延长。长期给药或大剂量时，肝脏的消除功能被饱和，生物利用度可提高。易于通过血-脑屏障和胎盘屏障，也可通过乳汁分泌。代谢产物90%以上从肾排泄。个体差异大，血浆高峰浓度相差可达20倍，用药剂量应个体化。

【药理作用和临床应用】 普萘洛尔具有较强的 β 受体阻断作用，对 β_1 和 β_2 受体的选择性很低，没有内在拟交感活性。用药后可使心率减慢，心肌收缩力减弱（图10-5）；能降低心肌自律性，延长有效不应期，减慢传导，使心输出量减少，心肌耗氧降低，对高血压病人可使血压下降，支气管阻力也有一定程度的增高。普萘洛尔并不影响正常人的血糖水平，也不影响胰岛素的释放，但能延缓用胰岛素后低血糖反应的恢复，这可能是其抑制了低血糖引起儿茶酚胺释放所致的糖原分解，对用胰岛素的糖尿病患者加用 β 受体阻断药时，易掩盖心悸等低血糖反应，延误低血糖的发现，应提高警惕。临床主要用于治疗心律失常、心绞痛、高血压、甲状腺功能亢进等。

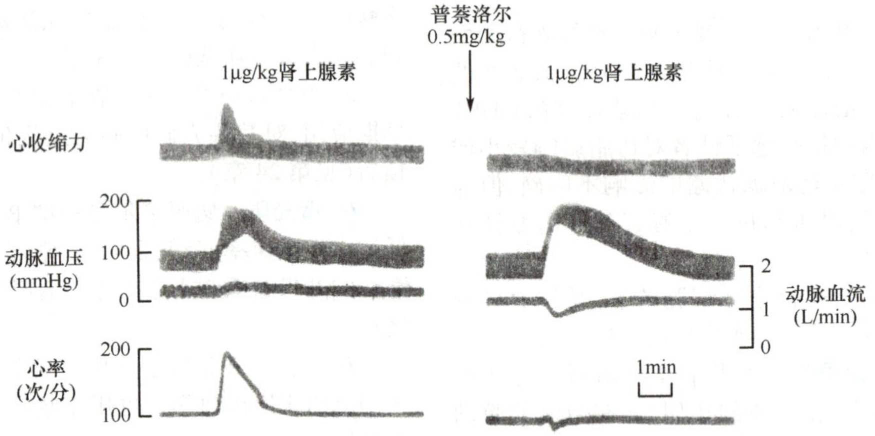

图10-5 注射肾上腺素和先给予普萘洛尔再注射肾上腺素时犬心肌收缩力、心率和血压变化

【不良反应】 应用本品可出现眩晕、神志模糊（尤见于老年人）、精神抑郁、反应迟钝等中枢神经系统不良反应；较少见的有支气管痉挛及呼吸困难、充血性心力衰竭；更少见的有发热和咽痛（粒细胞缺乏）、皮疹（过敏反应）、出血倾向（血小板减少）。须警惕雷诺症：四肢冰冷、腹泻、倦怠、眼、口或皮肤干燥、恶心、指趾麻木、异常疲乏等。其他不良反应见前述部分。

【禁忌证】 支气管哮喘，心源性休克，心脏传导阻滞（Ⅱ、Ⅲ度房室传导阻滞），重度或急性心力衰竭，窦性心动过缓。

【药物相互作用】

1. 与抗高血压药物相互作用 本品与利血平合用，可导致体位性低血压、心动过缓、头晕、晕厥。与单胺氧化酶抑制剂合用，可致极度低血压。

2. 与洋地黄合用 可发生房室传导阻滞而使心率减慢，需严密观察。

3. 与钙拮抗剂合用 特别是静脉注射维拉帕米，要警惕本品对心肌和传导系统的抑制。

4. 与肾上腺素、苯福林或拟交感胺类合用 可引起显著高血压、心率过慢，也可出现房室传导阻滞。

5. 与异丙肾上腺素或黄嘌呤合用 可使后者疗

效减弱。

6. 与氟哌啶醇合用 可导致低血压及心脏停搏。

7. 与氢氧化铝凝胶合用 可降低普萘洛尔的肠吸收。

8. 酒精 可减缓本品吸收速率。

9. 与苯妥英、苯巴比妥和利福平合用 可加速本品清除。

10. 可影响血糖水平 故与降糖药同用时，需调整后者的剂量。

索他洛尔

索他洛尔（sotalol）又称甲磺胺心定、心得怡。本品为兼有β-肾上腺素受体阻断作用和延长心肌动作电位时程电生理活性的药物。小剂量时，表现为β受体阻断作用，可延长窦房结周期和房室结不应期，减慢房室传导；较大剂量时，可延长心房、心室动作电位时间和有效不应期。本品口服吸收完全，具有生物利用度高，半衰期长的特点，口服后 2~3h 达血药峰浓度，2~3d 达稳态血药浓度，与血浆蛋白结合低，且首过效应低，80%~90% 以原形从尿中排出。临床用于各种心律失常，包括室性心律失常、室上性心律失常，各种症状性及危及生命的心律失常，以及心房颤动、心房扑动转律后正常窦性节律的维持，也可用于高血压及心绞痛。

噻吗洛尔

噻吗洛尔（timolol）又称噻吗心安，作用强度为普萘洛尔的 8 倍。其特点是对青光眼，特别是原发性开角型青光眼有良好效果，其作用机制为抑制房水形成，起效快、副作用小、耐受性好。滴眼后 20min 眼压即开始下降，经 1~2h 达最大效应，作用可持续 24h。但要注意治疗青光眼时，滴眼制剂能被大量吸收进入全身，使某些哮喘和充血性心力衰竭的患者出现不良反应。

吲哚洛尔

吲哚洛尔（pindolo）又称心得静。本品生物利用度高，作用类似普萘洛尔，但强度是普萘洛尔的 6~15 倍。其特点是有较强的内在拟交感活性，主要表现在激动 β_2受体方面，可舒张血管平滑肌，且减慢心率及心输出量的作用较弱，因此，对心脏储备力降低或易出现心动过缓的高血压患者，使用该药物较好。

二、β_1受体阻断药

美托洛尔

美托洛尔（metoprolol）又称美多心安和甲氧乙心安。血浆高峰浓度的个体差异很大（可达 17 倍），原因可能是在体内的代谢受遗传因素影响，快代谢型者的 $t_{1/2}$为 3~4h；慢代谢型者的 $t_{1/2}$可达 7.5h。缓释剂可每天给药 1 次。在肝中代谢，仅 10% 以原形从尿中排泄。美托洛尔有较弱的膜稳定作用，无内在拟交感活性。对 β_1受体有较大的选择性，但较大剂量时对血管及支气管平滑肌的 β_2受体也有作用。临床用于心律失常、心绞痛、高血压、心肌梗死、甲状腺功能亢进及嗜铬细胞瘤等。

阿替洛尔

阿替洛尔（atenolol）又称氨酰心安，对 β_1受体有较高选择性，而对支气管及血管的 β_2受体影响甚小。临床一般用于心律失常、高血压、心绞痛及青光眼等。

艾司洛尔

艾司洛尔（esmolol）是一种作用时间很短的 β_1受体阻断药，$t_{1/2}$约 8min。可紧急情况下静脉给药。

第三节 α、β 肾上腺素受体阻断药

本类药物对α、β受体的阻断作用选择性不强，但对β受体的阻断作用强于α受体的阻断作用。临床应用的药物有拉贝洛尔（labetalol）、阿罗洛尔（arottnolol）、卡维地洛（carvedilol）、布新洛尔（bucindolol）、醋丁洛尔（acebutolol）等。

拉贝洛尔

【体内过程】 拉贝洛尔（labetalol）又称柳胺苄心定。口服吸收，部分被首过消除，生物利用度 20%~40%。$t_{1/2}$为 4~6h，血浆蛋白的结合率为 50%，约有 95% 在肝中被代谢。

【药理作用及临床应用】 拉贝洛尔有 4 种立体异构物，各异构体阻断受体的选择性不同，临床应用的拉贝洛尔为 4 种异构体的消旋混合物，可阻断 β_1和 β_2受体，选择性阻断 α_1受体，其对β受体的阻断作用为阻断α受体作用的 5~10 倍，并具有较弱的内在拟交感活性和膜稳定作用。

拉贝洛尔既能通过阻断α受体引起血管舒张，又能通过阻断β受体减少心输出量，有助于降低血压，且降低血压时一般不降低心输出量，能降低卧位血压和周围血管阻力，比单纯β受体阻断药为优。适用于治疗轻度至重度高血压和心绞痛；静脉注射治疗高血压危象。

【不良反应】 常见的不良反应有直立性低血压、眩晕、乏力、幻觉、胃肠道障碍等，本品致支气管平滑肌收缩的作用虽不强，但对哮喘患者仍可致支气管痉挛。儿童、孕妇及哮喘、脑出血患者忌用静脉注射。

卡维地洛

卡维地洛（carvedilol）除阻断β受体和α受体外，还有抗氧化作用，抑制氧自由基引起的脂质过氧化和平滑肌增殖。口服首关消除显著，生物利用度 22%，血浆蛋白结合率为 95%，经肝代谢消除，$t_{1/2}$为 6~8h。降压作用迅速，可长时间维持降压作用。对左室射血分数、心功能、肾功能、肾血流灌注、外周血流量、血浆电解质和血脂水平没有影响，不影响心率或使其稍微

减慢，极少产生水钠潴留。临床用于治疗高血压和充血性心力衰竭。

复习指导

1. 肾上腺素受体阻断药分为三类，α受体阻断药；β受体阻断药；α、β受体阻断药，这类药因拮抗相应激动药与受体的结合，表现出与激动药作用相反的药理效应。

2. 掌握β受体阻断药的基本作用为β受体阻断作用，其药理作用主要涉及心脏、血管、支气管等器官，其中非选择性β受体阻断药-代表药普萘洛尔和选择性β_1受体阻断药-代表药阿替洛尔，是目前治疗心血管系统疾病的主要药物之一。

常用制剂及用法

甲磺酸酚妥拉明(phentolamine methanesulfonate) 注射剂，肌内或静脉注射，每次5mg。

盐酸妥拉唑啉(tolazoline hydrochloride) 口服，每次25mg，3次/天。肌内注射，每次25mg。

盐酸酚苄明(phenoxybenzamine hydrochloride) 注射剂，口服，每次10~20mg，2次/天。抗休克，0.5~1mg/kg，加入5%葡萄糖注射液200~500ml中静脉滴注，最快不得少于2h滴完。

盐酸坦洛新(tamsulosin hydrochloride) 口服，推荐剂量为成人0.2mg/d，饭后一次服用；可根据年龄和症状酌情增减剂量。

盐酸普萘洛尔(propranolol hydrochloride) 抗心绞痛及抗高血压，口服，每次10mg，3次/天，每4~5天增加10mg，直至每天80~100mg或至症状明显减轻或消失。抗心律失常，口服，每次10~20mg，3次/天。静脉滴注每次2.5~5mg，以5%葡萄糖注射液100ml稀释静滴，按需要调整滴速。

噻吗洛尔(timolol) 滴眼，0.25%滴眼剂，2次/天。

阿替洛尔(atenolol) 口服，每次100mg，1次/天。

美托洛尔(metoprolol) 口服，每次50~100mg，2次/天。急需时缓慢静脉注射，每次5mg。

拉贝洛尔(labetalol) 口服：每次100mg，2~3次/天。静脉注射，每次100~200mg。

阿罗洛尔(arottnolol) 口服，每次10mg，2次/天。

卡维地洛(carvedilol) 口服，每次10~20mg，2次/天。

（宜 全）

第11章　局部麻醉药和全身麻醉药

学习要求

掌握常用局部麻醉药普鲁卡因、利多卡因、丁卡因药理作用特点；吸入麻醉药恩氟烷、异氟烷的作用特点；静脉麻醉药丙泊酚的作用特点。熟悉复合麻醉的含义和意义。

麻醉药（anethetics）是指通过对中枢或外周神经作用，使整个机体或用药局部暂时、可逆性失去知觉及痛觉的药物。根据其作用范围可分为局部麻醉药和全身麻醉药。

第一节　局部麻醉药

局部麻醉药（local anaesthetics）简称局麻药，是一类局部应用于神经末梢或神经干周围，能可逆性地阻断神经冲动的发生和传导，在意识清醒的状态下，使神经支配的部位出现暂时性感觉（痛觉、压觉、温觉等）丧失的药物。高浓度时也可麻痹运动神经，导致运动功能丧失。局部麻醉是一种简便易行的麻醉方法，适用于较表浅、局限的手术，但吸收后也可干扰重要器官的功能。

一、局部麻醉药概述

（一）药理作用及作用机制

1. 局麻作用　局麻药可作用于神经，提高产生神经冲动所需的阈电位，抑制动作电位去极化上升的速度，延长不应期，从而干扰神经动作电位的形成、大小及传导。局麻药对神经冲动传导的阻滞作用与神经纤维的类型、直径和神经电活动发放频率有关。无髓鞘神经纤维比有髓鞘的神经纤维更敏感；细神经纤维比粗神经纤维更易被阻滞；频率发放高、膜电位负性小的神经纤维对局麻药敏感。在局麻药作用下，痛觉最先消失，其次是冷觉、温觉、触觉和压觉。

局麻药主要作用于神经细胞膜。在正常情况下神经细胞膜的去极化有赖于 Na^+ 内流，局麻药可直接与电压门控的 Na^+ 通道相互作用而抑制 Na^+ 内流，阻止动作电位的产生和神经冲动的传导，产生局麻作用。关于局麻药如何阻止 Na^+ 的学说较多，目前公认的学说是受体学说，即局麻药主要作用于 Na^+ 通道上一个或多个特殊结合位点。Na^+ 通道是大分子糖基蛋白，有α、β_1、β_2 三个亚单位。α亚单位是其主要功能单位，包括四个相似的区域（Ⅰ～Ⅳ），每一区域又由六个螺旋结构的跨膜片段组成（S_1～S_6）。细胞外使用的局麻药必须通过神经细胞膜，在 Na^+ 通道细胞膜内侧作用于α亚单位第Ⅳ区的 S_6 节段上的氨基酸残基，封闭 Na^+ 通道的内口（而非膜表面的外口）才能发挥局麻作用。

2. 吸收作用　局麻药的剂量或浓度过高，或误将药物注入血管时，血中药物达到一定浓度时，即可产生吸收作用，对中枢神经、心血管系统及其他器官功能产生影响。因此，吸收作用实际上是局麻药的毒性反应。

（1）中枢神经系统：局麻药对中枢神经系统的作用通常是抑制作用，但中毒时表现为先兴奋后抑制：初期表现为眩晕、烦躁、肌肉震颤、焦虑等，进而发展为神经错乱甚至全身性强直-阵挛性惊厥，最后转入昏迷、呼吸麻痹、衰竭而死亡。局部药引起的惊厥是边缘系统兴奋性扩散所致，苯二氮䓬类能加强边缘系统γ-氨基丁酸（gamma-aminobutyric acid，GABA）能神经元的抑制作用，对抗局麻药中毒引起的惊厥。

（2）心血管系统：局麻药可降低心肌兴奋性，使心肌收缩减弱、传导减慢、不应期延长。通常在血药浓度较高时才发生心血管反应，表现为血压下降，但有极少数高敏者应用小剂量局麻药进行浸润麻醉时即可引起心血管事件和死亡，常是突发的心室纤颤、心搏骤停所致。

（二）临床应用

1. 表面麻醉（surface anaesthesia）　将穿透性强的局麻药涂于黏膜表面，使黏膜下神经末梢麻醉。适用于鼻、口腔、咽喉、支气管、食道、泌尿生殖道等黏膜部位的浅表手术。常用2% 丁卡因、2%～10% 利多卡因和1%～4% 可卡因。由于局麻药黏膜吸收的速度不亚于静脉注射，因此用药过程强调分次给药，并不得超过常用量。

2. 浸润麻醉（infiltration anaesthesia）　将局麻药注入皮下或手术切口部位，使局部的神经末梢麻醉。常用0.5%～1.0% 利多卡因、0.5%～1.0% 普鲁卡因和0.125%～0.25% 布比卡因。

3. 传导麻醉(conduction anaesthesia) 将局麻药溶液注射到外周神经干附近,阻断神经冲动传导,使该神经支配的区域麻醉。阻断神经干所需的局麻药浓度较麻醉神经末梢所需的浓度高,但用量较少,麻醉区域较大。常用药为0.5%~2%普鲁卡因、1%~2%利多卡因或0.25%~0.5%布比卡因。

4. 蛛网膜下腔麻醉(subarachnoidal anaesthesia) 又称脊髓麻醉或腰麻(spinal anaesthesia),是将局麻药溶液注入腰椎蛛网膜下腔,麻醉该部位的脊神经根。首先被阻断的是交感神经纤维,其次是感觉纤维,最后被麻醉的是运动纤维。用于下腹部和下肢手术,常用药物为利多卡因、丁卡因、普鲁卡因。应用时要注意调配局麻药溶液的相对密度、严格限制用药量、控制注药速度和调整患者体位与姿势,密切观察患者的呼吸和血压,严防呼吸和循环衰竭。

5. 硬膜外麻醉(epidural anaesthesia) 将局麻药注入硬膜外腔,药液沿着神经鞘扩散,穿过椎间孔阻断神经根,使其支配区域产生麻醉作用。临床上常插入硬膜外导管以便反复多次给药。对于肌肉松弛要求高的腹部手术,常用浓度较高的局麻药液,如0.3%丁卡因、0.5%~0.75%布比卡因,可以产生交感、躯体感觉和运动神经的阻滞。对于肌肉松弛要求不高的下肢、腰部手术,可用中等浓度的局麻药液,如0.2%丁卡因、1.6%利多卡因、0.375%布比卡因。与蛛网膜下腔麻醉相比,硬膜外麻醉较少引起患者呼吸和循环衰竭,也较少引起手术后的头痛等不良反应。

二、常用局麻药

局麻药在化学结构上由三部分组成,即芳香族环、中间链和胺基团。中间链可直接影响本类药物的作用,为酯键或酯酰胺键。局麻药据此可分为酯类(如普鲁卡因、丁卡因等)和酰胺类(如利多卡因、布比卡因、罗哌卡因等)。酯类局麻药毒性较大,治疗指数低,变态反应的发生率多于酰胺类,主要由组织和血浆中假性胆碱酯酶水解失活。酰胺类药物主要经肝脏微粒体混合功能酶系统代谢转化,具有起效快、弥散广、作用时间长等特点,临床应用较多。常用局麻药的特点和临床应用比较见表11-1。

表11-1 临床常用局部麻醉药的特点和临床应用比较

分类	特点	临床应用
酯类		
普鲁卡因	黏膜穿透力弱;血浆假性胆碱酯酶水解;代谢物对氨苯甲酸能对抗磺胺类药物的抗菌作用	浸润麻醉、传导麻醉、硬膜外麻醉和损伤部位的局部封闭
丁卡因	黏膜穿透力强;具有缩血管作用;毒性大;一般不用于浸润麻醉	黏膜表面麻醉、脊髓麻醉和硬膜外麻醉
酯酰类		
利多卡因	起效快、作用强而持久;穿透力强,安全范围大;局部血管扩张作用不明显;对组织几无刺激性	全能局麻药,主要用于传导麻醉和硬膜外麻醉
布比卡因	局麻作用较利多卡因强而持久;无快速耐受性	臂丛阻滞和局部浸润麻醉、传导麻醉和硬膜外麻醉,适用于产科手术麻醉,围手术期阵痛

普鲁卡因

普鲁卡因(procaine,奴佛卡因,novocaine)对黏膜的穿透力弱,需注射给药方可产生局麻作用。主要用于浸润麻醉、腰麻和硬膜外麻醉。与少量血管收缩药(如肾上腺素)合用,可减慢其局部吸收,延长作用时间和减少吸收后产生的严重不良反应。本药在血浆中被假性胆碱酯酶水解为对氨苯甲酸和二乙氨基乙醇,前者能对抗磺胺类药物的抗菌作用,故本药应避免与磺胺类药物同时应用。本药可出现过敏反应,过量能引起中枢神经系统及心血管反应。

利多卡因

利多卡因(lidocaine,昔罗卡因,xylocaine)与相同浓度的普鲁卡因相比,起效快、麻醉效价强度高、作用维持时间长。与血管收缩药(如肾上腺素)合用,可延缓其局部吸收,延长作用时间。本药安全范围较大,能穿透黏膜,可用于各种局麻方法,有全能局麻药之称。临床上主要用于传导麻醉和硬膜外麻醉。因其为酰胺类药物,对酯类局麻药过敏者可改用此药。

丁卡因

丁卡因(tetracaine,地卡因,dicaine,潘妥卡因,pontocaine)化学结构与普鲁卡因相似,是对氨苯甲酸的衍生物。局麻作用比普鲁卡因强约10倍,吸收后毒性也相应增加。能穿透黏膜,作用迅速,1~3min显效,持续2h以上。优点是既有麻醉作用又有缩血管作用,能减少手术创面出血。最常用于黏膜表面麻醉,也可用于传导麻醉、腰麻和硬膜外麻醉。因毒性大,一般不用于浸润麻醉。

布比卡因

布比卡因(bupivacaine,麻卡因,marcaine)属长效酰胺类局麻药,局麻作用比利多卡因强3~4倍,持续时间也更长。可用于浸润麻醉、传导麻醉和硬膜外麻醉。

罗哌卡因

罗哌卡因（ropivacaine）属长效酰胺类局麻药，对神经的阻滞作用比布比卡因强，对感觉神经的阻滞作用优于对运动神经的阻断，术后运动阻滞迅速消失。其中枢神经系统毒性、心脏毒性均比布比卡因弱。用于急性疼痛（如分娩和术后镇痛等）以及硬膜外麻醉和传导麻醉。

第二节　全身麻醉药

全身麻醉药（general anesthetics）简称全麻药，是指能使外科手术患者产生镇痛、意识丧失、感觉和自主反射被抑制的药物。理想的全身麻醉药除具备上述作用外，还应具有麻醉诱导期短、停药后麻醉恢复期平稳而快速、麻醉深度易于控制、无明显局部刺激和其他严重不良反应，以及安全范围大等特点。

全麻药通常分为吸入性麻醉药和静脉麻醉药两大类。目前，临床应用的全麻药均有一定缺点，很难达到理想药物的要求，因此，常常根据患者情况和手术要求，加入一些麻醉辅助药（如阿片类镇痛药、M 受体阻断药、镇静催眠药和骨骼肌松弛药）或采用吸入麻醉药和静脉麻醉药联合使用，以获得较满意的麻醉效果。

全麻药作用机制尚未完全阐明。目前认为除氧化亚氮外，几乎所有全麻药均通过干扰脂质及镶嵌在脂质双分子层中的某些递质门控的抑制性氨基酸受体—离子通道复合物功能而发挥作用。其中，$GABA_A$ 受体-氯离子通道复合物可能是全麻药的主要作用靶点。全麻药通过易化 GABA 对 $GABA_A$ 受体作用，使氯离子内流增加，细胞膜超极化，增强中枢抑制性突触传递，从而引起中枢神经的广泛抑制。

一、吸入性麻醉药

吸入性麻醉药（inhalational anaesthetics）是指通过肺部吸入而达到麻醉效果的药物，包括挥发性液体（如异氟烷、恩氟烷、七氟烷及地氟烷等）和气体（如氧化亚氮）两类。传统的麻醉分期是根据乙醚的作用特点来划分，包括镇痛期、兴奋期、外科麻醉期和延髓麻醉期。为达到较理想的麻醉效果，目前常使用非乙醚吸入麻醉药，采用气管插管和呼吸机控制患者呼吸，术前和术中使用多种麻醉辅助药，以及静脉麻醉药和吸入麻醉药联合使用。这使得上述四个麻醉分期难以区分，也无区分的必要。目前临床对麻醉深度的评判主要依据患者血压变化、呼吸形式、对疼痛刺激的反应、反射情况、瞳孔变化及肌肉张力等把麻醉分为浅、中和深三度。

由于达到麻醉稳定状态时脑内麻醉药浓度相当于肺泡内药物浓度，因而可用使患者不产生手术疼痛反应的最小肺泡药物浓度（minimum alveolar concentration，MAC）来代表各药的麻醉效价强度。MAC 越小，麻醉药效价强度越高。影响吸入麻醉药作用的因素主要包括：①药物在血液和脑组织中的溶解度，通常以血/气分配系数和脑/血分配系数表示；②吸入气内药物浓度；③肺通气量。血/气分配系数大，吸入气内药物浓度越高和肺通气量越大，则药物被摄取率越高。另外，血/气分配系数小，则随着吸入气中药物浓度增加和肺通气量增多，药物在血液中的分压上升越快，进入脑内并在脑内药物浓度达平衡越迅速，麻醉诱导期越短。药物在各特殊组织中的分布快慢主要取决于局部血流速度。血流快而血供丰富的组织如脑、心、肺和肝则分布快。皮肤和肌肉中分布所需时间居中，而在脂肪、骨、软骨及韧带等的分布最慢。本类药主要经肺呼出而消除。因此，影响药物吸收的因素也影响药物消除。血/气和脑/血分配系数越小的药物，消除越快，患者从麻醉状态苏醒的时间越短。除氧化亚氮外，其他吸入性麻醉药经肝脏代谢，代谢物大多由肾脏排泄。临床常用吸入性麻醉药的特性见表 11-2。

表 11-2　临床常用吸入麻醉药的特点

	MAC（%）	最大蒸汽浓度（%）（20℃）	分配系数			代谢量（%）	麻醉诱导时间	呼吸道刺激性
			血/气	脑/血	油/水			
氟烷	0.75	32	2.30	2.90	224	20.0	短	无
异氟烷	1.20	33	1.40	2.60	98	0.20	很短	明显
恩氟烷	1.60	23	1.80	1.40	99	2.40	很短	轻度
地氟烷	6.00	87	0.45	1.30	19	0.02	极短	明显
七氟烷	2.00	21	0.65	1.70	42	3.00	极短	无
氧化亚氮	105	-	0.47	1.10	1.4	0.004	极短	无

氧化亚氮

氧化亚氮（nitrous oxide，N_2O，笑气，laughing gas）为无色、无刺激性，性质稳定，不易燃爆，不在体内代谢的气体麻醉剂。本药对呼吸道无刺激性，诱导期短，苏醒快，麻醉效价强度低，但镇痛作用较强。主要用于诱导麻醉或作为麻醉辅助药与其他吸入麻醉药合用，可减少后者用量50%以上。

氟　烷

氟烷(halothane)麻醉作用强，诱导期短，苏醒快。但本药镇痛作用较弱，肌肉松弛作用常难以满足手术要求，因此一般需加用阿片类镇痛药和(或)肌肉松弛药，以利手术平稳进行。本药对心血管系统有抑制作用，对子宫平滑肌有松弛作用，可致产后出血，反复使用对肝脏有损害，现已少用。

恩氟烷及异氟烷

恩氟烷(enflurane)与异氟烷(isoflurane)为同分异构体，与氟烷有相似特性，但理化性质更稳定，是目前临床应用最广泛的吸入麻醉药。特点为麻醉效价强度稍低于氟烷，但麻醉诱导期短而平稳，麻醉深度易于调整；对心血管系统抑制作用比氟烷弱，不增加心肌对儿茶酚胺的敏感性；肌肉松弛作用虽大于氟烷，但要达满意肌松效应仍需加用肌肉松弛药。两药体内代谢量远低于氟烷，肝脏毒性罕见。异氟烷在麻醉诱导期对呼吸道刺激较大，可致咳嗽、分泌物增加和喉头痉挛。恩氟烷浓度过高可致惊厥，有癫痫史者应避免使用。

地　氟　烷

地氟烷(desflurane)结构与异氟烷相似，化学性质非常稳定。特点为低脂溶性和低代谢性，麻醉效价强度为异氟烷的1/5，有极短而平稳的麻醉诱导期短和苏醒期(停药后5 min患者即可苏醒)，骨骼肌松弛作用比其他含氟吸入麻醉药强，对心血管功能的影响也较小。缺点为对呼吸道有刺激性，可引起咳嗽、呼吸停顿和喉头痉挛，仅用于成人及儿童的麻醉维持，尤其是需要较长时间手术的麻醉维持。

七　氟　烷

七氟烷(sevoflurane)麻醉诱导期短、平稳、麻醉深度易于控制，苏醒期短，无呼吸道刺激性，对心血管功能影响低于恩氟烷和异氟烷。能增强和延长非去极化肌肉松弛药的作用。目前广泛用于儿童及成人诱导麻醉和维持麻醉，对严重缺血性心脏病而施行高危心脏手术者尤为适合。

二、静脉麻醉药

静脉麻醉药(intravenous anesthetics)是指经静脉途径给药产生全身麻醉作用的药物，主要包括以硫喷妥钠为代表的超短效巴比妥类、苯二氮䓬类、氯胺酮、丙泊酚等。静脉麻醉药特点是用起效快，无兴奋现象，方法简便易行。缺点是麻醉深度不易控制，主要用于诱导麻醉。若单独应用只适用于小手术及某些外科处理。

硫 喷 妥 钠

硫喷妥钠(thiopental sodium)为超短效巴比妥类，脂溶性高，静脉注射几秒钟后即可进入脑组织，诱导期短，无兴奋期。由于本药能迅速从脑组织和血流丰富的组织扩散到脂肪和肌肉等组织，在体内形成再分布，因此作用时间短，终止给药后患者在10min内苏醒。要维持麻醉状态需持续给药或改用吸入麻醉药。主要优点是起效快，能降低脑血流、脑代谢和脑耗氧量，麻醉期间不升高颅内压。主要缺点是：抑制呼吸，过量易致呼吸停止；麻醉时各种反射依然存在，镇痛和肌松作用弱，难以完成一般手术；可造成喉头和支气管痉挛(用药前宜皮下注射硫酸阿托品预防)；给药时间过长则麻醉恢复期延长，造成护理困难。临床上主要用于诱导麻醉和基础麻醉。

苯二氮䓬类

苯二氮䓬类(benzodiazepines)为应用最广泛的镇静催眠药。本类药中的地西泮(diazepam，安定)、劳拉西泮(lorazepam)和咪哒唑仑(midazolam)也用于静脉麻醉，作为麻醉诱导剂或麻醉补充剂。本类药静脉给予诱导麻醉时间比硫喷妥钠长，但安全范围大，呼吸抑制轻微，能产生明显镇静、嗜睡和抗焦虑作用，50%以上患者出现记忆缺失(amnesia)，可持续6h。本类药无明显镇痛作用，可用于不需镇痛的手术，如内窥镜检查、心脏复律术和心导管术及诱导麻醉。

氯　胺　酮

氯胺酮(ketamine)是*N*-甲基-*D*-天门冬氨酸(*N*-methyl-*D*-aspartic acid，NMDA)受体的非竞争性阻断药，主要选择性阻滞痛觉冲动向丘脑和新皮质系统的传导，同时又能兴奋边缘系统，产生明显的分离麻醉(dissociative anesthesia)，即患者意识和感觉分离，出现意识模糊，短时记忆缺失，痛觉完全消失，梦幻和肌张力增加等。注射药物后15s内出现感觉分离，45s内出现明显意识丧失、镇痛和记忆缺失。单次给药意识丧失长达10～15min，镇痛达40min，记忆缺失达1～2h，数小时后患者才从麻醉状态下完全恢复。

本药在给药初期对心脏有兴奋作用，使心率加快、心排出量增加、血压升高，脑血流、脑代谢和颅内压也增加。麻醉时对体表的镇痛作用明显，对内脏的镇痛作用差，对呼吸影响轻微。适用于短时的体表小手术、清创、切痂、植皮和小儿基础麻醉等，也用作麻醉诱导剂或与地西泮合用。氯胺酮具有较强的药物滥用潜力，应严格按国家有关规定管理和使用。

依 托 咪 酯

依托咪酯(etomidate)为强效超短时非巴比妥类催眠药，无明显镇痛作用。起效快，强度为硫喷妥钠的12倍。对心血管系统影响小，静脉注射几秒钟后即产生意识丧失，诱导睡眠达 5min，停药后 3min 内苏醒。可用于诱导麻醉，但常需加用镇痛药、肌松药和(或)吸入麻醉药。应用本品后常出现阵挛性肌收缩，恢复期出现恶心、呕吐症状。大剂量快速静脉注射时可抑制呼吸。

丙 泊 酚

丙泊酚(propofol，异丙酚)是目前临床最常用的静脉麻醉药，制剂为1% 的乳剂，室温下呈油状。本药起效快，40s 内可进入睡眠状态，作用时间短，苏醒迅速、完全、平稳，作用强度为硫喷妥钠的 1.8 倍。无呼吸道刺激性，醒后精神错乱发生率低，可降低颅内压和脑代谢。用于诱导麻醉、维持麻醉及镇静催眠辅助用药。主要不良反应为心血管和呼吸系统的抑制作用，注射过快可致呼吸和/或心脏暂停、血压下降等。

第三节 复合麻醉

在麻醉药的临床应用中，为了达到满意的镇痛、骨骼肌松弛等外科条件，减少其不良反应和增加麻醉的安全度，常常将两种以上的麻醉药或麻醉辅助药同时或者先后使用，这种麻醉药物的使用方案称为复合麻醉(combined anesthesia)。常用的复合麻醉有以下几种。

(一) 麻醉前给药

在患者麻醉前给予镇静催眠药和镇痛药以消除患者对手术的紧张情绪，增强麻醉药的镇痛效果或减少麻醉药用量。给予 M 胆碱受体阻断药以减少麻醉过程中麻醉药引起的唾液腺和支气管分泌物增加，保持呼吸道通畅，减少术后并发症的发生。

(二) 基础麻醉(basal anesthesia)

对于过度紧张的患者或不能合作的小儿，可在麻醉前给予大剂量巴比妥类催眠药，使患者进入深睡眠状态后再施行药物麻醉。

(三) 诱导麻醉(induction of anesthesia)

首先采用硫喷妥钠或氧化亚氮使患者平稳而快速进入外科手术期，再用其他药物维持麻醉效果，使麻醉的诱导期缩短，减少出现在诱导期的不良反应及麻醉意外。

(四) 合用骨骼肌松弛药

根据手术对骨骼肌松弛的要求，可在麻醉时合用一定的骨骼肌松弛药。

1. 低温麻醉(hypothermal anesthesia) 在心脏外科手术麻醉时，常常需要使患者体温下降至 28 ~ 30℃。为达此目的，常加用氯丙嗪并配合物理降温。

2. 神经安定镇痛术(neuroleptanalgesia)和神经安定麻醉术(neuroleptanesthesia) 在某些外科小手术或烧伤换药时，使用安定药氟哌利多与镇痛药芬太尼合用，或者氟哌利多与氧化亚氮合用，达到良好的安定、镇痛和短时麻醉作用。

复 习 指 导

局麻药通过与电压门控的 Na^+ 通道相互作用而抑制 Na^+ 内流，干扰神经动作电位的形成、大小和传导，产生局麻作用。该类药吸收后还可引起中枢神经系统毒性和心血管系统毒性。最常用的局麻药为普鲁卡因，该药作用较弱，毒性小，适用于浸润麻醉、传导麻醉、腰麻和硬膜外麻醉，不用于表面麻醉。利多卡因作用强，安全范围较大，可用于各种麻醉方法，主要用于表面麻醉，传导麻醉和硬膜外麻醉。丁卡因作用强大，但毒性大，一般不作浸润麻醉，主要用于表面麻醉，还可用于腰麻、硬膜外麻醉和传导麻醉。布吡卡因作用强，维持时间长，可用于浸润麻醉，传导麻醉和硬膜外麻醉。

全麻药可分为吸入性麻醉药和静脉麻醉药两类。常用的吸入麻醉药有异氟烷、恩氟烷、七氟烷、地氟烷和氧化亚氮。静脉麻醉药使用方法简便，但不易控制麻醉深度，且易影响呼吸和血管运动中枢，主要用于诱导麻醉。丙泊酚是目前临床最常用的静脉麻醉药，起效快，作用时间短，苏醒迅速，常用于诱导麻醉、维持麻醉及镇静催眠辅助用药。氯胺酮可产生明显的分离麻醉状态。

常用制剂及用法

盐酸普鲁卡因(procaine hydrochloridum) 注射剂：25mg/10ml；50mg/ml；40mg/2ml。浸润麻醉用 0.25%～1% 等渗液。其他麻醉用 2% 溶液。一次极量 1000mg，腰麻不宜超过 200mg。

盐酸丁卡因(tetracaine hydrochloridum) 注射剂：50mg/5ml。表面麻醉用 0.25%～1% 溶液，传导麻醉、腰麻和硬膜外腔麻醉可用 0.2% 溶液。腰麻不宜超过 6mg。

盐酸氯普鲁卡因(chloroprocaini hydrochloridum) 注射剂：400mg/20ml。浸润麻醉用 0.5% 溶液，硬膜外麻醉用 2%～3% 溶液。

盐酸利多卡因(lidocaine hydrochloridum) 注射剂：200mg/10ml，400mg/20ml。浸润麻醉用 0.25%～0.5% 溶液，表面麻醉、硬膜外麻醉用 1%～2% 溶液，1 次极量 500mg。腰麻不易超过 100mg。

盐酸布比卡因(bupivacaine hydrochloridum) 注射剂:12.5mg/5ml,25mg/5ml,37.5mg/5ml。浸润麻醉用0.25%溶液,传导麻醉用0.25%~0.5%溶液,硬膜外腔麻醉用0.5%~0.75%溶液,1次极量200mg(加有肾上腺素时为250mg),1天极量为400mg。

恩氟烷(enflurane) 25ml/瓶,250ml/瓶。用量按需而定。

氧化亚氮(nitrous oxide) 钢瓶装液化气体。用量按需而定。

氟烷(fluothane) 20ml/瓶,250ml/瓶。用量按需而定。

乙醚(diethyl ether) 100ml/瓶,150ml/瓶,250ml/瓶。用量按需而定。

硫喷妥钠(thiopental sodium) 粉针剂 0.5g/瓶。用时以注射用水配制成2%~2.5%溶液。麻醉诱导剂量:3~5mg/kg缓慢静脉注射。

盐酸氯胺酮(ketamine hydrochloridum) 注射剂100mg/2ml。静脉麻醉:1~2mg/kg,小儿基础麻醉用量为5~10mg/kg肌内注射,镇静剂量为0.2mg/kg缓慢静脉注射。

丙泊酚(propofol) 注射剂10mg/ml。诱导剂量:1.5~2.5mg/kg静脉注射,老年人可减至1~1.6mg/kg。镇静剂量:25~75μg/(kg·min)静脉输注。麻醉维持:100~150μg/(kg·min)以微量泵静脉持续输注。

(江俊麟)

第三篇 作用于中枢神经系统的药物

第12章 中枢神经系统药理学概论

学习要求

掌握中枢神经系统各种递质及其受体分类，熟悉主要神经递质的功能及中枢神经系统药物的药理学特点。

中枢神经系统(central nervous system, CNS)在神经系统中起主导和协调作用，维持内环境稳定并对外环境变化做出即时反应。CNS由大量神经元组成，并通过多种形式的突触联系和递质传递，有机地构成神经环路和调节网络。神经递质通过与受体、离子通道及细胞内信号转导途径的偶联发挥复杂的调控作用。作用于CNS的药物主要通过影响突触传递过程中神经递质释放、受体功能以及信号转导等环节来改变或调节机体生理功能。因此，熟悉CNS的细胞组成、突触信息传递过程、神经递质及受体的功能是学习中枢神经系统药理的基础。

第一节 中枢神经系统的细胞学基础

一、神经元

神经元是CNS的结构和功能单位，它能接受刺激并传递信息，包括化学和生物电信息。人脑内约有 $10^{10}\sim10^{12}$ 个神经元，神经元属于终末细胞，受到损伤后不能再生。每个神经元都由胞体、树突(dendrite)和轴突(axon)组成。胞体是神经元的营养和代谢中心，含有一个大的圆形或卵圆形核以及合成细胞生命活动所需物质的细胞器如粗面内质网、高尔基器、线粒体和溶酶体等。神经元胞浆中尚含有内涵物，包括一些致密小体和色素颗粒如脂褐素，内涵物出现于成人期，且随着年龄增长而增加。每个神经元有一个或多个树突，树突的功能主要是接受刺激。通常神经元只有一个轴突，由胞体发出且长短不一，轴突的主要功能是传导神经冲动。神经元通过各种突触联系形成不同的神经环路，实现CNS调节的聚合和辐射，对各种信息进行精确地加工和整合。

二、神经胶质细胞

神经胶质细胞(neuroglia)占脑内细胞数量的90%左右，按形态可分为星形胶质细胞、少突胶质细胞、小胶质细胞和室管膜细胞。除了填充在神经元间隙中的胶质细胞外，脑毛细血管和髓鞘周围也有室管膜和Schwann细胞包围，因此CNS内几乎不存在细胞空隙。传统观点认为，胶质细胞的主要功能是支持、营养和绝缘作用，维持神经系统内环境稳定，并在CNS发育过程中引导神经元走向。近年的研究证实神经胶质细胞在脑内远远超越支持和营养的作用，其功能状态对于神经元的存活非常重要，几乎参与了所有脑内疾病的发生、发展和转归。突触周围的胶质细胞能摄取递质，参与递质的灭活过程(如兴奋性递质谷氨酸的摄取)。星形胶质细胞能够释放谷氨酸和ATP等递质，对突触信息的传递和整合以及突触可塑性发挥调控作用。因此，神经胶质细胞对CNS的调节作用，使其成为研发一些重要脑疾病如帕金森病、阿尔茨海默病和精神分裂症等治疗药物的重要靶标。

三、突触与信息传递

神经元与神经元之间，或神经元与效应细胞之间的信息传递部位称为突触(synapse)。常见的是一个神经元的轴突末梢与另一个神经元的树突或胞体连接，分别形成轴-树突触或轴体突触。根据传递的方式及结构特点，突触可分为电突触、化学突触和混合性突触。哺乳动物神经系统除少部分脑区存在一些电突触外，几乎所有突触均为化学突触，是脑内药物作用的重要位点。

突触传递过程主要包括神经递质的合成和储存、突触前膜去极化、钙内流触发神经递质的释放、神经递质与突触后受体结合、递质的消除及囊泡的再循环等。神经递质的释放尚受到突触前膜受体的反馈调控，通过改变进入末梢的钙离子量或改变末梢对钙离子的敏感性等均可调节递质的释放。以往认为突触传递是从突触前到突触后的单向传递。目前有证据表明，神经系统内存在交互突触，信息既可以从突触前传递到突触后，也可从突触后传递到突触前。研究显示，腺苷、一氧化氮、花生四烯酸和血小板活化因子等均可作为逆行信使分子，即作为突触后神经元对突触前传递信息的应答，逆行弥散至突触前神经元调节突触前神经元的活动及递质的合成与释放。

第二节　中枢神经系统递质及其受体

神经递质（neurotransmitter）是指神经末梢释放并作用于突触后膜受体，形成兴奋性或抑制性突触后电位的化学物质。神经递质必须与相应的受体结合才能发挥作用，其特点是传递信息快、作用强和选择性高。

一、乙酰胆碱

乙酰胆碱（acetylcholine，Ach）是第一个被发现的脑内神经递质。CNS 中许多神经元之间以 Ach 为递质，中枢 Ach 与大脑思维、学习和记忆等有着广泛的联系。

（一）中枢乙酰胆碱能通路

脑内 Ach 合成、储存、释放及灭活过程与外周胆碱能神经相同。脑中的 Ach 通路主要有两类：①中间神经元，参与局部神经回路的组成。主要分布在纹状体、隔核、伏隔核和嗅结节等神经核团，以纹状体最多。②胆碱能投射神经元，在脑内分布较集中，组成胆碱能基底前脑复合体和胆碱能脑桥-中脑-被盖复合体。部分神经元从下橄榄巨细胞核向大脑皮层、视丘及杏仁核投射，部分神经元从中隔及对角带向海马投射，尚有部分神经元从巨细胞视前核向嗅球投射。阿尔茨海默病的病理特征之一就是基底前脑复合体胆碱能神经元的明显丢失。

（二）中枢乙酰胆碱受体

中枢 Ach 受体的药理特性与外周胆碱能神经元相似，绝大多数脑内胆碱能受体是 M 受体，N 受体不到 10%。M 受体由单一肽链组成，含有 7 个跨膜区段，属于 G 蛋白偶联受体。M 受体分为五种亚型（M_1 ~ M_5），其中 M_1、M_3 和 M_5 通过 G 蛋白和磷脂酶 C 与膜磷脂酰肌醇偶联，IP_3 和 DG 是它们的第二信使分子，M_2 和 M_4 亚型亦与 G 蛋白偶联或作用于离子通道。阿托品、东莨菪碱等常用的 M 受体阻断药与上述亚型受体均有相似的亲和力。中枢 N 受体属于配体门控离子通道超家族，由五个亚单位组成跨膜蛋白。受体被激动后可开放受体离子通道，增加对 Na^+、Ca^{2+} 等离子的通透性，引起突触后膜的兴奋效应。

（三）中枢乙酰胆碱的功能

中枢 Ach 主要涉及觉醒、学习、记忆和运动调节。脑干的上行激动系统包含有胆碱能纤维，该系统的激活对于维持觉醒状态至关重要。胆碱能神经元与学习和记忆密切相关。老年痴呆患者有基底核胆碱能神经元缺失与减少，表现为学习和记忆功能障碍。目前临床使用的治疗老年痴呆药物大多是中枢拟胆碱药。纹状体中的胆碱能神经元和多巴胺能神经元共同调节锥体外系运动。Ach 与多巴胺系统功能失衡会导致严重的神经系统疾患，如多巴胺系统功能低下则使 Ach 系统功能相对过强，可出现帕金森病的症状；相反，则出现亨廷顿氏舞蹈病的症状。治疗前者可使用 M 受体阻断药，后者可使用 M 受体激动药。

二、γ-氨基丁酸

γ-氨基丁酸（γ-aminobutyric acid，GABA）是 CNS 内最重要的抑制性神经递质，脑内 GABA 由谷氨酸经谷氨酸脱羧酶催化脱羧而成，是抑制性反馈通路的主要介质。哺乳动物脑内有约 30% 左右的突触以 GABA 为神经递质，其在脑内含量是单胺类神经递质的 200 ~ 1000 倍。

（一）GABA 能神经通路

脑内广泛存在 GABA 能神经元，主要分布在大脑皮层、海马和小脑。目前仅发现两条长轴突投射的 GABA 能通路：小脑-前庭外侧核通路，从小脑浦肯野细胞投射到小脑深部核团及脑干的前庭核；另一通路从纹状体投射到中脑黑质。黑质是脑内 GABA 浓度最高的脑区。多数 GABA 能神经元属于中间神经元，但有的脑区内或脑区间还存在 GABA 能投射神经元的轴突终扣，与其他非 GABA 能神经元终末围绕、穿插，起突触后抑制性调控作用。部分 GABA 能神经元的终扣与突触前终末形成轴-轴突触，产生突触前抑制作用。

（二）GABA 受体

GABA 受体分为 $GABA_A$、$GABA_B$ 和 $GABA_C$ 三型。$GABA_A$ 是脑内主要受体，为配体门控的氯离子通道，也是镇静催眠药的作用靶点。$GABA_A$ 受体由五个不同亚基组成（α、β、γ、δ和ρ），在β亚基上有 GABA 结合位点，在其他亚基存在苯二氮䓬类（BZ）、巴比妥类和印防己毒素等药物的结合位点，调节氯离子通道的开放。药物与相应位点结合可引起 $GABA_A$ 受体构象改变，影响受体与 GABA 的亲和力和氯通道的开放。BZ 位点在α亚基上，该位点的激动药如地西泮和氯硝西泮，反相激动药如β-咔啉以及拮抗药氟马西尼等均可与α亚基结合。BZ 激动药与α亚基结合后可增强受体与 GABA 的亲和力，增加氯通道的开放频率，增强 GABA 能神经元的传递作用，产生抗焦虑、镇静催眠和抗惊厥等作用。苯巴比妥类与印防己毒素主要通过延长或阻断氯通道的开放时间发挥作用。脑内 $GABA_B$ 受体较少，属于 G 蛋白偶联受体。脑内 $GABA_C$ 受体主要分布在视网膜，也属于 GABA 门控的氯离子通道。

GABA 通过激活不同 GABA 亚型受体而产生突触前或突触后抑制效应。BZ 和巴比妥类药物通过加强中枢 GABA 能系统功能，产生镇静催眠、抗焦虑和抗惊厥等作用。新近的研究发现 GABA 在癫痫、老年痴呆症、帕金森病和亨廷顿病的发病机制中也具有重要作用。此外，GABA 也参与疼痛、神经内分泌和摄食行为的调节。

三、兴奋性氨基酸

谷氨酸（glutamate，Glu）和天冬氨酸是脑内的兴奋性氨基酸，其中谷氨酸是哺乳动物 CNS 内含量最高的兴奋性递质，脑内 50% 以上的突触是以 Glu 为递质的兴奋性突触。天冬氨酸在脑内发挥与 Glu 相似的作用。大脑皮层投射到纹状体、丘脑、黑质、红核、楔核和脊髓的纤维，内嗅皮层到海马下角及海马投射到隔核、斜角带核、伏隔核和新纹状体等核团的投射纤维都是 Glu 能纤维。谷氨酰胺酶水解谷胺酰胺生成的 Glu 可能是合成 Glu 递质的主要途径。

Glu 或天冬氨酸与不同的兴奋性氨基酸受体结合，引起突触后神经元的兴奋，诱发兴奋性突触后电位。根据激动剂选择性的不同将 Glu 受体分为三类：被 *N*-甲基-*D*-天冬氨酸（NMDA）激活的 NMDA 受体；被α-氨基羧甲基恶唑丙酸（AMPA）激活的 AMPA 受体；对海人藻酸（kailnic acid，KA）敏感的 KA 受体。这三类受体均属配体门控的离子通道受体。

NMDA 受体在脑内广泛分布，以海马及大脑皮层最为密集，是研制神经精神疾病药物的重要靶标。NMDA 受体激动可致其偶联的阳离子通道开放，高钙电导是 NMDA 受体的特点之一，也是 NMDA 受体与 Glu 引起兴奋性神经毒性、长时程突触增强（LTP）和学习记忆行为密切相关的原因。兴奋性氨基酸通过其受体介导，不但参与快速的兴奋性突触传导，而且在学习、记忆、神经元可塑性、神经系统发育及一些疾病如缺血性脑病、低血糖脑损害、癫痫、脑外伤和神经系统退行性疾病中发挥重要作用。

四、去甲肾上腺素

脑内去甲肾上腺素（norepinephrine，NE）能神经元突触传递的基本过程与外周神经系统相似。脑内 NE 能神经元胞体分布相对集中在脑桥及延髓，尤其密集在蓝斑核，从蓝斑核向前脑方向发出三束投射纤维，分别是中央被盖束、中央灰质背纵束和腹侧被盖-内侧前脑束。三束纤维主要同侧上行支配大脑皮层各区、边缘系统（包括扣带回、杏仁核，海马、下丘脑和中脑被盖等核团）、丘脑和蓝斑核，另发出投射纤维到小脑，终止于小脑皮质和中央核群。蓝斑核下行 NE 能纤维投射到延髓及脊髓。除蓝斑核外，在脑桥延脑外侧大脑脚被盖网状结构中较松散的聚集着一些 NE 能神经元核团，它们发出的投射纤维混合在蓝斑核的上述投射束，投射到不同脑区。基底前脑和隔区的 NE 能纤维主要来源于这些非蓝斑核 NE 能神经元。

脑内 NE 受体也存在α_1、α_2和β受体亚型，它们又各有 3 种亚型$\alpha_{1(A、B、D)}$、$\alpha_{2(A、B、C)}$和$\beta_{(1、2、3)}$。α_1受体通过 $G_{q/11}$ 蛋白与磷脂肌醇偶联。α_2受体及β受体分别通过 G_i 和 G_s 与腺苷酸环化酶偶联。刺激上述 NE 能投射通路的主要效应是β受体激活，突触后 cAMP 升高，诱发膜超极化，抑制自发放电。近年来，对脑内儿茶酚胺类递质摄取转运体的研究日益受到重视，临床上一些治疗精神疾病的药物就是通过作用于再摄取转运系统，从而改变此类递质的功能而发挥作用。

五、多　巴　胺

多巴胺（dopamine，DA）是脑内重要的神经递质。DA 神经元在 CNS 的分布相对集中，投射通路清晰，在大脑的运动控制、情感思维和神经内分泌方面发挥重要的作用，与帕金森病、精神分裂症、药物依赖和成瘾的发生发展密切相关。

（一）中枢 DA 通路

脑内 DA 神经元主要位于中脑和下丘脑，其纤维投射到纹状体、边缘系统和新皮质。中枢主要存在四条 DA 通路：①黑质-纹状体通路：其胞体位于黑质致密区（A_9），主要支配纹状体，调控姿势反射和运动性活动。该通路所含 DA 占全脑 70% 以上，是锥体外系运动功能的高级中枢。黑质 DA 神经元退行性变可致 DA 能系统功能减弱，引起帕金森病。②中脑-边缘通路：其胞体位于中脑被盖后区（A_{10}）细胞群，主要支配伏隔核和嗅结节，调控情绪反应。③中脑-皮层通路：其胞体主要位于顶盖腹侧区，支配大脑皮层的一些区域，如额叶、扣带回和梨区皮层，参与认知、思想和意识活动的调控。④结节-漏斗通路：其胞体位于弓状核(A_{12})细胞群,主要调控垂体激素的分泌。

(二) DA受体

脑内DA受体分为5种亚型(D_{1-5}),根据其药理学特征和经典受体亚型分类情况,将D_1和D_5亚型称为D_1样受体,D_2、D_3和D_4亚型称为D_2样受体。脑内DA受体均为G蛋白偶联受体,由7个跨膜区域组成,D_1样受体与G_s偶联,D_2样受体与G_i偶联。黑质纹状体主要存在D_1样受体(D_1和D_5亚型)和D_2样受体(D_2和D_3亚型),其中D_3亚型为突触前DA自身受体,主要参与DA神经元自身负反馈调节,影响DA的生物合成和释放。帕金森病是黑质DA神经元退行性变的结果,导致脑内DA功能不足,通常补充DA或使用D_2样受体激动剂治疗。中脑-边缘和中脑-皮质通路主要存在D_2样受体。精神分裂症时脑内D_2样受体功能增强,临床常用D_2受体拮抗剂治疗精神分裂症。近年来,越来越多的研究集中在DA突触前自身受体的激动剂、激动和拮抗兼容剂及D_1受体拮抗剂,用于治疗精神分裂症。

六、5-羟色胺

脑内5-羟色胺(5-hydroxytryptamine,5-HT)具有广泛的功能,参与心血管活动、觉醒-睡眠周期、痛觉、精神情感活动和下丘脑-垂体神经内分泌活动的调节。5-HT能神经元与NE能神经元分布相似,主要集中在脑桥和延髓中线旁的中缝核群,组成9个5-HT能神经核团,以中脑核群含量最高。脑内5-HT的储存、释放和灭活与儿茶酚胺类递质相似,主要在神经末梢合成5-HT,由色氨酸在羟化酶的作用下生成5-羟色氨酸,再经脱羧作用生成5-HT。5-HT神经末梢释放递质后的再摄取由5-HT再摄取转运体完成,该转运体是5-HT神经的标志分子,也是调节5-HT能神经的药物作用靶点。如帕罗西汀通过抑制5-HT再摄取而产生抗抑郁作用。

5-HT受体与精神疾病的发生密切相关,如抑郁症、精神分裂症、焦虑症、强迫症等。5-HT受体有七种类型,即$5\text{-HT}_{1\text{-}7}$受体。根据其氨基酸顺序的同源性以及与第二信使偶联状况,又被分为不同的亚型,如5-HT_1受体细分为5-HT_{1A}、5-HT_{1B}、5-HT_{1C}、5-HT_{1D}、5-HT_{1E}和5-HT_{1F}共六种亚型受体。5-HT_{1A}受体主要分布于边缘系统,参与多种精神活动的调节,与焦虑、酒精依赖、冲动行为和精神分裂症等相关。5-HT_{1B}和5-HT_{1D}受体主要分布于基底节和黑质,与偏头痛、对酒精的敏感性及伴发的冲动行为有关,但与酒精依赖无关。5-HT_2受体参与神经内分泌功能,如促进β-内啡肽、皮质酮和黄体激素的释放、强化学习与记忆过程等精神活动。5-HT_3受体在脑内分布广泛,与焦虑、认知、药物依赖、细胞毒药物引起的呕吐及多种精神障碍有关。

七、组　　胺

组胺(histamine)能神经元大多数位于下丘脑后部的结节乳头核和中脑网状结构。脑内的组胺系统参与觉醒、体温、饮水、摄食和激素分泌的调节。组胺受体有3种亚型,H_1、H_2和H_3受体。脑内网状结构上行投射系统存在组胺能纤维,并且H_1受体阻断药在临床上常产生镇静作用,证实H_1受体与觉醒有关。H_2受体选择性阻断药广泛用于溃疡病的治疗,能进入中枢的H_2受体阻断药只有佐兰替丁。H_3受体在大脑皮层及基底神经节分布密度高,是一种突触前自身受体,与调节突触前组胺释放有关。

八、神　经　肽

神经肽是神经肽能神经元合成,存在于神经元内起信息传递作用的一类生物活性多肽。它们参与突触信息传递,在脑内起神经递质、神经调质和激素样作用。目前已发现的神经肽有30余种,如内啡肽、脑啡肽、强啡肽、生长抑素、神经降压素、P物质、胆囊收缩素和血管活性肠多肽等。神经肽也有各自的受体及其亚型,常与经典递质共存,在突触传递过程中扮演神经调质的角色。

第三节　中枢神经系统药物作用的靶点及药理学特点

作用于CNS的药物基本分为两大类,即中枢兴奋药和中枢抑制药。中枢神经兴奋时,其兴奋性自弱到强表现为欣快、失眠、不安、幻觉、妄想、躁狂和惊厥等;中枢神经抑制则表现为镇静、抑郁、睡眠和昏迷等。进化程度高的脑组织对药物敏感性高,大脑皮质的抑制功能又比兴奋功能敏感,易受药物的影响。延髓的生命中枢则较稳定,只有在极度抑制状态时才出现血压下降和呼吸停止。

不同的中枢药物虽然作用机制各异,但绝大多数药物都以突触化学传递作为它们的靶点,通过影响神经元间信息传递,包括定向突触传递和非定向突触传递,引起CNS的功能变化。这些影响神经元信息传递的药物常可分为作用于突触前和突触后的药物。作用于突触前的药物通过改变突触前神经元的神经递质合成、储存、释放、递质的重摄取和代谢,影响突触传递;作用于突触后的药物主要通过直接激动或阻断受体、改变离子通道的通透性和干扰跨膜信号转导等产生药理作用。因此,研究药物对递质和受体的影响是阐明中枢药物作用的关键环节,而对细胞内信使和离子通道及其基因调控的研究则可更进一步阐明药物作用的本质。近年来，随着对跨膜信号转导研究的深入，发现中枢药物除了作用于突触传递的环节外，有些药物也能影响神经元内信号转导通路。此外，尚有少数药物通过影响神经细胞的能量代谢和膜稳定性，表现为非特异性作用如全身麻醉等。可根据对递质和受体的作用方式将 CNS 药物进行分类，见表 12-1。

表 12-1　作用于中枢神经系统的药物分类

作用靶点	作用机制	代表性药物	主要药理作用或应用
Ach 受体	激动 M_1 受体	毛果芸香碱	觉醒
	阻断 M_1 受体	派仑西平、东莨菪碱	中枢抑制、抗帕金森病
	激动 M_2 受体	6-β-乙酰氧基去甲托烷	中枢抑制
	阻断 M_2 受体	阿托品	中枢兴奋
	激动 N 受体	烟碱	惊厥
	抑制胆碱酯酶	毒扁豆碱、他可林	催醒、抗老年性痴呆
NA 受体	促进 NA 释放	麻黄碱、苯丙胺	中枢兴奋
	抑制 NA 释放	锂盐	抗躁狂
	抑制 NA 摄取	可卡因、丙咪嗪	欣快、抗抑郁
	抑制 NA 灭活	单胺氧化酶抑制剂	抗抑郁
	耗竭 NA 储存	利血平	安定、抑郁
	激动α受体	去甲肾上腺素	兴奋
	激动α_2受体	可乐定	降血压、镇静
	阻断α_2受体	育亨宾	升血压、兴奋
	阻断β受体	普萘洛尔	降血压、噩梦、幻觉
DA 受体	激动 DA 受体	去水吗啡	催吐
	阻断 DA 受体	氯丙嗪、氯氮平、舒必利	安定、抗精神病、镇吐
	合成 DA	左旋多巴	抗帕金森病
5-HT 受体	激动 5-HT 受体	麦角酰二乙胺	精神紊乱、幻觉、欣快
	阻断 5-HT 受体	二甲麦角新碱	中枢抑制
GABA 受体	激动 GABA 受体	蝇蕈醇	精神紊乱、抑制兴奋、阵挛抽搐、
	阻断 GABA 受体	荷包牡丹碱	抗焦虑、镇静、催眠、抗惊厥
	增强 GABA 作用	苯二氮䓬类	抗焦虑、镇静、催眠、抗惊厥
Gly 受体	阻断 Gly 受体	士的宁	兴奋、强直惊厥
H 受体	阻断 H_1 受体	苯海拉明	抑制、抗晕动、抗过敏
	阻断 H_2 受体	西咪替丁	精神紊乱
阿片受体	激动阿片受体	阿片类(吗啡、度冷丁)	镇痛、镇静、呼吸抑制
	阻断阿片受体	纳洛酮	吗啡中毒
神经细胞	膜稳定作用	乙醚等	全身麻醉

复习指导

1. 中枢神经系统的细胞包括神经元和神经胶质细胞两大类。神经元是中枢神经系统的基本功能单位，神经胶质细胞在支持和维护神经系统内环境稳定上发挥重要作用。突触是神经系统信息传递的基本结构单位，主要通过神经递质来完成信息传递。

2. 中枢神经系统递质包括小分子递质和神经肽。乙酰胆碱、单胺类递质和γ-氨基丁酸等神经递质与 CNS 的重要生理功能有关。

3. 中枢神经系统药物大多通过影响突触传递环节，作用于特异性受体而引起神经系统功能的兴奋和抑制来发挥作用。

（张　梅）

第13章 镇静催眠药和抗焦虑药

学习要求

掌握苯二氮䓬类药物的药理作用、作用机制、临床应用及不良反应；熟悉巴比妥类的药理作用和临床应用；学会合理选择和应用镇静、催眠及抗焦虑药。

第一节 概 述

睡眠是机体消除疲劳所需要的一种休息过程，脑电图变化表现出一系列主动调节的周期性变化。依据脑电图及其他生命体征的变化，生理睡眠可分为两个时相，即快动眼睡眠（rapid-eye movement sleep，REMS）和非快动眼睡眠（non-rapid-eye movement sleep，NREMS）时相。NREMS又分为1、2、3、4期，其中3、4期合称为慢波睡眠（slow wave sleep，SWS）期。正常情况下，REMS和NREMS保持一定的比例，交替进行，完成一个睡眠过程。REMS占整个睡眠时间的20%～30%，为深度睡眠状态，骨骼肌松弛，易发生梦境或噩梦。但REMS与智力发育、学习记忆及精力的恢复有关。SWS期与生长发育、疲劳消除有关，但易发生夜惊、梦游症。焦虑是一种持续性不安、紧张，伴有恐惧的情绪障碍。患者的精神状态可表现为异常疑惑、忧虑、抑郁，整天提心吊胆和紧张不安。大多焦虑症患者都有不同程度的睡眠障碍，焦虑性失眠以入睡困难最突出，还有睡眠表浅、梦多等表现。

镇静催眠药（sedative-hypnotics）是一类抑制中枢神经系统，具有镇静催眠作用的药物。该类药物小剂量时能缓和激动、消除烦躁和恢复平静情绪，产生镇静作用；中等剂量时能促进和维持近似生理睡眠，产生催眠作用；大剂量时则产生抗惊厥或麻醉作用。抗焦虑药（antianxiety agents）是一类治疗广泛性焦虑和焦虑症的药物，能够缓解或消除患者的紧张、激动、焦虑、不安和失眠，改善自主神经功能紊乱等症状。

临床常用的镇静催眠药可分为三类：苯二氮䓬类、巴比妥类及其他类。苯二氮䓬类药物不仅具有良好的镇静催眠作用，其中部分药物还有良好的抗焦虑、抗惊厥和抗癫痫作用。苯二氮䓬类可延长NREMS的2期，而缩短SWS期，且安全范围大，故目前在临床上得到广泛使用。巴比妥类随着剂量增大其中枢抑制作用逐步加深，可显著缩短REMS和SWS期，停药后可引起REMS的反跳性延长，患者可出现焦虑、失眠及多梦。此外，5-HT_{1A}受体激动药是一类新型抗焦虑药也在本章介绍。

第二节 苯二氮䓬类药物

苯二氮䓬类（benzodiazepines，BZ）是20世纪60年代后相继问世的一类具有镇静、催眠及抗焦虑作用的药物，其基本化学结构为1，4-苯并二氮䓬，通过引入不同基团，合成了一系列衍生物。根据苯二氮䓬类药物作用持续时间分为：①长效类，如地西泮（diazepam，安定）、氟西泮（flurazepam，氟安定）、氯氮䓬（chlordiazepoxide，利眠宁）等，作用时间达24h以上，连续使用易蓄积；②中效类，如艾司唑仑（estazolam，舒乐安定）、阿普唑仑（alprazolam）、劳拉西泮（lorazepam）等，作用时间为10～20h；③短效类，如三唑仑（triazopam）、奥沙西泮（oxazepam）、咪达唑仑（midazolam）等，作用时间为3～8h。

【体内过程】 苯二氮䓬类脂溶性很高，口服吸收完全，0.5～1.5h达血浆峰浓度，肌内注射吸收慢而不规则，临床紧急情况时应静脉注射。血浆蛋白结合率较高，主要在肝药酶作用下进行生物转化，一些活性代谢产物的$t_{1/2}$远比其母体药物长，如氟西泮的$t_{1/2}$为2～3h，其主要活性代谢产物去烷基氟西泮的$t_{1/2}$却为50h，故药效与其血浆$t_{1/2}$并不一致。苯二氮䓬类代谢终产物与葡萄糖醛酸结合由尿排出。地西泮可通过胎盘，亦可自乳汁排泄。药代动力学参数见表13-1。

【作用机制】 目前认为，苯二氮䓬类药物通过作用于脑内γ-氨基丁酸（GABA）受体，即$GABA_A$受体，广泛增强中枢GABA能神经功能和突触抑制，而发挥其中枢效应。$GABA_A$受体是一个大分子复合物，典型受体由两个α、两个β和一个γ亚基组成五聚体，为配体门控性Cl^-通道（图13-1）。Cl^-通道周围有GABA、巴比妥、印防己毒素（picrotoxin）、类固醇（steroid）和苯二氮䓬5个结合位点。$GABA_A$受体广泛

表 13-1　常用苯二氮䓬类药的药动学及作用特点

作用时间	药物	达峰时间（h）	血浆蛋白结合率（%）	$t_{1/2}$（h）	代谢物	作用特点
长效类 24～72h	地西泮	0.5～1.5	98	30～60	有活性	抗焦虑、肌肉松弛作用比氯氮䓬强 5 倍、抗惊厥作用强 10 倍 长期应用易产生依赖性
	氟西泮	1～2	95	75	无活性	催眠作用强
	氯氮䓬	2～4	96	15～40	有活性	抗焦虑、镇静催眠、肌肉松弛、抗惊厥
中效类 10～20h	艾司唑仑	2	93	10～24	无活性	催眠作用比氟西泮强 10 倍，镇静催眠作用强
	阿普唑仑	1～2	80	12～15	无活性	抗焦虑作用比地西泮强 10 倍
	劳拉西泮	2	85	10～20	无活性	抗焦虑、抗惊厥、催眠作用强 长期应用易产生依赖性
	氯硝西泮	2～4	50	24～36	弱活性	抗癫痫、抗惊厥作用强
短效类 3～8h	三唑仑	1	90	2～3	有活性	催眠作用强 易产生依赖性
	奥沙西泮	2～4	90	5～12	无活性	抗焦虑作用较强 催眠作用较弱

分布在大脑皮层、边缘系统、脑干核团和脊髓等部位。GABA 作用于 $GABA_A$ 受体，使细胞膜对 Cl^- 通透性增加，Cl^- 大量进入细胞内引起膜超极化，CNS 兴奋性降低。苯二氮䓬类药物与苯二氮䓬位点结合后，改变 $GABA_A$ 受体构象，促进 GABA 与受体结合，增加 Cl^- 通道开放频率，加强 GABA 的中枢抑制效应。

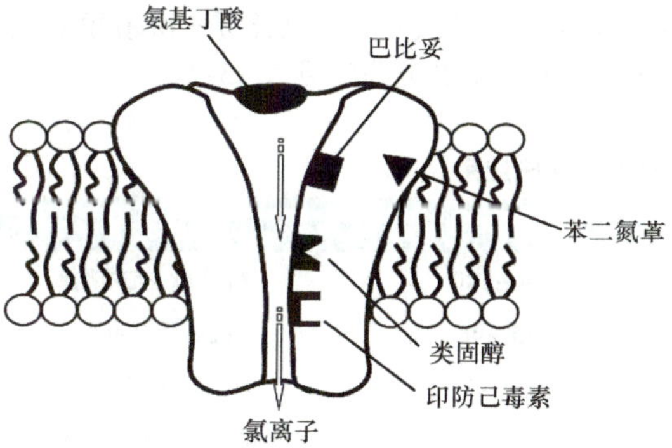

图 13-1　$GABA_A$ 受体模式图

【药理作用与临床应用】

1. 抗焦虑作用　焦虑是多种精神病的常见症状，焦虑症是以焦虑为特征的神经官能症，患者多有恐惧、紧张、忧虑、失眠并伴有心悸、出汗和震颤等。一般认为，苯二氮䓬类药物在小于镇静剂量时即可产生抗焦虑作用，主要作用于边缘系统，小剂量即能够影响杏仁核和海马的 $GABA_A$ 受体，对各种原因引起的焦虑均有显著疗效，为抗焦虑首选药物。

2. 镇静催眠作用　随着剂量增大，苯二氮䓬类出现镇静催眠作用。苯二氮䓬类的镇静催眠作用与脑干 $GABA_A$ 受体有关。其催眠作用主要通过延长 NREMS 的第 2 期，缩短 SWS，而对 REMS 影响较小，故停药后较少出现反跳。与其他药物相比，苯二氮䓬类具有安全范围大，对肝药酶无明显诱导作用，连续用药依赖性较轻的特点。目前此类药物已取代了巴比妥类成为临床最常用的镇静催眠药。临床上用于失眠、麻醉前给药、心脏电复律或内镜检查前给药，以及夜惊或夜游症的治疗。苯二氮䓬类用于心脏电复律或内窥镜检查前给药时，除使患者充分镇静外，尚有致短暂顺行性遗忘的效应，可避免患者对操作过程留下不良记忆。

3. 抗惊厥、抗癫痫作用　苯二氮䓬类药物均具有抗惊厥作用，临床可用于辅助治疗破伤风、子痫、小儿高热惊厥和药物中毒性惊厥。地西泮具有抑制癫痫病灶异常放电扩散的作用，静脉注射给药首选用于治疗癫痫持续状态。

4. 中枢性肌肉松弛作用　苯二氮䓬类药物在小剂量时抑制脑干网状结构下行系统对 γ 神经元的易化作用，较大剂量时增强脊髓神经元的突触前抑制，抑制多突触反射，引起肌肉松弛。可缓解动物的去大脑僵直，也可减轻人类大脑损伤、脊髓损伤和脑血管意外所致的肌肉僵直和痉挛。

【不良反应】　苯二氮䓬类药物毒性小，安全范围大。催眠剂量下可致日间困倦、头昏、乏力、淡漠及记忆力下降，影响精细技巧动作和驾驶安全；大剂量可致嗜睡、共济失调、言语含混不清，甚至引起昏迷及呼吸循环抑制。静脉注射速度过快、饮酒或同时应用其他中枢抑制药时容易发生呼吸循环抑制，故宜缓慢静脉注射。用药期间避免饮酒和合用中枢抑制药。

氟马西尼（flumazenil）是苯二氮䓬结合位点的拮抗剂，特异性竞争苯二氮䓬与 $GABA_A$ 受体的结合位点，苯二氮䓬类药物过量中毒可用氟马西尼救治，但对巴比妥类和其他药物中毒无效。

长期服用苯二氮䓬类药物会产生耐受性及依赖性，突然停药可出现反跳性失眠和戒断症状，表现为焦虑、兴奋、心动过速、呕吐、出汗、震颤甚至惊厥。故本药宜短期或间断性使用，尽可能应用最低剂量，停药时逐渐减少剂量，以避免出现停药反跳和戒断症状。此外，苯二氮䓬类药物可通过胎盘屏障，有致畸性。

【禁忌证】 6个月以下的婴儿及重症肌无力患者禁用。老年患者、肝、肾、呼吸功能不全者、驾驶员、高空作业和机器操作者以及孕妇和哺乳期妇女慎用。

问 题 讨 论

苯二氮䓬类药物用于镇静催眠的药理学基础是什么？有何作用特点？

第三节 5-HT_1 受体激动药

脑内5-HT是参与精神情感活动等调节的重要递质。已有研究证实，5-HT参与焦虑症的发病，抑制中枢5-HT递质系统具有抗焦虑作用。激动5-HT能神经突触前膜5-HT_{1A}受体，对5-HT递质的释放起反馈抑制作用，因此，5-HT_{1A}受体激动药，反馈抑制5-HT释放，产生抗焦虑作用，且副作用比苯二氮䓬类小。这种焦虑新机制的建立，对新型抗焦虑药物的研究有重要意义。

丁 螺 环 酮

丁螺环酮（buspirone）属于氮杂螺环癸烷二酮化合物，为作用显著的新型抗焦虑药。抗焦虑作用与地西泮相似，但丁螺环酮无镇静、中枢性肌松和抗惊厥作用。口服吸收快而完全，0.5～1h达血浆峰浓度，$t_{1/2}$为2.6h。丁螺环酮为5-HT_{1A}受体的部分激动剂，激动突触前5-HT_{1A}受体，抑制5-HT释放，降低5-HT能神经功能，而发挥抗焦虑作用。对$GABA_A$受体无作用。此外，丁螺环酮对中枢DA受体和α_2受体的拮抗作用可能与其抗焦虑作用有关。抗焦虑作用在服药后1～2周显效，4周达最大效应。临床主要用于急、慢性焦虑状态，如焦虑性激动、内心不安和紧张。不良反应有头晕、头痛及胃肠功能紊乱等，无明显的生理依赖性和成瘾性。

坦 度 螺 酮

坦度螺酮（tandospirone）选择性激动边缘系统5-HT_{1A}受体，而发挥抗焦虑作用。该药尚有抗抑郁作用。临床用于各种抑郁症的治疗，如消化道功能不良或高血压患者伴有的焦虑症的治疗，具有显著疗效。不良反应较少，少数可见嗜睡、头晕、目眩、心率加快等。

第四节 巴 比 妥 类

巴比妥类是一类弱酸性药物，为巴比妥酸的衍生物。因巴比妥类作为传统催眠药具有较多缺点，临床已少用于镇静催眠，目前主要用于抗惊厥、抗癫痫和麻醉。按药物作用时间长短与性质将巴比妥类药物分为四类：长效类如（苯巴比妥）、中效类（戊巴比妥、异戊巴比妥）、短效类（司可巴比妥）和超短效类（硫喷妥）。常用巴比妥类药物见表13-2。

表13-2 巴比妥类药物作用时间及临床应用

分类	药物	显效时间(h)	作用时间(h)	半衰期(h)	临床应用
长效	苯巴比妥	0.5～1	6～8	24～140	抗惊厥、抗癫痫
中效	戊巴比妥	0.25～0.5	3～6	15～48	抗惊厥、催眠
	异戊巴比妥	0.25～0.5	3～6	8～42	镇静催眠
短效	司可巴比妥	0.25	2～3	19～34	抗惊厥、镇静催眠
超短效	硫喷妥钠	静脉注射，30 s	0.25～4	3～8	静脉麻醉

【体内过程】 巴比妥类药物口服或肌内注射均易吸收，并迅速分布于全身组织和体液。各药进入脑组织的速度与药物的脂溶性呈正比，如硫喷妥钠脂溶性高，极易通过血-脑屏障，故静脉注射后立即奏效，但因该药迅速自脑组织向外周脂肪组织再分布，故药效仅维持15min左右。药物在体内消除方式有两种，即经肝脏代谢和肾脏排出。苯巴比妥在肝内经微粒体酶氧化代谢，可诱导肝微粒体酶活性。尿液pH对苯巴比妥的排泄影响较大。碱化尿液时，该药解离增多，肾小管重吸收减少，药物排出增加。因此，苯巴比妥中毒可用碳酸氢钠碱化尿液以促进药物从体内排泄。

【药理作用与临床应用】 巴比妥类药物在非麻醉剂量下主要抑制多突触反应，减弱易化作用，增强中枢抑制效应。其中枢作用也与激活$GABA_A$受体有关，巴比妥类主要通过延长Cl^-通道开放时间，引起超极化，产生中枢抑制作用。巴比妥类对中枢神经系统表现为普遍性抑制作用，随着剂量增加其中枢抑制作用由弱到强，相继呈现镇静、催眠、抗惊厥及抗癫痫、麻醉和昏迷等效应。大剂量对心血管系统有明显抑制作用，过量可致呼吸中枢麻痹而死亡。

1. 镇静、催眠 小剂量巴比妥类药物可缓解焦虑和烦躁不安状态；中等剂量可催眠，缩短入睡时间，减少觉醒次数和延长睡眠时间。不同药物起效时间和持续时间不同。巴比妥类药物可缩短 REMS，改变正常睡眠模式，引起非生理性睡眠。久用停药后 REMS 时相可"反跳性"延长，引起多梦和睡眠障碍。由于不良反应较多，易产生耐受性、依赖性和戒断症状，临床很少用作镇静催眠药物。

2. 抗惊厥、抗癫痫　临床对各种原因引起的惊厥均有较好疗效，可用于小儿高热、破伤风、子痫、脑炎及中枢兴奋药引起的惊厥。此外，苯巴比妥有较强的抗癫痫作用，临床用于癫痫大发作和癫痫持续状态的治疗。

3. 麻醉及麻醉前给药　巴比妥类的麻醉剂量与中毒量接近。除了超短效的硫喷妥钠静脉注射用于全身麻醉诱导外，其他长效及中效巴比妥类药物仅用作麻醉前给药以消除患者的术前紧张情绪。

【不良反应】　服用催眠剂量的巴比妥后，次晨可出现头晕、困倦、嗜睡、精神不振及定向障碍等后遗效应。驾驶员或从事高空作业人员应慎服巴比妥类药物。短期内反复或连续服用巴比妥类药物可产生耐受性、依赖性和停药反跳，表现为药效逐渐降低，停药后 REMS 延长，梦境增加。成瘾后停药可出现严重的戒断症状，表现为兴奋、失眠、焦虑、震颤、肌痉挛甚至惊厥。巴比妥类在中等治疗量即可引起呼吸抑制，严重肺功能不全和颅脑损伤者禁用。少数人可见皮疹和血管神经性水肿，偶见剥脱性皮炎。长期使用巴比妥类药物可诱导肝微粒体酶活性，加速合用药物的代谢而影响药效。

问 题 讨 论

为何巴比妥类药不作为临床常用的镇静催眠药物？

第五节　其他镇静催眠药

唑吡坦(zolpidem)　亦称思诺思(Stilnox)，为新型非苯二氮草类，具有较强的镇静催眠作用，但抗焦虑、抗惊厥和中枢性肌肉松弛作用很弱。临床仅用于镇静催眠。半衰期为 2.4h(0.7～3.5)，作用可维持 6h。唑吡坦起效迅速，对正常睡眠时相影响小，有较强的睡眠诱导作用，对 NREM 睡眠和 REM 睡眠无明显影响，可延长总睡眠时间，减少夜醒次数，对入睡困难、易醒和多梦等症状有肯定疗效。催眠作用与选择性激动 $GABA_A$ 受体 α_1 亚基的苯二氮草类结合位点有关。安全范围大，但三环类抗抑郁药及乙醇与本药合用时可引起呼吸抑制。偶有眩晕、疲倦、恶心、呕吐、头痛。15 岁以下儿童、孕妇和哺乳者不宜服用。过量中毒可使用苯二氮草类拮抗剂氟马西尼解救。

水合氯醛(chloral hydrate)　口服吸收迅速，催眠作用较强且确切，入睡快(约 15min)，持续 6～8h。催眠作用温和，不缩短 REMS，无宿醉及后遗效应。可用于顽固性失眠或对其他催眠药效果不佳的患者。大剂量有抗惊厥作用，可用于小儿高热、子痫及破伤风惊厥。因具有较强的黏膜刺激性，口服易引起恶心、呕吐及上腹部不适等，多经直肠给药。不良反应类似巴比妥类药物。大剂量能抑制心肌收缩，缩短心肌不应期，过量对心、肝、肾实质脏器有损害。久用可产生耐受性和成瘾性，戒断症状较严重，应防止滥用。

佐匹克隆(zopiclone)　又称唑比酮，为第三代镇静催眠药。具有镇静、催眠、抗焦虑、抗惊厥和中枢性肌松作用。佐匹克隆疗效确切，起效迅速，且能保持良好的睡眠深度，作用长达 6 小时。不良反应少，相比苯二氮草类药物具有更轻的后遗效应和宿醉现象。长期使用无明显耐药和停药反跳现象。

褪黑素(melatonin,MT)　又称美拉酮宁、松果腺素，是松果体分泌的肽类激素，因其可以使青蛙皮肤颜色变浅而得名，化学名为 N-乙酰-5-甲氧色胺。在生物体内的含量每天按规律变化，MT 具有广泛作用，参与生物节律、睡眠周期、神经内分泌、机体免疫功能及应激反应等调节，具有抗衰老作用。正常人服用 MT 后，入睡时间缩短，睡眠质量改善，觉醒次数明显减少，且可调整睡眠结构(浅睡阶段缩短，深睡阶段延长)。MT 适用于睡眠节律障碍，包括夜班、时差和睡眠时相延迟综合征，不作为常规催眠药物来使用。该药的其他作用有待进一步研究。

雷美尔通(ramelteon)　为特异性褪黑素受体激动药，美国 FDA 已批准其用于入睡困难的治疗。

5-HT 再摄取抑制药(SSRIs)　属于抗抑郁药，但也有良好的抗焦虑作用，如氟西汀(fluxetine)、帕罗西汀(paroxetine)等(见第 16 章)。

复 习 指 导

1. 镇静催眠药分为苯二氮草类、巴比妥类和其他类药物，大多数药物具有镇静、催眠、抗惊厥和抗癫痫作用。苯二氮草类作为临床常用的镇静催眠药。

2. 苯二氮草类药物通过作用于脑内 $GABA_A$ 受体(配体门控性 Cl^- 通道)，通过增加 Cl^- 通道开放频率，加强抑制性神经递质 GABA 功能而发挥其中枢效应。临床主要用于抗焦虑、镇静、催眠、惊厥和癫痫持续状态的治疗。该类药物安全范围大，中毒时可用氟马西尼救治。

3. 巴比妥类药物现临床主要用于抗惊厥、抗癫痫以及麻醉前和麻醉用药。其作用机制除通过抑制多突触反应，也与 $GABA_A$ 受体有关(延长氯离子通道开放时间)。随着剂量增加巴比妥类的中枢抑制作用逐步加强，过量可致呼吸中枢麻痹而死亡。

常用制剂及用法

地西泮(diazepam) 片剂:用于成人抗焦虑和镇静,每次口服2.5~5mg,3次/天。癫痫持续状态,5~10mg静脉注射,可间隔10~15min重复给药。

氯氮䓬(chlordiazepoxide) 用于抗焦虑和镇静,每次5~10mg,3次/天。用于催眠,10~20mg睡前口服。

氟西泮(flurazepam) 用于催眠成人常用量为15~30mg,睡前服用。老年或体弱患者,从小量7.5mg开始,以后按需调整。

艾司唑仑(estazolam) 用于镇静一次1~2mg,3次/天。用于催眠,2~4mg睡前服用。

咪达唑仑(midazolam) 用于镇静和抗惊厥每次7.5~15mg。

苯巴比妥(phenobarbital) 用于镇静每次15~30mg,3次/天;用于催眠每次60~90mg,睡前服用;用于癫痫持续状态每次100~200mg,缓慢静脉注射;用于抗惊厥每次100~200mg肌内注射;用于麻醉前给药,术前半小时100~200mg肌内注射。

水合氯醛(chloral hydrate) 用于催眠10%溶液5~10ml睡前服用(或灌肠);用于小儿惊厥常用10%溶液10~20ml灌肠,极量为每次1g。

丁螺环酮(buspirone) 抗焦虑每次5~10mg,3次/天。

唑吡坦(zolpidem) 用于催眠成人每次5~10mg,老年人每次5mg睡前服用。

(张 梅)

第14章 抗癫痫药与抗惊厥药

学习要求

掌握苯妥英钠的作用机制、药理作用、临床应用以及主要不良反应;掌握常用抗癫痫药物的临床应用和治疗各类癫痫发作的首选药物;了解抗惊厥药物的药理作用和临床用途。

第一节 概 述

癫痫(epilepsy)是由大脑局部病灶神经元异常高频放电,并向周围正常脑组织扩散,而导致短暂运动、感觉、意识或精神障碍等大脑功能失常的综合征。癫痫具有慢性、反复和突然发作的特点,发作时伴有异常脑电图。发病率较高,占总人口1%。

根据发作范围,将癫痫分为局限性发作和全身性发作两大类。由于病灶和放电扩散范围的不同,临床表现类型不同,治疗药物选择也不同(表14-1)。其中局限性发作占癫痫发病患者的60%。目前药物治疗的目的是减少或阻止发作,但无法有效预防和治愈。治疗需要终身服药,且大多数药物存在不良反应。因此,需要合理选择或调整药物治疗。

表14-1 癫痫发作分类及治疗药物

发作分类	临床特征	治疗药物
局限性发作		
单纯局部性发作	局部肢体运动或感觉异常,持续20s至1min	卡马西平、苯妥英钠、苯巴比妥
复杂局部性发作(精神运动性发作)	冲动性神经异常,伴无意识运动,如嘴唇抽动或摇头等,持续30s至2min	卡马西平、苯妥英钠、扑米酮、丙戊酸钠
全身性发作		
失神性发作(小发作)	多见于儿童,短暂意识丧失,持续30s,脑电图呈3Hz/s高幅、同步化棘波	乙琥胺、氯硝西泮、丙戊酸钠
肌阵挛性发作	按年龄分为婴儿、儿童和青春期肌阵挛,部分肌群发生短暂的休克样抽动,脑电图呈暴发性多棘波	糖皮质激素、丙戊酸钠、氯硝西泮
强直-阵挛性发作(大发作)	意识突然丧失,全身肌肉强直,阵挛性抽搐,伴长时间中枢抑制,可持续数分钟,脑电图呈高幅慢波或棘波	苯巴比妥、卡马西平、苯妥英钠、扑米酮、丙戊酸钠
癫痫持续状态	大发作持续,反复抽搐,持续昏迷,可危及生命	地西泮、苯巴比妥、苯妥英钠、劳拉西泮

抗癫痫药物主要通过抑制病灶区神经元的异常放电或阻止异常放电向周围正常脑组织扩散而控制癫痫发作。其机制主要涉及两个方面:①迅速使电压依赖性Na^+通道失活,限制神经元持续重复放电,同时也通过干预K^+、Ca^{2+}等离子通道影响膜电位;②增强中枢抑制性递质GABA的作用。

第二节 常用抗癫痫药物

苯妥英钠

苯妥英钠(phenytoin sodium)又称大仑丁(dilantin),属于非镇静催眠性抗癫痫药物,自1938年开始应用已有半个多世纪的历史。

【体内过程】 苯妥英钠为弱酸性药物,其钠盐呈强碱性,刺激性大,不宜肌内注射。口服给药吸收慢而不规则,每日给药0.3~0.6g,连续服用经6~10d才能达到有效血药浓度(10~20 μg/ml),血浆蛋白结合率约90%,分布于全身组织。绝大部分药物经肝药酶代谢为羟苯基衍生物而失活,长期使用可诱导肝药酶活性。药物在体内以混合动力学方式消除,半衰期与血浆药物浓度密切相关,低于10μg/ml时,按一级动力学消除,血浆$t_{1/2}$为6~24h;超过此血药浓度时,按零级动力学消除,$t_{1/2}$可长达20~60h,可能与羟化反应饱和有关。羟化能力受遗传因素影响,个体差异大,应用时应注意剂量个体化,最好进行治疗药物监测以控制血药浓度在安全范围。

【药理作用及机制】 苯妥英钠的抗癫痫作用机制较为复杂,它不能抑制癫痫病灶的异常放电,但可阻止异常放电扩散,其机制如下:

1. 抑制突触传递的强直后增强 强直后增强(posttetanic potentiation,PTP)是指给予突触前神经纤维强直刺激(或高频刺激)可引起突触传递的易化,再给单刺激可使突触后纤维的反应较未给强直刺激前为强的一种现象。PTP 在癫痫病灶异常放电的扩散过程中起易化作用,治疗浓度的苯妥英钠通过抑制 PTP 形成,抑制异常放电的扩散。

2. 膜稳定作用 苯妥英钠的膜稳定作用与其降低细胞膜对离子通透性有关,也是其抗癫痫、抗心律失常和治疗神经痛的药理学基础。其膜稳定作用的产生机制包括:

(1) 阻滞电压依赖性钠通道:降低细胞膜对 Na^+ 的通透性,抑制 Na^+ 内流和钠依赖性动作电位形成。这是苯妥英钠用于抗癫痫、抗惊厥的主要机制。苯妥英钠对 Na^+ 通道阻滞作用具有明显的应用依赖性,即通道开放愈频繁,其阻滞通道的作用越强,故其对高频异常放电的神经元抑制作用明显,对正常低频放电无影响。

(2) 阻滞电压依赖性钙通道:治疗浓度的苯妥因钠能选择性阻滞 L 型和 N 型 Ca^{2+} 通道。但对哺乳动物丘脑神经元的 T 型 Ca^{2+} 通道无阻滞作用,这可能是其治疗失神性发作无效的原因。苯妥英钠对 Ca^{2+} 通道的阻滞作用同样具有明显的应用依赖性。

(3) 对钙调素激酶系统的影响:Ca^{2+} 通过 Ca^{2+}-受体蛋白-钙调素及其偶联的激酶系统介导其第二信使作用。苯妥英钠可抑制钙调素激酶活性,使突触传递功能减弱;抑制突触前膜的磷酸化,使 Ca^{2+} 依赖性释放过程受阻,减少谷氨酸等兴奋性神经递质释放;抑制突触后膜的磷酸化,可减弱递质与受体结合后引起的去极化反应。

【临床应用】

1. 癫痫 苯妥英钠是治疗癫痫大发作和局限性发作的首选药物,缓慢静脉注射可有效缓解癫痫持续状态。对失神性发作和肌阵挛性发作无效,甚至可使病情恶化。

2. 外周神经痛 用于治疗三叉神经痛、舌咽神经痛、坐骨神经痛等。苯妥英钠对三叉神经痛疗效好。

3. 快速型心律失常 主要用于室性心律失常,尤其对强心苷中毒引起者效果更佳(见本书抗心律失常药)。

【不良反应】

1. 局部刺激 苯妥英钠对胃黏膜有较强的刺激性,可致食欲减退、恶心、呕吐、胃痛、甚至胃炎等胃肠道反应,故应饭后服用。苯妥英钠可引起牙龈增生,多见于儿童和青少年,发生率约 20%,是药物刺激引起胶原增生的结果。注意口腔卫生、经常按摩牙龈能够减轻,一般停药 3~6 个月后自行消退。

2. 神经系统反应 偶见眩晕、精神紧张和头痛。严重反应为小脑综合征(共济失调、眼球震颤和复视),可能为用量过大引起,减量或停药后消失。

3. 对造血系统的影响 苯妥英钠可致叶酸吸收和代谢障碍,造成叶酸缺乏而引起巨幼红细胞性贫血,可用甲酰四氢叶酸加维生素 B_{12} 治疗。偶见中性白细胞和血小板减少。

4. 过敏反应 可见皮疹、药热、粒细胞缺乏和血小板减少,偶见肝坏死。用药期间应定期检查血常规和肝功能。

5. 对骨骼的影响 妊娠初期服用可致畸胎(如小头症、腭裂等),长期服用诱导肝药酶,使维生素 D 代谢加快而导致低血钙,可致佝偻病和骨软化症。

6. 其他反应 久服骤停可使癫痫加重,甚至诱发癫痫持续状态。静脉注射过快可致心肌抑制、血压下降和心律失常,宜在心电监护下进行。

【药物相互作用】 保泰松、磺胺类、乙酰水杨酸及苯二氮䓬类可与苯妥英钠竞争血浆蛋白结合位点,使血药浓度增加,诱发毒性反应。氯霉素和异烟肼通过抑制肝药酶可使本品血药浓度升高。苯妥因钠是肝药酶诱导剂,可加速自身和多种药物代谢而降低疗效,如皮质类固醇、避孕药、奎尼丁、多西环素、口服抗凝药、水杨酸类和茶碱等。

卡 马 西 平

卡马西平(carbamazepine)又称酰胺咪嗪,最早用于治疗三叉神经痛,后用于治疗癫痫。

【体内过程】 卡马西平口服吸收慢而不规则,一次口服 4~8h 后血药浓度可达高峰。血浆蛋白结合率为 70%~80%,在脑、肝、肾组织分布较多,脑脊液中浓度可达血药浓度的 50%。在肝脏代谢生成的产物 10,11-环氧卡马西平仍有很好的抗癫痫作用,长期服药可诱导肝药酶而使药物清除率明显加快。

【药理作用及临床应用】

1. 抗癫痫 卡马西平是一种安全、强效、广谱的抗癫痫药,对多种癫痫动物模型有对抗作用,为单纯性局限性发作和大发作的首选药物之一,对复杂局限性发作(精神运动性发作)和小发作有较好治疗作用,对癫痫并发的精神症状亦有效。

2. 抗外周神经痛 对三叉神经痛和舌咽神经痛疗效优于苯妥英钠。

3. 抗躁狂抑郁 对躁狂症和抑郁症治疗效果明显,可减轻或消除精神分裂症的狂躁、妄想症状,对锂盐无效的躁狂抑郁症有效。其机制可能与卡马西平阻断腺苷受体和抑制去甲肾上腺素重摄取有关。

4. 其他作用 卡马西平还具有抗心律失常和抗利尿作用。

【作用机制】 卡马西平的作用机制与苯妥英钠相似,能够阻滞神经细胞膜的钠通道和钙通道,减少 Na^+、Ca^{2+} 内流,抑制癫痫病灶及其周围神经元的异常放电和突触传递。此外,卡马西平还可增强中枢抑制性递质 GABA 的功能。

【不良反应】 长期应用后常见的不良反应有头昏、眩晕、恶心、呕吐,视力模糊和共济失调,也可引起精神行为异常。大剂量可致甲状腺功能减低和房室传导阻滞。偶见骨髓抑制、肝损害和过敏反应。卡马西平是肝药酶诱导剂,可加速自身和其他合用药物代谢而降低疗效。

苯巴比妥

苯巴比妥(phenobarbital),用于治疗癫痫已有多年历史。因其起效快、疗效好、毒性相对较低和价格便宜,至今仍为临床广泛使用的药物之一。

【药理作用及机制】 苯巴比妥既能抑制病灶神经元异常放电,又能抑制异常放电的扩散。其抗癫痫机制与以下作用有关:①苯巴比妥与突触后膜的 GABA 受体结合,促进 Cl^- 内流,使膜超极化,降低膜兴奋性。②苯巴比妥抑制突触前膜 Ca^{2+} 摄取,减少 Ca^{2+} 依赖性兴奋性神经递质的释放。较高浓度时能以电压依赖性方式阻滞 N 和 L 型 Ca^{2+} 通道。③苯巴比妥可以抑制异常神经元的放电。

【临床应用】 对大多数惊厥动物模型有效。临床主要用于治疗癫痫大发作及癫痫持续状态,对单纯局限性发作及精神运动性发作也有效,对复杂部分性发作及失神性发作效果不如卡马西平,对小发作和婴儿痉挛效果差。因中枢抑制作用明显而很少作为首选药,在控制癫痫持续状态时,目前倾向于静注戊巴比妥钠。

【不良反应】 常见嗜睡、眩晕、共济失调等,偶见巨幼红细胞性贫血、白细胞减少和血小板减少。本品为肝药酶诱导剂,注意与其他药物联合应用时的相互作用。

扑米酮

扑米酮(primidone)又称为去氧苯巴比妥、扑痫酮和麦苏林(mysolin),结构与苯巴比妥相似。在体内生成的活性代谢物也有抗癫痫作用。扑米酮对各种类型癫痫均有不同程度的疗效,与苯巴比妥相比并无特殊优点,且价格较贵,故临床仅用于其他药物不能控制的病人。

乙琥胺

乙琥胺(ethosuximide),琥珀酰亚胺类药物。

【体内过程】 口服吸收完全,3h 血药浓度达峰值,有效血药浓度为 40 ~ 100 μg/ml。血浆蛋白结合率低,连续服药 7 ~ 10d 方可达稳态血药浓度,$t_{1/2}$ 成人 55h 左右,小儿 30h 左右。大部分在肝内代谢灭活,小部分以原形从肾脏排出。

【药理作用及机制】 乙琥胺的抗癫痫作用可能与抑制 T 型 Ca^{2+} 通道有关。丘脑的 3Hz 异常放电在小发作时起重要作用,乙琥胺可抑制丘脑细胞 T 型 Ca^{2+} 电流,从而抑制 3Hz 异常放电的发生。较高浓度尚有抑制 Na^+-K^+-ATP 酶和 GABA 转氨酶,增强抑制性神经递质的作用。乙琥胺是治疗失神性小发作的首选药物,对其他类型癫痫无效。此外,乙琥胺尚可对抗戊四氮引起的阵挛性惊厥。

【不良反应】 常见副作用为胃肠道反应,如厌食、恶心、呕吐等,其次为中枢神经系统症状,对于有精神病史者可引起精神失常。偶见粒细胞缺乏和骨髓抑制等反应。

丙戊酸钠

丙戊酸钠(valproate sodium)又称二丙基醋酸钠,广谱抗癫痫药。

【体内过程】 口服吸收迅速而完全,生物利用度在 80% 以上。有效血药浓度为 30 ~ 100μg/ml。主要分布于细胞外液中,脑及脑脊液中浓度较血浆水平为低,血浆蛋白结合率为 90%,$t_{1/2}$ 约为 15h。主要在肝内代谢,代谢产物与葡萄糖醛酸结合后经肾脏排出。

【药理作用及机制】 丙戊酸钠不抑制癫痫病灶放电,但能阻止病灶异常放电的扩散,其抗癫痫作用与脑内 GABA 代谢有关。丙戊酸钠可增强谷氨酸脱羧酶活性,并能抑制 GABA 转氨酶和琥珀酸半醛脱氢酶活性,使 GABA 生成增加和降解减少,增加脑内 GABA 含量,尚能提高突触后膜对 GABA 的反应性。此外,丙戊酸钠还能阻滞 Na^+ 通道,减弱 T 型 Ca^{2+} 电流,抑制起源于丘脑的 3Hz 异常放电。

【临床应用】 丙戊酸钠为广谱抗癫痫药,对各型癫痫都有一定疗效,是大发作合并小发作时的首选药物。对大发作疗效不及苯妥英钠和苯巴比妥,对小发作疗效优于乙琥胺,但因其肝脏毒性不作首选药物。对复杂部分性发作疗效与卡马西平相似,对典型小发作疗效不及氯硝西泮。此外,尚对其他药物不能控制的顽固性癫痫有效。

【不良反应】 常见胃肠道反应,有厌食、恶心、呕吐等,饭后服用可减轻。神经系统不良反应发生率较低,有嗜睡、乏力、精神不振、视物模糊、不安、震颤等。肝损害常见,40% 用药患者在最初几个月内出现无症状性肝功能异常,主要表现为天门冬氨酸氨基转移酶升高,12 岁以下儿童多药合用易引起致死性肝损害。用药期间需定期检查肝功能。

【药物相互作用】 本药可抑制苯妥英钠、苯巴比妥、扑米酮、氯硝西泮和乙琥胺的代谢,易发生蓄积中毒,故合用时宜调整剂量。而苯妥英钠、苯巴比妥、扑米酮和卡马西平则通过诱导肝药酶来降低丙戊酸钠的血药浓度,减弱其抗癫痫作用。

苯二氮䓬类

苯二氮䓬类药物可抑制病灶神经元异常放电的扩散,具有抗癫痫和抗惊厥作用。临床用于抗癫痫的苯二氮䓬类(benzodiazepine,BZ)药物主要是能生成活性代谢产物的长效类,如地西泮(diazepam,安定)、硝西泮(nitrazepam,硝基安定)、氯硝西泮(clonazepam,氯硝安定)和氯巴占(clobazam)等。

地西泮为控制癫痫持续状态的首选药物之一,具有快速、安全、有效的特点,需静脉注射,但剂量过大或注射过快时可引起呼吸抑制。硝西泮主要用于癫痫小发作,尤其对肌阵挛性发作、失神性发作和婴儿痉挛有较好疗效。氯硝西泮和氯巴占抗癫痫谱更广,对肌阵挛性发作、失神性发作尤佳。因硝西泮影响吞咽,故有被氯硝西泮取代的趋势。

氟桂利嗪

氟桂利嗪(flunarizine)为双氟化哌啶衍生物,是强效钙拮抗药。以往用于治疗偏头痛和眩晕症,近年发现它具有较强的抗癫痫和抗惊厥作用,对多种动物癫痫模型均有不同程度的治疗作用,对电休克所致惊厥作用较强,而对戊四唑引起的阵挛性惊厥无效。氟桂利嗪的抗癫痫作用除与阻滞 T 型和 L 型 Ca^{2+} 通道有关外,还可选择性阻滞电压依赖性 Na^{+} 通道。

氟桂利嗪口服易吸收,2～4h 血药浓度达峰值,血浆蛋白结合率高达 99%,其 $t_{1/2}$ 为 19～22d。安全有效,毒性小,适用于各型癫痫,尤其对局限性发作和大发作效果较好。常见不良反应为困倦和体重增加。

拉莫三嗪

拉莫三嗪(lamotrigine)属于苯三嗪类的新型抗癫痫药物,具有很强的抗癫痫和抗惊厥作用,其特点与苯妥因钠和卡马西平类似。作用机制和阻滞电压依赖性 Na^{+} 通道,抑制病灶异常放电有关。此外,拉莫三嗪还可抑制兴奋性递质谷氨酸诱发的神经元放电。口服吸收完全,1～3h 后血药浓度达高峰,主要与葡萄糖醛酸结合后经肾脏排泄。与其他抗癫痫药物合用可使其代谢增快而血药浓度下降。

拉莫三嗪主要用于治疗局限性发作和大发作,对其他抗癫痫药物不能控制的局限性发作、大发作、非典型失神发作和儿童肌阵挛性发作均有不同程度的疗效。常见不良反应为胃肠道反应和中枢神经系统反应,偶见弥散性血管内凝血。

抗痫灵

抗痫灵(antiepilepsirin)是我国合成的新型广谱抗癫痫药,对各型癫痫均有疗效,治疗大发作效果显著。其药理作用不同于传统抗癫痫药苯巴比妥和苯妥因钠,大剂量时不引起麻醉作用,并且对戊四氮引起的阵挛性惊厥疗效较好。其抗癫痫作用与升高脑内 5-羟色胺(5-HT)含量有关。长期服用未见明显毒性反应。

托吡酯

托吡酯(topiramate)又名妥泰、妥普迈,为磺酸基取代的单糖衍生物,是 1995 年上市的新型广谱抗癫痫药。托吡酯可阻滞电压依赖性 Na^{+} 通道,提高 GABA 激活 $GABA_A$ 受体的频率(增加 GABA 诱导的 Cl^{-} 内流),同时通过 AMPA 受体抑制谷氨酸介导的兴奋作用。临床主要用于局限性发作和大发作,特别是作为辅助药物治疗难治性癫痫。口服吸收完全,生物利用度达 80%,主要以原形经尿排出。常见不良反应为头晕、共济失调和感觉异常等中枢症状,因有致畸危险,故孕妇及哺乳期妇女禁用,12 岁以下儿童慎用。

> **问题讨论**
>
> 各种常用抗癫痫药物的作用机制和药理学特点如何?

第三节　抗癫痫治疗的临床用药原则

癫痫是一种慢性疾病,大多数患者需要长期用药治疗。因此要求所用药物能有效地控制发作又不引起严重毒性反应。应用抗癫痫药物应遵循以下原则:

1. 消除原发病因　症状性癫痫应去除原发病因再结合药物治疗,如治疗脑寄生虫病和切除脑瘤等,但残余病灶和术后瘢痕仍可引起癫痫发作。

2. 根据发作类型选药　单纯型癫痫最好选用一种有效药物,自小量开始逐渐增加剂量,获得理想效果后维持治疗。对于一种药物难以奏效的癫痫或混合型癫痫患者常需选用广谱药或合并用药以提高疗效,减少不良反应,同时需注意药物间相互作用。

3. 治疗方案个体化　不同患者对药物反应存在较大个体差异,因此治疗方案应个体化,有条件的情况可进行治疗药物监测。治疗初期一般用一种药物,疗效不佳时可联合用药。换药时应采取过渡方式,即在原药基础上加用新药,待新药发挥疗效后再逐步撤掉原药,以免使发作加剧甚至诱发癫痫持续状态。

4. 长期用药　治疗中途不可突然停药,一般在完全不发作 2～3 年后停药,在半年甚至 1～2 年内逐渐减量直至停用。

5. 定期检查　用药期间应注意毒副作用,定期进行血液和肝肾功能等检查。

6. 孕妇慎用　服用抗癫痫药致畸胎及死胎概率较高,孕妇应慎重使用。

第四节　抗惊厥药

惊厥是中枢神经系统过度兴奋的一种综合征,患者表现为全身骨骼肌不自主地强烈收缩,并伴有意识障碍,主要见于高热、子痫、破伤风、癫痫大发作和中枢兴奋药中毒等。常用抗惊厥药有巴比妥类、苯二氮䓬类、水合氯醛和硫酸镁。

硫　酸　镁

硫酸镁（magnesium sulfate）主要通过镁离子（Mg^{2+}）发挥药理作用，可因给药途径不同而产生不同的药理作用。口服吸收少，升高肠内渗透压，具有泻下和利胆作用，外用热敷可消炎去肿，注射给药则产生全身作用。

【药理作用及机制】　Mg^{2+}是体内多种酶的辅助因子，参与神经冲动传递和神经肌肉应激性维持等多种生理和生化过程。血浆中 Mg^{2+} 正常浓度为 20～35mg/L，低于此浓度神经肌肉组织兴奋性增高。注射硫酸镁能抑制中枢和外周神经系统，产生松弛平滑肌、抗惊厥和降血压作用。神经化学传递和肌肉收缩均需 Ca^{2+} 参与，Mg^{2+} 与 Ca^{2+} 化学性质相似，可与 Ca^{2+} 竞争作用靶点并拮抗 Ca^{2+} 的作用，从而抑制骨骼肌、平滑肌（血管、支气管、胆道等）和心肌收缩，发挥肌肉松弛和降压作用。此外，运动神经末梢释放 Ach 需要 Ca^{2+} 参与，Mg^{2+}竞争性拮抗 Ca^{2+} 的这种作用，使 Ach 释放减少，导致骨骼肌松弛。

【临床应用】　临床主要用于治疗子痫和破伤风引起的惊厥，也常用于高血压危象。

【不良反应】　硫酸镁安全范围小，注射过量可引起呼吸抑制、血压下降乃至心搏骤停。注射过程中应经常检查肌腱反射，过量中毒时静脉注射钙剂对抗。

复习指导

1. 癫痫分为局限性发作和全身性发作两大类。抗癫痫药主要通过抑制病灶区神经元的异常放电或阻止异常放电的扩散而控制癫痫发作。

2. 苯妥英钠可阻滞电压依赖性钠、钙通道发挥膜稳定作用，其抗癫痫作用与抑制突触传递的 PTP 和膜稳定作用有关。临床作为治疗癫痫大发作和局限性发作的首选药。不良反应较为多见。可诱导肝药酶活性，需注意药物相互作用。

3. 卡马西平能够阻滞神经细胞钠、钙通道，具有广谱抗癫痫作用。临床作为局限性发作和大发作的首选药物，对癫痫并发的精神症状疗效较好。可诱导肝药酶活性。

4. 苯巴比妥主要用于癫痫大发作的治疗。扑米酮的作用类似与苯巴比妥，用于其他药物不能控制的癫痫。乙琥胺主要用于失神小发作。丙戊酸钠为广谱抗癫痫药，长期使用须注意肝脏毒性。地西泮静脉注射首选用于控制癫痫持续状态。

5. 硫酸镁注射给药用于治疗子痫、破伤风惊厥和高血压危象。药物过量可引起呼吸抑制和血压下降，需静脉注射钙剂对抗。

常用制剂及用法

苯妥英钠（phenytoin sodium）　成人从每日100mg 开始，1～3 周内增加至 250～300mg，分 3 次口服。小儿从每日 5mg/kg 开始，按需调整，以每日不超过 250mg 为度。癫痫持续状态：0.125～0.25g 加入 0.9% 氯化钠注射液 20～40ml，于 5～15min 内缓慢静脉注射。

卡马西平（carbamazepine）　成人常用初始剂量为每次 100mg，每天 2 次，逐渐增加剂量至 600～900mg 以达最佳疗效。

扑米酮（primidone）　成人常用量从 50mg 开始，睡前服用，渐增至 250mg，每日 3 次。维持量为 250mg，每天 3 次，总量不超过每天 1.5g。

乙琥胺（ethosuximide）　儿童用量为每天 15～30mg/kg，成人为每次 250mg，每日 3 次。

丙戊酸钠（valproate sodium）成人开始剂量为每日 600mg，分 3 次服用，递增至能控制发作为止。小儿剂量为每天 20～30mg/kg，分 2～3 次服用。

地西泮（diazepam）　用于癫痫持续状态，5～10mg 静脉注射，可间隔 10～15min 重复给药，最大量至 30mg。必要时可在 2～4h 后重复治疗。

氯硝西泮（clonazepam）　成人口服初始量为每日 0.75～1mg，分 2～3 次服用，逐渐增至维持量，每日 4～8mg，分 2～3 次服用。小儿口服初始量为每日 10～20μg/kg，分 2～3 次服用，以后逐渐递增至维持量，每日 100～200μg/kg，分 2～3 次服用。

拉莫三嗪（lamotrigine）　成人口服初始量为每日 25mg，每日 1 次，逐渐增加剂量达到最佳疗效后给予维持量，一般每日 100～200mg，分 2 次服用。

抗痫灵（antiepilepsirin）　成人口服每次 50～150mg，每天 2～3 次。

托吡酯（topiramate）　成人初始剂量从 50 mg 开始，每晚口服 1 次，1 周后增加剂量至 50～100 mg，分 2 次服用。剂量应根据临床疗效进行调整。

硫酸镁（magnesium sulfate）　注射剂量为每次 1～2.5g，静脉滴注时以 5% 葡萄糖注射液稀释成 1% 浓度缓慢滴注。

（张　梅）

第15章 治疗中枢神经系统退行性疾病药

学习要求

掌握治疗帕金森病药物的分类、药理作用及临床应用；能根据帕金森病不同类型合理选择和应用药物；熟悉治疗阿尔茨海默病药物的分类。

中枢神经系统退行性疾病（neurodegenerative disease）是一组由慢性进行性中枢神经组织退行性变性而产生的疾病总称。主要包括帕金森病（Parkinson's disease，PD）、阿尔茨海默病（Alzheimer's disease，AD）、亨廷顿病（Huntington disease，HD）和肌萎缩侧索硬化症（amyotrophic lateral sclerosis，ALS）等。本组疾病的病因和病变部位各不相同，但在病理学有其共同特征，即均可见到脑和（或）脊髓发生神经细胞退行性病理变化及神经元脱失，并伴有神经细胞凋亡。

随着社会发展和人口老龄化的出现，本组疾病已成为仅次于心血管疾病和癌症，严重影响人类健康水平和生活质量的第三位因素。除帕金森病患者通过合理用药可以使病情得到缓解外，其他疾病的治疗效果均不理想。本章主要介绍抗帕金森病药和治疗阿尔茨海默病药。

第一节 抗帕金森病药

帕金森病（Parkinson's disease，PD），又称"震颤麻痹"（paralysis agitans），是一种以进行性锥体外系功能障碍为主的中枢神经系统退行性疾病，因英国医生 James Parkinson 在 1817 年首先描述而得名。其典型症状为静止震颤（resting tremor）、肌肉僵直（muscular rigidity）、运动迟缓（bradykinesia）和共济失调（ataxia），随着疾病的发展，患者会出现认知及精神障碍。PD 常见于中老年人群，多在 60 岁以后发病，发病率约为 1.5%，随年龄增长其患病率逐渐增高，而且在发病 2～8 年后多出现不同程度的致残现象，严重影响生活质量。

PD 发病原因及机制尚不清楚，目前存在多种学说，如多巴胺（dopamine，DA）缺失学说、兴奋性神经毒性学说、氧化应激学说、线粒体功能障碍学说等，其中 DA 缺失学说较为公认。该学说认为，纹状体内 DA 缺乏是导致 PD 的主要原因，其主要病变区在黑质和纹状体。该部位存在两条神经通路，一是多巴胺能神经通路，黑质中多巴胺能神经元发出上行纤维到达纹状体（尾核及壳核），其末梢与尾-壳核神经元形成突触，以 DA 为递质，对脊髓前角运动神经元发挥抑制作用；二是胆碱能神经通路，纹状体尾核中的胆碱能神经元与尾-壳核神经元所形成的突触以乙酰胆碱（Ach）为神经递质，对脊髓前角运动神经元起兴奋作用。正常时该部位两条神经通路的功能处于动态平衡，共同调节机体运动功能。DA 缺失学说认为，PD 患者由于黑质多巴胺神经元病变导致 DA 合成减少，使纹状体内 DA 含量降低，造成黑质-纹状体通路多巴胺能神经功能减弱，而胆碱能神经功能相对占优势，使其平衡失调，因而产生 PD 的锥体外系功能亢进，引起典型的临床症状。研究发现，死于 PD 的患者纹状体中 DA 含量仅为正常人的 5%～10%。动物实验证实，耗竭黑质-纹状体内 DA 递质或选择性破坏黑质多巴胺神经元可导致震颤麻痹。因此，这一学说是临床治疗的理论基础，即通过补充脑内 DA、应用中枢 DA 受体激动药、应用中枢抗胆碱能药等可调节多巴胺能和胆碱能神经系统的功能平衡，进而有效缓解 PD 症状。

根据药物作用机制，抗帕金森病药主要分为拟多巴胺类药和中枢抗胆碱药，且两类药物合用可增强疗效。药物治疗并不能完全治愈该病，但合理使用药物可有效改善症状，提高患者的生活质量。

一、拟多巴胺类药

（一）多巴胺的前体药

左旋多巴

由于帕金森病患者其纹状体内多巴胺的不足，给予患者补充适量的多巴胺应能达到治疗效果。但多巴胺代谢很快，且不能通过血-脑屏障。在 20 世纪 50 年代后期发展起来的药物左旋多巴（levodopa，*L*-DOPA）用于临床治疗 PD 取得了显著的效果。左旋多巴是儿茶酚胺类神经递质酶促合成过程的中间代谢产物，也是 DA 递质的前体物质，本身无活性，但进入机体后，在多巴脱羧酶和多巴胺 β-羟化酶等作用下，可代谢成 DA 和去甲肾上腺素（noradrenaline，NA）等物质，在体内发挥神经递质作用。现已人工合成。

【体内过程】 *L*-DOPA 口服后，在小肠经芳香族氨基酸主动转运系统迅速吸收，0.5～2h 达到血浆浓度高峰，血浆 $t_{1/2}$ 为 1～3h，但个体差异较大。左旋多巴是一种氨基酸，其运输途径与其他氨基酸一样，因此在十二指肠吸收和透过血-脑屏障时与其他氨基酸竞争，若血中氨基酸浓度高，则 *L*-DOPA 的利用率下降。吸收后，大部分 *L*-DOPA 在肝、胃肠黏膜及外周组织，被 *L*-芳香族氨基酸脱羧酶（*L*-amino acid decarboxylase，AADC）脱羧转变成多巴胺。因而仅大约 1% 的 *L*-DOPA 能通过血-脑屏障进入中枢神经系统，经脑内的多巴脱羧酶催化转变为 DA 而产生治疗作用。大部分 *L*-DOPA 在外周组织转化为 DA，DA 又不易通过血-脑屏障，因而大量转化的 DA 是产生外周不良反应的主要原因。其余部分则由儿茶酚-氧位-甲基转移酶（COMT）及单胺氧化酶 B（MAO-B）分别代谢，代谢产物为二羟苯乙酸（DOPAC）和 3-O-甲基多巴（3-OMD）。少部分原形药迅速经肾脏排泄。若与多巴脱羧酶抑制剂（如卡比多巴）合用，则 *L*-DOPA 在外周的代谢减少，血浆 *L*-DOPA 的水平提高，$t_{1/2}$ 延长，进入中枢的 *L*-DOPA 增多，同时可减少外周不良反应，还可减少 *L*-DOPA 的用量。

【药理作用及机制】 透过血-脑屏障进入脑组织的 *L*-DOPA，在脱羧酶作用下生成的 DA 是产生治疗作用的关键。通过血-脑屏障后的 *L*-DOPA，主要在纹状体突触前膜由 DA 能神经末梢内的 *L*-芳香族氨基酸脱羧酶（AADC）脱羧转化为 DA，补充了纹状体中 DA 的不足，提高中枢 DA 神经功能，抑制胆碱能神经功能，恢复多巴胺能和胆碱能神经系统功能的平衡，产生抗震颤麻痹的作用。左旋多巴是 DA 的前体药，本身无药理活性，在脑内转化为 DA，才能产生药理作用。

【临床应用】

1. 治疗 PD *L*-DOPA 是治疗帕金森病的主要药物，广泛用于治疗各种类型的 PD 患者，被誉为 PD 药物治疗的“金标准”，无论年龄、性别差异和病程长短均适用。对其他各种原因引起的帕金森综合征亦有效，服药后大多数 PD 患者可获得理想的疗效，但对吩噻嗪类抗精神病药引起的锥体外系症状无效，因吩噻嗪类药物阻断中枢 DA 受体，使 DA 无法发挥作用。

L-DOPA 的作用具有以下特点：①起效慢，用药 2～3 周后才出现体征的改善，1～6 个月才获得最大疗效，但作用持久，且随用药时间延长，疗效递增。②对轻症及较年轻患者疗效较好，而重症及老年患者疗效差。可能重症及老年患者由于纹状体内 DA 能神经严重变性，残存功能无几，对 *L*-DOPA 的生物转化能力明显减弱，则使疗效降低。③对肌肉强直和运动障碍疗效较好，对缓解肌震颤效果差。

用药早期，*L*-DOPA 可使 80% 的 PD 患者症状明显改善，其中 20% 患者可恢复到正常运动状态。然而，患者长期用药效果有较大个体差异。长期用药，其疗效逐渐下降，服药 3～5 年后，半数患者失效，只有 25% 患者仍有效果，也称剂末现象。

2. 辅助治疗肝昏迷 肝昏迷的伪递质学说认为，正常机体蛋白质代谢产物苯乙胺和酪胺都在肝内被氧化解毒。肝功能障碍时，血中苯乙胺和酪胺升高，在神经细胞内经β-羟化酶分别生成苯乙醇胺和羟基乙醇胺（蟑胺）（伪递质）取代正常递质 NA，妨碍神经系统的正常功能。服用左旋多巴，在体内（特别在脑内）转变为 NA，恢复中枢神经系统功能，从而使肝昏迷患者的意识从昏迷转变为清醒。因不能改善肝功能，作用只是暂时性的。

【不良反应】 *L*-DOPA 的不良反应大多是因其在外周生成多巴胺所致。

1. 胃肠道反应 治疗初期约 80% 患者出现恶心、呕吐，食欲减退等，饭后服可减轻。用量过大或加量过快更易引起。这是由于左旋多巴在外周组织脱羧成 DA，直接刺激胃肠道和兴奋延髓催吐化学感受区（CTZ）D_2 受体所致。加用外周脱羧酶抑制剂可明显减轻此反应。D_2 受体阻断药多潘立酮（吗丁林）可对抗。偶见溃疡出血或穿孔。

2. 心血管反应 约 30% 患者治疗初期出现轻度直立性低血压。其原因可能是外周形成的 DA 作用于交感神经末梢突触前膜，负反馈抑制末梢释放 NA，同时 DA 作用于血管上 DA 受体，使血管扩张。此外，多巴胺对 β 受体有激动作用，可引起心动过速或心律失常。

3. 症状波动 50% 患者在用药几个月后出现异常不随意运动，多见于面部肌群，如张口、咬牙、点头、吐舌、做怪相及舞蹈样动作等。也可累及肢体或躯体肌群，偶见喘息样呼吸或过度呼吸。另外，长期服用 *L*-DOPA，部分患者可出现“开-关”现象（on-off phenomena），即患者表现为突然多动不安（开），转为全身产生强直不动（关），两种现象可交替出现，严重者可妨碍病人正常活动。合用单胺氧化酶 B 抑制剂，可使“开-关”现象消失。发生原因不清，与 *L*-DOPA 的使用剂量有一定关系，可通过减少剂量或增加服药次数缓解症状波动。

4. 精神障碍 出现失眠、焦虑、噩梦、狂躁、幻觉、妄想、抑郁等精神病症状。其机制可能与 DA 作用于中脑-边缘系统有关。需减量或停药，也可应用非经典抗精神病药氯氮平，以缓解精神症状，而不加重 PD 患者锥体外系运动功能失调。

5. 其他 可引起扩瞳及眼内压增高，青光眼患者慎用或禁用。偶使痛风症恶化。偶见惊厥，癫痫患者尤应注意。

【药物相互作用】

1. 维生素 B_6 维生素 B_6 是多巴脱羧酶的辅酶，可增强外周组织脱羧酶的活性，使 DA 生成增多，使血浆 L-DOPA 水平降低，进而减少左旋多巴进入脑组织的量，降低其疗效，又能增加外周 DA 引起的不良反应，故应用 L-DOPA 时禁止同服维生素 B_6。

2. 非选择性 MAO 抑制剂 非选择性 MAO 抑制剂如异烟肼等，因阻碍 DA 的失活，使血中 DA 增高，因而可加重 L-DOPA 的外周副作用。严重者可导致高血压及心律失常，甚至产生高血压危象。故应在 L-DOPA 治疗前 2 周停用非选择性 MAO 抑制剂。然而如合用选择性 MAO-B 抑制剂（如司来吉兰），则可选择性抑制纹状体中 DA 降解，增强 L-DOPA 疗效。

3. 抗精神病药物 吩噻嗪类和丁酰苯类可阻断黑质-纹状体 DA 受体，利血平可妨碍神经末梢对 DA 摄取，耗竭中枢 DA 能神经末梢内的递质，均能引起锥体外系运动失调，出现药源性 PD，使左旋多巴失效，因此不宜合用。

（二）左旋多巴的增效药

卡 比 多 巴

卡比多巴（carbidopa）又称 α-甲基多巴肼、洛得新，是 α-甲基多巴肼的左旋体，该药对 L-芳香氨基酸脱羧酶（AADC）有较强的抑制作用，不能透过血-脑屏障，单独应用对 PD 无治疗作用。而与 L-DOPA 合用时，可减少 L-DOPA 在外周组织脱羧，使较多的 L-DOPA 到达黑质-纹状体而发挥作用，从而提高 L-DOPA 的疗效。两药合用的优点有：①减少 L-DOPA 用量；②明显减轻或防止 L-DOPA 对心脏的毒性；③在治疗开始时，能更快达到 L-DOPA 的有效治疗浓度。卡比多巴是 L-DOPA 治疗 PD 的重要辅助药。

本品与 L-DOPA 的混合制剂称为心宁美（sinemet）。心宁美所含卡比多巴和 L-DOPA 的比例有 1 : 4 和 1 : 10 两种。临床应用尚有心宁美的控释剂（sinemet CR）。

苄丝肼（benserazide）与卡比多巴有同样的效应，它与 L-DOPA 按 1 : 4 剂量制成的复方制剂称美多巴（madopar），该制剂临床应用于帕金森病、症状性帕金森综合征（脑炎后、动脉硬化性或中毒性）。

司 来 吉 兰

司来吉兰（selegiline）又称丙炔苯丙胺，是一种选择性不可逆单胺氧化酶 B（MAO-B）抑制剂。因 MAO-B 主要分布在黑质-纹状体，其功能是降解 DA。司来吉兰口服吸收迅速，易通过血-脑屏障，能减少脑内 DA 降解，提高脑内 DA 浓度，已经被广泛用于 PD 的治疗。与 L-DOPA 合用，可增强 L-DOPA 疗效，减少 L-DOPA 用量及外周不良反应，并可减弱 L-DOPA 引起的“开-关现象”。临床研究发现，两者合用安全有效，利于缓解症状，延长患者寿命。该药又是抗氧化剂，可阻滞 DA 氧化应激过程中羟自由基的形成，从而保护黑质 DA 神经元，延缓 PD 症状的发展。故该药单用或与 L-DOPA 合用治疗早期或中晚期帕金森病患者。本品若大剂量（>10 mg/d）应用可抑制外周组织的单胺氧化酶 A（MAO-A），故应避免超量。

托卡朋和恩他卡朋

托卡朋（tolcapone）和恩他卡朋（entacapone）属第二代 COMT 抑制剂，本品是一种有效的外周 COMT 抑制剂，能有效抑制 L-DOPA 代谢为 3-O-甲基多巴（3-OMD），因后者可与 L-DOPA 竞争转运载体，而影响 L-DOPA 进入脑组织。托卡朋和恩托卡朋可增加 L-DOPA 在中枢的生物利用度，从而提高 L-DOPA 疗效，减少 L-DOPA 的用量及服药次数，并改善 L-DOPA 长期治疗引起的运动波动，耐受性良好。但单用无效，与 L-DOPA 合用能治疗临床各期 PD，可明显改善病情，稳定 PD 患者的日常生活能力和运动功能，尤其适用于伴有症状波动的患者。本品可与 L-DOPA/卡比多巴合用作为治疗原发性帕金森病的辅助用药，也可优先用于高龄、体弱的 PD 患者。长期应用常见不良反应为腹泻，目前尚无恩他卡朋引起肝毒性的报道。

溴 隐 亭

溴隐亭（bromocriptine）为半合成的多肽类麦角生物碱，又名溴麦角隐亭、溴麦亭。溴隐亭是 D_2 样受体（含 D_2、D_3、D_4 亚型）强激动药，但对 D_1 样受体（含 D_1、D_5 亚型）具有部分拮抗作用。研究证实，黑质-纹状体中 D_2 样受体对脊髓运动神经有抑制作用，而 D_1 样受体对脊髓运动神经有兴奋作用。溴隐亭对外周 DA 受体、α 受体也有较弱的激动作用。小剂量的溴隐亭主要激动结节-漏斗通路的 D_2 亚型受体，抑制垂体催乳素及生长激素的分泌，据此，溴隐亭临床上可用于治疗催乳素过高引起的闭经或溢乳，肢端肥大症。大剂量溴隐亭可激动黑质-纹状体 DA 通路的 D_2 受体，是治疗 PD 的药理基础。溴隐亭治疗 PD 的疗效与 L-DOPA 相似，对重症 PD 患者疗效较轻症为佳。因溴隐亭是纹状体 D_2 受体的直接激动剂，不需脱羧酶的参与，从而可对抗震颤麻痹，而 L-DOPA 对重症 PD 患者的疗效较差，可能是由于严重患者黑质中残存的 DA 神经元过少，脱羧酶严重不足，影响 L-DOPA 转变成 DA 所致。溴隐亭与 L-DOPA 合用可提高疗效，减少 L-DOPA “开-关现象”等不良反应。本品疗效优于金刚烷胺和抗胆碱药。对强直、少动患者效果好。常用于 L-DOPA 疗效欠佳或不能耐受及 L-DOPA 复方制剂无效者。

利修来得（lisuride）为 D_2 样受体激动药，激动作用比溴隐亭强 1000 倍，对 D_1 样受体拮抗作用弱。临床应用改善运动障碍明显。同类药物还有培高利特（pergolide）、普拉克索（pramipexole）、罗匹尼罗（ropinirole）、阿扑吗啡（apomorphine）等。

金刚烷胺

金刚烷胺(amantadine)又名金刚烷和三环葵胺,是一种人工合成的三环胺,本品原为抗病毒药,后发现也有抗帕金森病的作用。金刚烷胺抗 PD 的可能机制是促进 DA 能神经末梢合成和释放 DA;抑制 DA 的再摄取;且对 DA 受体有直接激动作用,是一种促 DA 释放药。对 PD 各种症状均能改善,对 PD 的肌肉强直、震颤和运动障碍的缓解作用较强,其疗效优于抗胆碱药,但不及 *L*-DOPA。本药与抗胆碱药苯海索或与复方多巴制剂合用有协同作用,降低 *L*-DOPA 在外周的降解,促其进入脑循环,可增强 *L*-DOPA 的疗效,降低 *L*-DOPA 的不良反应。近年来认为,其作用机制金刚烷胺能够抑制谷氨酸介导的中枢兴奋性,并减少 Ach 释放,间接拮抗胆碱能神经元递质传导有关。

不良反应较少、轻、短暂且可逆,少数可嗜睡、眩晕、抑郁、食欲减退等,偶可引起惊厥。长期应用可出现双下肢网状青斑,可能是因为局部释放儿茶酚胺引起血管收缩所致,停药后水肿可逐渐消失。严重者可见心衰、直立性低血压、尿潴留等,因此严重肾功能衰竭、精神障碍以及有癫痫病史的患者禁用。

二、中枢抗胆碱药

中枢抗胆碱药抗 PD 的作用机制在于阻断纹状体的 M 胆碱受体,使相对增高的胆碱能神经活性减低,从而恢复 DA 与 Ach 的平衡。传统胆碱受体阻断药阿托品、东莨菪碱可有效抗 PD,但有明显的外周抗胆碱作用,副反应较多,故人工合成了具有选择性中枢作用的抗胆碱药,常用药物有苯海索、苯扎托品等。

苯海索

苯海索(benzhexol),又称安坦(antan),是 *L*-DOPA 问世前的主要药物。口服后经胃肠道吸收迅速,易于透过血-脑屏障,选择性阻断中枢胆碱受体而减弱黑质-纹状体通路中 Ach 的作用,抗震颤效果好,并可改善运动障碍和肌强直。对僵直和运动迟缓的疗效较差。其疗效不如 *L*-DOPA,仅用于 PD 轻症、不能耐受或禁用 *L*-DOPA、或 *L*-DOPA 无效的患者。抗胆碱药与 *L*-DOPA 合用,可使 50% 患者症状得到进一步改善。治疗抗精神病药物引起的帕金森综合征有效。外周抗胆碱作用弱,仅为阿托品的 1/10~1/2,通过外周抗胆碱作用对过度流涎等症状有改善作用。不良反应类似于阿托品但较轻,以口干、散瞳、视力模糊、便秘较常见。一般与剂量有关,减量可消失。大剂量可有中枢神经系统症状,如幻觉、谵妄、精神病样表现等,也有过敏反应的报道。由于疗效不明显,副作用较多,现已少用。

苯扎托品

苯扎托品(benzatropine)又名苄托品(benztropine)抗胆碱作用近似阿托品,对平滑肌和腺体的抑制作用较弱,而抗震颤麻痹作用较强。还有抗组胺、局部麻醉和大脑皮层抑制作用。用于治疗 PD 和药物性引起的 PD 症状,可改善肌强直和震颤,对流涎、面部表情等也有改善作用。不良反应同苯海索。

第二节 治疗阿尔茨海默病药

阿尔茨海默病(Alzheimer's disease,AD)俗称老年性痴呆,是一种与年龄高度相关的、以进行性认知功能障碍和记忆力损害、行为损害为特征的神经系统变性疾病,是老年人最常见的中枢神经系统退行性疾病。AD 由德国的神经病理学家阿尔茨海默(Alois Alzheimer)于 1907 年首先发现,并以其名字而命名。AD 的主要病理特征是神经元丧失、脑组织萎缩、脑组织内淀粉样蛋白沉积(老年斑,senile plaque,SP)、神经原纤维缠结(neurofibrillary tangle,NFT),后期主要为中枢一些部位胆碱能功能不足。这些病理改变主要集中在顶叶、颞叶、额叶联合区等,如大脑皮层、海马以及前脑。此处的神经元丧失导致 Ach 含量减少和胆碱乙酰化酶活性的减低。胆碱能投射通路中胆碱能神经元的选择性丧失是 AD 的组织病理生理特点。65 岁以上的老年人约有 5% 患有 AD,随年龄的增长患病率升高,85 岁以上可达 20% 或更高,女性患者多于男性。随着人类寿命的延长和社会老龄化问题的日益突出,老年性痴呆发病率也日益增高,已成为威胁人类晚年生活质量的主要疾病之一。但 AD 的发病机制尚未完全明了,目前主要有三个学说,即胆碱能学说、β-淀粉样蛋白毒性学说、Tau 蛋白过度磷酸化学说等。迄今无特效药物治疗,目前的药物治疗主要基于胆碱能学说,以增加中枢胆碱能神经功能,其中胆碱酯酶抑制药效果相对肯定。

由于目前治疗 AD 的药物研究进展很快,也出现了改善脑循环药物、能量代谢促进剂、AchE 抑制剂、M_1 胆碱受体激动剂、Ach 释放促进剂、神经生长因子、钙通道阻滞剂、抗自由基、抗炎、抗淀粉样蛋白、雌激素替代及基因治疗等。总的治疗原则是采取综合性治疗策略,延缓痴呆的发展,维持残存的脑功能,减少并发症。近年来,神经干细胞(neural stem cell,NSCs)在胚胎和成年个体神经系统中的发现和体外培养的成功为 AD 治疗提供了一个新途径。

一、乙酰胆碱酯酶(AchE)抑制剂

他克林

他克林(tacrine)商品名 Cognex,化学名四氢氨基

吖啶(tetrahydroaminoacrine)是第一个经美国 FDA 批准于 1993 年上市,用于治疗轻至中度 AD 的中枢可逆性 AchE 抑制剂。由于具有高度脂溶性,极易通过血-脑屏障,因此是具有中枢和周围活性的可逆性 AchE 抑制剂。还能提高 Ach 释放及延长突触前胆碱能神经元活性,它可以抑制血浆和组织中的 AchE,激动胆碱能毒蕈碱型(M)受体和烟碱型(N)受体,并能抑制老年斑形成,改善患者认知功能,用于轻中度 AD。本品还可促进脑组织对葡萄糖的利用,改善由药物、缺氧、老化等引起的学习记忆能力的降低。他克林对 AD 的治疗作用是多方面共同作用的结果,但因不良反应大,特别是肝毒性较大,临床已停止使用。

多奈哌齐

多奈哌齐(donepezil)商品名为安理申(aricept),它是一种苄基哌啶类化合物,是美国 FDA 批准的第二代 AchE 抑制剂,与他克林有相似的疗效,却有明显的临床安全性和很好的耐受性,目前在全世界广泛应用。多奈哌齐对中枢 AchE 的抑制作用具有很强的选择性,口服给药后可剂量依赖性地抑制脑内 AchE 对 Ach 的水解作用,还有增加整个脑血流量、减缓海马萎缩的进程,减轻 β-淀粉样蛋白的神经毒性作用,减轻自由基导致的神经变性等作用,保护神经细胞。对中枢神经毒性比他克林小。主要用于轻、中度 AD 患者,能改善患者的认知功能、活动能力及精神症状,延缓病情发展,是目前治疗 AD 的首选药物。不良反应轻微,常见的有恶心、呕吐、腹泻和肌肉痉挛,服药 2~3 周后可消失。

石杉碱甲

石杉碱甲(huperzine A,HupA)商品名为哈伯因、双益平,它是我国学者于 1982 年从中药千层塔(huperzia serrata)中分离得到的一新生物碱,1994 年已被批准用于治疗 AD。属第二代 AchE 抑制剂之一,是一种高效可逆性的竞争性 AchE 抑制剂。目前该药已成为国内研发最成功和最有前途的治疗 AD 的药物。

【体内过程】 本品口服从胃肠道吸收迅速、完全,生物利用度为 96.9%,易通过血-脑屏障。原形药物及代谢产物经肾脏排除。

【药理作用】 为强效、可逆性 AchE 抑制药,选择性作用于脑部的 AchE,对外周胆碱能副作用最弱,其作用特点对真性胆碱酯酶有选择性抑制作用,抑制强度是假性胆碱酯酶的数千倍。其在中枢较多地分布于大脑的额叶、颞叶、海马等部位,增加神经突触间隙的 Ach 含量,易化神经肌肉接头传递。石杉碱甲除提高中枢胆碱能系统功能外,也能提高脑内多巴胺、单胺及 GABA 功能,并具有明显的神经细胞保护作用,能对抗多种损伤剂造成的细胞凋亡和氧化应激。其重复用药并不增加对 AchE 抑制的耐受性。对衰老性记忆障碍及老年痴呆患者的记忆功能有良好改善效果。

【临床应用】 石杉碱甲主要用于老年性记忆能力减退和各种类型痴呆,可以显著提高 AD 患者的记忆、认知和行为功能,促进记忆再现和增强记忆保持作用。在改善认知功能方面,比高压氧治疗效果显著。

【不良反应】 不良反应小,无肝毒性,常见不良反应有恶心、头晕、多汗、腹痛、视物模糊等,一般不需处理可自行消失,反应明显时减量或停药可缓解或消失。严重者可用阿托品拮抗。有严重心动过缓、低血压、心绞痛、支气管哮喘慎用。癫痫、肾功能不全、机械性肠梗阻、心绞痛等患者禁用。本品为可逆性 AchE 抑制剂,其用量有个体差异,一般应从小剂量开始,逐渐增量。

加兰他敏

加兰他敏(galanthamine),商品名洛法新,是石蒜科中的生物碱,属于第二代 AchE 抑制药,对神经元中的 AchE 有高度选择性,抑制神经元中 AchE 的能力比抑制血液中丁酰胆碱酯酶的能力强 50 倍,是 AchE 竞争性抑制药。用于治疗轻、中度 AD,临床有效率达 60%,疗效与他克林相似,但无肝毒性,用药后 6~8 周治疗效果开始明显。主要不良反应为早期患者有恶心、呕吐、腹泻等胃肠道反应,但短期适应后可消失,偶见过敏反应。同类药物还有利凡斯的明(rivastigmine)、美曲磷脂(metrifonate,又称敌百虫)等。

二、NMDA 受体非竞争性拮抗剂

美金刚

美金刚(memantine)是一种低亲和力、非竞争性的 NMDA 受体阻断药,是第 1 个被美国 FDA 批准用于治疗中至重度 AD 的药物。其作用机制可能是结合 NMDA 受体后,可阻断 NMDA 受体过度激活引起的兴奋性毒性,也可保留正常学习和记忆所需的 NMDA 受体活性。由于其耐受性较好,目前用于 AD 的治疗或作为 AchE 抑制剂联合用药的辅助治疗用药。常见的不良反应为头晕、头痛、便秘和意识错乱等,均不严重,具有较好的安全性。但其临床疗效及不良反应尚需进一步观察。

三、神经保护药与神经细胞生长因子增强剂

吡拉西坦

吡拉西坦(piracetam)亦称脑复康,为脑功能改善药,是 GABA 的衍生物。大量研究表明,吡拉西坦通过激活腺苷酸激酶,增加脑内 ATP 含量,改善能量代谢和葡萄糖利用率,激活、保护和修复脑神经细胞,提

高大脑对葡萄糖的利用率和能量储备，改善大脑功能，从而提高大脑的学习和认知功能，改善记忆障碍，有利于缓解痴呆症状。临床报告该药能显著改善轻、中度 AD 患者的认知能力，而对重度患者无效。也可用于治疗脑外伤所致的记忆障碍。对衰老、脑血管意外、一氧化碳中毒等原因所致的记忆、思维障碍、脑卒中、偏瘫等均有一定疗效。

同类药物还有丙戊茶碱(propentofylline)，吡硫醇(pyritinol)，都可喜(duxil)，脑活素(cerebrolysin)，促神经生长因子生长剂 AIT 082(neotrofin)等。

四、M受体激动药

占诺美林

占诺美林(xanomeline)是选择性 M_1受体激动药，对 M_2、M_3、M_4、M_5受体作用很弱。口服易吸收，易透过血-脑屏障，大脑皮质和纹状体内摄取率较高，是目前发现的选择性最高的 M_1 受体激动药之一。服用本药后，AD 患者的认知功能和行为能力明显改善，但因胃肠道及心血管方面等不良反应，部分患者中断治疗。为此，现已设计出经皮肤给药的新剂型，既减少了肝脏的代谢，又避免了高剂量用药引起的胃肠道反应。同类药物还有米拉美林(milameline，RU 35926)，沙可美林(sabcomedine)等。

复习指导

1. 治疗帕金森病药主要通过增强中枢多巴胺能神经功能和抑制中枢胆碱能神经功能两个途径。分别有拟多巴胺药和抗胆碱药，前者代表药有左旋多巴、溴隐亭、金刚烷胺等，后者代表药有苯海索等。

2. 左旋多巴治疗各种类型的帕金森病患者，不论年龄、性别和病程长短均适用，但对吩噻嗪类等抗精神病药引起的帕金森综合征无效。还可治疗肝性脑病。不良反应早期厌食、恶心、呕吐及直立性低血压和心律失常反应，长期治疗有运动过多症和“开-关反应”。

3. 卡比多巴既可增强左旋多巴抗震颤麻痹作用，又可减少左旋多巴在外周组织中的不良反应，单独使用卡比多巴无治疗作用。

4. 苯海索中枢抗胆碱作用较强，外周较弱。治疗各种类型的帕金森病，用药后能改善肌强直和运动障碍，对震颤麻痹亦有一定疗效。

常用制剂及用法

左旋多巴(*L*-DOPA) 口服：震颤麻痹，开始0.25～0.5g/次，3～4 次/天，每隔 3～4 天增加0.125～0.5g。维持量 3～6g/d，分 3～4 次服。

卡比多巴(carbidopa) 与左旋多巴混合制成胶囊称心宁美(sinemet)。治疗应以小剂量为宜，3 次/天，隔 2～3 天增加 1/2～1 片，每天剂量不超过 750mg(即卡比多巴 75mg，左旋多巴 750mg)。

盐酸司来吉兰(selegilinehvdrochioride) 开始每日清晨口服 5mg。需要时增加至一天 2 次，上午及中午各 5mg。

甲磺酸溴隐亭(lergotrilemesvlate) 从小剂量开始，0.625mg(1/4 片)/d，后每 2～4 周增加 2.5mg，10～25mg/d。

盐酸金刚烷胺(amatadine hydrochloride) 1～2 次/天，每日最大量为 400mg。

盐酸苯海索(trihexyphenidyl hydrochloride) 开始每次 1～2mg，3 次/天，以后递增，每天不超过 20mg。

多奈哌齐(donepezil) 口服 0.03mg/d、0.1mg/d、或 0.3mg/d，每晚 1 次，3～6 个月为一疗程。

加兰他敏(galanthamine) 口服 30～60mg/d，分 3～4 次服，8～10 周为一疗程。

石杉碱甲(huperzine-A) 每次 0.15～0.25mg，3 次/天，剂量超过 0.25mg 时记忆功能反而减弱。

(刘英华)

第16章　抗精神失常药

学习要求

学习掌握抗精神失常代表药物的分类、药理作用、作用机制及临床应用；能根据精神失常类型合理选择和应用药物。

精神失常(psychotic disorder)是指由多种原因引起的以思维、情感和行为等精神活动异常为主要特征的一类疾病。临床上常见的精神失常有精神分裂症、躁狂症、抑郁症和焦虑症等。凡是能直接影响精神活动的药物统称为精神药物(psychotropic drugs)。根据其临床适应证的不同,抗精神失常药可分为抗精神病药(antipsychotic drugs)、抗躁狂症药(antimanic drugs)、抗抑郁症药(antidepressants)和抗焦虑症药(anxiolytics)。

20世纪50年代初,在研究异丙嗪(promethazine)的药物化学时,合成了氯丙嗪(chlorpromazine),Laborit研究证实氯丙嗪具有抗精神病作用,并于1952年由Delay和Deniker首先用于临床治疗精神病。氯丙嗪的研究及应用是现代精神药理学的开始,此后,药物学家们研制出一系列经典的抗精神病新型药,是精神病学治疗划时代的进步,使社会对精神病"无法医治"的怪病的看法大大改变。1959年合成的氯氮平(clozapine)经过长期临床研究,证实是第一个既有抗精神病作用而又不引起锥体外系症状的药物,并于1989年用于临床。Baolo. A. J. yangsen和他的同事开发利培酮(risperidone),于1994年用于临床。随着中枢神经系统多巴胺(DA)和5-HT受体亚型及其分子药理研究的深入,新型药物的研究和应用逐渐增多。这些药物的应用使精神类疾病的临床治疗效果有了很大改善。

第一节　抗精神病药

精神分裂症(schizophrenia)是一类以思维、情感、行为之间不协调、精神活动与现实分离为主要特征的最常见的一类精神病。根据国际精神分裂症试点调查(IPSS)资料,18个国家历时20多年调查3000多人的调查报告,一般人群中精神分裂症年发病率在0.2‰~0.6‰,平均0.3‰。根据临床症状,精神分裂症可分为以妄想、幻觉和思维紊乱等阳性症状为主要特征的Ⅰ型和以情感淡漠、意志减退、主动性缺乏等阴性症状为主要特征的Ⅱ型。

一、抗精神病药的分类

抗精神病药可分为经典类和非经典类抗精神病药,经典类根据化学结构不同分为四类:吩噻嗪类(phenothiazines)、硫杂蒽类(thioxanthenes)、丁酰苯类(butyrophenones)及其他类。非经典类分为特异性DA受体阻断药,如氯氮平、舒必利(sulpiride)等;5-HT受体阻断药,如利坦色林(ritanserin);5-HT_2受体及D_2受体阻断药,如利培酮、喹硫平(quetiapine)等。以氯丙嗪为代表的经典类药物被称为第一代抗精神病药,以氯氮平为代表的抗精神病新型药被称为第二代抗精神病药物。

精神分裂症病程多迁延并呈进行性发展,如早期发现应尽早给予合理治疗,多数患者预后较为乐观,少数患者由于治疗不及时,不合理,拖延了时间,使病情缓慢进展,甚至失去了治疗良机,出现精神衰退,成为精神上的残废。

二、抗精神病药的药理作用及作用机制

【药理作用】　抗精神病药能有效控制精神病患者的精神运动性兴奋、幻觉、妄想、思维障碍和异常行为等精神症状,但不影响意识和智能,其主要临床适应证为精神分裂症,尤其对Ⅰ型精神分裂症患者疗效较好,对Ⅱ型患者疗效较差甚至无效。该类药物大多是强效DA受体阻断药,在发挥治疗作用的同时,大多数药物可引起情绪冷漠、精神运动迟缓和运动障碍等不良反应。

【作用机制】　迄今为止,对精神分裂症的病因研究曾先后提出多种学说,但目前普遍接受的是神经系统多巴胺(DA)功能亢进学说和5-羟色胺(5-HT)学说。抗精神病类药主要通过作用于这两类受体发挥作用。

1. 阻断中脑-边缘系统和中脑-皮层系统多巴胺受体　该学说认为精神分裂症是由于中枢DA系统功能亢进所致。许多研究资料支持该假说:①增强DA神经递质活性的药物,如苯丙胺、左旋多巴、阿扑

吗啡等可诱发精神分裂症或加重精神分裂症患者症状；②减少多巴胺合成和储存的药物，如 α-甲基酪氨酸能加强抗精神病药疗效；③精神分裂症患者死后病理检查发现其壳核和伏隔核 DA 受体数目显著增加；④目前各种高效价的抗精神病药均能阻断中枢 DA 受体。由此可见脑内 DA 参与人类神经精神活动的调节，其功能紊乱可导致严重的神经精神疾病。

脑内 DA 受体可分为 5 个亚型，既 D_1、D_2、D_3、D_4、D_5亚型。其中 D_1、D_5亚型受体的药理学特征相近，称为 D_1样受体（D_1-like receptors）；D_2、D_3、D_4亚型受体的药理学特征相近，称为 D_2样受体（D_2-like receptors）。目前研究认为，精神分裂症患者大脑皮层前额叶（中脑-皮层通路）和皮层下结构纹状体、伏隔核（中脑-边缘系统通路）的 DA 功能亢进或减弱均可导致严重的神经精神疾病，前者与精神分裂症的阳性症状有关，后者与精神分裂症的阴性症状有关。经典的吩噻嗪类抗精神病药物主要通过阻断中脑-边缘系统和中脑-皮层通路 D_2样受体而产生抗精神病作用，但目前使用的抗精神病药对不同部位的 DA 亚型受体的阻断无选择性，在发挥治疗作用的同时，因阻断黑质-纹状体通路 D_2样受体产生锥体外系不良反应。氯丙嗪也能阻断结节-漏斗 D_2亚型受体，因此，长期应用氯丙嗪改善精神分裂症症状的同时，也可导致锥体外系运动障碍和内分泌改变的副作用。

2. 阻断 5-HT 受体 目前临床常用的非经典类抗精神病药不仅对阳性症状有效，对阴性症状也有治疗作用，一般不增加血催乳素水平，较少产生迟发性运动障碍，其作用机制是通过对 5-HT 受体和 D_2受体同时阻断而发挥治疗效应。其中，氯氮平（clozapine）对 D_4亚型受体有阻断作用，对其他 DA 亚型受体几无亲和力，对 5-HT_{2A}亚型受体有较强的亲和力和阻断作用，对 M 胆碱受体和 α 肾上腺素受体也有较高的亲和力；利培酮（risperidone）对 5-HT_2亚型受体的阻断作用显著强于对 D_2亚型受体的阻断作用。因此，长期应用氯氮平和利培酮几无锥体外系不良反应发生。

三、常用的抗精神病药

（一）吩噻嗪类

吩噻嗪类（phenothiazines）是由硫、氮联结两个苯环的一种具有三环结构的化合物，其抗精神病作用主要与侧链结构有关，如图 16-1 所示，在 2，10 位上的氢被不同基团或原子取代而成为吩噻嗪类抗精神病药物。其中，当 R_1为脂肪胺类，如氯丙嗪镇静作用强，心血管和肝脏副作用明显；当 R_1为哌啶环类，如硫利达嗪抗精神病作用较弱，心血管和肝脏副作用较多，锥体外系症状轻；当 R_1为哌嗪环类，如奋乃静镇静作用弱，抗精神病作用效价高，心肝副作用轻，锥体外系症状重。

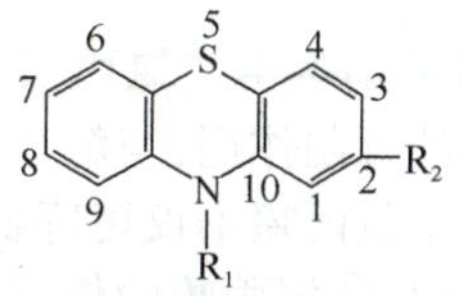

图 16-1 吩噻嗪类化学结构

氯 丙 嗪

氯丙嗪（chlorpromazine，冬眠灵），是吩噻嗪类药物的典型代表，也是最早临床应用的抗精神病药。氯丙嗪因阻断多种受体，如 DA 受体、α-受体、M-受体和 5-HT 受体，作用广泛，且副作用也较多，但仍为临床常用药物之一。

【抗精神病作用及作用机制】

1. 抗精神病作用 氯丙嗪能有效控制精神病患者的精神运动性兴奋、幻觉、妄想、思维障碍和异常行为等精神症状，但不影响意识和智能，对中枢神经系统具有特殊的抑制作用。动物试验表明，氯丙嗪能明显减少动物攻击行为，使之驯服，易于接近；保持动物对刺激的良好觉醒反应，与经典的镇静剂巴比妥类催眠药不同，加大剂量也不引起麻醉。正常人口服 100 mg 氯丙嗪后，可出现镇静、安定、表情淡漠、思维迟缓、注意力降低，但理智正常，在安静环境下易入睡，但易觉醒。氯丙嗪的镇静作用易产生耐受性。精神病患者服用氯丙嗪后，能消除患者的幻觉和妄想等症状，迅速控制兴奋躁动状态，减轻思维障碍，使患者恢复理智，情绪安定，生活自理，但对阴性症状疗效较差。

2. 作用机制 氯丙嗪主要通过阻断中脑-边缘系统和中脑-皮层系统 D_2样受体而发挥抗精神病作用。脑内 DA 神经通路主要有四条：①中脑-皮层 DA 通路；②中脑-边缘系统 DA 通路；③黑质-纹状体 DA 通路；④结节-漏斗 DA 通路。其中中脑-边缘系统和中脑-皮层 DA 神经是调节精神、情绪及认知活动的重要区域。氯丙嗪通过阻断中脑-皮层 DA 通路和中脑-边缘系统 DA 通路的 D_2样受体，抑制其 DA 神经系统功能，而产生抗精神病作用。但氯丙嗪对这些 DA 通路的 D_2样受体的阻断无选择性，在发挥治疗作用的同时，因阻断黑质-纹状体通路 D_2样受体产生锥体外系不良反应。因此，长期应用氯丙嗪改善精神分裂症症状的同时，导致锥体外系运动障碍的发生率较高。

【其他药理作用及作用机制】

1. 镇吐作用 氯丙嗪有强大的镇吐作用。小剂量时即可阻断延脑第四脑室底部催吐化学感受区（chemoreceptor tyigger zone，CTZ）的 D_2样受体，大剂量则直接抑制呕吐中枢，产生强大镇吐作用。对阿扑吗啡或其他 DA 受体激动药、妊娠中毒、肿瘤等刺激引起的呕吐均有效；但对刺激前庭引起的呕吐（晕动病所致呕吐）无效。氯丙嗪也可治疗顽固性呃逆，其机制与氯丙嗪抑制位于延髓和 CTZ 旁的呃逆调节中枢有关。

2. 对体温调节的作用 氯丙嗪对下丘脑体温的调节中枢有很强的抑制作用，与解热镇痛药的作用不同，其降温特点：①氯丙嗪不仅可降低发热机体体温，还能降低正常体温；②氯丙嗪的体温调节随外界环境温度而变化，在高温环境中，氯丙嗪可使体温升高。而环境温度愈低，其降温作用愈明显。氯丙嗪可干扰机体正常散热过程，如果配合物理降温，则可使体温降至更低，这也是氯丙嗪用于人工冬眠治疗的药理学基础。

3. 增强中枢抑制药物的作用 氯丙嗪可以增强镇静催眠药、麻醉药、镇痛药及解热镇痛药等中枢抑制药作用，合用可增加疗效及不良反应，应用时注意调整剂量。

4. 对自主神经系统的作用 氯丙嗪可阻断 α 受体，可致血管扩张、血压下降，翻转肾上腺素的升压效应，故肾上腺素不适用于氯丙嗪引起的低血压治疗，而宜用去甲肾上腺素等药物对抗。大剂量氯丙嗪可阻断 M 受体，可引起口干、便秘、视力模糊、排尿困难等。

5. 对内分泌系统的作用 大剂量氯丙嗪可阻断结节-漏斗 DA 通路的 D_2 亚型受体，影响多种下丘脑激素的分泌调控，减少催乳素抑制因子的释放，故催乳素释放增加；抑制促性腺激素释放激素的分泌，减少卵泡刺激素和黄体生成素释放；抑制促肾上腺皮质激素释放激素的分泌，抑制肾上腺皮质激素（ACTH）的释放，使糖皮激素释放减少；轻度抑制垂体生长激素的分泌。

【体内过程】 口服吸收慢且不完全，2～4 h 血药浓度达峰值。胃内容物、抗胆碱药均能明显延缓其吸收，由于首过效应较大，不同个体血药浓度可相差 10 倍以上，故给药剂量应个体化。肌内注射血药浓度可迅速达峰值，血浆蛋白结合率达 90% 以上。氯丙嗪分布较广，脑、肺、肝、脾、肾等组织中药物浓度高，其中脑内浓度可达血浆浓度的 10 倍。能通过胎盘屏障，进入胎儿体内。该药主要经肝 P_{450} 酶系代谢，其中 7-羟氯丙嗪仍具有药理活性，大部分以代谢物形式经肾排泄。因其脂溶性高，易蓄积于脂肪组织，停药数周乃至半年后，尿中仍可检出其代谢物。氯丙嗪在体内的消除和代谢随年龄而递减，故老年患者须减量。

【临床应用】

1. 精神分裂症 持续应用氯丙嗪能显著改善患者的妄想、幻觉、躁狂及精神运动性兴奋等阳性症状。但对淡漠、意志减退等阴性症状疗效不明显。主要用于以 Ⅰ 型精神分裂症的治疗，其中以妄想型疗效较为突出，其次为青春型、偏执型和紧张型，尤其对急性患者效果显著，但不能根治，需长期用药，甚至终生治疗；对慢性精神分裂症患者疗效较差。氯丙嗪还可用于预防精神分裂症复发，对其他精神病伴有的兴奋、躁动、紧张、幻觉和妄想等症状有显著疗效；对各种器质性精神病（如脑动脉硬化性精神病、感染中毒性精神病等）和症状性精神病的兴奋、幻觉和妄想症状也有效，但剂量要小，症状控制后须立即停药。氯丙嗪对 Ⅱ 型精神分裂症患者无效甚至加重病情。

氯丙嗪主要用于治疗具有幻觉、妄想、思维、行为障碍（如紧张症、刻板症等）等症状的各种精神病，特别是急性发作和具有明显阳性症状的精神分裂症患者。对运动性抑制症状，如木僵状态等也有疗效。临床使用证明该药物治疗精神病安全有效，至今仍为国内治疗精神分裂症的首选药，用于临床急诊或急性期治疗。大量的患者经治疗后能够转入社区康复。

2. 呕吐和顽固性呃逆 氯丙嗪对多种药物（如洋地黄、吗啡、四环素等）和疾病（如尿毒症、胃肠炎、放射病、癌症等）引起的呕吐具有显著的镇吐作用，对顽固性呃逆也有显著疗效，对晕动症引起的呕吐无效。

3. 低温麻醉与人工冬眠 氯丙嗪配合物理降温（冰袋、冰浴）可使患者体温降低，因而可用于低温麻醉，以减少心、脑等重要脏器的耗氧量，有利于手术进行。氯丙嗪与其他中枢抑制药（度冷丁、异丙嗪）合用，可使患者深睡，降低其体温、基础代谢及组织耗氧量，增强机体对缺氧的耐受性，减轻机体对伤害性刺激的反应，并可使自主神经传导阻滞及中枢神经系统的反应性降低，此种状态称为"人工冬眠"，有利于患者渡过危险的缺氧缺能阶段，为进行其他有效的对因治疗争得时间。多用于严重创伤、感染性休克、高热惊厥、中枢性高热、甲状腺危象及妊娠中毒症等病症的辅助治疗。

【不良反应与注意事项】 由于氯丙嗪药理作用广泛，临床用药时间长，所以不良反应较多。

1. 一般不良反应 包括中枢抑制症状（嗜睡、淡漠、无力等），α 受体阻断症状（鼻塞、血压下降、直立性低血压及反射性心动过速等）和 M 受体阻断症状（口干、无汗、视力模糊、便秘、眼压升高等）。本药局部刺激性较强，宜深部肌内注射。静脉注射可致血栓性静脉炎，应以生理盐水或葡萄糖溶液稀释后缓慢注射。为防止直立性低血压，注射用药后静卧 2 h，然后缓慢起立。

2. 锥体外系反应 长期大量服用氯丙嗪后出现的副反应：①帕金森综合征：多见于老年人，表现为肌张力增高、面容呆板、动作迟缓、肌肉震颤、流涎等。②静坐不能（akathisia）：表现为坐立不安、运动不停、肌肉不适。③急性肌张力障碍（acute dystonia）：青少年多见，急起病，出现在用药初期，主要是头颈部肌肉受累，舌、口、眼、面等肌群痉挛，患者出现强迫性牙关紧闭、吞咽困难、斜颈、颜面怪相。以上三种反应均是由于氯丙嗪阻断了黑质-纹状体通路的 D_2 样受体，使纹状体中的 DA 功能减弱、Ach 功能相对增强所致。处理方法：减少氯丙嗪用量或停药；也可用中枢抗胆碱药（如苯海索）、抗组胺药、抗焦虑药等来缓解。④迟发性运动障碍（tardive dyskinesia，TD），仅见于部分长期用药患者，主要表现为口-舌-颊三联症：吸吮、舔唇、弄舌、咀嚼肌不自主刻板运动、四肢舞蹈样动作，停药后长期不消失，抗胆碱药反而使其加重。其机制可能是因为 DA 受体长期被阻断，受体敏感性增加或反馈抑制减弱，使突触前 DA 释放增多所致。此症目前尚无有效治疗，早期诊断、早期停药或换用其他抗精神病药可使某些患者好转。

3. 药源性精神失常 氯丙嗪本身可以引起精神异常，如兴奋、躁动、幻觉、妄想或萎靡、淡漠、消极、抑郁及意识障碍等，应与原有疾病加以鉴别，一旦发生应立即减量或停药。

4. 神经阻滞剂恶性综合征（neuroleptic malignant syndrome，NMS） 多由于增加剂量过多，或多种药物联用引起的体温调节和锥体外系功能紊乱，产生的一种较为严重不良反应，临床表现为持续性高热、肌僵直、意识障碍和自主神经功能紊乱，其死亡率较高。处理原则：及时停药，试用 DA 激动剂，如溴隐停或金刚烷胺，肌松药及补液、降温等支持治疗。

5. 惊厥与癫痫 少数患者用药过程中出现局部或全身抽搐，脑电有癫痫样放电，有惊厥或癫痫史者更易发生，应慎用，必要时加用抗癫痫药物。

6. 过敏反应 常见症状有皮疹、接触性皮炎。偶有皮肤色素沉着或肤色变化。

7. 心血管系统 表现为直立性低血压、心动过速、心电图异常，如 Q-T 间期延长，S-T 段下移，T 波低平或倒置等。多见于老年伴动脉硬化、高血压患者。心血管反应一般与剂量有关，多为可逆性，经减量或停药后大多可恢复至正常。本品刺激大，静脉注射时可引起血栓静脉炎，肌内注射时局部疼痛较重，可加 1% 的普鲁卡因作深部肌内注射。

8. 内分泌系统 长期用药可引起内分泌系统紊乱，如乳腺增大、泌乳、月经紊乱、性欲减退、抑制儿童生长等。

9. 急性中毒 一次吞服大剂量氯丙嗪后，可致急性中毒，患者出现昏睡、血压下降至休克水平，并出现心肌损害，如心动过速、心电图异常（P-R 间期或 Q-T 间期延长，T 波低平或倒置），此时应立即对症治疗，早期应用去甲肾上腺素升高血压，避免使用肾上腺素，易致血压翻转加重低血压症状。

10. 其他 少数患者出现肝损害，也可出现粒细胞减少或缺乏、再生障碍性贫血等，立即停药或换药。

严重的心血管疾病、肝脏、肾脏疾病、急性肝炎、肝功能不全、严重的中枢抑制或昏迷、有癫痫及惊厥病史以及青光眼、乳腺增生症和乳腺癌患者禁用；老人、儿童和孕妇慎用。

【药物相互作用】

（1）氯丙嗪可以增强其他中枢抑制药的作用，如乙醇、镇静催眠药、抗组胺药、镇痛药等，联合使用时应注意调整剂量，特别是当与吗啡、哌替啶（度冷丁）等合用时要注意呼吸抑制和血压下降。

（2）氯丙嗪的去甲基代谢物可以阻止胍乙啶被神经末梢摄入，拮抗胍乙啶的降压作用。

（3）氯丙嗪可抑制 DA 受体激动药、左旋多巴的作用。

（4）某些肝药酶诱导剂如苯妥英钠、卡马西平等，可加速氯丙嗪的代谢，合用时应注意适当调节剂量。

其他吩噻嗪类

奋乃静（perphenazine，羟哌氯丙嗪）是吩噻嗪类中哌嗪衍生物。抗精神病作用较氯丙嗪强 6 倍，效价高，所用剂量小，镇吐作用强，而镇静作用较弱，对慢性精神分裂症的疗效优于氯丙嗪。对心血管系统、肝脏及造血系统的不良反应较氯丙嗪轻，仅为氯丙嗪的 1/3，但较易引起锥体外系症状。常用于年龄较大或幻觉妄想比较明显的患者。

氟奋乃静（fluphenazine，氟非拉嗪）抗精神病作用较氯丙嗪和奋乃静强（为氯丙嗪的 25 倍），作用快而且持久。镇静、降压作用较弱，锥体外系副作用较奋乃静更多见。适用于急、慢性精神分裂症，对慢性精神分裂症或单纯型精神分裂症疗效优于氯丙嗪。

三氟拉嗪（trifluoperazine，甲哌氟丙嗪）抗精神病作用、镇吐作用较氯丙嗪强，作用出现快，维持时间长，对精神分裂症妄想紧张型有较好疗效。锥体外系副作用多见，此外，还可引起心动过速、失眠、口干；偶有肝功能损害、粒细胞减少、再生障碍性贫血等。老年患者宜减量，肝功能不良、冠心病患者禁用。

硫利达嗪（thioridazine，甲硫达嗪）是吩噻嗪类中哌啶衍生物，此药有明显的镇静作用，抗幻觉妄想作用不如氯丙嗪。选择性作用于边缘系统 DA 受体，锥体外系副作用少，老年人易耐受，作用缓和为其优点。适用于伴有激动、焦虑、紧张、抑郁及躯体感觉异常的精神分裂症、躁狂症和更年期精神病。

（二）硫杂蒽类

硫杂蒽类（thioxanthenes）的基本结构与吩噻嗪类相似，只是吩噻嗪环上 10 位的氮原子被碳原子取代（图 16-2），所以此类药物的基本药理作用与吩噻嗪类极为相似。主要有氯普噻吨和氟哌噻吨。

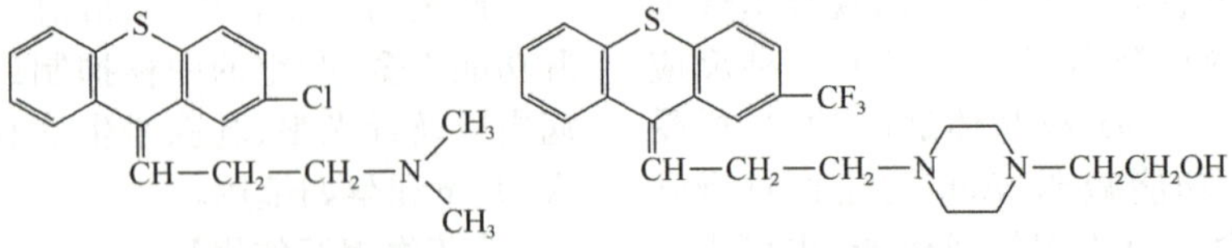

图 16-2 氯普噻吨与氟哌噻吨化学结构

氯普噻吨(chlorprothixene),又名氯丙硫蒽,也称泰尔登(tardan),是本类药的代表,结构与三环类抗抑郁药相似,故有较弱的抗抑郁作用。本品抗幻觉、妄想作用不及氯丙嗪,但镇静作用较强,且有一定抗焦虑或抑郁作用,其调整情绪、控制焦虑和抑郁作用较氯丙嗪强。氯普噻吨最适用于伴有焦虑或抑郁的精神分裂症,焦虑性神经官能症及更年期抑郁症。由于抗肾上腺素与抗胆碱作用较弱,故不良反应较轻。锥体外系症状也较少。

氟哌噻吨(flupenthixol,三氟噻吨)抗精神病作用与氯丙嗪相似,有一定的抗抑郁焦虑作用,适用于治疗抑郁症或伴有焦虑的抑郁症。血浆蛋白结合率>95%,血浆 $t_{1/2}$ 为35h,V_d 为14L/kg。氟哌噻吨镇静作用弱,但锥体外系副作用常见。偶有猝死报道。由于氟哌噻吨具有特殊的激动效应,故禁用于躁狂症患者。

(三)丁酰苯类

丁酰苯类(butyrophenones)药物化学结构与吩噻嗪类完全不同,但药理作用和临床应用与吩噻嗪类相似,为强效抗精神病、抗焦虑药。主要有氟哌啶醇和氟哌利多。

氟哌啶醇(haloperidol,氟哌丁苯)是第一个合成的丁酰苯类药物,属第二代经典抗精神病药物。能选择性阻断 D_2 受体,属高效价抗精神病药。其抗精神病作用和镇吐作用较氯丙嗪强约50倍,但锥体外系的反应亦重。阻断α受体、M受体和降低体温作用弱,几乎无镇静作用。适用于控制躁动、幻觉、妄想等为主的精神分裂症,还能改善慢性病患者的精神衰退症状。对氯丙嗪无效的患者仍有效。也用于焦虑性神经官能症、顽固性呃逆和呕吐等。氟哌啶醇口服吸收快,2~6h 血药浓度达 C_{max},作用可持续3d。锥体外系反应多见,心血管系统的副作用较轻、对肝功能影响小。有致畸报道,孕妇禁用。

氟哌利多(droperidol,氟哌啶)药理作用与氟哌啶醇基本相似,主要区别在于其代谢快,作用维持时间短。抗精神运动性兴奋状态及抗休克、止吐作用较强。由于本品增强镇痛药作用显著,且体内代谢快,维持时间短,临床常与芬太尼配合使用,使患者处于一种特殊的麻醉状态:痛觉消失、精神恍惚、对环境淡漠,被称为神经阻滞镇痛术(neuroleptanalgesia)。作为一种外科麻醉药,用于烧伤清创、窥镜检查、造影、某些小手术等,其特点是集镇痛、安定、镇吐、抗休克作用于一体。也用于麻醉前给药、镇吐、控制精神病患者的攻击行为。

本药吸收快,肌内注射后起效时间几乎与静脉注射相同,作用维持时间约6 h,75%从尿中排出,其余则经肠道排泄。因其作用时间比芬太尼长,故第二次重复给药一般只给芬太尼,避免氟哌利多蓄积。

问题讨论

氯丙嗪治疗精神分裂症的作用机制是什么?在使用过程中应注意观察哪些反应?

(四)非经典型抗精神病药

氯氮平作为第二代抗精神病药的代表而激起了精神药理学界进一步研发新药的强烈兴趣。发展了一批对精神分裂症具有良好治疗作用同时又避免严重不良反应的药物。经过对氯氮平的结构改造,充分保留发挥其"善性"结构。非典型抗精神病药不断问世,如利培酮(risperidone)、奥氮平(olanzapine)、喹硫平(quetiapine)、齐拉西酮(ziprasidone)等。已成为目前临床治疗的主要药物。

氯 氮 平

氯氮平(clozapine)属于苯二氮䓬类,为新型非经典类抗精神病药。20世纪70年代初用于临床,取得了治疗精神分裂症的良好效果。目前在我国部分地区甚至将其作为治疗精神分裂症的首选药。

氯氮平为一广谱神经安定药,对精神分裂症的疗效与氯丙嗪接近,多在一周内见效。抗精神病作用强,对其他抗精神病药无效的精神分裂症Ⅰ型和Ⅱ型症状均有治疗作用。临床上适用于急、慢性精神分裂症患者,能较快控制兴奋躁动、幻觉、妄想、焦虑不安、木僵等症状,而对情感淡漠、逻辑思维障碍等的作用较差。亦可用于治疗躁狂症患者。对长期应用经典抗精神病药而引起的迟发性运动障碍也有明显改善作用。

氯氮平对黑质-纹状体系统 D_2 和 D_3 亚型受体无亲和力,而对中脑边缘系统和中脑皮层系统的 D_4 亚型受体及5-HT_{2A} 受体亲和力强,发挥特异性阻断作用。因此氯氮平的突出特点是不引起锥体外系反应。其抗精神病的机理涉及阻断5-HT_{2A} 和DA受体,协调

5-HT 与 DA 系统的相互作用和平衡，因此氯氮平也被称为 5-HT-DA 受体阻断药（serotonin-dopamine antagonists，SDA），并由此提出了精神分裂症的 DA 与 5-HT 平衡障碍的发病学说。

氯氮平尚有抗胆碱、抗组胺和抗肾上腺素能 α_1 作用，因此可出现自主神经系统不良反应。无锥体外系和内分泌方面的不良反应。主要缺点是抑制骨髓造血功能，可引起白细胞和粒细胞减少，严重者可致粒细胞缺乏（女性多于男性），可能由免疫反应引起，应常规做血象检查。亦有致畸变的报道。

利 培 酮

利培酮（risperidone）又名维思通，为新型非经典类抗精神病药物。利培酮对 5-HT_2 受体和 D_2 亚型受体均有阻断作用，但对前者的阻断作用显著强于后者，此外尚有弱 α_1 和 H_1 受体阻断作用。利培酮对精神分裂症阳性症状及阴性症状均有良好疗效。适用于治疗首发急性和慢性患者。该药的特殊作用是对精神分裂症患者的认知功能障碍和继发性抑郁亦具有治疗作用，由于利培酮有效剂量小，用药方便、见效快、锥体外系反应轻微，且抗胆碱样作用及镇静作用弱，易被患者接受。自 20 世纪 90 年代推广应用于临床以来，已成为治疗精神分裂症的一线药物。

奥 氮 平

奥氮平（olanzapine）为噻嗯类并二氮杂草类衍生物。研究表明，奥氮平对 5-HT_2 受体亲和力较高，对 DA 受体的亲和力较氯氮平高。对 D_1、D_2、M、组胺 H_1、肾上腺素 α_1 受体均有拮抗作用；对 5-HT_2 受体有较强的拮抗作用。电生理学研究表明，奥氮平对中脑边缘系统和黑质-纹状体有选择性作用，并能有效抑制 DA 和 5-HT 激动剂所诱发的行为。临床研究表明，具有抗焦虑作用，对阴性症状的疗效奥氮平优于氟哌啶醇。不引起粒细胞减少，对催乳素影响较轻，锥体外系反应轻，常见副反应为体位性低血压及体重增加等。与经典抗精神病药相比，奥氮平疗效好、效率高、作用持久、不良反应少，因此能更大程度地改善患者生命质量。

喹 硫 平

喹硫平（quetiapine），又称思瑞康（seroquel）。该药能与 D_1、D_2、5-HT_2 受体相结合。对阳性症状的控制较好，对阴性症状疗效稍差。喹硫平在剂量上的个体差异较大，治疗初始剂量需小。对老年精神障碍、帕金森病和药物诱发的精神障碍患者，本品具有更多的优点，目前主要用于治疗精神分裂症患者或有精神异常的老年患者。喹硫平有良好的耐受性，治疗早期可致一过性肝酶升高、眩晕和直立性低血压，锥体外系反应少。

舒 必 利

舒必利（sulpiride，止吐灵）属苯甲酰胺类衍生物，为非经典类抗精神病药。本品选择性阻断中脑-边缘系统的 D_2 受体，而对黑质-纹状体通路的 DA 受体的阻断作用不明显，因此锥体外系的副作用较少。对紧张型精神分裂症疗效好，奏效快，有"药物电休克"之称。能有效消除幻觉、妄想、淡漠、退缩、木僵、抑郁、焦虑、紧张等症状，对其他药物无效者亦有效。也可用于抑郁症。止吐和抑制胃液分泌作用明显，临床又称为止吐灵，止吐作用比氯丙嗪强 150 倍。可用于顽固性恶心、呕吐及溃疡病。禁用于高血压、嗜铬细胞瘤和躁狂症患者。

常用抗精神病药的作用特点比较见表 16-1。

表 16-1 常用抗精神病药物作用特点比较

药物	受体阻断作用					抗精神病作用	镇静作用	锥体外系反应	体位性低血压
	D_2	D_1	α_1	M	5-HT				
氯丙嗪	++	+	+++	++	++	++	++	++	+++
奋乃静	+++	++	++	+	++	++	++	++	+
氟奋乃静	+++	++	+	+	++	+++	+	+++	+
硫利达嗪	++	+	+++	+++	++	++	++	++	+++
氟哌啶醇	+++	+	++	–	++	+++	+	+++	+
氯氮平	+/–	+	++	+++	+++	++	+	–	+
舒必利	++	–	–	–	–	+	+	+	+
利培酮	++	–	++	++	+++	+	++	+/–	+

第二节 抗躁狂症药

抗躁狂症药（antimanic drugs）又称情绪稳定剂（mood stabilizing agents）是指用于治疗和预防以情绪高涨、烦躁不安、活动过度和思维、言语不能自制为特征的躁狂症或双相性情感障碍（躁狂-抑郁症）的一类药物。包括锂盐（lithium salts）、抗精神病药氯丙嗪（chlorpromazine）、氟哌啶醇（haloperidol）、氯氮平

(clozapine)、利培酮(risperidone);某些抗癫痫药卡马西平(carbamazepine)、丙戊酸钠(sodium valproate);钙通道阻滞药维拉帕米(verapamil);α肾上腺素受体激动药可乐定(clonidine)等。目前临床最常用的药物是碳酸锂。

碳 酸 锂

1949年Cade首先报道了锂盐的抗躁狂作用。20世纪60年代中期,碳酸锂(lithium carbonate)用于双相性情感障碍的躁狂状态、躁狂发作的成功治疗经验报道增多。

【药理作用及作用机制】 治疗剂量碳酸锂对正常人的精神行为无明显影响,但对躁狂症患者及精神分裂症的躁狂、兴奋症状有显著疗效,控制躁狂发作,使患者言行和行为恢复正常。碳酸锂发挥药理作用的是锂离子,研究已发现锂离子在细胞水平具有多方面作用。

稳定情绪的机理尚未完全阐明,目前认为是多种途径协同作用的结果:①治疗浓度(1~10 mmol/L)锂盐抑制神经末梢 Ca^{2+} 依赖性NA和DA释放;②促进神经细胞对突触间隙中NE的再摄取,并加速灭活;③增加色氨酸的摄取并促进5-HT生成和释放;④抑制腺苷酸环化酶和磷脂酶C所介导的效应;⑤影响 Na^+,Ca^{2+},Mg^{2+} 的分布及葡萄糖代谢;阻断甲状腺素的释放和睾酮合成。

【体内过程】 碳酸锂口服吸收快且完全,4~5h血药浓度达 C_{max}。锂离子起初分布于细胞外液,然后逐渐蓄积在各组织。不与血浆蛋白结合,$t_{1/2}$ 为18~36h。通过血-脑屏障进入脑组织和神经细胞缓慢,治疗7~10d后才开始起效。锂离子主要自肾脏排泄,80%由肾小球滤过,锂离子在近曲小管与 Na^+ 竞争重吸收,故增加钠摄入可促进排泄。排泄的个体差异大,老人排出较慢,易引起蓄积中毒。血锂监测可有效减少毒副反应。

【临床应用】 碳酸锂对躁狂症患者有显著疗效,特别是对急性躁狂和躁狂性发作疗效显著,缓解成功率达80%。锂盐对抑郁症也有一定疗效,长期服用碳酸锂可降低双相情感障碍患者躁狂和抑郁的反复发作,对预防抑郁复发也有效,但对抑郁的作用不如躁狂明显。此外,锂盐对分裂-情感性精神障碍也有一定作用。

【不良反应与注意事项】

(1) 常见胃肠道刺激症状、乏力、手细微震颤、口渴多尿等,随着继续用药多数症状会减轻,但乏力、手震颤、口渴多尿等则继续存在。长期用药可引起非特异性T波改变、肾脏毒性、体重增加、甲状腺功能低下等,减量或停药后可恢复,无须特殊处理。

(2) 锂盐安全范围较窄,最适浓度为0.8~1.5mmol/L,超过2mmol/L即出现中毒症状。早期毒性症状包括恶心、呕吐、腹痛、腹泻、手震颤、共济失调等,进而出现谵妄、意识障碍、惊厥、抽搐、直至昏迷和死亡。由于该药治疗指数很低,测定血药浓度至关重要。当血药浓度升至1.6 mmol/L时,应立即停药。锂盐无特殊拮抗剂,主要采取对症处理和支持疗法。

(3) 因有抗甲状腺作用,久用可致甲状腺肿大或功能低下。

第三节 抗抑郁症药

抑郁症(depression)是一种最常见的情感障碍性精神病,目前全世界抑郁症发病率可达10%,其临床表现为情绪低落、思维迟缓、动作减少、睡眠障碍等,严重者常出现自伤冲动或自杀行为。抗抑郁症药(antidepressant drugs)是指主要用于治疗情绪低落、抑郁消极的一类药物。各种抗抑郁药均可使70%左右的抑郁患者病情明显改善,维持治疗可减少抑郁症复发。临床经验表明抗抑郁症药治疗焦虑性障碍、惊恐发作、强迫性障碍及恐怖症也有效。

抑郁症的病因和发病机制复杂,至今尚未完全阐明,可能的发病因素有心理社会因素、遗传学因素、神经生化机制、神经内分泌机制等。其中"单胺学说"认为抑郁症是脑内单胺类递质NE、5-HT功能不足,近年研究认为DA神经功能低下也是其发病机制之一。"受体学说"认为抑郁症与脑内NE、5-HT受体敏感性增高有关,部分抗抑郁药是通过下调β-肾上腺素受体和 $5\text{-}HT_2$ 受体敏感性而起到治疗作用。1957年Kuhn在临床观察中发现最初用丙咪嗪治疗精神分裂症,结果患者的精神症状没有改善,而情绪却有明显提高,丙咪嗪对抑郁症患者明显有效。其后研制出一系列三环类抗抑郁药。

根据其化学结构和作用机理的不同,目前临床使用的抗抑郁症药可分为单胺氧化酶抑制药、NA再摄取抑制药、5-HT再摄取抑制药及其他抗抑郁症药。这些药物大多以单胺学说作为抑郁症发病机理,并在此基础上建立动物筛选模型,所以在药理作用、临床应用和不良反应等方面具有许多相似之处。

一、三环类抗抑郁症药

由于这些药物结构中都有2个苯环和1个杂环,故统称为三环类抗抑郁症药(tricyclic antidepressants,TCAs)。常用的有丙米嗪(imipramine,米帕明),氯丙米嗪(clomipramine,氯米帕明),阿米替林(amitriptyline),多塞平(doxepin,多虑平)等。地昔帕明(desipramine,去甲丙咪嗪)也属三环类抗抑郁症药,但其作用为选择性抑制神经末梢NA的再摄取。

在作用机制上，三环类抗抑郁症药属于非选择性单胺摄取抑制剂，主要阻断 NA 和 5-HT 的再摄取，从而增加突触间隙递质的浓度。被再摄取进入神经末梢是 NA、5-HT 和 DA 灭活的重要机制。大多数 TCAs 具有抗胆碱作用，引起口干、便秘、排尿困难等副作用。此外 TCAs 还具有 α_1 和 H_1 的阻断作用引起过度镇静。

丙 米 嗪

丙米嗪（imipramine，米帕明）是第一代单胺再摄取抑制剂，不仅可抑制 5-HT 和 NA 突触前膜再摄取，而且具有抗胆碱作用。适用于各种类型抑郁症。

【药理作用及作用机制】

1. 对中枢神经系统的作用 正常人服用丙米嗪后出现安静、嗜睡、疲乏、血压稍降、头晕、目眩等，并常出现口干、视力模糊等抗胆碱作用，连用药数天后这些症状可能加重，甚至出现注意力不集中和思维能力降低等现象。但抑郁症患者连续服药 2～3 周后，出现精神振奋现象，表现为情绪高涨，症状减轻。

目前认为，丙米嗪抗抑郁的作用机制主要是阻断 NA、5-HT 在神经末梢的再摄取，从而使突触间隙的递质浓度增高，连续用药使突触前膜 α_2 受体下调，促进突触传递功能而发挥抗抑郁作用。

2. 对植物神经系统的作用 治疗量丙米嗪能明显阻断 M 胆碱受体，引起口干、便秘、视物模糊和尿潴留等。

3. 对心血管系统的作用 治疗量丙米嗪可降低血压，引起心律失常，其中心动过速较常见。心电图可出现 T 波倒置或低平。这些不良反应可能与该药阻断单胺类再摄取从而引起心肌中 NA 浓度增高有关。另外，丙米嗪对心肌有奎尼丁样直接抑制效应，心血管患者慎用。

【体内过程】 口服吸收良好，2～8 h 血药浓度达峰，血浆 $t_{1/2}$ 为 10～20 h。体内分布广泛，以脑、肝、肾及心脏分布较多。主要在肝内经肝药酶代谢，通过氧化变成 2-羟基代谢物，并与葡萄糖醛酸结合，自尿排出。

【临床应用】

1. 治疗抑郁症 丙米嗪用于各种原因引起的抑郁症，对内源性抑郁症、更年期抑郁症效果较好，反应性抑郁症次之，对精神分裂症伴发的抑郁状态无明显疗效。此外，本药尚可用于强迫症的治疗。

2. 焦虑和恐怖症 丙米嗪对伴有焦虑的抑郁症患者疗效显著，对恐怖症三环类抗抑郁药有效，首选丙米嗪，其效果与地西泮相当。

3. 治疗遗尿症 对于儿童遗尿可试用丙米嗪治疗，剂量依年龄而定，睡前口服，疗程以 3 个月为限。

4. 其他 三环类化合物还可用于治疗消化性溃疡、肠激惹综合征、偏头痛、长期疲劳症、神经痛及纤维肌肉痛、神经性厌食等。

【不良反应及禁忌证】

1. 外周抗胆碱反应 口干、扩瞳、视力模糊、便秘、排尿困难等常见，可在用药过程中逐渐消退。严重者可能诱发青光眼、肠麻痹和尿潴留。前列腺肥大、青光眼患者禁用。

2. 神经及精神症状 震颤、头晕、易疲劳、失眠等，严重者可出现中毒性谵语、恐怖症等，诱发躁狂发作。该类药物可降低痉挛阈值而诱发癫痫，癫痫患者禁用。

3. 心血管系统 可见心率加快，直立性低血压，心脏病患者禁用。

4. 其他 性功能障碍、肝功能异常、粒细胞缺乏症等。

【药物相互作用】 苯妥英钠、保泰松、阿司匹林、东莨菪碱和吩噻嗪可竞争性抑制三环类与血浆蛋白的结合率，从而使游离型药物浓度增加；诱导肝药酶的药物，能干扰三环类药物代谢；与单胺氧化酶抑制剂（MAOI）合用时，由于三环类抑制 NA 再摄取、MAOI 减少对 NA 灭活、最终导致 NA 浓度增高而引起血压升高、高热和惊厥；三环类还能增强中枢抑制药的作用，如与抗精神病药、抗帕金森病药合用时，抗胆碱作用可相互增强。此外，抗抑郁药还能对抗胍乙啶及可乐定的降压作用。

其他三环类抗抑郁药

氯丙米嗪（clomipramine），又名氯米帕明。具有抗抑郁和抗强迫行为的抗抑郁药。目前认为其抗抑郁的作用机制主要是对 NA、5-HT 再摄取的阻断，增强脑内单胺类神经递质的水平有关。另外，本品有一定的镇静作用，对改善抑郁症兼有的焦虑症状有效。氯丙咪嗪抗胆碱作用、对心血管系统作用与丙咪嗪相同。

阿米替林（amitriptyline，依拉维），是临床上常用的三环类抗抑郁药，药理学特征及临床应用与米帕明极为相似。$t_{1/2}$ 10～50 h。与米帕明相比，阿米替林对 5-HT 再摄取的抑制作用明显强于对 NA 再摄取的抑制，镇静作用和抗胆碱作用也较明显。阿米替林的不良反应与米帕明相似而严重，偶有加重糖尿病症状的报道。禁忌证与米帕明相同。

多塞平（doxepin，多虑平），作用与米帕明相似，但其抗抑郁作用较后者弱，抗焦虑作用强；镇静作用和对血压的影响也较丙咪嗪大，对心脏的影响较小。多塞平对伴有焦虑症状的抑郁症效果最佳，焦虑、紧张、情绪低落、行动迟缓等症状数日后可缓解，达显效需 2～3 周。也可用于消化性溃疡的治疗。不良反应与丙咪嗪类似。不用于儿童和孕妇，老年患者应适当减量。

二、选择性 NA 再摄取抑制药

该类药物选择性抑制突触前膜 NA 的再摄取，增强中枢神经系统 NA 能的功能而发挥抗抑郁症疗效，故称为选择性 NA 再摄取抑制药，包括地昔帕明(desipramine)、马普替林(maprotiline)、去甲替林(nortriptyline)等。主要适用于脑内以 NA 缺乏为主的抑郁症，尤其适用于尿检 3-甲基-4-羟苯乙二醇(NA 的代谢物)明显减少的患者。这类药物的特点是起效快，镇静、抗胆碱和降压作用均比 TCAs 弱。

地昔帕明

【药理作用及机制】 地昔帕明(desipramine，去甲丙米嗪)是强效选择性 NA 摄取抑制剂，其效率为抑制 5-HT 摄取的 100 倍以上。对 DA 的摄取亦有一定的抑制作用。对 H_1 受体有强拮抗作用。对 α 受体和 M 受体拮抗作用较弱。地昔帕明对轻、中度抑郁症疗效好。有轻度镇静作用，缩短 REM 睡眠，但延长深睡眠。血压和心率轻度增加，偶致体位性低血压，可能是由于抑制 NA 再摄取，阻断 α 受体的结果。

【体内过程】 口服快速吸收，2～6 h 达血药峰浓度，血浆蛋白结合率为 90%，在肝脏代谢生成具有活性的代谢物，主要在尿中排泄，少量经胆汁排泄，其中原形占 5%。

【临床应用】 治疗抑郁症开始口服剂量为每次 25mg，3 次/天，逐渐增加到每次 50mg，3～4 次/天，需要时最大可用到 300mg/d。老年人应适当减量。

【不良反应】 地昔帕明与丙米嗪相比，不良反应较少，但对心脏影响与丙米嗪相似。过量则导致血压降低、心律失常、震颤、惊厥、口干及便秘等。

【药物相互作用】 地昔帕明不能与拟交感胺类药物合用，以免增加后者的作用；同样，与 MAO 抑制药合用也需慎重；与胍乙啶及作用于肾上腺素能神经元末梢的降压药合用会明显降低降压效果，因抑制药物经胺泵摄取进入末梢。

马普替林(maprotiline)为选择性 NA 摄取抑制剂，对 5-HT 再摄取几无影响。抗胆碱作用与丙米嗪类似，远比阿米替林弱。镇静作用和对血压的影响与丙米嗪类似。对睡眠的影响与丙米嗪不同，延长 REM 睡眠时间。与三环类抗抑郁药的显著区别是本品奏效快，副作用少。治疗抑郁症与丙米嗪类似，用药 2～3 周后才充分发挥疗效。用于治疗各型抑郁症。亦可用于疾病或精神因素引起的焦虑、抑郁症(如产后抑郁、脑动脉硬化伴发抑郁、精神分裂症伴有抑郁)的患者。疗效与丙米嗪相似。

去甲替林(nortriptyline)的药理作用与阿米替林类似，但本药抑制 NA 摄取远强于对 5-HT 的摄取。与母药阿米替林相比，其镇静、抗胆碱、降低血压作用及对心脏的影响和诱发惊厥作用均较弱。有助于抑郁症患者入睡，但缩短 REM 睡眠时间。由于阻断 $α_1$ 受体可致直立性低血压，由于抗胆碱作用可致心率加快。去甲替林治疗内源性抑郁症效果优于反应性抑郁症，比其他三环类抗抑郁药治疗显效快。血浆 $t_{1/2}$ 为 18～60h。去甲替林镇静作用、抗胆碱作用、降低血压作用、对心脏的影响等虽均比丙米嗪弱，但仍要注意过量引起的心律失常，尤其是心肌梗死的恢复期、传导阻滞或原有心律失常的患者，用药不慎会加重病情。双相抑郁症患者可引起躁狂症发作，应注意。

三、选择性 5-HT 再摄取抑制药

选择性 5-HT 再摄取抑制药(selective serotonin reuptake inhibitor，SSRI)主要有氟西汀(fluxetine)、帕罗西汀(paroxetine)、舍曲林(sertraline)氟伏沙明(fluvoxamine)及西酞普兰(citalopram)等。该类药物对 5-HT 再摄取具有强大的阻断作用，而对其他神经递质影响小。兼有良好的抗抑郁和抗焦虑作用，而对植物神经系统、心血管系统影响小，不良反应少。主要适用于脑内 5-HT 不足而引起的抑郁症，或其他抑郁症药物疗效不佳患者。

氟 西 汀

氟西汀(fluxetine，氟苯氧丙胺)，又名百忧解。为苯丙胺衍生物，是一种强效 5-HT 再摄取抑制药。氟西汀对肾上腺素受体、组胺受体、GABA 受体、M 受体、5-HT 受体等几乎无亲和力。对抑郁症的疗效与 TCAs 相当，而不良反应少。对强迫症也有效。此外，本品有厌食作用，可用于神经性贪食症。

氟西汀口服吸收良好，达峰时间 6～8h，血浆蛋白结合率 80%～95%；给予单个剂量时 $t_{1/2}$ 为 48～72h，在肝脏代谢生成去甲基活性代谢物去甲氟西汀，其活性与母体相同，但 $t_{1/2}$ 较长。

氟西汀可用于治疗抑郁症，常用剂量每日 20～40mg，需要时可用到每日 80mg。因药物在肝脏代谢，肝功能不良时采用隔日疗法。还可用于治疗神经性厌食症。

氟西汀的不良反应偶有恶心呕吐、头痛头晕、乏力失眠、厌食、体重下降、震颤、惊厥、性欲降低等。肝病者服用后 $t_{1/2}$ 延长，须慎用。肾功能不全者长期用药须减量，延长服药间隔时间。氟西汀与 MAO 抑制剂合用时须警惕“5-HT 综合征”的发生，主要表现为不安、激越、恶心、呕吐或腹泻，随后高热、强直、肌阵挛或震颤、植物神经功能紊乱、心动过速、高血压、意识障碍，最后可致昏迷，严重者可致死，应引起重视。心血管疾病、糖尿病患者应慎用。

帕罗西汀(paroxetine,赛洛特)为强效 5-HT 再摄取抑制剂,增加突触间隙递质浓度而发挥抗抑郁症的作用。抗抑郁疗效与 TCAs 相当,而抗胆碱、体重增加、对心脏影响及镇静等副作用均较 TCAs 弱。常见不良反应为口干、便秘、视力模糊、震颤、头痛、恶心等。

舍曲林(sertraline,郁乐复)是一选择性抑制 5-HT 再摄取的抗抑郁药,可用于各类抑郁症的治疗,并对强迫症有效。主要不良反应为口干、恶心、腹泻、男性射精延迟、震颤、出汗等。该药与其他药物的相互作用临床经验不多,因此多借鉴氟西汀的经验。

问题讨论

临床常用的抗抑郁症药可分为哪几类?

四、5-HT 和 NA 再摄取抑制药

文拉法辛(venlafaxine,博乐辛)为苯乙胺衍生物,是新型的 5-HT 和 NA 再摄取抑制药,对 DA 再摄取也有轻度抑制作用。临床用于治疗各种类型抑郁症、伴有焦虑的抑郁症、难治型抑郁症均有较好疗效。也用于广泛性焦虑症、强迫症及惊恐性发作的治疗。不良反应较少,常见恶心呕吐,头痛头晕,口干便秘等。

度洛西丁(duloxetine)是 5-HT 和 NA 再摄取的强抑制药,对 DA 再摄取有微弱的抑制作用。主要用于各种抑郁症的治疗。

临床上越来越多的人将选择性 5-HT 再摄取抑制药作为抗抑郁症的首选药物,其次是文拉法辛,因为具有类似的特点,即疗效确切,对焦虑有效,不良反应较少,大剂量比较安全。

五、其他抗抑郁症药

米　氮　平

米氮平(mirtazapine)通过阻断突触前膜 α_2 受体而增加 NA 的释放、间接促进 5-HT 的释放而发挥抗抑郁作用,抗抑郁效果与阿米替林相当。抗胆碱作用和 5-HT 样不良反应较轻。

第四节　新型抗精神失常药物的研究和应用

氯丙嗪这类经典抗精神病药的应用已经有 50 多年,但越来越多地发现其存在着一定的缺点,如 30%~50% 慢性分裂症患者仅部分有效或无效,对阴性症状及认知缺损无明显治疗作用,且具有较重的锥体外系副反应。非经典抗精神病药的应用,使人们期待能有更多的疗效好、副作用少的抗精神病药出现。由于神经生理、细胞分子生物学的发展促进了抗精神病药物的研究,新型非典型抗精神病药的研究使临床治疗水平不断提高。目前,对利培酮(risperidone)的研究认为其临床应用更适合作为广谱抗精神病药和一线药物。非典型抗精神病药齐拉西酮(ziprasidone),于 2007 年在我国上市,此药不仅对精神分裂症的阳性、阴性症状及抑郁情绪效果良好,适用于急、慢性患者的治疗,而且对糖脂代谢基本无影响,不致发胖;也不影响催乳素水平,锥体外系副反应发生率低,优于上述许多抗精神分裂症药。阿立哌唑(aripiprazole)是近年开发的非典型抗精神病药,与 D_2、D_3、5-HT_{1A} 和 5-HT_{2A} 受体有很高的亲和力,通过对 D_2 和 5-HT_{1A} 受体的部分激动作用及对 5-HT_{2A} 受体的拮抗作用来产生抗精神分裂症作用。此外,目前应用的新型、长效治疗药物与日俱增,且品质不断地优化,疗效提高,副作用减少。新剂型的出现也使临床应用更便捷。

新的抗抑郁药有单胺氧化酶(MAO)抑制药,如苯乙肼(phenelzine);5-HT 和 NA 受体阻断药,如米氮平(mirtazapine)等。度洛西汀(欣百达)是由礼来公司研发的新型双递质抗抑郁药,通过抑制 5-HT 和 NA 再摄取,可有效地治疗抑郁的情绪症状和躯体症状,是继百优解之后在抑郁症治疗领域应用的新型抗抑郁药。在有效控制抑郁的情绪症状的同时,度洛西汀能有效缓解患者的躯体疼痛症状。这些新药的研究和应用,使抑郁症的治疗水平明显提高。

复习指导

1. 精神失常包括精神病、躁狂症、抑郁症和焦虑症,代表药物分别是氯丙嗪、碳酸锂、丙米嗪和地西泮。

2. 氯丙嗪是 DA 受体、α 肾上腺素受体和 M 胆碱受体共同的阻断药,对中枢神经系统中脑-边缘和中脑-皮质通路 D_2 样受体有较强的阻断作用,能显著抑制活动状态和躁狂状态而又不损伤感觉能力。其不但降低发热机体的体温,而且能够降低正常机体的体温,与解热镇痛药不同。最常见的不良反应是锥体外系反应,停药后可出现迟发性运动障碍。

3. 丙米嗪(米帕明)抗抑郁的机制主要是抑制脑内 NA 和 5-HT 的再摄取。

4. 碳酸锂治疗躁狂症的主要机制是抑制脑内 NA 的释放和促进 5-HT 的释放,但由于锂盐的安全范围较窄,会出现不同程度的中毒反应。

常用制剂及用法

盐酸氯丙嗪(chlorpromazine hydrochloride)一般口服量12.5～50mg/次,3次/天。肌内注射,25～50mg/次。治疗精神病宜从小剂量开始,轻症300mg/d,重症600～800mg/d,好转后逐渐减用维持量(50～100mg/d)。

奋乃静(perphenazine)一般2～4mg/次,3次/天。5～10mg/次,肌内注射。治疗精神病:轻症20～30mg/d,重症40～60mg/d,分2次肌内注射。

氯普噻吨(chlorprothixene)轻症150mg/d,重症300～600mg/d,口服。

氟哌啶醇(haloperidol)口服2～10mg/次,3次/天,肌内注射,5mg/次。

盐酸米帕明(imipramine hydrochloride)25～75mg/次,3次/天。年老体弱者每日自12.5mg开始,逐渐增量。

碳酸锂(lithium carbonate)由小剂量开始,0.5g/d,递增至0.9～1.8g/d,分3～4次口服。

丁螺环酮(buspirone)口服,开始剂量5mg/次,3次/天。以后递增至20～30mg/d。最高量为60mg/d。老年人一般不超过15mg。

氟西汀(fluoxetine)开始20mg/d,分2～3次口服,以后随病情变化可迅速增至225～375mg/d。

(李悦山)

第17章 镇痛药

学习要求

掌握镇痛药物的分类、药理作用、作用机制、临床应用及主要不良反应；熟悉药物依赖性防治措施。能根据镇痛药的应用原则合理选择和应用药物。

第一节 概 述

疼痛是一种因组织损伤或潜在损伤而引起的患者的痛苦感觉，是临床许多疾病的常见症状。剧烈疼痛不仅给患者带来痛苦和紧张不安等情绪反应，还可引起机体生理功能紊乱，甚至诱发休克。所以适当地应用药物缓解疼痛，以减轻患者痛苦，防止可能产生的生理功能紊乱是临床用药的主要目的。但疼痛发生的原因和性质不同，应区分不同情况而选用不同的镇痛药物。

按痛觉冲动的发生部位，疼痛可分为躯体痛（somatic pain）、内脏痛（visceral pain）和神经痛（neuropathic pain）三种类型。躯体痛是由于体表或深层组织的痛觉感受器受到各类伤害性刺激所致，又分为急性痛（acute pain，锐痛）和慢性痛（chronic pain，钝痛）两种。锐痛为尖锐而定位清楚的刺痛，伤害性刺激达到阈值后立即发生，刺激撤除后很快消失；钝痛为定位模糊的“烧灼痛”，发生较慢，持续时间较长。内脏痛是由于内脏器官、体腔壁浆膜及盆腔器官等部位的痛觉感受器受到炎症、压力、摩擦或牵拉等刺激所致。神经痛是由于神经系统损伤或受到肿瘤压迫、浸润所致。

本章介绍的镇痛药（analgesics）是指主要作用于中枢神经系统，在不影响意识和其他感觉（如听觉、触觉等）的情况下选择性地解除或缓解疼痛的药物。因该类药物是通过激动中枢神经系统的阿片受体（opiate receptors）产生镇痛作用，反复应用易于成瘾，故又称为麻醉性镇痛药（narcotic analgesic）或成瘾性镇痛药（addictive analgesics）。

按照药理作用，镇痛药可分为：①阿片生物碱类镇痛药，如吗啡和可待因；②人工合成的阿片类镇痛药，如哌替啶、芬太尼、美沙酮和二氢埃托啡；③阿片受体部分激动药，如喷他佐辛；④其他镇痛药，如延胡索乙素和罗通定。

第二节 阿片生物碱类镇痛药

阿片（opium）为希腊文“浆汁”的意思，来源于罂粟科植物罂粟（papaver somniferum）未成熟蒴果浆汁的干燥物。在公元16世纪已被广泛用于镇痛、止咳、止泻、镇静等。阿片中含20多种菲类和异喹啉类生物碱，含量达25%。菲类主要有吗啡、可待因，它们均可激动阿片受体，产生镇痛等中枢作用。异喹啉类主要有罂粟碱（papaver），有松弛平滑肌和舒张血管作用，但无镇痛作用。

吗 啡

吗啡（morphine）是阿片所含20余种生物碱中的主要成分，相当于阿片生物碱总量的一半。

【构效关系】 1925年由Robinson确定了吗啡的化学结构。吗啡化学结构的基本骨架是以A、B、C、D环构成的氢化菲核（图17-1）。其中A环和C环以氧桥连接，此氧桥如被破坏，就形成阿扑吗啡，失去镇痛效能而产生很强的催吐作用。B环与D环相稠合。A环上的酚羟基和C环上的醇羟基具有重要的药理作用。当A环第3位酚羟基上的氢原子被甲基取代得到可待因；被乙基取代得到乙基吗啡，则镇痛作用减弱；第6位醇羟基被甲基取代得到海洛因，镇痛作用和成瘾性增强；当叔胺氮上甲基被烯丙基取代，则变成吗啡的拮抗药如纳洛酮和烯丙吗啡（表17-1）。

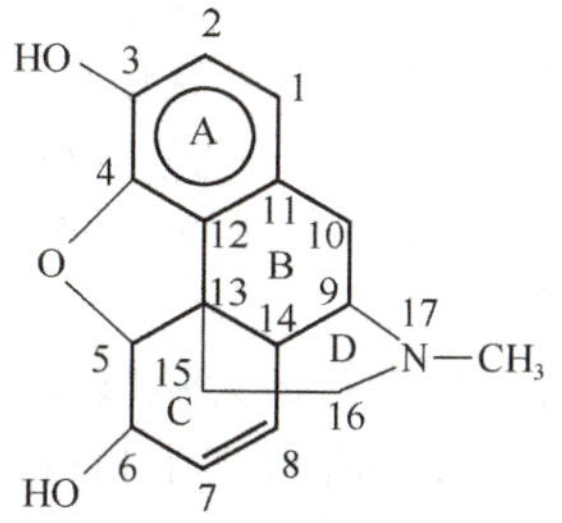

图17-1 吗啡的基本结构

表 17-1 吗啡及其衍生物的构效关系

药名	取代部位和取代基团				
	3	6	17	14	效应特点
吗啡	—OH	—OH	$—CH_3$		激动药(镇痛,易成瘾)
可待因	$—OCH_3$	—OH	$—CH_3$		激动药(镇痛、成瘾减弱)
海洛因	$—OCOCH_3$	$—OCOCH_3$	$—CH_3$		激动药(镇痛、成瘾增强)
纳洛酮	—OH	═O	$—CH_2CH═CH_2$	—OH	拮抗药
烯丙吗啡	—OH	—OH	$—CH_2CH═CH_2$		部分激动药

【体内过程】 口服吸收良好,但首过消除明显,生物利用度约25%。故常注射给药,皮下注射30 min后吸收量可达60%。硬膜外或椎管内注射可快速渗入脊髓发挥作用。药物血浆蛋白结合率约为30%,游离型药物可迅速分布于全身各组织器官,血流丰富的组织如肺、肝、肾等浓度最高。脂溶性较低,成人仅少量透过血-脑屏障,但易通过小儿的血-脑屏障,也可通过胎盘进入胎儿体内。60%~70%与肝脏葡萄糖醛酸结合,10%转为甲基吗啡,其余为游离型。代谢物及原形主要经肾脏排泄,10%经胆道从粪便排出,少量经乳汁排出。$t_{1/2}$为2.5~3h。

【药理作用】

1. 对中枢神经系统的作用

(1) 镇痛和镇静:主要通过激动丘脑内侧、第三脑室和中脑导水管周围灰质及脊髓胶质区的阿片受体,产生强大的镇痛作用。皮下注射5~10mg,可使痛阈提高50%,能明显减轻或消除疼痛。吗啡对各种伤害性疼痛均有强大的镇痛作用,对慢性持续性钝痛的效力优于急性间断性锐痛。此外,吗啡激动中脑边缘系统和蓝斑核的阿片受体,减轻患者对疼痛的焦虑、紧张和恐惧等情绪反应,产生镇静和欣快感,提高患者对疼痛的耐受力和增强吗啡的镇痛作用,但同时也是某些个体造成强迫用药的原因。椎管内注射可产生节段性镇痛作用,而不会产生显著的感觉或运动的改变。

(2) 抑制呼吸:治疗剂量的吗啡降低呼吸中枢对血液CO_2张力的敏感性,也能抑制脑桥的呼吸调整中枢,出现明显的呼吸抑制作用,使呼吸频率减慢、潮气量降低,每分通气量减少。其中,呼吸频率减慢尤为突出,急性中毒时呼吸频率可减慢至3~4次/分。呼吸抑制发生快慢及程度与给药途径密切相关,静脉注射吗啡5~10min或肌内注射30~90min呼吸抑制最为明显。

(3) 其他:①吗啡有强大镇咳作用,与其直接抑制咳嗽中枢有关;②吗啡兴奋中脑盖前核阿片受体,兴奋动眼神经缩瞳核,引起缩瞳作用。中毒时,瞳孔可呈针尖样,这是吗啡中毒特征,吗啡缩瞳作用不产生耐受性;③吗啡兴奋脑干催吐化学感受区而产生恶心、呕吐作用;④吗啡也可作用于下丘脑体温调节中枢,通过改变体温调定点而引起体温下降,但长期大剂量应用,体温反而升高;⑤吗啡还可抑制下丘脑释放促性腺激素释放激素(GnRH)和促肾上腺皮质激素释放激素(CRH),从而降低血浆黄体生成素(LH)、卵泡刺激素(FSH)和促肾上腺皮质激素(ACTH)释放。此外,还可抑制抗利尿激素(ADH)和促甲状腺激素(TSH)的释放。

2. 兴奋平滑肌作用

(1) 胃肠道:胃肠道平滑肌存在高密度阿片受体,治疗量吗啡可兴奋胃肠道平滑肌,提高胃窦张力,使胃蠕动减慢和排空延迟;提高小肠静息张力,使小肠节律性和节段性收缩幅度增大而推进性蠕动减弱或消失;增加结肠张力,使推进性蠕动减弱,延缓内容物通过和增加水分的吸收,并抑制消化腺分泌;提高回盲瓣及肛门括约肌张力,使肠内容物通过受阻。吗啡通过上述局部作用以及中枢的抑制作用,减弱便意和排便反射,因而易引起便秘。

(2) 胆道:治疗量吗啡可引起胆道平滑肌收缩,Oddi括约肌痉挛,胆汁排泄受阻,胆囊内压增高,引起上腹不适甚至诱发胆绞痛。

(3) 其他:吗啡提高输尿管的张力和收缩幅度;增加膀胱括约肌张力可导致排尿困难和尿潴留;吗啡可使分娩期子宫肌张力降低而延长产程;治疗量对支气管平滑肌兴奋作用不明显,但大剂量可引起支气管平滑肌收缩而诱发哮喘,可能与其促进组胺的释放有关。

3. 心血管系统 常用剂量吗啡对心脏无明显的直接作用,对心率和心律无明显影响,但可扩张动脉和静脉,降低外周血管阻力和抑制压力感受器的反射,产生体位性低血压。这种降压作用与吗啡促进组胺释放和激动延髓孤束核的阿片受体有关。吗啡对脑循环影响很小,但因抑制呼吸,引起CO_2积聚,可使脑血管扩张而致颅内压增高。

4. 免疫系统 吗啡对免疫系统有抑制作用,包括抑制淋巴细胞增生,减弱自然杀伤细胞的细胞毒作用,减少细胞因子分泌等。也可抑制人类免疫缺陷病毒(HIV)蛋白诱导的免疫反应,使吸食者易感染HIV病毒。

【作用机制】 随着阿片受体和阿片肽的发现,

吗啡的镇痛机制研究已取得突破性进展。1962 年，我国学者发现，用微量（10 μg）吗啡注入家兔第三脑室周围及导水管周围灰质时，可明显消除疼痛反应。如先用吗啡拮抗剂烯丙吗啡则能对抗吗啡的镇痛作用。由此提出，脑内存在吗啡的有效作用位点。1973 年，Terenius、Snyder 等实验室，采用配体结合技术和放射自显影技术证实了脑内存在可识别阿片类药物的阿片受体，20 世纪 90 年代阿片受体克隆成功。

1. 阿片受体　目前认为，机体内阿片受体主要存在三型：μ受体、κ受体和 δ 受体，均为 G 蛋白偶联受体。其中μ受体又分为μ_1、μ_2亚型，μ受体主要分布于中枢神经系统，主要在边缘系统、纹状体、下丘脑、中脑导水管周围灰质区等。与疼痛刺激的传入及痛觉的整合、情绪和精神活动有关。κ受体主要存在于脊髓和大脑皮层。三型阿片受体介导了阿片类药物的药理作用。吗啡的主要药理作用如镇痛、镇静、呼吸抑制、肠蠕动抑制、缩瞳、欣快及依赖性等主要由μ受体介导。吗啡是μ受体的经典激动剂，而纳洛酮是其阻断剂。研究证实，强啡肽是κ受体激动剂，激动κ受体不仅有较强的镇痛作用，还具有抗焦虑、抗抑郁作用。但介导呼吸抑制和便秘作用较弱。另外，在小鼠输精管中发现一种与内啡肽有高度亲和力的受体，并将之命名为σ受体。

2. 内源性阿片肽　在发现脑内特异性阿片受体后，实验证实，电刺激某些脑细胞核群有镇痛作用，而纳洛酮能部分翻转此作用，由此提出内源性阿片肽的存在，并进一步证实内源性阿片肽参与了抗痛调制系统。已发现 20 多种与阿片类作用相似的内源性阿片肽（opioid peptides），包括亮氨酸脑啡肽（L-enkephalins）、甲硫氨酸脑啡肽（M-enkephalins）、β-内啡肽（β-endorphins）和强啡肽 A（dynorphins A）。前两者总称脑啡肽。阿片肽在体内广泛分布，除中枢神经系统外，还分布于自主神经节、肾上腺、消化道等组织和器官。脑啡肽对δ受体有较强的选择性，被认为是δ受体的内源性配体；强啡肽对κ受体的选择性较强；而 β-内啡肽对μ受体和δ受体均有较强的亲和力。现认为内源性阿片肽和阿片受体共同组成了机体的抗痛系统，在感觉神经元冲动传递过程中，其神经末梢释放谷氨酸、P 物质（substance P，SP）等递质，作用于接受神经元的相应受体，将痛觉的冲动传至痛觉中枢而引起疼痛。内源性阿片肽从相应的神经元释放后，激动感觉神经突触前、后膜上的阿片受体，通过 G 蛋白偶联机制，抑制腺苷酸环化酶，促进 K^+外流、减少 Ca^{2+}内流，使突触前膜 P 物质释放减少，而突触后膜超极化，最终减弱或阻滞痛觉信号的传递，产生镇痛作用。

3. 吗啡的镇痛机制　吗啡的镇痛作用主要是通过激动脊髓胶质区、丘脑内侧、脑室及导水管周围灰质等部位的阿片受体，主要是 μ 受体，使突触前膜 P 物质释放减少，模拟内源性阿片肽对痛觉的调制功能而产生镇痛作用（图 17-2）。

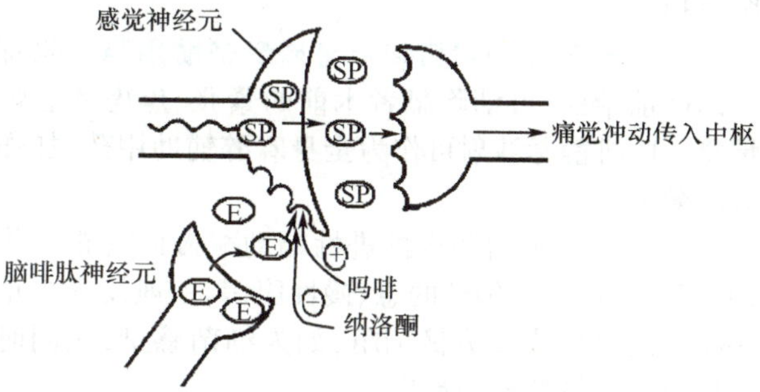

图 17-2　痛觉的传递与阿片类药物镇痛作用机制示意图
SP：P 物质；E：脑啡肽；⊕：激动作用；⊖：阻断作用

在产生镇痛作用时，也能缓解疼痛时产生的焦虑和紧张情绪，出现镇静及欣快感等作用，是吗啡的重要特点。主要与吗啡激动中脑边缘系统和蓝斑核的阿片受体影响多巴胺神经功能有关。临床常用的阿片类药物对主要受体亚型的激动特点有所差异，中枢不同神经元阿片受体分布的密度与阿片类药物的效应有关（表 17-2）。因此，激动边缘系统和蓝斑核阿片受体与情绪和精神活动有关；激动延髓孤束核阿片受体与抑制呼吸、镇咳和交感神经中枢活动有关；激动中脑盖前核阿片受体与缩瞳作用有关；激动脑干极后区、孤束核和迷走神经背核阿片受体与胃肠活动有关。此外，阿片受体也存在于初级感觉传入神经的伤害性感受器、肠道和输精管等外周组织。

表 17-2　阿片受体亚型及效应比较

亚型	效应						
	镇痛	镇静	呼吸抑制	缩瞳	胃肠活动	欣快	依赖性
μ	脊髓以上水平	强	强	强	减少	强	强
δ	脊髓水平	强	强	弱	减少	强	强
κ	脊髓水平	弱	弱	无影响	无影响	无	弱

【临床应用】

1. 镇痛及复合麻醉　吗啡对剧痛、钝痛均有效，但因久用易成瘾，故不用于慢性钝痛。一般仅用于其他镇痛药无效的急性剧痛，如严重创伤、烧伤、战伤、癌症剧痛。对于心肌梗死引起的剧痛，如果血压正常，可用吗啡镇痛，同时由于吗啡有镇静和扩血管作用，可减轻患者恐惧情绪和心脏负荷，有利于治疗。对胆绞痛、肾绞痛可加用阿托品缓解。用于麻醉前给药，可减少麻醉药的用量，心脏手术患者的麻醉前用药，吗啡仍为首选。

2. 心源性哮喘 心源性哮喘是急性左心衰竭引起的肺水肿所致，除采用吸氧、注射快速作用的强心苷药物等措施外，配合使用吗啡或哌替啶可以缓解呼吸紧迫和窒息症状，收到良好的效果。其机制：①降低呼吸中枢对 CO_2 的敏感性，使浅而快的呼吸变为深而慢，改善肺换气功能；②扩张血管，降低外周阻力、减少回心血量，减轻心脏前、后负荷和肺循环压力，有利于改善心功能和消除肺水肿；③具有明显的镇静作用，可减轻患者的烦躁、焦虑和恐惧情绪，间接减轻心脏负担。

3. 用于麻醉前给药和全身麻醉辅助用药 吗啡于麻醉前给药，可消除患者术前的紧张、焦虑和恐惧情绪。吗啡静脉注射可作为全身麻醉辅助用药，加强麻醉效果。

4. 止泻 使胃肠道推进性蠕动减慢而起止泻作用，可用于严重单纯性的急、慢性腹泻，一般用含少量吗啡的阿片酊或复方樟脑酊，如为细菌感染，应同时应用有效的抗菌药物治疗。

【不良反应与注意事项】

1. 一般反应 包括嗜睡、眩晕、注意力分散、恶心、呕吐、便秘、排尿困难、胆道压力升高甚至诱发胆绞痛、呼吸抑制、体位性低血压和免疫抑制等。

2. 耐受性(tolerance)和依赖性(dependence) 长期反复给药易产生耐受性和依赖性，剂量越大，给药间隔越短，产生越快。皮下植入吗啡缓释片12～24h后可出现耐受性，此后必须增加剂量才能获得与原来相同的镇痛效应，3d后相同镇痛的剂量可增加至5倍左右，患者可耐受正常量的25倍而不中毒。作用于相同受体的药物之间有交叉耐受性(cross-tolerance)。药物依赖性可分为躯体依赖性(physical dependence)和精神依赖性(psychological dependence)。躯体依赖性是指机体对药物产生耐受后，需增加剂量才能达到原来的药效。未增加剂量或停用这种药物，机体会明显感到不适，产生异常表现，如兴奋、失眠、焦虑、流泪、流涕、震颤、肌痛、出汗、呕吐、腹泻，甚至虚脱、意识丧失等，称为戒断综合征(withdrawal syndrome 或 abstinence syndrome)。所谓精神依赖就是指形成依赖者心里觅药渴求与通过重复用药所达到的欣快或愉快的内心体验。在依赖性形成过程中，一般精神依赖性最早产生，然后产生身体依赖性，而身体依赖性又将使精神依赖性进一步加重。依赖性产生的机制尚未完全清楚，有以下可能的机制：①从蓝斑核发出的交感神经通路在戒断综合征的发生中起着重要作用，阿片类药物使蓝斑核神经元发出的冲动减少。当停用吗啡时，吗啡对依赖者蓝斑核系统的作用被解除，而出现一系列植物神经系统功能紊乱症状。α_2 肾上腺素受体激动药可乐定可减轻许多戒断症状，但不能消除依赖者要求继续使用吗啡的欲望。②导水管尾部灰质的脑啡肽能神经元、谷氨酸能神经元和GABA能神经元之间的相互作用与戒断症状的产生密切相关。长期应用吗啡后突然停药，导致脑啡肽合成和释放减少，引起谷氨酸和GABA释放增加而引起戒断症状。给予脑啡肽可明显减弱戒断症状。③N-甲基-D-天冬氨酸受体阻断药也能减轻吗啡的戒断症状，因而认为与这个因素也有关。

依赖性的治疗：临床观察发现，停用吗啡7d左右，基本可以脱毒。但停药期间患者的戒断症状严重，不用药物治疗难以坚持。常用美沙酮替代疗法帮助患者脱毒，即应用依赖性较低的阿片类药物替代依赖性强的药物。如当停用吗啡或海洛因后，口服美沙酮6～7d，然后逐渐减量以至停药即可脱毒。也可用可乐定治疗，脱毒治疗量一般高于临床抗高血压剂量，成人可由0.1mg，每日3次开始，逐增至日量1.5mg以下，可有效控制戒断症状，而无严重不良反应发生。治疗剂量维持1周后，可于1周内递减完毕。但吸毒者脱毒后的复吸率很高，如何消除他们再吸毒的欲望，降低复吸率依然是当今有待于解决的难题。

3. 急性中毒 吗啡急性中毒，初有欣快感、颜面潮红、头晕及心动过速、恶心、呕吐、兴奋不安、反射增强、逐渐嗜睡。严重中毒者迅速昏迷、呼吸慢而浅且不规则、伴发绀，半数以上患者可发生肺水肿。瞳孔似针尖大小是吗啡中毒的特征之一。继而肌肉松弛、反射消失、体温和血压下降，终因呼吸麻痹而死。新生儿及婴儿因血-脑屏障功能不全，易发生中毒，呼吸抑制尤其明显。

抢救措施：人工呼吸、吸氧(不可给纯氧，因吗啡中毒时靠低氧血症维持呼吸中枢兴奋，如吸入纯氧反而消除这种调节机制，使呼吸进一步抑制)、补液以维持循环功能，静脉注射阿片受体阻断药纳洛酮或烯丙吗啡。

应用吗啡的注意事项：①对诊断未明的疼痛，尽可能不用本药，以免掩盖病情，贻误诊断；②吗啡有呼吸抑制、延长产程、升高颅内压及释放组胺等作用，而且能通过胎盘和经乳汁分泌，对胎儿、新生儿和婴儿较敏感，故禁用于支气管哮喘、肺心病、分娩止痛、颅内高压者以及哺乳期妇女、新生儿和婴儿；③甲状腺功能低下、肾上腺皮质功能不全、消化道及泌尿道阻塞性或感染性疾病、严重肝、肾功能障碍应慎用；④用纳洛酮抢救已产生依赖性患者的急性中毒时，可促戒断综合征发作，应注意鉴别。

【药物相互作用】

(1) 与镇静催眠药、吩噻嗪类、单胺氧化酶抑制剂，三环抗抑郁药、乙醇等中枢抑制性药物合用可增强吗啡的中枢抑制作用,延长其作用时间。

(2) 吗啡可增强香豆素类的抗凝血作用,并延长其作用时间。

(3) 与西咪替丁合用,可使吗啡的肝代谢和肝摄取抑制,使其血药浓度增高,作用增强。

(4) 与抗胆碱药物(尤其是阿托品)合用时,可使便秘加重,增加出现麻痹性肠梗阻和尿潴留的危险性。

(5) 与氢氯噻嗪类合用,可加重直立性低血压。

(6) 与抗生素(如头孢霉素、林可霉素、克林霉素、青霉素等)合用,可诱发假膜性肠炎,出现严重的水样腹泻。

问题讨论

吗啡激动脊髓胶质区、丘脑内侧、脑室及导水管周围灰质等部位的阿片受体,而产生中枢镇痛作用,机制是什么?

可 待 因

可待因(codeine)又称甲基吗啡(methylmorphine),口服生物利用度为50%,因脂溶性较高而易于进入中枢。主要经肝脏代谢,约10%脱甲基形成吗啡而发挥镇痛作用,$t_{1/2}$ 为 2~4h。镇痛作用约为吗啡的 1/12~1/10,但镇咳作用约为吗啡的 1/4。无明显镇静作用,欣快感和依赖性也较吗啡弱,但仍属限制性应用的成瘾性镇痛药。该药无明显导致便秘、尿潴留和体位性低血压作用。临床上主要用于剧烈的干咳,也用于中等程度疼痛。

第三节 人工合成的阿片类镇痛药

哌 替 啶

哌替啶(pethidine)又名度冷丁(dolantin),是苯基哌啶(phenylperidine)衍生物。于 1937 年首次合成,是临床常用的人工合成镇痛药。

【体内过程】 本品口服或注射给药均可吸收。口服有首过效应,生物利用度约为50%,故血浆药物浓度较低。一次口服后,血药浓度达峰时间为1~2h,可出现两个峰值。肌内注射后 10min 即出现镇痛作用,持续时间为2~4h。临床常采用注射给药。血浆蛋白结合率为40%~60%,可透过胎盘屏障。主要经肝代谢为哌替啶酸、去甲哌替啶和去甲哌替啶酸水解物,$t_{1/2}$ 为 3~4h,肝功能不全时增至 7h 以上。代谢产物去甲哌替啶有明显的中枢兴奋作用,产生幻觉,中毒时可发生惊厥。代谢产物经肾脏排出,少量经乳汁排出。尿液酸度大时,随尿排出的原形药和去甲基衍生物明显增加。

【药理作用】 药理作用与吗啡相似,在等效剂量下可产生相同的镇痛、镇静作用。

1. 中枢神经系统 哌替啶主要激动中枢的 μ 受体发挥镇痛、镇静、欣快、抑制呼吸作用。其效价强度仅为吗啡的 1/10~1/7。皮下或肌内注射哌替啶 10 min 后出现镇痛、镇静作用,但持续时间较短,为 2~4h。呼吸抑制作用较吗啡弱。对咳嗽中枢抑制作用也轻,无吗啡样镇咳作用及瞳孔缩小作用。哌替啶可兴奋延髓催吐化学感受区,并增加前庭器官的敏感性,可出现恶心、呕吐和眩晕现象。

2. 平滑肌 能提高胃肠道和胆道平滑肌张力,减弱胃肠道推进性蠕动,但作用时间短,对肠道下段影响小,故无明显止泻和便秘作用。大剂量时可引起支气管收缩。对妊娠末期子宫正常收缩无影响,不延缓产程。本品有轻微的阿托品样作用,可使心率增加。

此外,扩血管作用与吗啡相似,治疗量可致直立性低血压,平卧后迅速消失。

【临床应用】

1. 镇痛 哌替啶适用于各种剧烈疼痛,如严重创伤、烧伤、手术后疼痛、晚期癌症引起的疼痛、内脏绞痛等,由于哌替啶的依赖性较吗啡轻,产生也较慢,且致平滑肌兴奋作用较弱,口服有效,故临床应用已取代吗啡。本品能通过胎盘,在胎儿和新生儿的血药浓度可能超过母体,而且新生儿对其极敏感易引起呼吸抑制,故产妇临产前 2~4h 不宜应用。

对胆绞痛和肾绞痛,需合用平滑肌解痉药,如阿托品或山莨菪碱。

2. 麻醉前给药和人工冬眠 哌替啶的镇静作用可消除患者对手术的紧张和恐惧情绪,减少麻醉药用量和缩短诱导期。与氯丙嗪(chlorpromazine,冬眠灵)和异丙嗪(promethazine,非那根)组成人工冬眠合剂,以降低患者的基础代谢,用于如高热、惊厥、甲亢危象和严重创伤时的人工冬眠。

3. 心源性哮喘 可代替吗啡用于治疗心源性哮喘,效果良好,作用机制与吗啡相同。

【不良反应】 治疗量可致眩晕、恶心、呕吐、心悸、体位性低血压和心动过速等,较少引起便秘和尿潴留。反复应用也易产生耐受性和依赖性。过量时可出现幻觉、皮肤潮湿冰冷、发绀、脉缓、血压下降、呼吸缓慢(浅表而不规则),中毒时出现惊厥,需用抗惊厥药解救。禁忌证与吗啡相同。

芬 太 尼 类

芬太尼(fentanyl)化学结构与哌替啶相似,为苯基哌替啶的衍生物。通常皮下注射、肌内注射或静脉给药,静脉注射后几乎立即生效,作用持续时间约 30min。血浆蛋白结合率为84%。

芬太尼是阿片 μ 受体激动药,为强效镇痛药,其效价强度约为吗啡的 100~180 倍,哌替啶的 550~

1000 倍。临床主要用于短时的强效镇痛，如外科术前和术中的镇痛；与局麻药和全麻药合用，可增强麻醉效果和减少麻醉药用量；与氟哌啶（droperidol）配伍，具有神经安定镇痛作用，用于某些小手术如烧伤换药或医疗器械检查如内窥镜检查等。不良反应有眩晕、恶心、呕吐、呼吸抑制和成瘾性等；有弱的拟胆碱作用。快速静脉注射可引起胸壁和腹壁肌肉僵直而影响通气，可用纳洛酮或非去极化肌松药对抗。禁忌证与吗啡相同。

舒芬太尼（sufentanil）、阿芬太尼（alfentanil）和瑞芬太尼（remifentanil）均为芬太尼类似物。舒芬太尼起效快，作用时间短，镇痛作用强于芬太尼，对心血管系统影响小，常用于心胸外科、神经外科、腹部外科等复杂大手术的诱导、麻醉维持及术后镇痛。阿芬太尼起效比芬太尼快 4 倍，作用时间为芬太尼的 1/3，镇痛作用比芬太尼小 1/4。用于复合全身麻醉，诱导、苏醒迅速，尤其适合于“快通道”麻醉的短小手术。不良反应有呼吸抑制、肌强直及恶心呕吐，但为时很短。

美 沙 酮

美沙酮（methadone）是左、右旋异构体的消旋体，左旋美沙酮镇痛作用强度为右旋体的 50 倍。

【药理作用】 美沙酮主要激动 μ 受体，镇痛效能与持续时间与吗啡相当，但起效慢，作用时间长，适用于慢性疼痛。与吗啡相比，美沙酮的耐受性与成瘾性发生较慢，戒断症状轻。口服美沙酮后再注射吗啡，不能引起原有的欣快感，停用吗啡也不出现戒断症状，使吗啡的成瘾性明显减弱。呼吸抑制、镇咳、缩瞳作用较吗啡弱。镇静作用较弱，但重复给药仍可引起明显的镇静作用。

【体内过程】 美沙酮口服吸收良好，生物利用度为 92%，血浆蛋白结合率为 89%，$t_{1/2}$ 为 35h。主要经肝脏代谢，代谢产物从肠道和肾脏排泄。酸化尿液可加快其排泄。

【临床应用】 用于创伤、手术及晚期癌症性剧痛；用于吗啡和海洛因等脱毒的替代递减治疗。

美沙酮引起便秘和胆道压力升高作用也较吗啡弱。依赖性产生慢而轻。

> **问题讨论**
>
> 美沙酮为什么可用于吗啡和海洛因等脱毒的替代治疗？

第四节　阿片受体部分激动药

喷 他 佐 辛

喷他佐辛（pentazocine）又名镇痛新，是苯并吗啡烷类衍生物。

【体内过程】 口服和肌内注射给药均吸收良好，首关消除明显，生物利用度为 11% ~ 32%，血浆蛋白结合率为 65%，$t_{1/2}$ 为 2 ~ 4h，主要经肝脏代谢和肾脏排泄。

【药理作用】 喷他佐辛为阿片受体的部分激动剂，即激动 κ 受体，拮抗 μ 受体。镇痛作用的效价约为吗啡的 1/3；呼吸抑制作用为吗啡的 1/2。其镇痛和抑制呼吸程度并不随剂量增加而成比例增加。本药是阿片受体的部分激动剂，可与吗啡竞争阿片受体，其内在活性较小，故能减弱吗啡镇痛作用，可促进吗啡成瘾者的戒断症状产生。由于对 μ 受体的拮抗作用，不产生明显的欣快感，因而成瘾性很小，相对较安全。

喷他佐辛对胃肠道平滑肌作用与吗啡相似，但较少引起恶心、呕吐，对胆道括约肌的兴奋作用较弱，没有缩瞳作用。但剂量较大时反而激动δ受体产生焦虑、烦躁不安等症状。对心血管系统的影响不明显，大剂量可使血压升高、心率加快和左室舒张期末压增加，这与升高血中儿茶酚胺浓度有关。

【临床应用】 主要用于各种慢性疼痛及产科止痛。因其有一定拮抗 μ 受体的作用，成瘾性很小，被列为非麻醉性镇痛药品管理。

【不良反应】 常见为恶心、呕吐、眩晕。大剂量（60 ~ 90 mg）可致烦躁、噩梦、幻觉、思维障碍等精神症状，也可致血压升高、心率加快。

丁 丙 诺 啡

丁丙诺啡（bupreno）是一种半合成、高脂溶性的阿片受体部分激动药。主要激动 μ 和 κ 受体，是 δ 受体的拮抗剂。其镇痛效价约为吗啡的 30 倍，作用持续时间长。与喷他佐辛相比，较少引起烦躁等精神症状，但易引起呼吸抑制，纳洛酮对其呼吸抑制只有部分拮抗作用。精神依赖性和身体依赖性均低于吗啡和哌替啶。主要用于手术后镇痛，也可用于吗啡或海洛因成瘾的脱毒治疗，成瘾者服用后，能较好地控制毒瘾。

布 托 啡 诺

布托啡诺（butorphanol）主要激动 κ 受体，对 μ 受体有弱的拮抗作用。镇痛及呼吸抑制作用为吗啡的 3.5 ~ 7 倍，但呼吸抑制程度不随剂量增加而加重。可增加外周血管阻力和肺血管阻力，因而增加心脏做功。临床用于缓解中、重度疼痛，也可作为麻醉前用药。常见不良反应为乏力、出汗，个别出现嗜睡、头痛、眩晕及精神失常等。久用亦可产生依赖性。

第五节　其他镇痛药

除阿片受体外，疼痛的产生和镇痛作用机制还涉及多种受体及神经递质，如 NMDA 受体、α_2 受体、5-

HT 再摄取等。该类药有其他机制参与其镇痛作用。

曲马朵

曲马朵(tramadol)口服易吸收，$t_{1/2}$ 为 6h。具有较弱的 μ 受体激动作用，其镇痛作用强度与喷他佐辛相当，不产生欣快感，无致平滑肌痉挛或明显呼吸抑制作用。能抑制去甲肾上腺素和 5-HT 的再摄取。镇痛作用机制尚未阐明，代谢产物 *O*-去甲基曲马多对 μ 受体的亲和力比原形药高 4 倍，其镇痛作用不被阿片受体阻断药纳洛酮完全拮抗，说明有其他机制参与其镇痛作用。

临床用于中度急、慢性疼痛，适用于外科和产科手术镇痛，晚期肿瘤疼痛的治疗。不良反应有多汗、头晕、恶心、呕吐，个别有排尿困难、皮疹、血压下降等。长期应用亦可发生成瘾。肝、肾功能不全应慎用。

延胡索乙素及罗通定

延胡索乙素(corydalis B，消旋四氢巴马汀，tetrahydropalmatine)是中药元胡所含生物碱，其有效成分是左旋体，即罗通定(rotundine)。两药口服吸收良好，10～30min 起效，作用维持 2～5h。药物有镇静、安定、镇痛和中枢性肌肉松弛作用。其镇痛作用与阿片受体无关，也无明显成瘾性。能阻断脑内多巴胺受体，也能增加脑内特定部位的脑啡肽和内啡肽的 mRNA 表达，并促进其释放。镇痛作用弱于哌替啶而强于解热镇痛药，对慢性持续性钝痛效果较好，对创伤、手术后疼痛和晚期癌症疼痛的疗效较差。临床主要用于慢性持续性钝痛，如胃肠和肝胆系统等引起的钝痛、头痛、月经痛和分娩痛等。本品毒性小，安全性大，对产程及胎儿无不良影响。

第六节　阿片受体阻断药

纳洛酮

纳洛酮(naloxone)的化学结构与吗啡相似。口服生物利用度低于 2%，故常静脉给药。静脉注射作用迅速，2min 起效，作用维持 30～60min。$t_{1/2}$ 为 1～2h。

纳洛酮对阿片受体有竞争性阻断作用，其强度依次为 μ 受体>κ 受体>δ 受体，能迅速对抗吗啡等阿片类药物中毒引起的呼吸抑制、血压下降和中枢抑制等症状，1～2min 可消除呼吸抑制现象，增加呼吸频率；能逆转休克时 β-内啡肽大量释放所产生的低血压效应；对阿片类药物依赖者可迅速诱发戒断症状。

临床主要用于：①解救阿片类药物中毒，拮抗这类药的呼吸抑制作用，并使患者苏醒；②在应用阿片类镇痛药实施复合全麻的手术结束后，用以拮抗这类药物的残余作用；③新生儿受其母体中阿片类镇痛药影响而导致的呼吸抑制；④对疑有阿片类镇痛药成瘾者，用此药可激发戒断症状，有诊断价值；⑤用于解救酒精急性中毒，静脉注射纳洛酮 0.4～0.6mg 后几分钟即可使患者清醒，可能是乙醇某些代谢物具有阿片样作用而被纳洛酮拮抗，也可能是与阿片受体不相关的回苏作用所致。

不良反应较少而轻，拮抗阿片类药物时常可导致恶心、呕吐。

纳曲酮

纳曲酮(naltrexone)是阿片受体拮抗药，其拮抗效价在人体中约为纳洛酮的 2 倍。口服后吸收迅速，1h 血浆浓度达高峰，生物利用度 50%～60%，$t_{1/2}$ 约为 10h。临床应用与纳洛酮相似。由于此药目前只有口服制剂，临床麻醉中无应用价值。

第七节　镇痛药的应用原则

1. 明确诊断后用药　麻醉性镇痛药，如吗啡、哌替啶等，这类镇痛药使机体对疼痛敏感性下降，易掩盖病情，贻误诊治。

2. 根据疼痛的性质合理选药　①内脏平滑肌痉挛引起的绞痛，如肠绞痛、胆绞痛、肾绞痛等，应选用解痉药，剧烈的胆绞痛、肾绞痛可加用哌替啶；②炎症引起慢性钝痛，如头痛、牙痛、神经痛、肌肉或关节痛、月经痛等应选用解热镇痛抗炎药；③急性锐痛，如严重外伤、烧伤及手术疼痛、心肌梗死引起的剧痛等，可选用强效镇痛药，如吗啡、哌替啶等。这类药物易成瘾，因此在使用时应严格掌握适应证，尽量减少反复用药。上述所有的镇痛药，只能缓解疼痛症状，对病因无治疗作用，因此应注意病因的治疗。

3. 癌性疼痛的合理用药　为“使癌症患者不痛”和避免使用镇痛药而产生耐受性和成瘾性，我国于 1991 年制定了“癌症患者三级止痛阶梯治疗”的基本原则。三级止痛阶梯疗法重点是：①按时给药，而不是按需给药；②按量(止痛剂量直至控制患者疼痛)给药而不是定量给药；③按阶梯给药，是根据癌症患者的主观疼痛现象，分为轻度、中度、重度疼痛三个层面，分别制定止痛方法。轻度疼痛给予非阿片镇痛药，如解热镇痛药等。中度疼痛给予弱效阿片类药，如可待因、曲马朵、布桂嗪等。重度疼痛给予强效阿片类药，如吗啡、哌替啶等。若一种药物没有效，不能换用同一阶梯的镇痛药，而应选择镇痛强度更强的药物。

复习指导

1. 镇痛药是一类主要作用于中枢神经系统，能消除或减轻痛觉的药物。主要用于锐(剧)痛，且可缓解疼痛引起的紧张、不安等情绪反应，但反复应用易于成瘾，故又称麻醉性镇痛药或成瘾性镇痛药。临床上分三类：阿片生物碱类镇痛药、人工合成镇痛药和其他类镇痛药。

2. 阿片生物碱类镇痛药的代表药为吗啡，药理作用包括：①中枢神经系统作用：镇痛、镇静、呼吸抑制、镇咳、催吐、缩瞳等。②心血管系统作用：能舒张阻力及容量血管，引起血压下降。③平滑肌作用：表现为兴奋胃肠、胆道等平滑肌，引起便秘、胆囊压力增高。临床用于：①急性剧痛及复合麻醉，如严重创伤、烧伤、心肌梗死等引起的疼痛及复合麻醉。②心源性哮喘。③止泻。不良反应有呼吸抑制、便秘、排尿困难等。反复应用易产生明显的耐受性及依赖性，要慎重应用。禁用于分娩止痛以及支气管哮喘、肺心病、颅压增高等患者。

3. 人工合成镇痛药：哌替啶的作用特点是镇痛强度比吗啡弱，但成瘾性较低，临床上常作为前者的代替品用于镇痛、心源性哮喘，亦可用于麻醉前给药和人工冬眠。美沙酮除用于剧痛外，还可用于吗啡和二醋吗啡等所致的药物依赖性的脱毒治疗。

4. 其他类镇痛药物：喷他佐辛和罗通定成瘾性很小，可用于各种慢性疼痛及产科镇痛等。

常用制剂及用法

盐酸吗啡（morphine hydrochloride） 注射剂 10mg/ml；片剂 5mg。口服每次 5 ~ 10mg；皮下注射每次 10mg。极量：口服每次 30mg，100mg/d；皮下注射每次 20mg，60mg/d。

磷酸可待因（codeine phosphate） 片剂 15mg。口服每次 15 ~ 30mg，3 次/天。极量：口服每次 100mg，250mg/d。

盐酸哌替啶（pethidine hydrochloride） 注射剂 50mg/ml，100mg/2ml。肌内注射每次 50 ~ 10mg。极量：肌内注射每次 150mg，600mg/d。

盐酸美沙酮（methadone hydrochloride） 片剂 2.5mg；注射剂 5mg/ml。口服每次 5 ~ 10mg，2 ~ 3 次/天。肌内注射每次 5 ~ 10mg。

枸橼酸芬太尼（fentanyl citrate） 注射剂 0.1mg/2ml。皮下或肌内注射每次 0.05 ~ 0.1mg。

盐酸喷他佐辛（pentazocine hydrochloride） 片剂 25mg。口服每次 50mg。

盐酸罗通定（rotundine hydrochloride） 片剂 30mg。口服每次 60 ~ 100mg，3 次/天。

纳洛酮（naloxone） 注射剂 0.4mg/ml。肌内注射或静脉注射每次 0.4 ~ 0.8mg。

（刘英华　李悦山）

第18章 解热镇痛抗炎药与抗痛风药

学习要求

掌握解热镇痛抗炎药的药理作用、作用机制、临床应用、主要不良反应及代表药物。能根据各类药物的特点合理选择药物。

第一节 概 述

解热镇痛抗炎药(antipyretic-analgesic and anti-inflammatory drugs)是一类具有解热、镇痛,其中大多数药物还有抗炎、抗风湿作用的药物。由于其化学结构与糖皮质激素的甾体结构不同,抗炎机制和作用特点也不同,所以这类药物又称为非甾体类抗炎药(non-steroidal anti-inflammatory drugs, NSAIDs)。阿司匹林(aspirin)是本章的代表药,所以NSAIDs也称为阿司匹林类药物。本类药物的化学结构虽属不同的类别,但是多数为有机酸类化合物,具有相似的药理作用、作用机制和不良反应。NSAIDs的主要作用机制是通过抑制环氧化酶(cyclooxygenase, COX),阻碍不饱和脂肪酸转化为前列腺素(prostaglandins, PGs),而产生抗炎、解热、镇痛作用。该类药物也是常用复方感冒制剂的重要组成部分。急性痛风发作是高尿酸形成的结晶诱发的炎症反应,除了应用NSAIDs缓解症状外,还可以选用秋水仙碱等具有较强抗炎作用的药物。

一、药理作用及作用机制

炎症反应中,机体释放出PGs、白三烯、组胺、5-羟色胺、缓激肽、P物质等各种炎症介质,诱导并激活炎症细胞,以消除损伤因子并清除坏死组织,完成机体的防御性反应。PGs是炎症反应过程中产生的一种膜磷脂代谢产物,具有较强的诱导炎症作用,可扩张小血管,增加微血管的通透性,还有致热、致痛、募集和激活中性粒白细胞作用。NSAIDs主要是抑制PGs的生成,治疗急性痛风的秋水仙碱主要是抑制激活的炎症细胞(图18-1)。

(一) 抗炎作用

NSAIDs药物中除对乙酰氨基酚外,均有较强的抗炎、抗风湿作用。抗炎作用主要机制是抑制COX而减少PGs生成。COX分为COX-1和COX-2两种。COX-1为结构型,广泛存在于血管、胃肠、肾等大多数器官组织中,与血小板的功能、胃肠道黏膜的保护、肾血流的自身调节等机体功能的稳态有关。例如,胃黏膜上皮细胞在进食后可增加COX-1表达2~4倍,生成的PGs形成一层保护性黏液可避免胃黏膜的损伤;平均动脉压降低时增加入球小动脉COX-1表达,因局部的PGs浓度升高而扩张入球小动脉,维持肾小球的有效滤过压稳定。COX-2为诱导型,与炎症反应密切相关。各种机体损伤因素可激活细胞内的磷脂酶A_2(phospholipase A_2, PLA_2),PLA_2能够水解细胞膜中的磷脂,将结合在细胞膜上的不饱和脂肪酸游离出来。花生四烯酸(arachidonic acid, AA)是其中的一种重要的n-6型不饱和脂肪酸,可被COX-2催化生成PGs,如前列环素E_2(PGE_2),前列环素I_2(PGI_2)和血栓素A_2(TXA_2),导致机体的炎症反应(图18-1);同时激活的炎症细胞产生多种细胞因子,如IL-1、IL-6、IL-8和TNF-α,诱导COX-2的急剧升高,可达到正常的10~18倍,大大增加PGs的生物活性。

一般情况下,NSAIDs对COX-2的抑制是其发挥药效作用的基础,对COX-1的抑制则构成了此类药物不良反应的基础。临床应用的选择性COX-2抑制药可显著减少胃肠道、肾脏等器官的不良反应发生。但COX在细胞膜表面的分布规律是复杂的,与细胞的类型和受刺激的种类密切相关。例如,由于成熟血小板只有COX-1的表达,因此在动脉粥样硬化病理过程中激活的血小板上调COX-1,产生大量致血小板聚集的TXA_2;而慢性炎症导致的内皮细胞激活则上调COX-2,产生大量抗血小板聚集的PGI_2。因此选择性COX-2抑制药用于冠心病患者不但没有减少血小板产生的TXA_2,反而抑制了保护血管的PGI_2,增加动脉血栓的风险。

问题讨论

如何理解COX-1和COX-2在体内的分布与药物作用的关系?

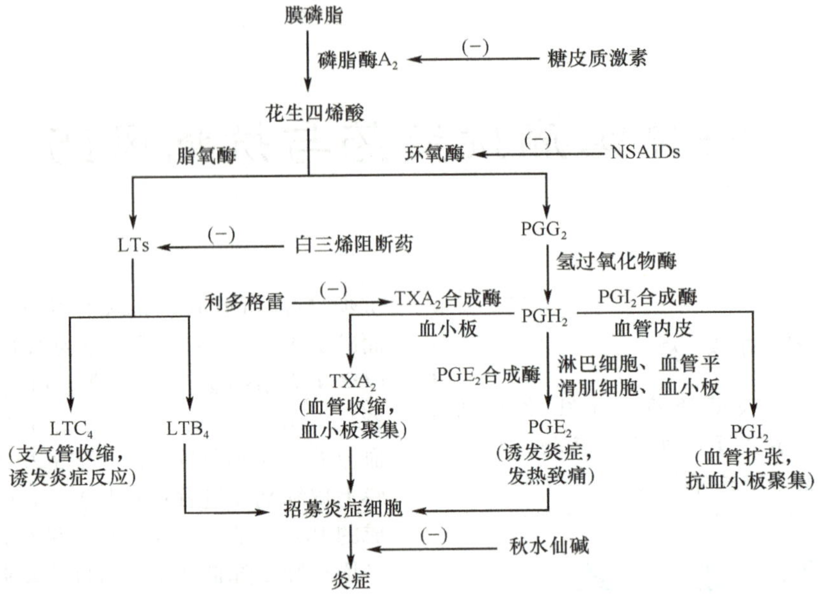

图 18-1 花生四烯酸的代谢及抗炎药物作用靶点

(二)解热和镇痛作用

机体对炎症的全身性反应的一个重要表现是发热。下丘脑的体温调节中枢调节机体的产热和散热，保持动态平衡，维持体温的稳定。在炎症反应中，在病原微生物及其他致炎因子的刺激下，血液单核细胞和组织巨噬细胞产生和释放内生致热源，如 IL-1β、IL-6、TNFα 等，穿过血-脑屏障并促进下丘脑 PGE_2 合成增加，使体温中枢调定点升高，而导致发热。实验证明，在脑室内直接注射 PGE_2 导致的发热模型，用 NSAIDs 后无解热作用，说明 NSAIDs 只对内生致热源引起的发热有效，其解热作用主要通过抑制下丘脑 COX，阻断 PGE_2 合成，使体温调节中枢的体温调定点恢复正常，发挥解热作用。NSAIDs 只能使发热患者的体温恢复正常，而对正常体温没有明显影响。对乙酰氨基酚和阿司匹林是解热作用较好的代表药。

机体对炎症的局部性反应的一个表现是疼痛，涉及致痛物质缓激肽、PGE_2 等的合成和释放。NSAIDs 镇痛机制包括两个方面：①抑制局部组织的 COX 而阻碍致痛物质 PGE_2 的合成；②局部组织的 PGE_2 减少后使缓激肽等强致痛物质的痛觉敏感性降低。本类药物适用于轻、中度疼痛和慢性钝痛，而无成瘾性。

二、药物的分类

根据对 COX 作用的选择性，常用的 NSAIDs 可分为非选择性 COX 抑制药和选择性 COX-2 抑制药；非选择性 COX 抑制药又可分为水杨酸类、苯胺类、吡唑酮类及其他有机酸类等不同的种类。NSAIDs 主要应用于头痛、牙痛、痛经、产后疼痛、关节痛等各种慢性钝痛患者，阿司匹林除了具有缓解轻、中度疼痛外，还广泛应用于防治心脑血管血栓性疾病。

针对痛风的发作期和缓解期，抗痛风药分为抗炎镇痛药和降低尿酸药两大类。治疗痛风发作期常用的镇痛抗炎药可分为选择性 COX-2 抑制药（NSAIDs）、糖皮质激素（第 32 章）和秋水仙碱。

第二节 非选择性 COX 抑制药

非选择性 COX 抑制药化学结构各异，种类繁多，但均具有解热、镇痛作用，其抗炎作用有所不同，如阿司匹林和吲哚美辛的抗炎作用较强，有机酸类抗炎作用中等，而苯胺类抗炎作用很弱。

一、水杨酸类

阿司匹林

阿司匹林（aspirin）又称乙酰水杨酸（acetylsalicylic acid），临床应用已超过 100 年。目前除应用于于解热、镇痛外，还广泛应用于动脉血栓性心血管疾病的防治。

【体内过程】 本品为弱酸性药物，口服后迅速从胃和上段小肠吸收，生物利用度为 40% ~ 50% 。1 ~ 2h 血药浓度达峰值，肠溶剂型的达峰时间为 4 ~ 6h。药物进入胃肠黏膜和肝脏很容易被酯酶水解成水杨酸，血浆 $t_{1/2}$ 约为 15min。水杨酸能进入关节腔及脑脊液，并可通过胎盘，血浆蛋白结合率为 80% ~ 90% 。水杨酸 $t_{1/2}$ 为 2 ~ 3h；当口服 1g 以上剂量时表现为零级动力学消除，$t_{1/2}$ 可延长至 15 ~ 30h。

【作用机制】 阿司匹林与 COX 不可逆结合；由

于 COX 的丝氨酸被乙酰化而失去催化活性，导致 COX 失活，产生不可逆性抑制，而其他 NSAIDs 均属 COX 可逆性、竞争性抑制。由于抑制血小板 COX-1 的药物浓度要明显低于抑制 COX-2 的药物浓度，即低剂量的阿司匹林选择性抑制 COX-1。高浓度阿司匹林(1g)除了抑制 COX 而减少 PGs 的合成外，还能够抑制转录因子 NF-κB 而减少炎症介质的产生，因此具有明显地抗炎作用。

低剂量阿司匹林(75mg)不可逆性抑制血小板中的 COX-1，由于成熟血小板不能合成新的 COX，可永久性减少 TXA_2 的合成而抑制血小板的聚集，机体产生新生血小板需 7～8d，连续用药可长期抑制血小板 TXA_2 的合成。而对 COX-2 几乎没有抑制作用。

问题讨论

所有的解热镇痛抗炎药物中为什么只有阿司匹林可以用于血栓性心血管疾病的防治？

【药理作用和临床应用】

1. 解热镇痛 有较强而持久的解热镇痛作用。主要通过增强散热过程，使体温降低到正常水平，但对正常体温一般无影响。临床常用于感冒发热、头痛、肌肉痛、偏头痛、牙痛、关节痛、月经痛和神经痛等。

2. 抗炎抗风湿 作用较强，能显著减轻炎症引起的红、肿、热、痛等症状。大剂量阿司匹林有显著的抗风湿作用，抗风湿剂量比解热镇痛剂量高 2 倍以上。可使急性风湿性关节炎症状消退，疼痛减轻，使风湿热症状在 24～48h 内明显好转，疗效确切，故也是临床作为急性风湿热鉴别诊断的依据。但治疗剂量过大，接近中毒水平，需要检测血药浓度。

3. 抗血小板聚集作用 小剂量(50～100mg/d)阿司匹林可永久性抑制 TXA_2 的合成而抑制血小板聚集，而对炎症反应激活的内皮细胞产生的 PGI_2 作用微弱，因此对血小板聚集产生显著地抑制作用。故长期小剂量应用阿司匹林，可有效预防血栓性疾病，显著减少心肌梗死、脑血栓的发生。也可用于房颤、人工心脏瓣膜、动静脉瘘或其他手术后的血栓防治。

4. 儿科 用于皮肤黏膜淋巴结综合征(川崎病)的治疗。

5. 其他 局部组织的 COX-2 表达增加与阿尔茨海默病和结肠癌等疾病有关，临床研究显示，口服小剂量(100mg/d)阿司匹林可能有一定的防治作用。治疗机制可能与抑制血小板激活的间接作用有关，如减少炎症因子的释放而下调一些组织细胞的 COX-2。

【不良反应】 短期应用解热镇痛药不良反应较少而轻，长期或大量服用不良反应主要有以下几个方面：

1. 胃肠道反应 最为常见，1/5 的患者出现胃肠道不良反应。轻者引起上腹不适、恶心和呕吐，严重者出现胃溃疡，胃出血，甚至胃穿孔。尽管有些患者没有临床症状，但是仍然有大出血的可能性。胃肠道不良反应的机制除了直接刺激胃黏膜外，主要与药物抑制 PGs 的合成有关。正常情况下，由胃肠道上皮细胞 COX-1 催化生成的 PGs 具有保护胃黏膜的作用。餐后服药可减轻胃肠道反应。合用 PGE_1 的衍生物米索前列醇(misoprostol)可减少溃疡的发生率。

2. 凝血障碍 胃黏膜、鼻黏膜等易损伤部位容易出现出血。因前述的血小板抑制作用使血液不易凝固，出血时间延长。大剂量可抑制肝脏合成凝血酶原，引起凝血障碍而致出血倾向，可用维生素 K 预防。严重肝功能不良、血友病、产妇、孕妇、月经过多者禁用本药。

3. 水杨酸反应 用药过量(5g/d)时，可出现头痛、头晕、恶心、呕吐、耳鸣、听力和视力下降，总称为水杨酸反应，是药物中毒的表现，严重者可出现高热、脱水、惊厥、意识模糊或昏迷。静脉滴注碳酸氢钠碱化尿液使解离型药物增加，可促进药物从尿中排出。

4. 过敏反应 可见荨麻疹和血管神经性水肿，甚至过敏性休克。某些哮喘患者服用本药或其他解热镇痛药剂量过大时，可诱发“阿司匹林哮喘”。哮喘的发生机制可能与脂氧酶活性相对升高有关：因 PG 合成受阻，花生四烯酸通过脂氧酶代谢途径生成白三烯增多。肾上腺素对“阿司匹林哮喘”无效，可用糖皮质激素和抗组胺药治疗。哮喘和过敏体质者应慎用。

5. 瑞夷综合征(Reye's syndrome) 当儿童患病毒感染性疾病如流感和麻疹时，服用阿司匹林退热偶可致瑞夷综合征，即急性肝脂肪变性-脑病综合征。严重者表现为肝功能衰竭合并脑病。儿童发热慎用阿司匹林，可用对乙酰氨基酚或布洛芬退热。

6. 对肾脏的影响 对正常肾功能无明显影响，但对有心、肝、肾功能损害者或老年人可导致肾功能损伤，表现为水肿，多尿等肾小管受损症状。发生机制与本药抑制入球小动脉 PGI_2 的合成，降低肾对有效滤过压的自动调节机制有关。

【药物相互作用】 阿司匹林可通过竞争性与白蛋白结合提高游离血药浓度，而引起药物相互作用。如阿司匹林合用肝素及双香豆素类抗凝药物可能引起出血；合用糖皮质激素可加重胃黏膜损伤，甚至引起溃疡；其较高的血浆蛋白结合率，可同胆红素等竞争血浆蛋白结合点，导致血药浓度增加，从而产生毒性；和丙戊酸等药物竞争肾小管主动分泌载体，减少药物排出，增强药物疗效。

二、苯 胺 类

对乙酰氨基酚

对乙酰氨基酚(acetaminophen),又名扑热息痛(paracetamol),基本结构属苯胺类,是非那西丁(phenacetin)的体内活性代谢产物,两者均有较强的解热镇痛作用,但抗炎、抗风湿作用很弱,是该药的主要特点。

【体内过程】 对乙酰氨基酚口服吸收快而完全,30~60min血药浓度达峰值,$t_{1/2}$ 2h。主要经肝脏代谢,中间代谢产物有肝毒性,以葡萄糖醛酸或硫酸结合物形式从尿排出。较高剂量时催化结合反应的代谢酶已饱和,未发生催化结合反应的药物经氧化代谢为有肝毒性的对乙酰苯醌亚胺。若生成的乙酰苯醌亚胺过多,超过了肝脏谷胱甘肽的解毒功能,则引起肝细胞坏死、肾小管细胞损伤。

【药理作用和临床应用】 对乙酰氨基酚解热镇痛作用与阿司匹林相当。对血小板及凝血机制无影响。抗炎作用很弱的原因可能是由于炎症区域高浓度的过氧化物削弱其抑制外周组织COX的作用,而对脑内同工酶COX选择性作用相对较高,抑制中枢的前列腺素合成,产生解热镇痛作用强。临床主要用于感冒发热、关节痛、头痛、神经痛和肌肉痛等。是复方感冒制剂中的重要成分。

【不良反应】 治疗剂量应用,疗程短,很少产生不良反应。长期大量应用,可致急性中毒性肝功能障碍,表现为恶心、呕吐、发热,严重者出现黄疸及典型肝功能衰竭征象。也可出现肾功能障碍(镇痛药性肾病)。急性中毒时,可洗胃、催吐,补充巯基治疗。由于非那西丁久用可致肾乳头坏死等不良反应,目前已淘汰非那西丁单方制剂,但复方制剂仍在使用。

> **问题讨论**
>
> 为什么对乙酰氨基酚的解热镇痛作用强,而抗炎作用弱?大量应用引起药源性急性肝功能障碍的原因是什么?

贝 诺 酯

贝诺酯(benorilate)又名扑炎痛,为对乙酰氨基酚乙酰水杨酸酯,是一新型解热镇痛抗炎药。可用于类风湿及风湿性关节炎、感冒发热、头痛、神经痛、术后疼痛等,很少引起胃肠出血。

三、吲 哚 类

吲哚美辛

吲哚美辛(indomethacin,消炎痛)系人工合成的吲哚衍生物。

【体内过程】 口服吸收迅速而完全,3h后血药浓度达峰值,$t_{1/2}$ 为2~3h,血浆蛋白结合率90%。主要经肝脏代谢,10%~20%以原形经尿排出。

【药理作用和临床应用】 对COX-1和COX-2均有强大的抑制作用,解热、镇痛及抗炎作用强于阿司匹林。其抗炎作用是阿司匹林的10~40倍,对炎性疼痛有明显的镇痛作用。主要用于风湿和类风湿关节炎、痛风性关节炎、强直性脊椎炎、癌性疼痛。对癌性发热也有效。但不良反应大,不作为首选药物。

【不良反应】 口服不良反应发生率高达35%~50%,约20%患者必须停药。大多数不良反应与剂量过大有关。除了常见的胃肠道不良反应外,还常出现头痛、眩晕等中枢神经系统症状和皮肤过敏。偶见粒细胞减少。"阿司匹林哮喘者"禁用本药。

四、芳基乙酸类

双 氯 芬 酸

双氯芬酸(diclofenac)为邻氨基苯甲酸(灭酸)类衍生物。

【药理作用和临床应用】 抑制COX的效价强度大于吲哚美辛,具有显著解热镇痛和抗炎作用,是强效的抗炎镇痛药。临床适用于各种中等程度疼痛,类风湿关节炎、骨关节炎、持续性关节肿痛、肩痛、肌痛、痛经、运动后肌肉损伤性疼痛等。用于各种原因所致的发热等。

【体内过程】 口服吸收快,生物利用度约50%,血浆蛋白结合率为99.5%,$t_{1/2}$ 为1~2h。可在关节滑液中积聚。主要经肝脏代谢和肾脏排泄,约35%从胆汁和粪便排出,长期应用无蓄积作用。可肌内注射或外用。

【不良反应】 较少,一般耐受性良好。偶见肝功能异常,白细胞减少。

醋氯芬酸(aceclofenac)具有起效快,临床疗效更好,不良反应发生率低的特点。

五、芳基丙酸类

芳基丙酸类(propionic acid)衍生物包括萘普生(naproxen)、布洛芬(ibuprofen)、非诺洛芬(fenopofen)、酮洛芬(ketoprofen)、氟比洛芬(flurbiprofen)等。这些药物的药理学性质非常相似,布洛芬是第一个应用于临床的丙酸类NSAIDs。

布 洛 芬

【体内过程】 口服吸收完全,1~2h达峰浓度。99%以上与血浆蛋白结合,可缓慢进入滑膜腔,主要经肝脏代谢,代谢物经尿液排泄,$t_{1/2}$ 为2h。

【药理作用与临床应用】 临床上常用的

NSAIDs，解热、镇痛和抗炎作用强于对乙酰氨基酚，与阿司匹林相似。主要用于头痛、牙痛、痛经等轻、中程度的疼痛患者，也可用于风湿及类风湿关节炎。

【不良反应】 较少。主要有胃肠道反应，少数患者出现皮疹、皮肤过敏。长期应用有眩晕、视力模糊或弱视、视色变化等报道。与阿司匹林合用，可干扰阿司匹林的心血管保护效应。能延长出血时间，故凝血障碍及应用抗凝血药治疗的患者禁忌。

萘普生

萘普生（naproxen）的解热和镇痛作用分别是阿司匹林的 22 倍和 7 倍，对各种疾病引起的疼痛和发热有良好的缓解作用。临床用于类风湿性和风湿性关节炎、骨关节炎、持续性关节肿痛、肩痛、肌痛、痛经等。特点是毒性低，胃肠道和神经系统的不良反应明显少于阿司匹林和吲哚美辛。血浆蛋白结合率大于 99%，$t_{1/2}$ 为 14h。长期应用可能增加心血管病风险。对阿司匹林过敏者禁用。

> **要点提示**
>
> 临床常用的复方感冒制剂的主要组成有解热镇痛抗炎药物，如阿司匹林、对乙酰氨基酚（非那西丁）、双氯芬酸、布洛芬等；缓解鼻塞及松弛支气管平滑肌药物，如伪麻黄碱等；镇咳药物，如右美沙芬（dexromethorphan）等；抗过敏症状的 H_1 受体阻断药，如氯苯那敏（chlorphenira-mine，扑尔敏）；小剂量咖啡因，因咖啡因能收缩头痛时扩张的脑血管。应用复方制剂的目的是提高其疗效，降低不良反应。

六、异丁芬酸类

舒林酸

舒林酸（sulindac）为吲哚乙酸类衍生物。在体内转变成硫醚样化合物而发挥强大的抑制 COX 作用，作用强度弱于吲哚美辛而强于阿司匹林。活性代谢物 $t_{1/2}$ 为 18h。适应证与吲哚美辛相似。因本药较少被胃肠黏膜转化成活性代谢物，故胃肠道反应较少；肾毒性和中枢神经系统不良反应发生率也低于吲哚美辛。

七、吡唑酮类

保泰松

保泰松（phenylbutazone）具有很强的抗炎抗风湿作用，而解热作用较弱。主要用于风湿热和类风湿关节炎，强直性脊椎炎。该药吸收迅速，血浆蛋白结合率为 90%，$t_{1/2}$ 为 50～65h。不良反应较多。胃肠道反应有轻度刺激、溃疡，也可引起肝炎、皮炎、胃炎、头痛、眩晕、水钠潴留等。长期应用可能抑制骨髓，引起白细胞减少、粒细胞缺乏及再生障碍性贫血等毒性反应。因此，必须常规检查血象。临床已少用。

第三节　选择性 COX-2 抑制药

塞来昔布

塞来昔布（celecoxib）是第一个选择性 COX-2 抑制剂。

【体内过程】 口服吸收良好，2～3h 达血浆峰浓度，血浆蛋白结合率高，在组织中分布广泛，可通过血-脑屏障。主要在肝脏通过 CYP2C9 代谢，从尿和粪便排出。

【药理作用与临床应用】 炎症刺激可诱导 COX-2，促进 PGs 的合成（尤其是 PGE_2），引起炎症和疼痛。塞来昔布高度选择性抑制 COX-2，阻止炎性 PGs 的产生，达到抗炎、镇痛和退热作用。由于胃肠道等不良反应少，临床上用于疼痛程度较重、疗程较长的疾病，如风湿性、类风湿关节炎和骨关节炎，也可用于术后疼痛、牙痛和痛经。

【不良反应】 胃肠道不良反应、出血等发生率明显降低。由于多项临床研究显示服用该药患者出现心脏病发作、脑卒中及其他严重后果的可能性成倍增加，因此心血管疾病患者慎用。对磺胺过敏者禁用。

> **问题讨论**
>
> 冠心病合并风湿性关节炎患者能否服用选择性 COX-2 抑制剂？

尼美舒利

尼美舒利（nimesulide）选择性抑制 COX-2，具有抗炎、镇痛和解热作用。口服后 1.2～2.8h 达峰值血药浓度，其血浆蛋白结合率高达 99%，$t_{1/2}$ 为 2～3h，作用持续 6～8h。几乎全部从肾脏排泄，不易出现蓄积现象。适用证和不良反应与塞来昔布类似。儿童禁用此药。

第四节　抗痛风药

痛风是人体内嘌呤代谢紊乱和/或尿酸排泄减少所引起的一种代谢疾病，表现为无症状的高尿酸血症和过高的尿酸形成结晶诱发的急性炎症。急性发作时尿酸盐微结晶沉积于关节而引起局部粒细胞浸润及炎症反应，最常见的是第一趾跖等关节局部红、肿、热和剧烈疼痛，可发展为慢性痛风性关节炎或肾脏病变。急性痛风可用秋水仙碱迅速缓解急性关节疼痛症状；慢性痛风的治疗旨在降低血中尿酸浓度，可用别嘌醇和丙磺舒等药物治疗。临床研究显示，高尿酸血症是心血管疾病的一个独立危险因素，因此降低尿酸的药物逐步引起重视。

秋水仙碱

秋水仙碱(colchicine)对急性痛风性关节炎有选择性抗炎作用。

【作用机制与药理作用】 细胞内的微管蛋白与细胞形态保持、迁移和有丝分裂有关。药物进入细胞内通过抑制微管蛋白聚合,而阻止细胞的运动和有丝分裂(增殖)。本药对尿酸结晶引起的急性炎症有显著地抑制作用,表现为中性粒细胞浸润显著减少,白三烯等炎症介质显著降低。

【体内过程】 口服易吸收,可从胆汁分泌形成肝肠循环。

【临床应用】 治疗痛风急性发作的主要药物,应在痛风发作36h内服用。用药后可在12h内缓解关节红、肿、热、痛,对一般性疼痛及其他类型关节炎无效。可与选择性COX-2抑制剂或糖皮质激素合用增强抗炎作用。

【不良反应】 多见,主要是胃肠道反应,如恶心、呕吐、腹痛、腹泻。中毒时出现水样腹泻及血便、脱水、休克,对肾及骨髓也有损害作用。

别 嘌 醇

别嘌醇(allopurinol,别嘌呤醇)是降低尿酸的主要药物。

【作用机制与药理作用】 机体的尿酸是嘌呤代谢产物,由次黄嘌呤及黄嘌呤被黄嘌呤氧化酶催化生成。别嘌醇是次黄嘌呤的同分异构体,在低浓度时对黄嘌呤氧化酶为竞争性抑制剂,而在高浓度时则为非竞争性抑制剂,因此可抑制尿酸合成,降低体内的尿酸浓度。

【体内过程】 别嘌醇口服易吸收,0.5~1h达血药峰浓度,血浆 $t_{1/2}$ 为2~3h。别嘌醇在肝脏与代谢产物奥昔嘌醇也是酶的非竞争性抑制剂,且在组织中停留时间较长。

【临床应用】 用于长期治疗高尿酸血症,慢性痛风和痛风性结石。

【不良反应】 皮肤过敏性反应是主要的不良反应。轻者可见药物性皮肤瘙痒、皮疹和肝酶升高,重者可见剥脱性皮炎。亚裔人的过敏性皮疹发生率明显高于欧美人,目前认为与亚裔人HLA-B*5801阳性率高有关。由于皮疹的严重程度与服药剂量有关,因此别嘌醇的服用应从小剂量(100 mg/d)开始。

问 题 讨 论

急性发作的痛风患者能否服用别嘌醇,为什么?

苯溴马隆

苯溴马隆(benzbromarone,苯溴香豆素)为降低尿酸的常用药物。

【作用机制与药理作用】 苯溴马隆具有抑制肾小管对尿酸的再吸收作用,促进尿酸的排泄而降低血中尿酸的浓度。

【体内过程】 口服易吸收,代谢产物有效。

【临床应用】 服药24h后血尿酸为服药前的66.5%。由于不影响嘌呤核苷酸的代谢,适用于长期治疗高尿酸血症、慢性痛风和痛风性结石。

【不良反应】 较少。可出现肝功能损伤,少数患者出现粒细胞减少。

丙 磺 舒

丙磺舒(probenecid)是促进尿酸排泄的代表药物,通过竞争性抑制肾小管对有机酸的转运和再吸收,增加尿酸排泄。不良反应少见。服用药物时因有更多的尿酸从肾中排出,因此要注意碱化尿液,增加尿酸的溶解度,可防止尿酸盐晶体在肾脏的沉积或形成结石。

复 习 指 导

1. 解热镇痛抗炎药的作用机制是抑制体内环氧化酶而阻碍前列腺素的合成。根据对COX作用的选择性可将其分为非选择性COX抑制药和选择性COX-2抑制药两大类。

2. 解热镇痛抗炎药对COX-2的抑制是其发挥药效作用的基础,对COX-1的抑制则构成了此类药物不良反应的毒理学基础,选择性抑制COX-2较其他NSAIDs相比可显著减少胃肠道、肾脏等器官的不良反应,但有增加心血管疾病的风险,适合风湿、类风湿关节炎的镇痛治疗。

3. 常用的解热镇痛抗炎药在抗炎方面各有特点:对乙酰氨基酚解热作用较好,但基本没有抗炎作用;布洛芬和双氯芬酸解热、镇痛和抗炎作用较强,尤其是后者,而且不良反应少,主要用于头痛、牙痛和关节痛等各种慢性钝痛的治疗;阿司匹林目前主要用小剂量防治动脉栓塞性心脑血管疾病。

4. 针对痛风的发作期、缓解期,抗痛风药分为抗炎镇痛药和降低尿酸药两大类。急性痛风可用秋水仙碱迅速缓解急性关节疼痛症状;慢性痛风的治疗旨在降低血中尿酸浓度,可用别嘌醇、苯溴马隆和丙磺舒等药物治疗。

常用制剂及用法

阿司匹林(aspirin) 解热镇痛:0.3～0.6g/次,3次/天,饭后服。抗风湿:3～5g/d,分4次服,症状控制后逐渐减量。

水杨酸钠(sodium salicylate) 抗风湿:4～8g/d,分4～6次服,症状控制后逐渐减量。

对乙酰氨基酚(acetaminophen) 0.5g/次,3次/天。

吲哚美辛(indomethacin) 25mg/次,2～3次/天。餐中服,以后每周可递增25mg至每日总量为100～150mg。

舒林酸(sulindac)150～200mg/次,2次/天。每日最大剂量400mg。

双氯芬酸(diclofenac) 口服,25mg/次,3次/天。深部肌内注射,75mg/次,1次/天。

布洛芬(ibuprofen) 0.2～0.4g/次,3次/天。餐中服。

塞来昔布(celecoxib) 治疗骨关节炎,200mg/d,每日1次或2次。

秋水仙碱(colchicine) 0.5mg/次,1～2小时1次,每日总量不得超过4mg。

丙磺舒(probenecid) 治疗痛风,开始0.25g/次,2次/天,一周后增至0.5g/次。

别嘌醇(allopurinol) 第一周0.1g/d,第二周0.2g/d,第三周以后为0.3g/d,分2～3次服。

(魏 毅)

第四篇 作用于心血管系统的药物

第19章 钙通道阻滞药

学习要求

掌握钙通道阻滞药的概念、分类、常用钙通道阻滞药的药理作用及临床应用。能根据临床心脑血管疾病的表现结合钙通道阻滞药的各自作用特点及临床应用合理选择治疗药物。

钙通道阻滞药(calcium channel blockers, CCB),又称钙拮抗药(calcium antagonists),是一类选择性阻滞细胞外 Ca^{2+} 经电压依赖性钙通道流入细胞内,降低细胞内 Ca^{2+} 浓度的药物。20 世纪 60 年代,德国学者 Flecenstein 和 Godfraind 等在离体豚鼠乳头肌实验中发现维拉帕米(verapamil)在降低心肌收缩力时并不影响膜电位的变化,类似心肌细胞脱钙现象,使兴奋-收缩脱偶联,这种抑制作用可被 Ca^{2+} 逆转;并于 1969 年首次报道维拉帕米和普尼拉明(prenylamine)具有扩张冠脉,松弛血管平滑肌、子宫平滑肌和消化道平滑肌的作用。1971 年德国开发了硝苯地平(nifedipine),1975 年日本开发了地尔硫䓬(diltiazem)等化合物,并证实具有抑制细胞外 Ca^{2+} 内流的作用。此后,各种钙通道阻滞药陆续被开发并广泛应用于临床,成为治疗高血压、心绞痛及心律失常等的一类重要药物。

第一节 概 述

一、钙通道类型

钙通道(calcium channel)是细胞膜中一类跨膜糖蛋白,形成一种近似漏斗的亲水小孔,为细胞外 Ca^{2+} 进入细胞的离子通道,是调节细胞内 Ca^{2+} 浓度的主要途径。根据激活方式不同,钙通道主要分为电压依赖性钙通道和受体操纵性钙通道两类。

(一) 电压依赖性钙通道

电压依赖性钙通道(voltage dependent calcium channel, VDC)的开放与电压有关,为电压依赖性通道。根据传导性和对电压敏感性的不同,目前已克隆出 L、N、T、P、Q 和 R 六种亚型的电压依赖性钙通道。不同亚型开放所需的膜电位不同,经各亚型内流的钙离子所介导的细胞效应也有不同。其中以 L、T、N 三种亚型为主。

1. L 型钙通道(long-lasting calcium channel) 其激活需要较强的除极电压,激活电位-10mV,通道被激活后,开放时间长(衰变时间>500ms),失活慢(失活电位-60~-10mV),是细胞兴奋过程中外钙离子内流的主要途径。该型通道广泛存在于各种细胞中,尤其是心肌和心血管平滑肌细胞,主要功能是参与兴奋-收缩偶联和兴奋-分泌偶联调节。也是目前最具药理学意义的一类钙通道,常用钙通道阻滞药均选择性作用于 L 型通道。

2. T 型钙通道(transient calcium channel) 其激活不需要较强的除极电压,激活电位-70mV,激活后开放持续时间短,失活快。该通道主要存在于心肌、神经元和血管平滑肌细胞中,参与维持细胞自律性,并与低膜电位(接近静息膜电位)时钙通道钙的跨膜转运有关,调节细胞的生长与增殖。

3. N 型钙通道(neuronal calcium channel) 强除极时可激活,失活速度中等,作用持续时间短。主要存在于神经组织中,参与触发递质的释放。

(二) 受体操纵性钙通道

受体操纵性钙通道(receptor operated calcium channel, ROC)开放与膜电压的变化无关,与细胞膜上受体偶联,当特异性受体激动剂与受体结合后可使 ROC 直接开放。受体操纵性钙通道广泛存在于不同组织,参与血小板聚集、血管收缩、一氧化氮(NO)释放、痛觉传导及腺体分泌等生理功能。

二、钙通道阻滞药及分类

钙通道阻滞药又称钙拮抗剂，主要通过阻断心肌和血管平滑肌细胞膜上的钙离子通道，抑制细胞外钙离子内流，使细胞内钙离子水平降低而引起心血管等组织器官功能改变的药物。目前应用于临床的钙通道阻滞药有多种，按世界卫生组织（WHO）的分类方法，将其分为选择性和非选择性两大类，每类又根据其化学结构分为 3 小类，具体如下：

1. 选择性钙通道阻滞药

（1）二氢吡啶类：硝苯地平（nifedipine）、非洛地平（felodipine）、拉西地平（lacidipine）、氨氯地平（amlodipine）、尼群地平（nitrendipine）、尼莫地平（nimodipine）等。

（2）苯烷胺类：维拉帕米（verapamil）、加洛帕米（gallopamil）、噻帕米（tiapamil）等。

（3）地尔硫䓬类：地尔硫䓬（diltiazem）、克仑硫䓬（clentiazem）等。

2. 非选择性钙通道阻滞药

（1）氟桂嗪类：氟桂利嗪（flunarizine）等。

（2）普尼拉明类：普尼拉明（prenylamine）等。

（3）其他：哌克昔林（perhexiline）等。

三、钙通道阻滞药的作用机制与药理作用

（一）作用机制

钙通道阻滞药与钙通道的相互作用方式常用"调制受体模型（modulate receptor model）"解释。L 型钙通道内有激活门和失活门，控制着通道的开放，且通道有三种状态，随着细胞膜电位的变化，通道蛋白发生构象变化而使 Ca^{2+}通道表现出不同的功能状态。静息时通道的失活门打开而激活门关闭，使通道处于关闭状态，即静息态（通道关闭，可以激活）；当兴奋除极时（动作电位 0 相）激活门打开，此时激活门和失活门均处于开放状态，Ca^{2+}内流，即通道由静息态转变为开放态（通道开放，钙转运）。在 0 相末期激活门开放而失活门关闭，Ca^{2+}不能内流，即通道又由开放态转变为失活态（通道关闭，不能激活）；当复极基本完成时由失活态转变为静息态，此时兴奋恢复正常。失活态的通道不能直接进入开放态，而处于一种不应期，只有从失活态进入到静息态后，通道才能接受外界刺激而激活开放，这一过程称为复活，见图 19-1。

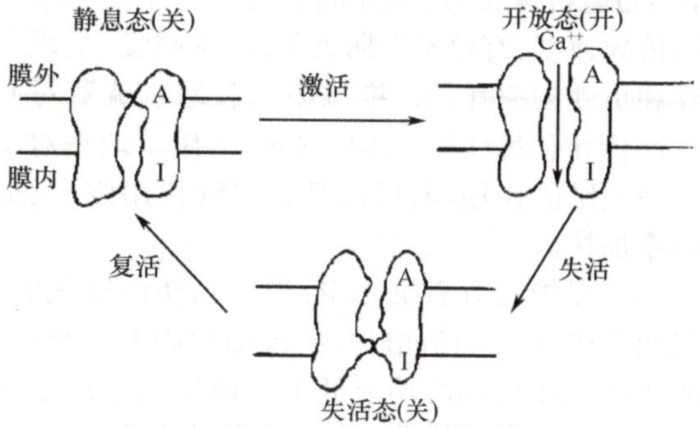

图 19-1 L 型钙通道状态示意图

A：激活门；I：失活门

L 型钙通道的分子结构由 α_1、α_2、β、γ 和 δ 5 个亚基组成，在 α_1 亚单位上至少含有三种不同种类钙通道阻滞药的结合位点，这些结合位点是分开的。苯烷胺类药物结合位点在细胞膜内侧，当通道处于激活态时，药物进入通道与膜内侧的位点结合，使通道阻滞，抑制 Ca^{2+}内流。二氢吡啶类药物的结合位点在细胞膜外侧，主要与失活态通道蛋白的结合位点结合，增加通道对 Ca^{2+}的亲和力，使 Ca^{2+}与位点结合更牢固，减少 Ca^{2+}内流。地尔硫䓬类药物的作用位点在膜中近外侧部分。

多数钙通道阻滞药对钙通道的阻滞作用有电压依赖性和频率依赖性。表现为膜去极化程度越高，钙通道开放频率越快，钙通道阻滞药与通道结合力越强，对通道的阻滞作用越强。如维拉帕米和地尔硫䓬需要通过钙通道进入细胞，与激活态或失活态的通道位点结合。由于心肌等细胞钙通道开放频率越快，维拉帕米和地尔硫䓬容易通过钙通道进入细胞，因而对钙通道的阻滞作用越强，即频率依赖性。二氢吡啶类药物在细胞膜外侧与失活态的 Ca^{2+}通道结合，延长失活后复活所需要的时间，故频率依赖性较弱，对心肌电生理影响较小。如硝苯地平具有电压依赖性，对血管的选择性高，尤其对病变血管，在相同剂量下，可使高血压患者的血压下降，而对正常血压的影响较小。

（二）药理作用

目前常用的钙通道阻滞药多是选择性作用于 L-型钙通道的，而 L-型钙通道又主要存在心肌和血管平滑肌细胞上，因此钙通道阻滞药对心血管系统的作用更为明显。

1. 对心肌的作用

（1）负性肌力作用：钙通道阻滞药通过阻滞心肌细胞膜上的钙离子通道而使心肌细胞内 Ca^{2+}量减少，因而心肌收缩力减弱，即呈现负性肌力作用。其中，维拉帕米的负性肌力作用最强；硝苯地平可因其扩张血管降低血压，交感神经活性反射性增高，从而抵消部分负性肌力作用，甚至表现为轻微的正性肌力作用。

（2）负性传导和负性频率作用：钙通道阻滞药可减少窦房结和房室结细胞 Ca^{2+}内流，使其 0 相除极和

4 相缓慢除极减慢，从而降低窦房结自律性和减慢房室结传导速度，有效不应期延长，心率减慢，呈现负性传导和负性频率作用。维拉帕米和地尔硫䓬对心脏的负性传导和负性频率作用最强；而硝苯地平对窦房结和房室结的作用弱，可因其扩血管作用强，反射性使心率加快。

（3）保护缺血心肌作用：当心肌缺血缺氧时，能量代谢障碍，Ca^{2+}内流增加，出现细胞内 Ca^{2+}超载，导致心肌细胞坏死和心功能低下。预先或在缺血缺氧早期给予钙通道阻滞药，可明显抑制 Ca^{2+}内流，减轻心肌细胞 Ca^{2+}超载，起到保护缺血心肌的作用；此外，钙通道阻滞药具备的负性肌力、负性频率、扩张冠脉、降低外周血管阻力、降低心肌耗氧量等作用，也都对缺血心肌起到保护作用。

（4）抗心肌肥厚作用：细胞内游离 Ca^{2+}浓度增加，在心肌肥厚中起着重要作用。钙通道阻滞药抑制 Ca^{2+}内流，减少细胞内 Ca^{2+}浓度，能明显逆转心肌肥厚。此外，钙通道阻滞药还可抑制某些内源性物质（血管紧张素Ⅱ、内皮素-1、去甲肾上腺素等）对心肌细胞的促生长作用，防止或逆转左心室肥厚。

2. 对平滑肌的作用

（1）对血管平滑肌的作用：血管平滑肌的肌质网发育较差，血管收缩时所需要的 Ca^{2+}主要来自细胞外，钙通道阻滞药阻滞 Ca^{2+}内流而松弛血管平滑肌并抑制其收缩反应，产生明显舒张血管作用，故血管平滑肌对钙通道阻滞药的作用很敏感。血管平滑肌对L-型钙通道阻滞药最为敏感，小动脉比小静脉敏感，尤其处于痉挛状态的血管。二氢吡啶类比苯烷胺类和地尔硫䓬类对血管平滑肌有更高的选择性。不同二氢吡啶类药物对血管的选择性作用不同，硝苯地平对外周血管的舒张作用快而强，尼莫地平舒张脑血管作用较强，能增加脑血流量。钙通道阻滞药也舒张外周血管，解除其痉挛。

（2）对其他平滑肌的作用：钙通道阻滞药对支气管平滑肌有较为明显的松弛作用，较大剂量时也能松弛胃肠道、输尿管及子宫平滑肌。

3. 对动脉粥样硬化的作用 钙通道阻滞药有抑制动脉粥样硬化斑块形成的作用，其机制与以下效应有关：

（1）减少 Ca^{2+}内流，减轻 Ca^{2+}超载引起的动脉管壁损害。

（2）抑制血管平滑肌增生和基质蛋白质合成，增加血管顺应性。

（3）抑制脂质过氧化，保护血管内皮细胞。

（4）增加细胞内 cAMP 含量，提高溶酶体酶及胆固醇酯酶的水解活性，促进动脉管壁脂蛋白的代谢，从而降低细胞内胆固醇水平。

4. 对红细胞和血小板的作用

（1）稳定红细胞膜作用：红细胞膜的稳定性与 Ca^{2+}有密切关系，细胞内 Ca^{2+}超载时，Ca^{2+}能激活磷脂酶使膜磷脂降解，破坏膜的结构，致使膜的脆性增加易发生溶血。钙通道阻滞药抑制 Ca^{2+}内流，减轻细胞 Ca^{2+}超载所致的红细胞损伤。

（2）抑制血小板活化作用：钙通道阻滞药通过阻滞 Ca^{2+}内流，减少血小板活性物质的合成与释放，抑制血小板聚集；并可促进膜磷脂的合成，稳定血小板膜等，对血小板活化产生抑制作用。

5. 对肾脏的作用 钙通道阻滞药可扩张肾血管，增加肾血流量及肾小球滤过率；也可抑制肾小管对水和电解质的重吸收，产生利尿作用。

四、钙通道阻滞药的临床应用

钙通道阻滞药临床主要用于治疗高血压、心律失常及心绞痛等心血管系统疾病，近年来也试用于其他系统疾病的治疗。

1. 高血压 钙通道阻滞药是高血压治疗中一类非常重要的药物，为目前治疗高血压病的一线药物。二氢吡啶类药物如硝苯地平、尼卡地平、氨氯地平等舒张外周血管作用较强，在降低血压的同时，可增加心、脑、肾等重要脏器的血流量，改善其功能，常用于控制重度高血压患者。维拉帕米和地尔硫䓬用于轻度及中度高血压。

2. 心律失常 维拉帕米和地尔硫䓬减慢心率作用较明显，治疗室上性心动过速、心房颤动和心房扑动有良好效果。而二氢吡啶类（如硝苯地平）舒张外周血管作用强，在降低血压的同时可反射性加快心率，因而不适于治疗心律失常。

3. 心绞痛 钙通道阻滞药对各型心绞痛都有不同程度的疗效。

（1）变异型心绞痛：常在休息时（夜间或清晨）因冠状动脉痉挛而发作。钙通道阻滞药主要通过扩张冠状动脉，解除冠状动脉痉挛，抑制心肌收缩，减慢心率，扩张周围血管，降低血压，减轻心脏负荷而发挥治疗作用。各类钙通道阻滞药均能收到良好效果，其中硝苯地平疗效最佳。

（2）稳定型（劳累型）心绞痛：常见于冠心病患者，休息时并无症状，劳累时心绞痛发作。钙通道阻滞药可通过舒张冠脉，减慢心率，减弱心肌收缩力和降低血压而发挥治疗作用。各类钙通道阻滞药均可使用。

（3）不稳定型心绞痛：由动脉粥样硬化斑块形成或破裂及冠脉张力增高所引起，较严重，昼夜都可发作。维拉帕米和地尔硫䓬单用疗效较好，硝苯地平宜与β-受体阻滞药合用。

4. 脑血管疾病 尼莫地平、氟桂利嗪等钙通道阻滞药有较为显著舒张脑血管，增加脑血流量的作用，可用于治疗短暂性脑缺血发作、脑血栓形成及脑梗塞等。

5. 其他　钙通道阻滞药还可用于治疗外周血管痉挛性疾病（雷诺病），预防动脉粥样硬化的发生和治疗支气管哮喘、偏头痛等。近来研究证实，维拉帕米可作为肿瘤耐药性逆转剂以减缓肿瘤细胞对抗肿瘤药物的耐药性。

第二节　常用的钙通道阻滞药

一、吡啶类钙通道阻滞药

硝苯地平

硝苯地平（nifedipine，心痛定）是第一代钙通道阻滞药，是目前临床常用的钙通道阻滞药之一。其扩张冠状动脉和周围动脉作用强，抑制血管痉挛效果显著，但对心脏的抑制作用弱，临床主要用于治疗高血压、心绞痛、血管痉挛性疾病等。

【体内过程】　本品口服后吸收迅速、完全。服药后 10min 即可测到血药浓度，约 30min 达血药浓度峰值，嚼碎服或舌下含服达峰时间提前。血浆蛋白高度结合率约为 90%。口服 15min 起效，1～2h 作用达高峰，作用持续 4～8h；舌下给药 2～3min 起效，20min 达高峰。药物在肝脏内转换为无活性的代谢产物，约 80% 经肾排泄，20% 随粪便排出。肝肾功能不全的患者，硝苯地平代谢和排泄速率降低。

【药理作用】

1. 对心脏　硝苯地平对窦房结、房室结及心肌收缩性的抑制作用较弱，给药量略大可因扩血管作用使交感神经活性反射性增高，反而加速房室传导，加快心率。

2. 对平滑肌　硝苯地平对血管平滑肌的选择性较高，有强大的扩血管作用，尤其处于痉挛状态的血管，可舒张外周血管，降低血压。也能明显舒张冠脉，增加冠脉血流量。在整体情况下，由于其强大的扩血管作用，反射性兴奋交感神经，可抵消其对心脏的直接抑制作用，因此常与 β-受体阻断药合用。硝苯地平还对妊娠期子宫平滑肌有明显舒张作用。

【临床应用】

1. 高血压　硝苯地平可舒张外周血管，降低血压，故可用于治疗高血压，特别适用于伴有支气管哮喘或心绞痛的高血压患者。本品作用持续时间短，一般每天需服用 3 次，并且两次服药间血压可能会上升，很难做到 24h 有效控制血压。目前常用其缓释制剂或控释制剂以减小血药浓度的波动，达到平稳降压的目的。

2. 心绞痛　硝苯地平扩张冠状动脉和周围动脉作用强，抑制血管痉挛效果显著，是变异型心绞痛的首选药物。因其能降低血压，降低心脏后负荷，对稳定型心绞痛也有效，但常需与 β 受体阻断药合用。

3. 肺动脉高压　硝苯地平能降低肺血管阻力及肺动脉压，故可用于治疗肺动脉高压症。

4. 其他　治疗由寒冷及情绪激动引起的外周血管痉挛（雷诺病）。对早产、痛经等亦有一定疗效。

【不良反应】　硝苯地平的不良反应发生频率较高，但易耐受，且随剂量减少变轻。常见的不良反应为头晕及头痛；其次有发热感，面潮红，足部水肿及液体潴留等；此外，有一过性低血压，发生与剂量有关（主要见于>100mg/d）。一般在用药后 1～2 周出现，以后逐渐消退，一般多不需停药。少数患者偶见心肌缺血症状加重。

氨氯地平

氨氯地平（amlodipine）为长效二氢吡啶类钙通道阻滞药。作用与硝苯地平相似，其主要特点：①化学结构中含有独特的氨基酸侧链，与受体结合和解离速度都较慢，因此药物作用出现迟而维持时间长，可减轻由于扩血管效应所致的心率加快、头痛、面红等症状；②口服吸收良好，不受食物影响，生物利用度为 60%～80%，$t_{1/2}$ 为 35～50 h，每日口服 1 次即可；③血药浓度波动小，利于平稳降压，减少由于血压波动所致的器官损伤，对老年人的降压效果与年轻人同样显著；④促进缓激肽中介的 NO 的产生，明显增加慢性心衰患者冠脉中的 NO 含量，降低心肌耗氧量；⑤拮抗 TNF-α、白介素，防止或逆转心肌肥厚。临床上单独应用或与其他抗高血压药物合用，用于治疗原发性高血压、稳定型心绞痛及变异型心绞痛。

尼莫地平

尼莫地平（nimodipine）属二氢吡啶类钙通道阻滞药，容易通过血-脑屏障而作用于脑血管及神经细胞。药理特性是选择性扩张脑血管，而无盗血现象，在增加脑血流量的同时而不影响脑代谢。常用于预防和治疗由于蛛网膜下腔出血后脑血管痉挛引起的缺血性神经损伤以及老年性脑功能损伤、偏头痛、突发性耳聋等。偶见面红、头晕、皮肤瘙痒、口唇麻木、皮疹等症状，一般不需停药。

二、苯烷胺类

维拉帕米

维拉帕米（verapamil，异搏定）是苯烷胺类应用最广的 L-型钙通道阻滞药，对心脏选择性高，临床主要用于治疗室上性和房室结折返引起的心律失常。

【体内过程】 口服经首关效应后仅20～35%进入血循环,故口服量需是静注量的10倍才能达到同等血药浓度。主要在肝内代谢,代谢产物中去甲维拉帕米具有心脏活性。口服1～2h开始作用,3～4h达最大作用,持续6h。静脉给药1～2min开始作用,5min达最大作用,作用持续约2h。主要经肾清除,代谢产物在24h内排出50%,5天内为70%,原形药为3%,9%～16%经消化道入粪便清除。

【药理作用】

1. 抑制心脏作用 维拉帕米对心脏选择性强,能降低窦房结起搏细胞自律性,减慢窦性频率;也能抑制房室结的传导性,主要对房室结的上部、中部作用强,对下部作用较差。

2. 舒张血管作用 维拉帕米能舒张冠脉血管及外周血管,增加缺血心肌冠脉流量和侧支循环流量;也能降低外周阻力,降低血压。

3. 减缓肿瘤细胞对抗肿瘤药物的耐药性作用 mdrl基因编码的P-糖蛋白的过度表达是肿瘤细胞对抗肿瘤药物产生多药耐药的主要原因。有研究证实维拉帕米能够降低P-糖蛋白表达,减缓肿瘤细胞对抗肿瘤药物的耐药性。

【临床应用】 维拉帕米临床应用广泛。口服适用于治疗:①各种类型心绞痛,包括稳定型或不稳定型心绞痛,以及冠状动脉痉挛所致的心绞痛,如变异型心绞痛;②房性过早搏动,预防心绞痛或阵发性室上性心动过速;③肥厚型心肌病;④高血压病。静注适用于治疗快速性室上性心律失常,使阵发性室上性心动过速转为窦性,使心房扑动或心房颤动的心室率减慢。

【不良反应及注意事项】 不良反应发生率约10%,多与剂量有关,常发生于剂量调整不当时。口服易致便秘等胃肠道症状,静脉注射过快、过量或合用β受体阻断药可致低血压、心动过缓、房室传导阻滞甚至心脏停搏等严重不良反应,一般不宜与β受体阻断药合用,严重心衰及中、重度房室传导阻滞患者禁用。

三、地尔硫䓬类

地 尔 硫 䓬

地尔硫䓬(diltiazem)属第一代钙通道阻滞药,对心脏作用与维拉帕米相似,能明显抑制窦房结和房室结,减慢心率,但抑制心肌收缩作用较弱,较适用于治疗阵发性室上性心动过速。对外周血管和冠脉的扩张作用较硝苯地平弱,反射性交感神经兴奋效应较弱,可用于治疗轻、中度高血压和心绞痛。常见不良反应有水肿、头痛、恶心、眩晕、皮疹、无力等。

四、氟 桂 利 嗪

氟桂利嗪(flunarizine)能选择性扩张脑血管,增加脑血流量,防止脑缺血缺氧后神经细胞内Ca^{2+}蓄积所致的神经细胞损伤;并促进红细胞的变形能力,改善微循环。此外,氟桂利嗪还有抗5-HT和抗组胺作用。临床上主要用于治疗脑血管功能障碍,如偏头痛、血管性痴呆、各种眩晕症、缺血性脑卒中、脑血管痉挛、脑供血不足等。氟桂利嗪对糖尿病周围神经病变和癫痫也有一定治疗作用。

氟桂利嗪常见的不良反应为嗜睡及疲倦;胃痛、胃灼热感、恶心、口干、失眠、皮疹、焦虑、肌痛等少见;偶见锥体外系症状及抑郁症。在治疗过程中疲惫加剧者应停药,如出现较重不良反应,除停药外还应进行对症治疗。脑出血急性期及有锥体外系疾病者禁用。

复 习 指 导

1. 钙通道阻滞药是一类选择性阻滞钙通道,抑制细胞外Ca^{2+}内流,降低细胞内Ca^{2+}浓度从而对心肌收缩性、窦房结功能、房室传导、周围血管、脑血管和冠脉血管有广泛作用的药物。

2. 钙通道阻滞药分为选择性和非选择性两大类,前者包括二氢吡啶类、苯烷胺类、地尔硫䓬类;后者包括氟桂嗪类、普尼拉明类和其他类。

3. 钙通道阻滞药对心脏有负性肌力、负性频率和负性传导作用;对血管有舒张作用和抗动脉粥样硬化作用。二氢吡啶类药物扩张外周血管作用强,降压作用明显;维拉帕米和地尔硫䓬心脏抑制作用强,负性频率和负性传导作用明显。

4. 钙通道阻滞药临床主要用于防治心脑血管疾病(如高血压、心绞痛、心律失常、脑缺血发作等),也用于雷诺病和预防动脉粥样硬化的发生。

5. 常用钙通道阻滞药作用特点比较见表19-1。

表 19-1　常用钙通道阻滞药比较

	硝苯地平	氨氯地平	尼莫地平	维拉帕米	地尔硫草	氟桂利嗪
负性肌力作用	+	-	-	+++	+	-
负性频率作用	+	-	-	+++	+++	-
负性传导作用	-	-	-	+++	++	-
扩张外周血管作用	+++	+++	+	++	++	+
扩张冠脉作用	+++	++	+	++	++	+
扩张脑血管作用	-	-	+++	-	-	+++
降血压作用	+++	+++	+	++	+	+
治疗心绞痛	+++	+++	+	+++	+++	-
治疗室上性心律失常	-	-	-	+++	++	-
治疗高血压病	+++	+++	+	+	+	-
治疗脑血管疾病	-	-	+++	-	-	+++
治疗雷诺病	+++	+	-	++	+	-

注：-表示不明显；+～+++表示作用的强度

常用制剂及用法

硝苯地平　口服从小剂量开始，一般起始剂量 10mg/次，3 次/天；常用维持剂量为 10～20mg/次，3 次/天。最大剂量不宜超过 120mg/d。

氨氯地平　口服起始剂量 5mg/次，1 次/天，以后根据需要可逐渐增至每日 10mg。应根据个体反应调整剂量。

尼莫地平　口服，30～40mg/次，3 次/天。

维拉帕米　口服 40～80mg/次，3～4 次/天；静脉注射或静脉滴注每次 5～10mg，症状控制后改用片剂口服维持。

地尔硫草　口服起始剂量 30mg/次，4 次/天，餐前及睡前服药。增加剂量需医师指导，每天剂量不超过 360mg。

氟桂利嗪 口服 6～12mg/次，1 次/天，睡前服用。

（戴　忠）

第20章 抗心律失常药

学习要求

学习心律失常发生的电生理学基础，掌握奎尼丁、普鲁卡因胺、利多卡因、苯妥英钠、普萘洛尔、胺碘酮、维拉帕米等常用的药理作用、临床应用及不良反应，对临床心律失常的药物治疗，能够合理选择和应用。

心律失常（arrhythmia）是指心动节律和频率异常，导致心脏泵血功能发生障碍。按照心率快慢又分为快速型和缓慢型心律失常。心律失常的治疗有药物治疗和非药物治疗（如起搏器、电复律和手术等）两种，本章讨论的药物主要是影响心肌细胞膜钠、钙、钾离子转运，纠正心肌电生理紊乱、治疗快速型心律失常的化学药物。由于心律失常的病因、种类比较复杂，抗心律失常药物又存在致心律失常的毒副作用，因此正确合理应用抗心律失常药物十分重要。

第一节 心肌电生理特性与心律失常的发生机制

一、心肌电生理特性

心肌细胞具有兴奋性、自律性、传导性等电生理特性，是决定心脏协调收缩与舒张的重要基础。根据组织学和电生理学特性，心肌细胞分为两类：一类是自律细胞（autorhythmic cell），包括窦房结、房室结和浦肯野细胞等心脏传导系统，这类细胞可产生节律性的兴奋；另一类是工作细胞（cardiac working cell）又称非自律细胞，包括心房肌和心室肌，这类细胞具有稳定的静息电位，主要执行收缩功能。根据心肌细胞动作电位除极化过程的快慢及其机制的不同，有将心肌细胞分为快反应细胞（fast response cell）和慢反应细胞（slow response cell），前者包括心房肌、心室肌和浦肯野细胞等，后者包括窦房结和房室结细胞等。正常心律时窦房结的自律性最高，心脏兴奋由窦房结决定，即窦性心律。窦房结产生的兴奋通过心房肌传到整个右心房和左心房，并沿心房肌组成的优势传导通路到达房室交界区，经希氏束和左、右束支传导至浦肯野纤维网，引发心室肌兴奋及统一协调地收缩。由于心脏各部位的心肌细胞膜离子通道的构成不同，形成的动作电位（action potential，AP）形态各有不同，这些差异是心脏协调收缩的基础（图 20-1）。

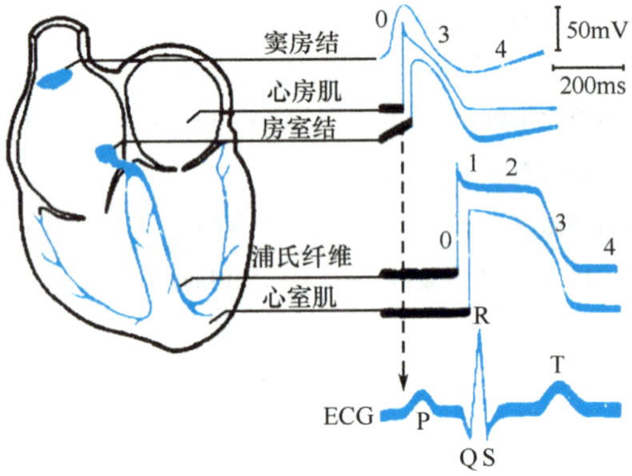

图 20-1 心脏不同部位细胞的波形与心电图的关系

（一）心肌细胞的跨膜电位

跨膜电位包括静息电位和动作电位。正常心肌细胞在静息状态，膜两侧电位呈现“内负外正”的极化状态，即为静息膜电位。当心肌细胞兴奋时，可产生细胞膜两侧的电位变化，形成动作电位。动作电位分为 5 个时相，即 0、1、2、3、4 相。0 相为快速除极化过程，由大量 Na^+经钠通道快速内流所致，0 相电位上升速率和幅度大小，是决定心肌传导速度的重要因素。1 相为快速复极初期，由 K^+短暂外流而引起。2 相为缓慢复极期，由 Ca^{2+}和少量 Na^+缓慢内流以及 K^+外流所致，此时膜电位维持在较稳定水平，形成平台，故又称平台期。3 相为快速复极末期，由 K^+外流增多所致，复极到静息膜电位水平。0 相至 3 相的时间称为动作电位时程（action potential duration，APD）。4 相为静息期，在 Na^+-K^+-ATP 酶的作用下，细胞泵出 Na^+，摄入 K^+，恢复静息电位时的离子分布。此时，非自律细胞的静息膜电位较稳定，而自律性细胞可以产生 Na^+或 Ca^{2+}的缓慢内流和 K^+外流，形成最大舒张电位（maximum diastolic potential，MDP）；当 Na^+或 Ca^{2+}的内流超过 K^+外流时，发生自动除极化，达到阈电位时可再次引起兴奋，这是自律细胞产生自律性的电生理学基础，如窦房结、房室结、心房和心室浦肯野纤维。其中窦房结的 MDP 高于浦肯野纤维的 MDP，起到超速压抑作用，维持窦性心律。自律细胞自动除极速度的快慢，决定了心肌自律性的高低（图 20-2）。

（二）快反应与慢反应电活动

心肌工作细胞和传导系统细胞的静息电位负值较大，除极化速率快，属于“快反应细胞”，它们的自动除极由 Na^+ 内流启动。窦房结、房室结细胞的膜电位负值较小，除极化由 Ca^{2+} 内流构成，除极化幅度低、速度慢，传导也较慢，属于“慢反应细胞”。但在某些病理情况下（如心肌缺血、缺氧、药物中毒等），细胞膜电位减小（负值减小），快反应细胞也可表现出慢反应电活动。

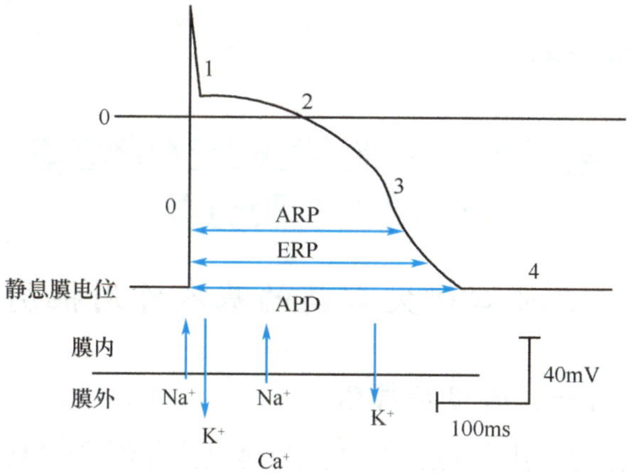

图 20-2 心肌细胞动作电位与膜离子转运

ARP 为绝对不应期；ERP 为有效不应期；APD 为动作电位时程

（三）膜反应性与传导速度

膜反应性是指膜电位水平与 0 相除极电位最大上升速率之间的关系。代表快 Na^+ 通道的活性，是决定传导速度的重要因素。一般情况下，膜静息电位（负值）越大，0 相除极化速率越快，动作电位振幅越大，传导速度也越快。药物可以通过增高或降低膜反应性，进而影响传导速度。

（四）有效不应期

心肌除极后，必须复极到 -60mV 时，细胞才有可能对新的刺激产生可扩布的动作电位。从除极开始到 -60mV 之前的一段时间即为有效不应期（effective refractory period，ERP），其时间长短一般与 APD 的长短相关，但变化程度可有不同。药物可以通过延长 ERP 而使更多的异常冲动落入 ERP 中，从而减少心律失常的发生（图 20-3）。

二、心律失常的发生机制

（一）冲动形成异常

1. 自律性升高 在动作电位的 4 相，自律性细胞通过 Na^+-K^+ 泵恢复 Na^+ 和 K^+ 离子的膜内外分布平衡后，细胞膜仍有 K^+ 外流，Na^+ 或 Ca^{2+} 的缓慢内流，形成最大舒张电位（MDP）。当 Na^+ 或 Ca^{2+} 的内流超过 K^+ 外流时，细胞内正电荷增加，又发生除极化，当升至阈

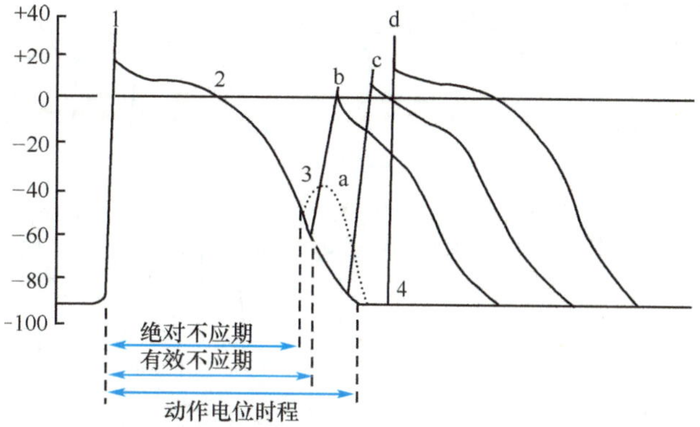

图 20-3 不应期与动作电位时程

电位时，即触发一个新的动作电位，说明自律细胞 4 相自发除极的速率决定了细胞自律性的高低。

窦房结、心房传导系统、房室结、浦肯野纤维均为自律性细胞。其中窦房结为正常起搏点，可调节心脏的正常收缩活动，其他自律细胞则为潜在起搏点。如果自律细胞 4 相自发除极速率加快，或最大舒张电位变小（负值减少），或阈电位变大（负值加大），都会使自律细胞除极时到达阈电位的时间缩短，异位起搏点自律性升高，冲动形成增多，引起快速型心律失常。

心房肌、心室肌虽为非自律心肌细胞，但其静息膜电位降低到 -60mV 以下时，可产生异常自律性，形成反复冲动，而导致心律失常。

2. 后除极与触发活动 动作电位的 0 相至 3 相合称为动作电位时程（APD），主要取决于 3 相 K^+ 外流的速度。3 相 K^+ 外流越多，膜电位恢复到静息水平所需要的时间越短，则 APD 也短；反之则 APD 长。当 3 相 K^+ 外流减慢，APD 延长，复极时间延长，容易诱发后除极和触发电活动，导致心肌兴奋冲动形成异常而引起心律失常。

后除极（after depolarization）是心肌细胞在一个动作电位中，继 0 相除极后产生一个提前的除极，其频率较快，振幅较小，呈振荡性波动，膜电位不稳定，易触发异常电冲动，即触发活动（triggered automaticity）。根据发生的时间不同，后除极又分为早后除极和迟后除极（图 20-4）。

（1）早后除极（early afterdepolarization，EAD）：发生在完全复极之前的 2 相或 3 相中，主要由 Ca^{2+} 内流增多所引起。动作电位时程过度延长时容易发生 EAD。药物、低血钾等因素导致复极时间延长时容易诱发 EAD。早后除极所触发的心律失常，最常见的是尖端扭转型心律失常，又称为 Q-T 间期延长综合征。

（2）迟后除极（delayed afterdepolarization，DAD）：发生在完全复极的 4 相中，是细胞内 Ca^{2+} 超载而诱发的 Na^+ 短暂内流所致。强心苷中毒、心肌缺血、细胞内钙浓度过高等因素均可诱发 DAD。

（二）冲动传导障碍

1. 单纯性传导障碍 包括传导减慢、传导阻滞，如房室传导或房室束支传导阻滞。当心肌细胞因炎症、缺血、缺氧损伤时，可发生房室传导障碍。

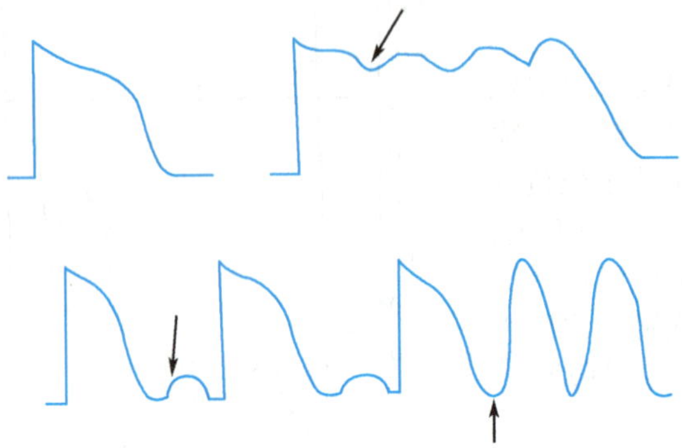

图 20-4 后除极与触发活动

> **问 题 讨 论**
>
> 由于房室传导主要受副交感神经调控，因此，房室传导阻滞可采用什么药物来纠正？

2. 折返激动 冲动沿着传导通路返回到起源的部位而反复运行的现象称为折返激动(reentrant excitation)。单次折返引起一次早搏，连续折返可引起阵发性室上性或室性心动过速。如单个微折返同时发生，则可引起心房或心室的扑动和颤动。导致折返激动的因素有：

(1) 解剖性环行传导通路的出现：如窦房结附近的心房肌，围绕腔静脉构成环行通路；在房室结附近若有异常侧支返回心房，可形成正向或逆向冲动环行通路；浦肯野纤维终末深入心室壁，在心外膜形成三角形的环行通路。

(2) 功能性环形传导通路的出现：在急性心肌缺血区，由于细胞间偶联的改变，使其传导受阻，可出现单向传导阻滞，一条通路的传导终止，而另一条通路的冲动仍继续传导，并形成折返激动，进而导致室性心动过速。

(3) 邻近心肌细胞的 ERP 长短不一：如因心肌局部病变或缺血导致环行通路的局部细胞 ERP 缩短，而其余部分未受影响，则正常冲动也会逆行传导，形成折返激动(图 20-5)。

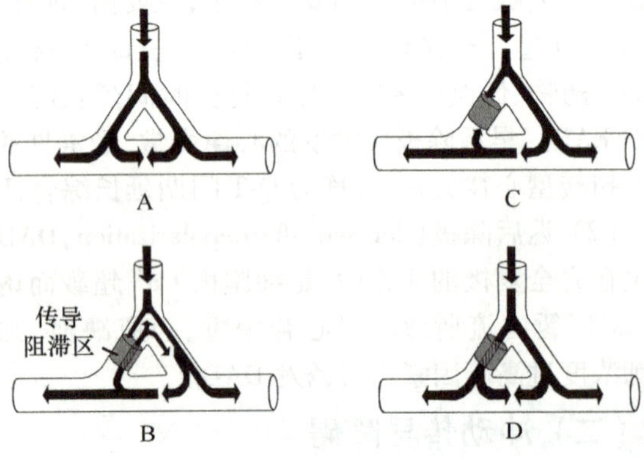

图 20-5 冲动传导

A. 正常环形冲动传导通路；B. 环行通路单向传导阻滞与折返激动；C. 单向传导阻滞变为双向传导阻滞，以消除折返；D. 消除单向传导阻滞，消除折返

第二节 抗心律失常药的基本作用机制及分类

一、抗心律失常药的基本作用机制

(一) 降低自律性

抗心律失常药降低自律性的方式有：①抑制自律细胞 4 相 Na^+ 或 Ca^{2+} 内流、促进 K^+ 外流而减慢 4 相自动除极速率；②增大最大舒张电位；③抑制 Na^+ 或 Ca^{2+} 通道，上移阈电位水平；④抑制 3 相 K^+ 外流，延长动作电位时程。

(二) 减少后除极

抗心律失常药通过促进 3 相 K^+ 外流，加速复极过程，减少早后除极的发生，如缩短 APD 的药物；也可通过抑制 Ca^{2+} 内流，减少细胞内钙的蓄积而减少迟后除极的发生，如钙通道阻滞药和钠通道阻滞药，分别降低细胞内 Ca^{2+} 和阻断 Na^+ 内流，可减少迟后除极所致的触发活动。

(三) 消除折返激动

1. 改变传导性 ①通过增强膜反应性，改善传导性，取消单向阻滞，如利多卡因、苯妥英钠等；②通过降低膜反应性，减慢传导，使单向阻滞变为双向阻滞，终止折返激动。如钙通道阻滞药或 β 受体阻断药可减慢房室结的传导，而消除房室结的折返引起的室上性心动过速。

2. 改变 ERP 适当延长 ERP，使邻近细胞不均一的 ERP 趋于一致化。钠通道阻滞药和钾通道阻滞药可延长快反应细胞的 ERP；钙通道阻滞药可延长慢反应细胞的 ERP。

二、抗心律失常药分类

根据药物对心肌细胞离子转运和电生理特性的作用，抗心律失常药可分为以下四大类。

（一）Ⅰ类（钠通道阻滞药）

1. Ⅰa 类　适度阻滞钠通道，使传导减慢。一定程度阻滞钾通道，抑制钾外流，延长复极时间，且以延长 ERP 更显著，对 0 相除极和复极过程抑制均强。代表药有奎尼丁、普鲁卡因胺、丙吡胺等。属广谱抗心律失常药。

2. Ⅰb 类　轻度阻滞钠通道，促进钾外流。降低自律性，使传导略减慢，复极时间缩短，缩短 APD。对 0 相除极和复极的抑制作用均弱。代表药有利多卡因、苯妥英钠、美西律等。

3. Ⅰc 类　重度阻滞钠通道，明显抑制 0 相除极，使传导明显减慢。对复极过程影响较小。代表药有普罗帕酮、氟卡尼等。

（二）Ⅱ类（β 受体阻断药）

阻断心肌的 $β_1$ 受体，抑制交感神经对心脏的兴奋作用，使自律性降低，传导减慢，复极时间缩短。代表药有普萘洛尔、阿替洛尔等。

（三）Ⅲ类（延长动作电位时程药）

该类药为钾通道阻滞剂，抑制多种钾电流，明显阻滞钾外流，使复极时间延长，明显延长动作电位时程和有效不应期。不影响传导速度。代表药有胺碘酮、索他洛尔等。

（四）Ⅳ类（钙通道阻滞药）

通过抑制 L 型钙内流，降低窦房结和房室结细胞的自律性，减慢房室结的传导速度，延长房室结不应期。代表药有维拉帕米和地尔硫䓬等。

第三节　常用抗心律失常药

一、Ⅰ类药　钠通道阻滞药

（一）Ⅰa 类药

奎　尼　丁

奎尼丁（quinidine）是从茜草科植物金鸡纳树皮中提取的一种生物碱，为奎宁的右旋体，是一经典的抗心律失常药。1918 年，W. Frey 报道，金鸡纳树皮中有 4 种生物碱可以控制室性心律不齐，其中奎宁的右旋体奎尼丁作用最强而毒性又最小。从此，奎尼丁作为抗心律失常药被广泛地用于临床。

【药理作用】　奎尼丁可与心肌细胞膜的钠通道蛋白结合，阻滞钠通道，降低膜对 Na^+、K^+ 的通透性，是细胞膜稳定剂。除了适度抑制 Na^+ 内流外，对 K^+ 外流也有一定抑制作用，并且还具有 α 受体和 M 受体阻断作用。

1. 降低自律性　治疗浓度的奎尼丁可阻滞 4 相 Na^+ 内流，降低浦肯野纤维、心房肌、心室肌的异常自律性，因此，有广谱抗心律失常作用。对正常窦房结自律性几乎无影响。对病窦综合征者，可明显降低其自律性。

2. 减慢传导速度　奎尼丁能阻滞 0 相 Na^+ 内流，降低心房肌、心室肌和浦肯野纤维的 0 相上升最大速率和膜反应性，因而减慢传导速度。这一作用可使因心肌病变导致的单向传导阻滞转变为双向传导阻滞，从而消除折返激动。

3. 延长 ERP　奎尼丁能阻滞 3 相 K^+ 外流，减慢复极，延长心房肌、心室肌和浦肯野纤维的 APD 和 ERP；因为 ERP 的延长比 APD 的延长更显著，所以 ERP 绝对延长。这一作用可使浦肯野纤维的 ERP 趋于均一化，从而减少折返激动的形成。

4. 其他作用　奎尼丁因有 α 受体阻断作用，故静脉注射时可引起血压下降；其 M 受体阻断作用可导致心室率加快。大剂量奎尼丁还可抑制 Ca^{2+} 内流，使心肌收缩力减弱。

【体内过程】　奎尼丁口服吸收快而完全，生物利用度为 70%～80%，1～2h 血药浓度达峰值，血浆蛋白结合率约 80%，$t_{1/2}$ 为 5～7h。组织中药物浓度较血药浓度高 10～20 倍，心肌浓度最高。有效血药浓度为 2～5μg/ml。主要在肝代谢，肾脏排泄。其代谢产物三羟奎尼丁仍有一定活性，肾排泄的药物中有大约 20% 是原形药物。

【临床应用】　奎尼丁为广谱抗心律失常药，可用于各种快速型心律失常，如心房颤动、心房扑动、室性期前收缩、室上性和室性心动过速。但由于心脏毒性较大，目前临床主要用于房扑和房颤经电转复律后，维持窦性心律，是重要的转复心律后防止复发的药物。在电复律前，可与强心苷类合用，抑制房室结传导，可防止心室率过速。预激综合征时，用本药可以中止室性心动过速。

【不良反应与注意事项】　奎尼丁安全剂量范围小，约 1/3 患者用药后出现不良反应。常见的有：

1. 胃肠反应　表现为厌食、恶心、呕吐、腹泻等。

2. 金鸡纳反应　表现为耳鸣、听力丧失、视觉障碍、胃肠不适、神志不清、谵妄等。

3. 过敏反应　出现药热、血小板减少、皮疹、血管神经性水肿等。

4. 心血管反应　有低血压、传导阻滞、室性心动过速等，有促心律失常作用。中毒量可引起奎尼丁晕厥，患者出现意识丧失、四肢抽搐、呼吸停止。突出毒性是室性心动过速甚至室颤。发作前心电图 Q-T 间期过度延长，发作时心电图示尖端扭转型室性心动过速。

心功能不全、低血压、肝功能不全和肾功能衰竭患者慎用；若出现心率明显减慢（<60 次/分），收缩压

下降（<90mmHg），心电图 Q-T 间期过度延长，应停药。重度房室阻滞、严重心肌损害、强心苷中毒和高血钾患者禁用。

普鲁卡因胺

普鲁卡因胺（procainamide）为局部麻醉药普鲁卡因的衍生物，具有与奎尼丁相似的广谱抗心律失常的作用。对室性心律失常的作用优于奎尼丁。

【药理作用】 普鲁卡因胺的电生理作用与奎尼丁相似，阻滞钠通道，抑制 Na^+ 内流。但 M 受体阻断作用和 α 受体阻断作用不明显。可降低浦肯野纤维的自律性，减慢传导。以减慢房室结以下心肌的传导为主，延长 ERP，作用较奎尼丁弱。高剂量可阻断神经节引起血压下降。在肝脏的代谢产物 *N*-乙酰普鲁卡因胺仍有活性，其乙酰化程度受遗传因素影响有快、慢两型。

【体内过程】 口服吸收迅速而完全，1h 血药浓度达峰值，生物利用度约 80%。静脉注射后 4min 血药浓度达峰值。该药体内分布广，约 20% 与血浆蛋白结合，不易透过血-脑屏障。表观分布容积为 2L/kg，血浆 $t_{1/2}$为 3～6h，有效血药浓度为 4～10 μg/ml。在肝代谢为 *N*-乙酰普鲁卡因胺仍有抗心律失常作用，肝脏代谢个体差异大。

【临床应用】 临床主要用于治疗室性心动过速，静脉注射或滴注用于抢救危急病例。对室上性心律失常也有效，但不作为首选药。

【不良反应】 口服可引起胃肠道反应；静脉给药可出现低血压，大剂量可致窦性停搏、房室阻滞等；久用可致红斑狼疮样综合征，慢代谢型者更易发生，停药后可恢复，必要时用糖皮质激素治疗以消除症状。

丙 吡 胺

丙吡胺（disopyramide）又名双异丙吡胺、吡二丙胺，其药理作用与奎尼丁相似，可降低自律性、减慢传导、延长 ERP。有明显 M 受体阻断作用，此作用有助于 ERP 的延长。临床主要用于室性早搏、室性及室上性心动过速的治疗。主要不良反应有低血压和心脏抑制，也出现口干、便秘、尿潴留、视力模糊等。伴有充血性心力衰竭或青光眼的患者禁用。

（二）Ⅰb 类药

利 多 卡 因

利多卡因（lidocaine）为局部麻醉药，是目前治疗室性心律失常的首选药物。

【药理作用】 利多卡因能选择性作用于浦肯野纤维和心室肌，抑制 Na^+ 内流，促进 K^+ 外流。对除极化组织（缺血心肌和强心苷中毒）作用强。对窦房结和心房无明显作用。

1. 降低自律性 利多卡因能抑制 4 相 Na^+ 内流并促进 K^+ 外流，使最大舒张电位增大，舒张期自动除极速率下降，因而自律性降低。由于除极缓慢，除极电流不足，阈电位相应升高；3 相 K^+ 外流增加，相对延长复极不应期，可促使 ERP 均一，故能提高致颤阈。

2. 改变传导速度 治疗浓度的利多卡因对正常心肌传导速度的影响小。对病变心肌传导性的影响与血 K^+ 浓度有关：①当细胞外 K^+ 浓度升高时（如心肌缺血），利多卡因可抑制 Na^+ 内流，明显减慢传导，使单向传导阻滞转变为双向传导阻滞而消除折返，有利于急性心肌梗死所致的心室颤动的治疗；②当血 K^+ 浓度降低时（如因受损而部分除极的心肌），利多卡因可促进 K^+ 外流，增加膜电位（负电位加大），使 0 相除极速度加快，幅度增大，传导加快，消除单向传导阻滞而终止折返。大剂量抑制 Na^+ 内流，使传导减慢。

3. 相对延长 ERP 利多卡因能促进 3 相 K^+ 外流，使浦肯野纤维和心室肌 APD 和 ERP 都缩短，但缩短 APD 作用明显，故相对延长 ERP。该作用有利于消除折返。

【体内过程】 利多卡因口服首过消除作用明显，故必须注射给药。静脉注射后约 1min 起效，作用持续 15～30min，$t_{1/2}$ 0.5～4h，心律失常控制后静脉滴注以维持疗效。肌内注射后 5～15min 起效，作用持续 60～90min，$t_{1/2}$约 2h，血浆蛋白结合率 50%～80%，主要经肝脏代谢，从肾脏排泄。

【临床应用】 利多卡因是各种室性心律失常的首选药物。用于急性心肌梗死诱发的室性心律失常，包括室性早搏、室性心动过速及心室颤动，给药方式为静脉注射或静脉滴注。能有效地预防急性心肌梗死时的室性心律失常的发生。对强心苷中毒、心脏外科手术及心导管手术引起的室性心律失常，利多卡因也是首选药。对室上性心律失常通常无效。

【不良反应与注意事项】 利多卡因是目前使用的抗心律失常药中，心脏毒性较小的药物，不良反应可逆而短暂。静脉给药时可见：①中枢神经症状如嗜睡、眩晕，大剂量引起语言障碍、惊厥、甚至呼吸抑制；②剂量过大可发生窦性心动过缓、房室传导阻滞等。

对其过敏者禁用。静滴过程中应密切监测患者的血压和心电图，防止过量中毒；如心电图出现 P-R 间期明显延长、QRS 波明显加宽，应立即停药；低血钾时心肌细胞膜对 K^+ 的通透性降低，影响利多卡因疗效，应先补钾。

苯 妥 英 钠

苯妥英钠（phenytoin sodium），又名大仑丁，兼有抗癫痫作用和抗心律失常作用。

【体内过程】 口服吸收慢而不完全，8～12h 达血药浓度峰值。有效血药浓度为 5～20μg/ml。生物利用度 60%～80%，蛋白结合率 80%。主要经肝脏代谢。

【药理作用及临床应用】　苯妥英钠对心肌电生理的影响与利多卡因相似，选择性作用于浦肯野纤维，降低自律性，缩短 APD，相对延长 ERP。其特点是：①在低血钾时，小剂量即能增强膜反应性而加快传导，可增强房室结的传导；②能与强心苷竞争 Na^+-K^+-ATP 酶，恢复因强心苷中毒所致的传导减慢，抑制强心苷引起的迟后除极。因此，临床上主要用于治疗强心苷中毒所导致的室性心律失常。对心肌梗死、电转复律、麻醉、胸心手术等所导致的室性心律失常，疗效不如利多卡因。

【不良反应与注意事项】　静脉注射速度过快可导致窦性心动过缓、室颤、低血压、呼吸抑制等，有严重心功能不全、严重房室传导阻滞及心动过缓者禁用。

美　西　律

美西律(mexiletine)，又名慢心律、脉律定，是利多卡因的衍生物。

【药理作用及临床应用】　美西律对心肌电生理的影响与利多卡因相似，特点是口服吸收迅速完全。临床主要用于各种室性心律失常，对急性心肌梗死、心脏手术及强心苷中毒所致室性心律失常疗效明显，常用以维持利多卡因的疗效。

【不良反应与注意事项】　静脉注射或大剂量口服时主要是神经系统症状，如震颤、眩晕、共济失调等；静脉注射还可出现窦性心动过缓、房室传导阻滞、低血压等；口服者也可出现恶心等胃肠反应。房室传导阻滞、严重心力衰竭、心源性休克及缓慢型心律失常禁用。

> **问 题 讨 论**
>
> 利多卡因治疗室性心律失常的药理学基础是什么？

（三）Ⅰc 类药

普　罗　帕　酮

普罗帕酮(propafenone)，又名心律平，化学结构与普萘洛尔相似。

【药理作用】　普罗帕酮主要作用于浦肯野纤维和心室肌，明显阻滞 Na^+ 内流，减慢传导作用最为明显，甚至导致房室传导阻滞；抑制 4 相 Na^+ 内流，降低自律性；延长 APD 和 ERP，并提高心肌阈电位。起效迅速，作用时间持久。抗心律失常作用与其膜稳定作用、β 受体阻断作用及较弱的阻滞 Ca^{2+} 内流作用也有关。尚有局部麻醉作用。

【体内过程】　普罗帕酮口服吸收完全，但首过消除作用明显，生物利用度仅 5%～23%，30min 起效，作用持续 8h 以上。血浆蛋白结合率约为 95%，主要经肝代谢，其代谢物也具有药理活性。原形和代谢物从肾脏排泄，$t_{1/2}$为 5～8h。其代谢具有遗传多态性，弱代谢型者约占 7%。

【临床应用】　普罗帕酮为广谱抗心律失常药，可用于室上性和室性早搏、心动过速，预激综合征伴发心动过速或心房颤动。静脉给药要在严密监护下进行，主要用于危及生命的室性心律失常。

> **问 题 讨 论**
>
> 为什么要在严密监护条件下应用普罗帕酮？

【不良反应与注意事项】　普罗帕酮常见的不良反应有恶心、呕吐等胃肠反应，致心律失常的发生率高，如导致房室传导阻滞，并加重心衰；过度抑制传导，易引发折返激动。与其他抗心律失常药合用可加重其不良反应。禁用于心源性休克、严重传导阻滞、严重左心功能不全、缺血性心肌病风险的患者。

其他Ⅰc 类药物的作用特点

1. 氟卡尼(flecainide)　抑制 Na^+ 内流作用强于Ⅰ$_a$、Ⅰ$_b$类药，明显减慢传导、降低自律性，对复极过程影响小，可用于室性和室上性心律失常。口服易吸收，$t_{1/2}$约 14h。但该药致心律失常发生率较高，故主要用于顽固性心律失常。禁忌证同普罗帕酮。

2. 恩卡尼(encainide)和氯卡尼(lorcainide)　两药对 Na^+ 通道阻滞作用强于普罗帕酮，可用于室性及室上性心律失常，不良反应有心动过缓、传导阻滞、低血压、共济失调、视力模糊等。

二、Ⅱ类药 β 肾上腺素受体阻断药

普　萘　洛　尔

普萘洛尔(propranolol)具有广泛的药理作用。其抗心律失常的作用机制主要是竞争性阻断心肌 β 受体和稳定细胞膜。

【抗心律失常作用】　交感神经兴奋或儿茶酚胺释放增多时，激动心肌细胞 β 受体，从而激活 β 受体所介导的 Na^+ 电流、Ca^{2+} 电流及 K^+ 电流，导致心肌自律性升高，传导速度加快，不应期缩短，从而发生心律失常。普萘洛尔的作用为：

1. 降低自律性　阻断心脏 $β_1$ 受体，降低窦房结、心房及浦肯野纤维的自律性，在运动或情绪激动时，该作用更加明显；还可抑制儿茶酚胺释放过多所导致的迟后除极。

2. 减慢传导　大剂量的普萘洛尔具有稳定细胞膜的作用，可降低 0 相上升速率，减慢房室结及浦肯野纤维的传导速度。

3. 延长不应期 治疗量可缩短浦肯野纤维的APD和ERP，相对延长ERP；较大剂量则相反，可明显延长房室结的ERP。

【临床应用】 主要用于室上性心律失常，治疗由交感神经过度兴奋、甲状腺功能亢进、麻醉等所致的窦性心动过速疗效显著，为首选药；对嗜铬细胞瘤所致心律失常有特异疗效；可用于手术前准备。用于室性心律失常也有效，如室性早搏、室性心动过速等。心肌梗死患者应用本品，可减少心律失常的发生，缩小心肌梗死范围，从而降低死亡率。

【不良反应与注意事项】 普萘洛尔可导致窦性心动过缓、房室传导阻滞，并可诱发心力衰竭和哮喘。长期应用可影响脂质代谢和糖代谢。房室传导阻滞、支气管哮喘、慢性肺部疾病患者禁用，高脂血症、糖尿病患者慎用，切忌突然停药以免引起反跳现象。

美托洛尔

美托洛尔（metoprolol）对心脏β_1受体阻断作用较强，可抑制窦房结和房室结的自律性，减慢房室传导。主要用于交感神经过度兴奋诱发的室性、室上性快速性心律失常。不良反应与普萘洛尔相似。

阿替洛尔

阿替洛尔（atenolol）是长效β_1受体阻断药，对心脏的选择性强，可抑制窦房结、房室结、浦肯野纤维的自律性，减慢传导。主要用于室上性心律失常的治疗，减慢房颤和房扑时的心室率；对室性心律失常也有效。对伴有糖尿病或哮喘的患者也可使用，但剂量宜小。不良反应与普萘洛尔相似。

同类药物用于抗心律失常的还有纳多洛尔、醋丁洛尔、艾司洛尔等。

三、Ⅲ类药 延长动作电位时程药

胺碘酮

胺碘酮（amiodarone），又名安律酮，曾用于抗心绞痛，1980年用于抗心律失常。

【药理作用】 胺碘酮能明显阻滞K^+通道，适度阻滞Na^+通道和Ca^{2+}通道，此外，有一定的非竞争性阻断α、β受体作用和扩血管作用，能扩张冠状动脉，增加冠脉血流。

1. 延长APD和ERP 明显抑制心房肌、心室肌、房室结和浦肯野纤维的3相K^+外流，使其APD和ERP显著延长，故绝对延长ERP。

2. 降低自律性 抑制4相Na^+或Ca^{2+}内流，降低窦房结和浦肯野纤维的自律性。该作用与阻断β_1受体有关。

3. 减慢传导 抑制0相Na^+内流或Ca^{2+}内流，减慢0相除极速率，使浦肯野纤维和房室结的传导减慢，对心房肌传导影响小。

【体内过程】 胺碘酮口服吸收缓慢而不完全，生物利用度为30%～50%，$t_{1/2}$ 14～28d，静脉注射10min起效。体内分布广泛，心肌药物浓度较血药浓度高30倍，在肝内代谢为有药理活性的代谢物，主要经胆汁排泄。停药后其疗效尚可持续30d以上。

【临床应用】 胺碘酮为广谱抗心律失常药。口服给药常用于室性和室上性心律失常，如心动过速、心房扑动、心房颤动等。严重的心动过速和心房颤动，需要静脉给药用于急救。因本药可扩张血管且对心肌无抑制作用，对于有器质性心脏病的心律失常患者，胺碘酮是临床应用的经典药。可用于冠心病、高血压、心衰和急性心肌梗死伴有的心律失常。

【不良反应与注意事项】 胺碘酮常见的不良反应有食欲减退、恶心、呕吐和便秘等胃肠反应，严重者可导致肺纤维化。药物中含有碘，可致眼角膜出现黄褐色颗粒沉着，停药后可自行恢复；常出现窦性心动过缓，严重者出现房室传导阻滞及Q-T间期延长者应停药。饭后服药可减少胃肠道反应的发生率。此外，有一定阻断T_3、T_4与受体结合作用。

> **问题讨论**
>
> 胺碘酮治疗房颤等心律失常的作用机制是什么？

索他洛尔

索他洛尔（sotalol）既有选择性钾通道阻滞作用，又是非选择性的长效β受体阻断剂。可降低窦房结和浦肯野纤维的自律性，减慢房室传导。该药抑制动作电位3相的K^+外流，延长心房肌、心室肌及浦肯野纤维的APD和ERP，但以延长ERP为主，可以消除折返。临床主要用于治疗各种严重室性心律失常，也用于阵发性室上性心动过速、心房颤动等。不良反应较少。

同类药物还有溴苄胺（bretylium）、决奈达隆（dronedarone）、多非利特（dofetilide）等。

四、Ⅳ类药 钙通道阻滞药

维拉帕米

【药理作用】

维拉帕米（verapamil），又名异搏定，可阻滞心肌细胞L型钙通道，抑制Ca^{2+}内流，窦房结、房室结对此药敏感，影响慢反应细胞的电活动。

1. 降低自律性 抑制4相Ca^{2+}内流，减慢舒张期除极化速率，降低窦房结和房室结的自律性。能减少或取消后除极所引发的触发活动，从而降低异位起搏点自律性。

2. 减慢传导 由于抑制0相Ca^{2+}内流，降低除极速率和振幅，减慢房室结的传导速度。

3. 延长 ERP 抑制 Ca^{2+} 内流，延长窦房结和房室结 ERP，大剂量时可延长浦肯野纤维的 APD 和 ERP。

【体内过程】 维拉帕米口服易吸收，但首过效应明显，生物利用度约 20%，故口服剂量较静脉注射量大 8～10 倍；口服后 30min 起效，作用维持 5～6h。静脉注射 2min 起效，作用持续 15min。药物与血浆蛋白结合率约 90%，药物消除呈双指数型，早期为快速相，终末为缓慢消除相，$t_{1/2}$ 3～7h，主要从肾排泄。

【临床应用】 主要用于室上性心律失常及房室结折返激动性心律失常，是阵发性室上性心动过速的首选药；对房性心动过速、房颤或房扑，可通过减慢房室传导而控制心室率，但不能使其转为窦性心律；可用于高血压、冠心病伴有的心律失常。对室性早搏和室性心动过速，有一定疗效。

问 题 讨 论

为什么维拉帕米能减慢房室结的传导速度并可终止房室结的折返激动？

【不良反应与注意事项】 维拉帕米对心脏有抑制作用，并可降低血压。因此静脉给药时需缓慢注射，有心动过缓、房室阻滞和严重心功能不全者慎用或禁用，并避免与 β 受体阻断药合用。

地 尔 硫 䓬

地尔硫䓬(diltiazem)，又名硫氮䓬酮，其电生理作用与维拉帕米相似，对房室传导有明显抑制作用。口服起效较快，不良反应较少，主要适用于室上性心律失常，如阵发性室上性心动过速、阵发性房性早搏等。

五、其他抗心律失常药

腺 苷

腺苷(adenosine)为内源性嘌呤核苷酸，作用于 G 蛋白偶联的腺苷受体，激活心房、房室结、心室肌细胞的乙酰胆碱敏感钾(K_{Ach})通道，缩短 APD，降低自律性。腺苷可抑制 Ca^{2+} 内流，使房室传导减慢，延长房室结 ERP，并抑制交感神经兴奋所致的迟后除极。

临床主要用于终止折返性室上性心律失常，其机制就是短暂阻滞房室传导。使用时需静脉注射给药，以避免药物到达心脏前即被灭活；但静脉注射速度过快可致短暂心脏停搏。治疗剂量，多数患者会出现胸闷、呼吸困难等。

六、抗心律失常药的电生理作用比较和合理用药

(一) 抗心律失常药物的电生理学比较

心律失常发生的基础是心肌电生理紊乱，抗心律失常药通过纠正电生理紊乱而发挥治疗作用。常用抗心律失常药对心肌电生理的影响见表 20-1。

表 20-1 常用抗心律失常药对心肌电生理的影响

药物	对电生理的影响				主要作用部位
	自律性	传导性	APD	ERP	
奎尼丁	↓	↓↓	↑	↑	心房肌、心室肌、浦氏纤维
普鲁卡因胺	↓	↓↓	↑	↑	心房肌、心室肌、浦氏纤维
利多卡因	↓	-	↓	↑↑	浦氏纤维、心室肌
苯妥英钠	↓	↑	↓	↑↑	浦氏纤维、心室肌
普罗帕酮	↓	↓↓↓	↑	↑	浦氏纤维、心室肌
普萘洛尔	↓↓	↓	-	-	窦房结、房室结
胺碘酮	↓	↓	↑↑↑	↑↑↑	心房肌、心室肌、房室结、浦氏纤维
维拉帕米	↓↓	↓↓	-	↑↑	窦房结、房室结

(二) 抗心律失常药物的合理应用

1. 治疗目的明确 快速型心律失常的药物选用应考虑多种因素，包括心律失常的类别、病情的紧迫性、患者不同的病理生理状态等。药物治疗的目的是预防和逆转心律失常，治疗过程首先要恢复并维持正常的窦性节律，即转律；其次是减少或取消异位节律；再次是控制心室频率，维持一定的循环功能，减少不良后果的发生。

2. 针对心律失常性质选择药物 要充分考虑药物作用的有效性和安全性，单纯无危害的早搏无需治疗；对危及生命的心律失常，药物选择主要考虑有效性；对改善症状的心律失常治疗，主要考虑药物的安全性。配合电生理检测确定适应证和禁忌证，避免药

物的毒副作用，注意评价药物对预后的影响。

3. 联合用药要谨慎 抗心律失常药联合用药，易产生严重心脏毒性反应。所以，治疗心律失常一般是单独用药，如需联合用药时一定要考虑药物对电生理的影响和副作用，避免合用同类药物。

4. 注意药物的致心律失常作用 抗心律失常药联合用药易产生不同程度的心脏毒性，或加重、恶化原有心律失常，或引起新的心律失常。临床应用抗心律失常药一定要掌握指征，避免滥用；注意剂量个体化，定期检查心电图；必要时进行血药浓度监测。

5. 常见的各种快速型心律失常的临床治疗的药物选择见表20-2。

表 20-2 常见心律失常的药物选择

心律失常类型	可选择的药物
窦性心动过速	β受体阻断剂，维拉帕米
房性早搏	β受体阻断剂，维拉帕米，地尔硫䓬，奎尼丁，丙吡胺
房扑、房颤	转律：奎尼丁，普鲁卡因胺，胺碘酮 降低心室率：β受体阻断剂，维拉帕米，强心苷
室上性心动过速	维拉帕米，强心苷，β受体阻断剂，腺苷
室性早搏	普罗帕酮，β受体阻断剂，美西律，维拉帕米 急性心肌梗死诱发：首选利多卡因静脉给药 强心苷中毒引起：首选苯妥英钠
室性心动过速	转律：利多卡因，丙吡胺，普鲁卡因胺，美西律，胺碘酮 维持用药：利多卡因，普鲁卡因胺，美西律，胺碘酮，苯妥英钠
心室颤动	利多卡因，普鲁卡因胺，胺碘酮

复 习 指 导

一、心律失常的发生机制

1. 冲动形成异常 ①异位起搏点自律性升高及非自律心肌细胞产生异常自律性；②早后除极和迟后除极引发触发活动。

2. 冲动传导障碍 ①单纯性传导障碍，当心肌细胞因炎症、缺血、缺氧损伤时，发生传导减慢、传导阻滞；②折返激动引起阵发性室上性或室性心动过速。

二、常用抗心律失常药物的药理作用及应用

Ⅰa类 适度阻滞钠通道，轻度阻滞K^+通道。减慢传导速度，降低异位自律性，延长APD和ERP。为广谱抗心律失常药。代表药有奎尼丁、普鲁卡因胺等。

Ⅰb类 轻度阻滞钠通道，减慢传导，选择性降低浦肯野纤维和心室肌的自律性，相对延长ERP。主要用于室性心律失常。代表药有利多卡因、苯妥英钠、美西律等。

Ⅰc类 重度阻滞钠通道，明显减慢传导，降低自律性，延长APD和ERP，提高阈电位。起效迅速，作用时间持久。用于室性心律失常。有致心律失常作用。代表药有普罗帕酮、氟卡尼等。

Ⅱ类药 β受体阻断药 降低窦房结、心房及浦肯野纤维的自律性，减慢房室结及浦肯野纤维的传导，延长房室结的ERP。主要用于室上性心律失常，对室性早搏有效。代表药有普萘洛尔、阿替洛尔等。

Ⅲ类药 延长复极药 显著延长心房肌、心室肌和浦肯野纤维的APD和ERP，降低窦房结和浦肯野纤维的自律性，减慢浦肯野纤维和房室结的传导。为广谱抗心律失常药。代表药有胺碘酮、索他洛尔等。

Ⅳ类药 钙通道阻滞药 阻滞心肌细胞钙通道，主要影响慢反应细胞，降低窦房结和房室结的自律性，减少后除极，降低异位自律性。减慢房室结的传导速度，延长窦房结和房室结ERP。是阵发性室上性心动过速的首选药。代表药物有维拉帕米、地尔硫䓬等。

缓慢型心律失常包括窦性心动过缓和各种传导阻滞，临床治疗应用的药物有异丙肾上腺素、阿托品等，可参阅有关章节。

常用制剂及用法

奎尼丁 用于心脏复律时先试服硫酸奎尼丁0.1g观察有无过敏反应，如无反应，次日每2h一次，一次0.2g，共5次。如无效，翌日重复同一剂量，如仍无效第3天改为0.3g，每2h一次共5次。

利多卡因 紧急复律时可1次静脉注射50~100mg（1~1.5mg/kg）；如5~10min后无效，可再注射1次，但累积量不超过300mg，有效后以每分钟1~4mg静脉滴注维持。

苯妥英钠 紧急复律时每5~10min静脉注射50~100mg，速度不超过每分钟50mg。总量不超过1000mg。口服第1天1000mg，第2、3天500mg/d；分3~4次口服，此后300~500mg/d维持；治疗和预防期前收缩则口服100~200mg，3~4次/天。

普罗帕酮　初期剂量为每次150mg，3次/天，3~4天后可增至每次300mg，2次/天。静脉注射每次70mg，稀释后3~5min注完，如无效20min后再注射1次。

普萘洛尔　用于心律失常治疗时可达20~240mg/d，一般从10~20mg开始，3~4次/天；梗阻性心肌病用量可达100mg/d；静脉注射应在心电图监控下进行。

胺碘酮　本药的治疗浓度范围为0.5~2.0μg/ml。由于分布容积大，通常采用高剂量口服负荷量方案：前7~14天1000~1600mg/d，随后7~30天600~800mg/d，长期维持量为200~400mg/d，1次/天。

维拉帕米　本品初用量每次80mg，2次/天，视病情可增至240~320mg/d，紧急复律时需用静脉注射制剂缓慢注射。

腺苷　3~12mg迅速静脉注射，最好选择中央大静脉给予。如有必要，可再次给药。

（李悦山）

第21章 肾素-血管紧张素-醛固酮系统抑制药

学习要求

掌握血管紧张素转化酶抑制药、血管紧张素受体阻断药的药理作用、临床应用和不良反应。

第一节 肾素-血管紧张素-醛固酮系统

肾素-血管紧张素-醛固酮系统(renin-angiotensin-aldosterone-system,RAAS)由肾素(rennin)、血管紧张素原(angiotensinogen)、血管紧张素转化酶(angiotensin-converting enzyme,ACE)、血管紧张素(angiotensin,Ang)、醛固酮(aldosterone)及其相应受体构成。是调节心血管系统功能的重要体液机制,是维持体内环境及血压的稳定,调节水盐代谢、电解质代谢平衡的重要机制,在多种疾病(如高血压、心力衰竭)的病理生理过程中发挥重要的作用。目前临床广泛应用的药物有ACE抑制药、血管紧张素受体阻断药等。

RAAS不仅存在于体液系统,而且在肾脏、心脏、血管与脑组织中也有RAAS,协同激肽系统调节局部的生理病理过程(图21-1)。由于多种因素的影响,肾脏球旁细胞合成和释放肾素增加,肾素作用于血管紧张素原,使其转化为10肽的血管紧张素Ⅰ(AngⅠ)。进而ACE切掉AngⅠ的两个肽,转化为八肽的有活性的血管紧张素Ⅱ(AngⅡ),同时ACE具有使缓激肽(bradykinin,BK)降解失活的作用。AngⅡ作用于效应器细胞膜上的血管紧张素受体(angiotensin receptor,AT)亚型1,即AT_1受体,产生收缩血管及促进醛固酮释放等作用。除ACE可以转化生成AngⅡ外,人的心血管组织中糜酶旁路也可将AngⅠ转化为AngⅡ。此外,缓激肽则能激活激肽B_2受体产生舒张血管的一氧化氮(NO)和PGI_2。

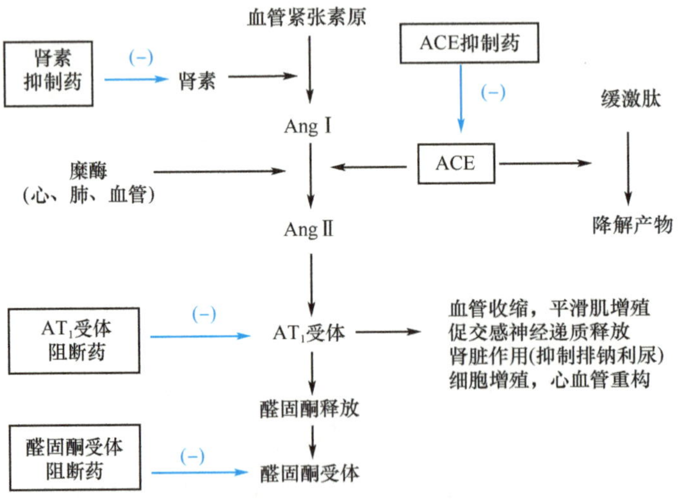

图21-1 肾素-血管紧张素-醛固酮系统的构成及药物作用环节

一、肾 素(renin)

肾素是一种酸性蛋白水解酶,主要来自肾脏。肾素的合成和释放受以下因素影响:

1. 交感神经张力 球旁细胞受交感神经支配,当肾交感神经兴奋时,β_1受体被激动,肾素释放增加,血浆肾素浓度升高。

2. 肾内压力感受器 当肾动脉灌注压降低时(85mmHg),或一氧化氮(NO)释放增加时,球旁细胞的压力感受器激活,肾素释放增加。

3. 致密斑机制 远曲小管中的Na^+降低时,致密斑被激活,肾素分泌增加。

4. 化学与药物因素 AngⅡ浓度升高时能通过负反馈抑制肾素的分泌;AngⅡ受体阻断药或是ACE抑制药能通过减弱此种负反馈调节促进肾素的释放;

扩血管作用的前列腺素（如 PGE_2 和 PGI_2）与 NO 刺激肾素分泌；多巴胺、组胺、心房肽、缓激肽及低血钾均促进肾素释放。

二、血管紧张素转化酶（ACE）

ACE 为肽基二肽水解酶，是由 1306 个氨基酸构成的大分子含锌的金属蛋白水解酶。ACE 有细胞型和血浆型两类，细胞型存在于细胞膜表面，血浆型为可溶性，存在于体液中。其基本功能是转化 Ang Ⅰ 为 Ang Ⅱ 和降解缓激肽，但也降解 P 物质、内啡肽等。血中内源性 Ang Ⅰ 与缓激肽主要在血管内皮细胞特别是肺的血管内皮细胞内经 ACE 转化，故对血压的调节主要决定于细胞型 ACE 的活性，而与血浆中 ACE 活性无关。ACE 增高 Ang Ⅱ 水平，过高的 Ang Ⅱ 对心脏不利。

三、血管紧张素及其受体

RAAS 通过 Ang Ⅱ 作用于血管紧张素受体产生各种生物效应。Ang Ⅱ 对心肌产生正性肌力作用。Ang Ⅱ 有很强的升压作用，其升压机制：①兴奋血管平滑肌，直接收缩血管；②作用于交感神经末梢突触前膜 Ang Ⅱ 受体促进 NE 释放，增强血管收缩；③兴奋交感神经中枢，收缩血管；④促进儿茶酚胺的释放，引起血管收缩；⑤促进醛固酮的释放，增加水钠潴留与血容量。Ang Ⅱ 对肾脏的血流动力学与肾小球滤过有重要的调节作用。

Ang Ⅱ 受体（AT）选择性拮抗剂的应用和分子生物学研究确认 AT 受体有多种亚型。1990 年美国高血压学会提议对 AT 受体作如下的分型：①被氯沙坦（losartan）类阻断的受体为 AT_1；②被 PD123177 或 PD123319 阻断的受体为 AT_2。AT_1 受体主要分布于心、血管、肾、肾上腺、肝、脑、肺等多种器官和组织。AT_1 受体被激活时，对心房与心室产生正性肌力作用，血管收缩，血压升高。AT_2 受体的功能尚未完全阐明，它广泛分布于胎儿组织，出生后迅速减少，研究提示 AT_2 受体具有抗增殖、促凋亡及血管扩张作用。

四、醛固酮及其受体

醛固酮是肾上腺皮质球状细胞合成和分泌的盐皮质激素，引起醛固酮分泌的主要刺激因素是 Ang Ⅱ 浓度和血浆 K^+ 浓度。近年的研究证实，醛固酮的分泌持续增加，通过其广泛分布的受体可促进心肌间质纤维化，与高血压、冠心病及心力衰竭等病理过程有密切关系。

五、局部组织的 RAAS

RAAS 不仅存在于血液循环，而且在肾脏、心脏、血管、脑等许多组织中存在着局部 RAAS。已有研究证实，局部组织产生的 Ang Ⅱ 对调节器官、组织、细胞的功能起重要作用。这些组织中存在非 ACE 途径产生的 Ang Ⅱ，如组织中的糜酶，有 ACE 的作用，可使 Ang Ⅰ 转化为 Ang Ⅱ。研究表明在心脏和肾组织，经糜酶途径产生的 Ang Ⅱ 对血管、心肌和肾脏的功能和结构的影响远大于 ACE 途径产生的 Ang Ⅱ。在原发性高血压患者 Ang Ⅱ 过多，使出球小动脉收缩，增加肾小球内压，引起肾功能损伤。心血管组织中的 RAAS 在高血压、心肌肥厚、平滑肌增殖、心血管重构、动脉粥样硬化等病理过程的发生和发展中起重要作用；Ang Ⅱ 促使心血管细胞凋亡（apoptosis）与促进心肌重构作用并存。

第二节　血管紧张素转化酶（ACE）抑制药

ACE 抑制药（ACEI）是临床治疗高血压与心力衰竭的主要有效药物。除其抗高血压与抗心力衰竭的作用外，还发现有抗心肌缺血，保护血管内皮细胞与纠正血脂紊乱和抗动脉硬化等作用。从 1981 年第一个口服有效的卡托普利批准应用以来，现时国外已批准上市的 ACE 抑制药至少有 17 种。不同的 ACE 抑制药有共同的药理学作用。由于化学结构的差异，它们在药代动力学、用法与作用效能等方面有所不同。

一、构效关系与药物分类

1. ACE 抑制药的化学结构与构效关系　ACE 的活性部位有两个含锌的“必须结合部位”，是 ACE 抑制药有效基团的作用部位。根据现有的 ACE 抑制药与 Zn^{2+} 位点结合的基团不同分为三类：①含有与锌结合的巯基（—SH）：如卡托普利；②含有与锌结合的羧基（COO^-），如赖诺普利；③含有与锌结合的膦酸基（POO^-），如福辛普利。ACE 抑制药与锌结合的强度及与“附加结合点”结合的数目决定 ACE 抑制药的作用强度和作用持续时间。各种 ACE 抑制药的共同基本作用是与 ACE 的活性部位 Zn^{2+} 结合，使之失活。其中，含羧基的 ACE 抑制药比其他两类与 Zn^{2+} 结合牢固，作用也较强、较持久。

2. 活性药与前药　ACE 抑制药的活性形态是与酶的 Zn^{2+} 结合的基团必须为巯基（SH）如卡托普利；或为羧酸（COOH），如赖诺普利。但多数 ACE 抑制药为前药（prodrug），如依那普利等含有 $COOC_2H_5$，它必须在体内转化为 COOH，称为依那普利酸（enalaprilat），才能起作用。同理，福辛普利（fosinopril）必须转化为福辛普利酸（fosinoprilat）才能起作用。

二、基本药理作用

1. 阻止 AngⅡ的生成与降压作用 经 ACE 作用生成的 AngⅡ是收缩血管、刺激醛固酮释放、增加血容量、升高血压与促心血管肥大增殖的强大因素。ACE 抑制药阻止 AngⅡ的生成，对动脉和静脉均产生扩张作用，产生明显的降压作用。且可阻止上述 AngⅡ的作用，降低心脏前、后负荷，改善心功能。有利于逆转心血管重构。

2. 保存缓激肽的活性 ACE 抑制药阻止 AngⅡ生成，同时也抑制了缓激肽的降解。目前认为缓激肽能激活激肽 B_2受体，进而激活磷酸酯酶 C（PLC），产生 IP_3，释放细胞内 Ca^{2+}，激活 NO 合酶，产生 NO。细胞内 Ca^{2+} 增加，也激活细胞膜上的磷酸酯酶 A_2（PLA_2），诱生 PGI_2。血中缓激肽浓度增加，使激肽-NO/前列腺素代谢途径的作用增强，其 NO 与 PGI_2的产生增多，而产生舒张血管，降低血压，抗血小板聚集的作用，且有抗心血管细胞肥大增生和抗心血管重构作用。

3. 保护血管内皮细胞与抗动脉粥样硬化作用 ACE 抑制药有保护血管内皮细胞作用，能逆转高血压、心力衰竭、动脉硬化与高血脂引起的内皮细胞功能损伤，恢复内皮细胞依赖性的血管舒张作用。多种 ACE 抑制药在动物实验表现有抗动脉粥样硬化作用，这一作用可能也与其抗氧化作用有关。

4. 抗心肌缺血与心肌保护作用 动物实验显示 ACE 抑制药有抗心肌缺血和心肌梗死作用，能减轻心肌缺血再灌注损伤引起的心律失常，保护心肌对抗自由基的损伤作用。其心肌保护作用的机制尚有争议。此心肌保护作用可能与激肽 B_2受体、PKC 及 NO 合酶等有关。

5. 增强对胰岛素的敏感性 卡托普利及其他多种 ACE 抑制药能降低血浆胰岛素水平，增加对胰岛素的敏感性。此作用在高血压患者与阻断 Ang 无关，AT_1受体阻断药无此作用，推测是由缓激肽介导，而胰岛素敏感性的降低与其降低纤维蛋白作用有关。

三、临床应用

1. 治疗高血压 ACE 抑制药为有效的抗高血压药，它能降低收缩压与舒张压。多数轻、中度高血压患者单用 ACE 抑制药即可控制血压，可用于不同年龄的高血压患者。与利尿药及 β 受体阻断药合用可增强疗效。ACE 抑制药对高肾素水平的肾血管性高血压特别有效。ACE 抑制药对心、肾、脑等器官有保护作用，且能减轻心肌肥厚，阻止或逆转心血管病理性重构。对伴有心衰或糖尿病肾病的高血压患者，ACE 抑制药为首选药。

2. 治疗充血性心力衰竭与心肌梗死 ACE 抑制药能降低心衰死亡率，改善充血性心力衰竭预后，延长寿命，胜过其他扩血管药与强心药，为近代心衰治疗的一大进展。ACE 抑制药能改善血流动力学和器官灌流，与利尿药合用是当今心衰的最有效的治疗。高血压伴有心衰或心肌肥大时，ACE 抑制药为首选药。ACE 抑制药能保护心肌缺血，缩小心肌梗死面积，防止再灌注损伤，降低心肌梗死并发心衰的病死率。

3. 治疗糖尿病性肾病与其他肾病 糖尿病患者常并发肾脏病变。ACE 抑制药对 1 型和 2 型糖尿病患者均能改善或阻止肾功能的恶化，减轻蛋白尿，减轻肾小球滤过率的下降；而且对有无高血压的患者均有效。

ACE 抑制药对其他原因（多囊肾例外）引起的肾功能障碍如高血压引起的肾功能不全、肾小球肾病、间质性肾炎、肾硬化也有一定疗效，能减轻蛋白尿。对轻中度肾功能减退的高血压伴有糖尿病患者，ACE 抑制药的肾脏保护作用胜过利尿药、受体阻断药、钙通道阻滞药等其他降压药。其肾脏保护作用与降压作用无关，而是它舒张出球小动脉的结果。但对于肾动脉阻塞或肾动脉硬化造成的双侧肾血管病，ACE 抑制药反加重肾功能损伤（详见不良反应部分）。

四、不良反应

ACE 抑制药的不良反应轻微，患者一般耐受良好。除非特异性不良反应如恶心、腹泻等消化道反应以及头痛、头昏、疲倦等中枢神经系统反应外，主要不良反应如下：

1. 首剂低血压 口服吸收快，生物利用度高的，首剂低血压副作用多见。以卡托普利为例，约 3.3% 的患者首次服用 5mg 后平均动脉压降低 30% 以上。口服吸收慢，生物利用度低的，如赖诺普利首剂低血压副作用少见。

2. 咳嗽 无痰干咳是 ACE 抑制药较常见的不良反应，是被迫停药的主要原因之一。偶尔有支气管痉挛性呼吸困难，可不伴有咳嗽。吸入色甘酸钠可以缓解。咳嗽与支气管痉挛的原因可能是 ACE 抑制药使缓激肽、前列腺素、P 物质等在肺内蓄积的结果。不同 ACE 抑制药引起咳嗽有交叉性，但发生率有不同，其中福辛普利发生率较低，依那普利和赖诺普利发生率较高。

问题讨论

为什么 ACE 抑制药可引起咳嗽？

3. 高血钾作用 由于 ACE 抑制药能减少 AngⅡ生成，依赖 AngⅡ的醛固酮减少，因此血钾可以升高，在肾功能障碍的患者与同时服用保钾利尿药的患者更多见。不同的 ACE 抑制药对血钾的影响大同小异。

4. 低血糖 由于 ACE 抑制药特别是卡托普利能增强对胰岛素的敏感性，常伴有血糖降低的作用，在 1 型与 2 型的糖尿病患者均有此作用，用药时宜留意。

5. 肾功能损害 在肾动脉阻塞或肾动脉硬化造成的双侧肾血管病，ACE 抑制药能加重肾功能损伤，升高血浆肌酐浓度，产生氮质血症。这是由于 AngⅡ是通过收缩出球小动脉维持肾灌注压所必须。ACE 抑制药舒张出球小动脉，降低肾灌注压，导致降低肾滤过率与肾功能甚至产生肾衰竭，但停药后常可恢复。

6. 妊娠与哺乳 ACE 抑制药用于妊娠的中、后期时，可引起胎儿畸形，胎儿发育不良甚至胎儿死亡，故孕妇禁用。有些亲脂性强的 ACE 抑制药如雷米普利与福辛普利在乳汁中分泌，故哺乳妇女忌服。

7. 血管神经性水肿 可发生于嘴唇、舌头、口腔、鼻部与面部其他部位。偶尔可发生于喉头，可威胁生命。血管神经性水肿发生的机制与缓激肽或其代谢产物有关。虽多发于用药的第一个月，但也发生于服药很久以后，一旦发生应停药。

8. 与化学结构相关的不良反应 含有—SH 基团的卡托普利有味觉障碍，皮疹与白细胞减少等与其他含巯基的如青霉胺相似的反应。味觉障碍可能是 ACE 抑制药与锌结合的结果。皮疹多为瘙痒性丘疹，常发生于用药几周内，继续服药常可自行消退。服用卡托普利的皮疹发生率比其他 ACE 抑制药要高，且不交叉发生。白细胞减少症仅见于肾功能障碍患者，特别是有免疫障碍或用免疫抑制剂患者。

五、常用 ACE 抑制药

卡托普利

卡托普利(captopril，开博通，capoten)是第一个口服有效的 ACE 抑制药，用于治疗高血压、充血性心力衰竭与心肌梗死后的心功能不全、糖尿病性肾病及其他肾病，预防心肌梗死的再发等疗效肯定。

【体内过程】 口服吸收良好，但受食物影响，宜在餐前 1h 服用。大部分在小肠吸收，服药后 1 h 血药浓度达到峰值。血浆蛋白结合率为 30%，体内分布广泛。但不易透过血-脑屏障，故中枢神经系统中浓度较低。血浆 $t_{1/2}$为 2h。部分在肝脏代谢，40%～50%原型药由尿液排出。主要通过肾清除。因此，有肾功能障碍患者，易发生蓄积，应减少用量。

【药理作用】

1. 降压作用 卡托普利含有巯基，可直接抑制 ACE。在体外抑制 ACE 活性一半的有效量(IC_{50})为 23～35nmol/L。抑制 ACE 导致人血浆中 AngⅡ与醛固酮减少，使血管舒张和血容量降低。使缓激肽灭活减少，进而促进 NO 与 PGI_2的产生，而产生舒张血管，降低血压，防治左心室肥大的作用。阿司匹林等环氧酶抑制药可减少 PGI_2的产生，能减弱其降压作用。因含有巯基，有自由基清除作用，对与自由基有关的心血管损伤如心肌缺血再灌注损伤有防治作用。

抑制 ACE 后，血浆中 AngⅡ与醛固酮减少，对肾素释放的负反馈调节作用减弱，可使血浆肾素释放增加。

2. 对血流动力学的影响 卡托普利对正常人心率和心排出量影响不大，但对心力衰竭患者，则减慢心率，增加心排出量，降低肺动脉压、右心房压和肺毛细血管楔压(PCWP)，使心脏前后负荷降低，心功能改善。具有扩张冠状血管的作用，增加冠状动脉血流保护缺血心肌，减轻缺血再灌注损伤，同时可减少心律失常的发生。卡托普利对肾小球的出球小动脉有较明显舒张作用，可增加肾血流，降低肾血管阻力，降低肾小球内毛细血管压力，不影响肾小球滤过率(GFR)，改善肾功能。增加尿量，以达到缓解 CHF 症状的目的。

3. 抑制心肌肥厚和抗心血管重构作用 长期用药情况下，卡托普利产生抗重构效应。能预防和逆转左室肥厚(LVH)和血管肥厚，使心脏重量和室壁厚度减轻，动脉壁变薄，管腔直径增加，血管顺应性提高。这些作用是由于卡托普利抑制 ACE 后，AngⅡ生成减少。在 AngⅡ生成减少后，病理性心血管肥厚逆转。另外，卡托普利通过增加缓激肽含量，促进 NO 和 PGI_2生成，减少醛固酮的分泌等均有助于心肌肥厚及重构的逆转作用。

4. 保护血管内皮细胞 通过抑制缓激肽降解，促进 NO、PGI_2生成及抗氧自由基损伤等，能逆转血管内皮细胞的功能损伤，保护内皮细胞，恢复依赖内皮细胞的血管舒张功能，发挥抗心肌缺血、防止心肌梗死及保护心肌的作用。动物实验和临床观察证明卡托普利尚有抗动脉粥样硬化作用，改变动脉粥样硬化的斑块结构，这一作用可能也与其抗氧化作用有关。

5. 增加胰岛素敏感性 高血压和糖尿病患者发生胰岛素抵抗，血中胰岛素水平增加对心血管系统有害。卡托普利能增加骨骼肌对胰岛素的敏感性和对葡萄糖的摄取，降低血浆胰岛素水平，改进胰岛素抗性。该作用由缓激肽介导，故 AngⅡ 无此作用。

【临床应用】

1. 高血压 卡托普利可降低血压但不影响心率与心输出量。原因是能加强副交感神经张力，减弱交感神经末梢的递质释放，且在舒张动脉的同时也舒张静脉。但是卡托普利不干扰交感神经的反射功能，无体位性低血压副作用。

2. 充血性心力衰竭 卡多普利可防止心肌与血管的病理性重构，改善心肌的顺应性与泵血功能，能延长充血性心力衰竭患者的寿命。

3. 心肌梗死 对缺血心肌有保护作用，可改善心功能和降低病死率。

4. 糖尿病性肾病 卡托普利可舒张肾出球小动脉，改善糖尿病性肾病与其他肾病的肾血流。是FDA唯一批准用于治疗糖尿病性肾病的ACE抑制剂。

【不良反应】 卡托普利的毒副作用小，耐受性良好。因其含—SH基团，较常见的是青霉胺样反应：皮疹、嗜酸粒细胞增高、味觉异常或丧失。此外有咳嗽、中性粒细胞减少与肾脏反应（似膜性肾小球肾炎）。可出现首剂低血压，与卡托普利口服吸收快，生物利用度高有关。因此，为避免低血压应从小剂量（6.25 mg）开始。

【药物相互作用】 卡托普利等ACE抑制药有保钾作用，故不可与保钾性利尿药合用，因Na^+对RAAS有负反馈性调节作用，而ACE抑制药在RAAS水平高时才发挥高效，故应用低盐饮食，治疗中突然增加钠的摄入（例如输盐水），可降低疗效。与利尿药合用则降压作用增效。消炎痛阿司匹林等环氧酶抑制药因能抑制前列腺素的生成，可降低ACE抑制药的疗效，故不可合用。与小剂量（<100 mg/d）阿司匹林同服，因对环氧酶的抑制作用弱，故对降压疗效影响较小。

依 那 普 利

依那普利（enalapril，vasotec）是含羧基酯的长效及高效ACE抑制药。为前药，在肝酯酶作用下，羧基酯水解为二羧酸的活性产物依那普利酸而起效。

体内代谢呈多相消除，口服后4～6h血药浓度达峰值（C_{max}）。快速相血浆$t_{1/2}$约5h，终末相$t_{1/2}$达30～35h。基本作用与卡托普利相似，抑制ACE作用比卡托普利强10倍，一次给药抑制ACE作用可持续24 h以上，故临床应用剂量小。

依那普利主要用于治疗高血压和充血性心力衰竭，一天服用1～2次即可，对心力衰竭患者可从1.25～2.5mg开始试用。其不良反应少，长期应用患者多能耐受。因该药不含—SH基团，故无卡托普利的青霉胺样反应。味觉障碍罕见，皮疹与白细胞减少者少见。可引起咳嗽与治疗心力衰竭时的低血压、头昏、头痛等不良反应。因降低肾小球滤过压，可引起肾功能损伤，特别是在肾血管堵塞患者容易发生。

赖 诺 普 利

赖诺普利（lisinopril，zestril）化学结构与依那普利相似，是依那普利的赖氨酸同系物。所不同的因系羧酸，不是前药，能直接抑制ACE，且与ACE结合牢固，故作用持久。口服吸收较少（30%）且较慢，口服后2～3h起效，4～6h血药浓度达C_{max}。口服吸收不受食物影响。生物利用度仅为25%，血浆蛋白结合率仅为10%。体内代谢呈多相消除，快速相血浆有效$t_{1/2}$为11.6h。服药3天后达到稳态血浓度（C_{ss}）。原型药经肾脏直接排泄。终末相$t_{1/2}$超过30h。肾功能减退时药物易蓄积。

赖诺普利抑制ACE作用与持续时间比依那普利稍强，作用稍长。每日一次服药即可。对高血压和心力衰竭有效。能增加肾血流、改善肾功能，对多种慢性肾衰如肾小球肾病、间质性肾炎等有效。它与噻嗪类利尿药合用有协同增效作用，且可抵消利尿药的低血钾作用。赖诺普利的抗高血压可与钙通道阻滞药合用。

福 辛 普 利

福辛普利（fosinopril，monopril）是第一个批准上市的含有次膦酸基（POO^-）的ACE抑制药，是前药，体内转化为含有—POOH活性基团的福辛普利酸。此活性基团与ACE的活性部位Zn^{2+}结合发挥抑制作用。口服福辛普利主要由回肠吸收，吸收量为口服量36%。血药浓度峰值与降血压作用均在3～6h达到高峰。因亲脂性强，血浆蛋白结合率95%以上。血浆血浆$t_{1/2}$为12h。该药对心、脑ACE抑制作用强而持久，对肾脏ACE抑制作用弱而短，表明它分布在心、脑多，分布在肾脏较少。它最大的药代动力学特点是由肝、肾双通道排泄，即在肝或肾功能障碍时，可经另一通道排泄。故在肝肾功能减退患者，一般不需减量，较少引起蓄积中毒。而依那普利和赖诺普利连用10天已有明显蓄积。福辛普利在乳汁中有分泌，哺乳妇女忌用。

第三节 血管紧张素Ⅱ受体（AT_1受体）阻断药

AT_1受体阻断药（angiotensin Ⅱ receptor blocker，ARB），在受体水平阻断RAAS，与ACE抑制药比较有其作用专一性的特点。对受体有高度选择性，作用持久，无激动剂活性等优点。

目前临床应用的AT_1受体阻断药有氯沙坦（losartan）、缬沙坦（valsartan）、厄贝沙坦（irbesartan）、坎地沙坦（candesartan）、替米沙坦（telmisartan）等。

AT_1受体阻断药与ACE抑制药在抗高血压与治疗心力衰竭有相同或相似的疗效，所不同的是AT_1受体阻断药不抑制ACE，因而不产生缓激肽等引起咳嗽的物质,故无咳嗽不良反应。对于不能耐受 ACE 抑制药引起咳嗽的患者,可改用 AT_1受体阻断药,但 Ang Ⅱ不仅通过 ACE 转化 Ang Ⅰ而来,也可以通过乳糜酶旁路产生,特别是在人心脏 80% 的 Ang Ⅱ来自乳糜酶旁路. 故 AT_1受体阻断药阻断 Ang Ⅱ的产生比 ACE 抑制药更完全。但另一方面,ACE 抑制药不仅阻止 Ang Ⅱ的产生,也保留缓激肽通过诱导生成 NO 与前列腺素的心血管保护作用。这方面的有益作用又是 AT_1受体阻断药所缺乏的。

氯 沙 坦

氯沙坦(losartan)是第一个美国 FDA 批准治疗高血压的 AT_1受体阻断药。

【体内过程】 氯沙坦口服吸收良好,生物利用度为 33%。血浆 $t_{1/2}$为 2.2h。但在体内的代谢物为有活性的 EXP3174,后者血浆 $t_{1/2}$为 6~9h,较母体长,且与 AT_1受体结合更牢固,阻断 AT_1的作用是氯沙坦的 10~40 倍。因此,氯沙坦的实际效应是氯沙坦和 EXP3174 的共同作用。不易透过血-脑屏障,大部分经肝代谢随胆汁排泄。

【药理作用】 氯沙坦对 AT_1受体有选择性阻断作用,对 AT_1受体的亲和力比对 AT_2受体亲和力高 20 000~30 000 倍。对高血压的降压作用依那普利相似,给药后 3~6h 达最大降压作用,每日口服 1 次,降压作用可维持 24h。可有效拮抗 Ang Ⅱ的促心血管细胞增殖肥大作用,长期用药能抑制左心室心肌肥厚和心血管重构,有利于高血压与心力衰竭的治疗。

氯沙坦对肾脏血流动力学的影响与 ACE 抑制药相似,能拮抗 Ang Ⅱ对肾脏入球小动脉与出球小动脉的收缩作用。它还能增加尿酸与尿素排泄,降低血浆尿酸水平,有利于减轻高血压患者应用利尿药后可能引起的高尿酸血症。

【临床应用】 对原发性高血压有效,作用时间长。由于可缓解左心室肥厚和心血管重构、产生肾脏保护作用,对伴有糖尿病、肾病和慢性心功能不全患者疗效良好。与利尿药或钙通道阻滞药合用,可增强疗效。

【不良反应】 不良反应少,耐受性好,可长期服用。偶有头昏、头痛等 ACE 抑制药类似的反应,但咳嗽少见。低血压及严重肾功能不全患者慎用。应避免与补钾或留钾利尿药合用。禁用于孕妇、哺乳妇女及肾动脉狭窄者。

缬 沙 坦

缬沙坦(valsartan,代文,diovan)对 AT_1受体的亲和力比对 AT_2受体亲和力高 24000 倍。口服吸收快,口服后 4~6h 获最大降压效果,降压作用可持续 24h。生物利用度为 23%,与血浆蛋白结合率为 90% 以上,血浆 $t_{1/2}$为 6h。长期给药也能逆转左室肥厚和血管壁增厚。可单用或与其他抗高血压药物合用治疗高血压。不良反应发生率低,主要有头痛、头昏反应。低钠、血容量不足、肾动脉狭窄、胆汁性肝硬化或胆道梗阻患者,服用缬沙坦可引起低血压。应避免与补钾或留钾利尿药合用。禁用于孕妇和哺乳妇女。

厄 贝 沙 坦

厄贝沙坦(irbesartan)是一强效、长效的 AT_1受体阻断药。在体内不需生物转化即产生较氯沙坦强 10 倍的 AT_1受体阻断作用。生物利用度比氯沙坦及缬沙坦均高,达 60%~80%。血浆蛋白结合率为 90%。它经肝与肾双通道排泄,其药动学较少受肝、肾功能不全与年龄、性别的影响,血浆 $t_{1/2}$为 11~15h。口服后 3~4h获最大降压效果,降血压作用可维持 24h 以上。可单用或与其他抗高血压药合用治疗高血压。用于高血压合并糖尿病性肾病患者,能减轻肾损伤,减少尿蛋白,增加肌酐清除率。不良反应与氯沙坦、缬沙坦相似,厄贝沙坦耐受性好。

第四节 肾素抑制药

肾素(renin)的作用是促进血管紧张素原转化为 Ang Ⅰ,血管紧张素原是它的唯一底物,因此,抑制肾素的活性可使 RAAS 的限速过程受阻,导致体内 Ang Ⅰ、Ang Ⅱ及醛固酮含量下降,进而引起血管舒张,水钠排出量增加,血压下降。由于肾素在体内作用单一,肾素抑制剂的不良反应相对较少,不产生干咳。

阿 利 克 仑

阿利克仑(aliskiren)是 2007 年美国 FDA 批准的首个非肽类肾素抑制剂,用于高血压,该药口服有效,作用强。研究表明,阿利克仑直接抑制肾素,可以降低血浆肾素活性,抑制血管紧张素原转化为 Ang Ⅰ。阿利克仑无论单用,或与其他抗高血压药物联用,均能显著降低高血压患者的血压。每日只需服用 1 次,安全有效,有良好的耐受性。

第五节 醛固酮受体阻断药

醛固酮受体不仅存在于肾小管上皮细胞,在心肌、血管、脑等组织分布有大量醛固酮受体。醛固酮的长期大量分泌可促进心肌间质纤维化,心肌肥厚及心肌重构;增加血管平滑肌细胞内 Ca^{2+}浓度;与高血压、心肌缺血、心律失常及心力衰竭等病理过程有密切关系。临床心力衰竭的治疗中,长期应用 ACEI,常出现“醛固酮逃逸”现象,即醛固酮水平不能保持稳定持续的降低。故阻断醛固酮受体,可拮抗醛固酮的作用,保护心脏、血管、肾脏、脑等靶器官。

目前,临床应用的有螺内酯(spironolactone)和依普利酮(eplerenone)。螺内酯是非选择性醛固酮受体阻断药,能降低心力衰竭患者的病死率,但性激素相关的副作用明显。依普利酮为新型选择性醛固酮受体阻断药，对醛固酮受体有高度特异性。对雄激素和孕酮受体亲和力低，避免了性激素相关的副作用。用于综合治疗高血压、心力衰竭和心肌梗死，欧洲心脏病学会（ESC）、美国心脏学会/美国心脏病学会（AHA/ACC）均对该药的疗效给予肯定。已经成为一类治疗心力衰竭（需与其他药综合治疗）和高血压（与其他降压药联用）的重要药物。

复习指导

1. ACEI　卡托普利是第一个口服 ACEI。尚有依那普利、赖诺普利、福辛普利等。

主要药理作用：抑制 ACE，使 AngⅡ生成减少；减少缓激肽的降解，保存缓激肽活性，使 NO 和 PGI_2 生成增加；因此，ACEI 产生较强降压作用。此外，可改善血流动力学；降低肾血管阻力，改善肾功能；长期应用可抑制心肌肥厚和改善心血管重构；保护血管内皮细胞；增敏胰岛素受体，改善胰岛素抵抗。

临床应用：广泛用于高血压治疗，为一线药物；治疗充血性心力衰竭和心肌梗死；治疗糖尿病肾病，阻止肾功能的恶化。

不良反应：首剂低血压；咳嗽；高血钾。

2. AT_1 受体阻断药　包括氯沙坦、缬沙坦、伊白沙坦、坎替沙坦等。

药理作用：完全拮抗 AngⅡ的作用；对 AT_1 受体有高亲和力，作用强。

临床应用：治疗高血压；慢性充血性心力衰竭的治疗。

常用制剂及用法

卡托普利（captopril）　片剂：12.5mg/片、25mg/片；常用量：口服一次 25～50mg/次，2～3 次/天，按需要可增加剂量，但最大剂量不可超过 150mg/d。用于高血压首次剂量 25mg；用于心衰患者，首次剂量 6.25mg。因食物影响其吸收，需在进餐前 1h 服用。

依那普利（enalapril）　片剂：5mg/片、10mg/片；常用量：口服一次 5～20mg/次，1 次/天。用于高血压首次剂量 5mg，以后可根据病情增至 10～20mg/次，1 次/天；用于心衰患者，首次剂量 2.5mg；肾功能不全者或利尿药合用时剂量适当减少。

赖诺普利（lisinopril）　口服，初始剂量 10mg/次，逐渐增至 20～40mg/次，1 次/天。用于高血压首次剂量 2.5～5mg/d，逐渐增量；用于心衰患者，首次剂量 1.25～2.5mg，逐渐增量。

贝那普利（benazepril）　片剂：5mg/片；口服，10mg/次，1 次/天。用于抗高血压和充血性心力衰竭治疗量为 5～10mg/d。

福辛普利（fosinopril）　片剂：10mg/片、20mg/片；口服，首次剂量 10mg/d，维持剂量 20～40mg，个别病例可增至 80mg，1 次/天。用于抗高血压治疗量为 10～20mg/次。

氯沙坦（losartan）　片剂：50mg/片；用于抗高血压的常用量为：口服，50mg/次，1～2 次/天。将一日剂量增加至 100mg 以上，并不相应增加其降压作用，如未达到满意的降压效果，可合用氢氯噻嗪（12.5mg/d）或改用其他作用类型的抗高血压药。对已用大剂量利尿药或血容量减少者，应适当减少氯沙坦的剂量（25mg/次，1 次/天）。

缬沙坦（valsartan）　胶囊剂：80mg/胶囊、160mg/胶囊；常用量：口服 80mg/次，1 次/天，如降压疗效不满意，可将剂量增至 160mg/次，1 次/天或合用其他降压药。

伊白沙坦（erbesartan）　片剂：75mg/片、150mg/片、300mg/片；常用量：口服，150mg/次，1 次/天；最高剂量为 300mg/d。

（薛　勤）

第22章 利尿药和脱水药

学习要求

学习常用利尿药和脱水药的临床作用和不良反应；能根据水肿的发病病因及病理生理学特点，合理选择治疗药物。

第一节 利尿药

利尿药（diuretics）作用于肾脏，增加 Na^+、Cl^-等电解质和水的排出，产生利尿作用。临床上主要用于治疗各种原因引起的水肿，如心衰、肾衰、肾病综合征以及肝硬变；也可用于某些非水肿性疾病，如高血压、肾结石、高血钙症等的治疗。

一、利尿药作用的生理学基础

尿液生成包括肾小球滤过、肾小管和集合管的重吸收及分泌过程，常用的利尿药主要通过抑制肾小管和集合管对电解质和水的重吸收而产生利尿作用。

（一）肾小球

正常人肾小球滤过率为125ml/min，每日原尿达180L，但每日排出的终尿量仅1～2L，说明约99%的原尿在肾小管被重吸收，提示单纯增加肾小球滤过率的药物如氨茶碱、多巴胺等，其利尿作用很弱。

（二）肾小管

1. 近曲小管 原尿中65%～70%的 Na^+在此段被重吸收，其 Na^+的重吸收依靠近曲小管管腔膜上的 Na^+-H^+反向转运体（antiporter，countertransporter）。该转运体促进管腔内的 Na^+进入细胞，交换细胞内的 H^+。基底膜上的 Na^+-K^+-ATP 酶将吸收进入细胞内的 Na^+泵出细胞而进入组织间液。转运进入管腔的 H^+与 HCO_3^-生成 H_2CO_3。H_2CO_3不能被近曲小管直接转运，而是在碳酸酐酶的作用下进一步脱水成为 CO_2和 H_2O，然后转入细胞内，在碳酸酐酶的作用下再水化成为 H_2CO_3。H_2CO_3分解后，H^+用于 Na^+-H^+交换，HCO_3^-经 Na^+-HCO_3^-同向转运体（symporter，cotransporter）进入组织间液（图22-1）。碳酸酐酶抑制药可抑制碳酸酐酶活性，影响 Na^+-H^+交换而利尿。但作用于此段的药物并不呈明显的利尿作用，原因是近曲小管对 Na^+的重吸收被抑制后，近曲小管管腔内原尿量增多，小管扩张，原尿吸收面积增大；同时也由于代偿性地增加其他部位肾小管对 Na^+和水的重吸收率，抵消了近曲小管部位的效应。

2. 髓袢升支粗段 髓袢分降支和升支，其中升支粗段受利尿药的影响较大。原尿中30%～35%的 Na^+在髓袢升支粗段被重吸收，此段对 NaCl 的重吸收依赖于管腔膜上的 Na^+-K^+-$2Cl^-$同向转运体进行，进入细胞的 Na^+由基底膜上的 Na^+-K^+-ATP 酶转运至组织间液；在细胞内蓄积的 K^+经管腔膜上的 K^+通道返回管腔，形成 K^+的再循环，造成管腔内正电位，驱动管腔内 Mg^{2+}和 Ca^{2+}经细胞旁途径而重吸收，Cl^-经基底膜上的 Cl^-通道转运至组织间液。此段对水不通透，因而不仅稀释了管腔液，而且形成了此段髓质的高渗状态，当尿液流经集合管时，在抗利尿激素调节下，大量的水被重吸收，使尿液浓缩。高效能利尿药能抑制 Na^+-K^+-$2Cl^-$同向转运体，故也称其为袢利尿药（loop diuretics）。

3. 远曲小管 原尿中约10%的 Na^+在此段被重吸收。此段近端对 NaCl 的重吸收依赖于管腔膜上的 Na^+-Cl^-同向转运体，将管腔内的 Na^+、Cl^-转运至细胞内，然后 Na^+经 Na^+-K^+-ATP 酶转运至组织间液，Cl^-经基底膜 Cl^-通道转入组织间液。远曲小管对水也不通透，NaCl 的重吸收稀释了尿液。此段 Ca^{2+}在甲状旁腺激素的调节下，经管腔膜上的 Ca^{2+}通道和基底膜的 Ca^{2+}-Na^+交换而被重吸收。噻嗪类利尿药对 Na^+-Cl^-同向转运体有抑制作用。远曲小管远端对 NaCl 的转运方式与集合管类似。

4. 集合管 原尿中2%～5%的 Na^+在此段被重吸收。集合管的主细胞是 Na^+和 K^+交换部位，分别通过 Na^+通道和 K^+通道来吸收 Na^+、排出 K^+，进入主细胞的 Na^+通过基底膜的 Na^+-K^+-ATP 酶转运进入组织间液。由于 Na^+重吸收量超过 K^+分泌量，致使管腔出现负电位，驱动 Cl^-经细胞旁途径转运进入组织间液。醛固酮（aldosterone）通过与主细胞内的醛固酮受体结合而影响基因转录，进而增加 Na^+通道、K^+通道及 Na^+-K^+-ATP 酶活性，促进 Na^+的重吸收和 K^+的分泌。醛固酮拮抗药及钠通道阻滞药作用于此节段，抑制 Na^+的重吸收和 K^+的排泄，使血 K^+升高，故又称他们为保钾利尿药。作用于此节段以上部位的利尿药，致使到达集合管的 Na^+增多，通过 Na^+和 K^+交换而代偿

性重吸收 Na^+，增加 K^+ 的排出，使血 K^+ 降低，故这些药物又被称为排钾利尿药。

利尿药按其效能和作用部位可分为以下三类：

1. 高效利尿药 主要作用于髓袢升支粗段，如呋塞米、布美他尼、托拉塞米、依他尼酸等。

2. 中效利尿药 主要作用于远曲小管近端，如噻嗪类、氯噻酮等。

3. 低效利尿药 主要作用于远曲小管远端和集合管，如螺内酯、氨苯蝶啶、阿米洛利等。此外，低效利尿药还包括作用于近曲小管的碳酸酐酶抑制药，如乙酰唑胺。

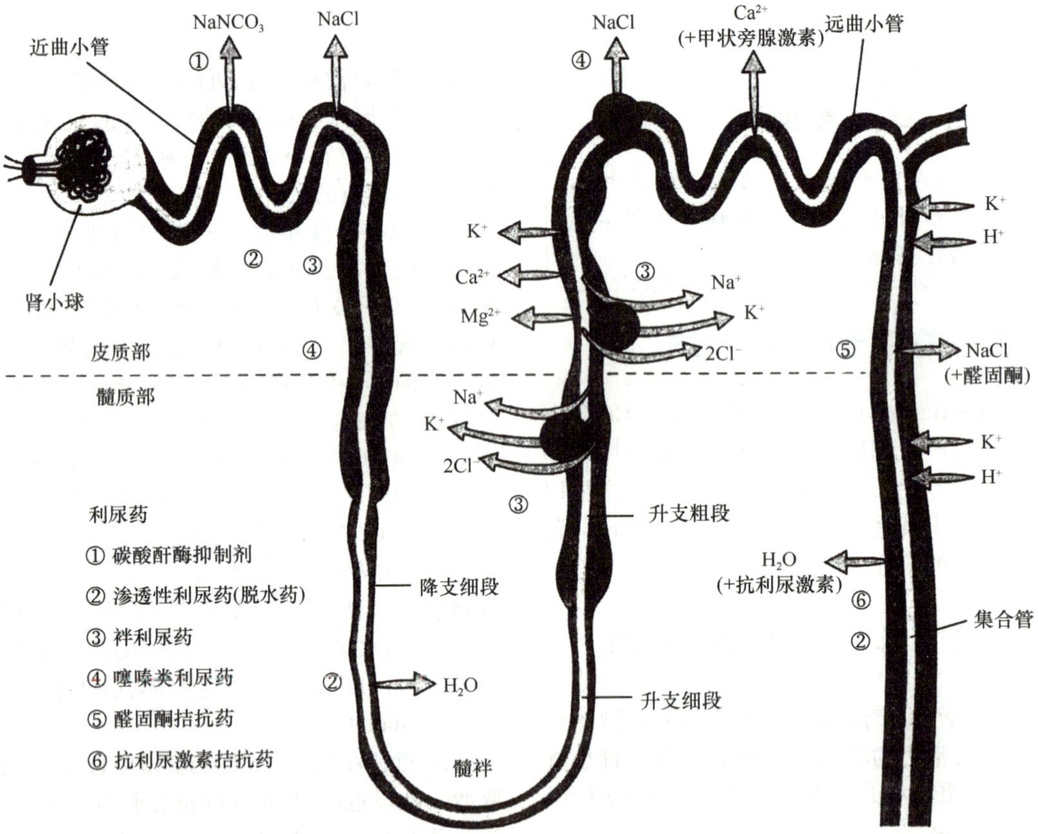

图 22-1 肾小管的离子转运及利尿药的作用部位

二、常用利尿药

（一）高效利尿药

本类药物的药理作用相似，目前常用的药物有呋塞米（furosemide，速尿，呋喃苯胺酸）、布美他尼（bumetanide）、托拉塞米（torasemide）和依他尼酸（ethacrynic acid，利尿酸）等，以呋塞米最为常用。

【体内过程】 呋塞米、布美他尼和依他尼酸口服 30min 内起效，疗效持续 6h 左右；静注 10min 内起效，疗效持续约 2h；$t_{1/2}$ 为 1h 左右，主要以药物原形经近曲小管有机酸分泌机制从肾脏排泄。托拉塞米口服和静注的起效时间分别为 1h 和 10min，疗效分别持续 6~8h 和 2h 左右；$t_{1/2}$ 约为 4h，主要在体内经肝药酶代谢后从肾脏排泄。

【药理作用及作用机制】

1. 利尿作用 高效利尿药的利尿作用迅速强大，能使肾小管对 Na^+ 的重吸收由原来的 99.4% 下降为 70%~80%。正常状态下，持续给予大剂量呋塞米可使成人 24h 内排尿达 50~60L；发挥最大效能时，几乎可完全阻断髓袢升支粗段 Na^+、K^+、Cl^- 的重吸收。利尿作用效价强度由强到弱依次排列为：布美他尼、托拉塞米、呋塞米、依他尼酸。利尿作用机制是抑制髓袢升支粗段 Na^+-K^+-$2Cl^-$ 同向转运体。因阻止管腔正电位的形成，抑制了 Ca^{2+}、Mg^{2+} 重吸收，长期应用可致低镁血症。由于 Ca^{2+} 在远曲小管可被主动重吸收，故一般不引起低钙血症。输送到远曲小管和集合管的 Na^+ 增加又促使 Na^+-K^+ 交换增多，使 K^+ 排出进一步增加（故称为排 K^+ 性利尿药）。大剂量呋塞米也抑制近曲小管的碳酸酐酶活性，使 HCO_3^- 排出增加。可见，高效利尿药可使尿中 Na^+、K^+、Cl^-、Mg^{2+}、Ca^{2+}、HCO_3^- 排出增多。

2. 扩张血管 高效利尿药对血管有直接扩张作用，呋塞米能扩张肾血管，增加肾血流量，改变肾血流分布。对充血性心衰者，呋塞米和依他尼酸可扩张小静脉，减轻心脏负荷，降低左室充盈压，减轻肺水肿。

其作用机制可能与该类药促进 PGE_2 合成有关。

【临床应用】

1. 急性肺水肿和脑水肿 静脉注射呋塞米等高效能利尿药能迅速扩张容量血管,使回心血量减少,在利尿作用发生之前即可缓解急性肺水肿,是急性肺水肿迅速有效的治疗手段之一。同时由于利尿作用,致使血液浓缩,血浆渗透压增高,也有利于消除脑水肿,对脑水肿合并心衰者尤为适用。

2. 其他严重水肿 治疗心、肝及肾性水肿等各类水肿。因利尿作用强大,一般不宜首选,多用于其他利尿药无效的严重水肿患者。

3. 急、慢性肾功能衰竭 急性肾衰时,此类药物可增加尿量和 K^+ 的排出,冲洗肾小管,减少肾小管的萎缩和坏死,对甘露醇无效的急性少尿者,或因左心衰而忌用甘露醇者可获良效。对慢性肾衰,应用大剂量呋塞米(100~2000mg/d),可使尿量明显增加。由于布美他尼在尿液中产生疗效所需的摩尔浓度较呋塞米低得多,故肾衰时其利尿作用的减弱程度低于呋塞米,在某些肾衰患者应用大剂量呋塞米无效时,本药可能有效。

4. 高钙血症 本类药可抑制 Ca^{2+} 重吸收,降低血钙。高钙血症危象时,可静脉注射呋塞米 40~80mg,以后按情况每 2~6h 重复一次,可使血钙迅速降低。

5. 加速某些毒物的排泄 应用本类药物,同时配合输液,使尿量一日内达 5L 以上。主要用于某些以原形经肾排泄的药物中毒抢救,如水杨酸类、长效巴比妥类、氟化物、碘化物及溴剂等。

【不良反应】

1. 水与电解质紊乱 常为过度利尿引起,表现为低血容量、低血钾、低血钠、低氯性碱血症等,其中以低血钾最为常见,一般在用药后 1~4 周出现,其症状为恶心、呕吐、腹胀、无力,可导致严重心律失常的发生,故应注意补充钾盐或加服保钾利尿药。长期应用还引起低血镁。由于 Na^+-K^+-ATP 酶的激活需要 Mg^{2+},当低血钾与低血镁同时存在时,如不纠正低血镁,即使补充 K^+ 也不易纠正低钾血症。

2. 耳毒性 表现为眩晕、耳鸣、听力减退或暂时性耳聋,这可能与药物引起内耳淋巴液电解质成分的改变及耳蜗毛细胞损伤有关。此毒性呈剂量依赖性,肾功能不全或同时使用其他有耳毒性的药物时更易发生。依他尼酸最易引起耳毒性,且可发生永久性耳聋;布美他尼的耳毒性最小,为呋塞米的 1/6,适合听力有缺陷的患者选用。

3. 高尿酸血症 利尿后血容量降低,细胞外液容积减少,致使尿酸经近曲小管的重吸收增加;又因本类药物中的呋塞米、布美他尼和依他尼酸与尿酸竞争有机酸分泌途径,故长期用药时多数患者可出现高尿酸血症,但临床痛风发生率较低。

4. 其他 ①胃肠道反应:有恶心、呕吐、上腹部不适等,大剂量可引起胃肠道出血。②过敏反应:表现为皮疹、皮炎,偶见血小板减少、粒细胞缺乏、溶血性贫血、间质性肾炎等。呋塞米、托拉塞米和布美他尼有磺胺结构,与磺胺类药有交叉过敏反应。

【药物相互作用】 本类药物与氨基糖苷类抗生素合用会加重耳毒性,与阿司匹林、双香豆素、华法林合用会竞争血浆蛋白而易致出血,与糖皮质激素类药物合用易致低血钾,故应避免与这些药物合用。

(二)中效利尿药

本类药物包括噻嗪类(thiazides)和类似噻嗪类利尿药。噻嗪类利尿药包括氯噻嗪(chlorothiazide)、氢氯噻嗪(hydrochlorothiazide)、环戊噻嗪(cyclopenthiazide)、苄氟噻嗪(bendroflumethiazide),其中以氢氯噻嗪最为常用。

类似噻嗪类利尿药化学结构与噻嗪类不同,但药理作用、利尿作用机制及主要用途等与噻嗪类相似,包括氯噻酮(chlortalidone,氯酞酮)、吲哒帕胺(indapamide)、美托拉宗(metolazone)、喹乙宗(quinethazone)等。

【体内过程】 噻嗪类脂溶性较高,口服吸收迅速而完全,除氯噻嗪以外,其他噻嗪类口服吸收率在 70%以上。口服后 1~2h 起效,4~6h 血药浓度达高峰,但作用维持时间不同,有短、中、长效之分。本类药物在肾脏分布最多,肝脏次之,其他组织分布很少;主要以原形从肾小管分泌排泄。

【药理作用及作用机制】

1. 利尿作用 噻嗪类具有中等强度的利尿作用,其作用机制是抑制远曲小管近端 Na^+-Cl^- 同向转运体。远曲小管和集合管的 Na^+ 增加促使 Na^+-K^+ 交换增多,使 K^+ 排出增加(即排 K^+ 性利尿药)。噻嗪类对碳酸酐酶有一定的抑制作用,故略增加 HCO_3^- 的排泄。本类药能促进远曲小管由甲状旁腺激素调节的 Ca^{2+} 重吸收过程,减少尿钙含量;还能增加 Mg^{2+} 的排泄。可见,应用此类药物后,尿中 Na^+、Cl^-、K^+、Mg^{2+}、HCO_3^- 排出增加。

2. 降压作用 噻嗪类用药早期是通过利尿使血容量减少而降压,长期用药则通过扩张外周血管而产生降压作用(见第 23 章)。

3. 抗利尿作用 噻嗪类能明显减少尿崩症患者的尿量及口渴等症状,减轻口渴感主要是因排钠而使血浆渗透压降低的结果;其抗利尿作用机制不明。

【临床应用】

1. 水肿 可用于各种原因引起的水肿,其中对轻、中度心源性水肿有较好疗效,是治疗慢性心功能不全的常用药物之一;对肾性水肿的疗效与肾功能损害程度有关,受损较轻者效果较好;肝性水肿应用时要补钾或与保钾利尿药合用,以防低血钾诱发肝昏迷。也用于肾上腺皮质激素与雌激素过多引起的水肿及妊娠中毒症水肿等。

2. 高血压病 噻嗪类是治疗高血压病的基础药物，多与其他降压药合用，以增强疗效和减少不良反应。

3. 其他 可用于肾性尿崩症及抗利尿激素无效的垂体性尿崩症的治疗；也用于高尿钙伴有肾结石者。

【不良反应】

1. 电解质紊乱 如低血钾、低血镁、低血钠、低氯性碱血症等。

2. 高尿酸血症 在肾小管，噻嗪类药可与尿酸的分泌产生竞争，使尿酸的分泌速率降低，导致高尿酸血症，痛风者慎用。

3. 代谢性障碍 ①高血糖症：长期服用可致糖耐量降低，血糖升高，使糖尿病患者病情加重，隐性糖尿病者可因此出现症状，其原因可能是抑制了胰岛素的分泌及减少组织利用葡萄糖。②脂代谢失常：长期服用可引起血浆胆固醇、甘油三酯、低密度脂蛋白升高，高密度脂蛋白降低。噻嗪类所引起的代谢性障碍与剂量有关，应用时宜用小剂量。糖尿病、脂代谢失常者慎用。

4. 其他 ①过敏反应：可见皮疹、瘙痒症、光敏性皮炎等，偶见溶血性贫血、血小板减少等。噻嗪类药和磺胺类药有交叉过敏反应。②胃肠道反应：少数人出现恶心、呕吐、腹泻等。

问 题 讨 论

为什么三种利尿药中噻嗪类是治疗高血压的主要用药？

（三）低效利尿药

本类药物作用弱，单用效果差，主要与其他利尿药合用，提高利尿效果，减少不良反应。此类药物包括保钾利尿药和碳酸酐酶抑制药。

螺 内 酯

螺内酯（spironolactone）又名安体舒通（antisterone），是人工合成的甾体化合物。

【药理作用及作用机制】 远曲小管远端和集合管的细胞内有醛固酮的胞浆受体，醛固酮能与之结合成醛固酮-受体复合物，然后转位进入胞核诱导特异DNA的转录、翻译，产生醛固酮诱导蛋白，进而增加Na^+通道、K^+通道及Na^+-K^+-ATP酶的活性，促进Na^+-K^+交换。螺内酯的化学结构与醛固酮相似，与醛固酮有竞争性拮抗作用，能与醛固酮竞争受体，阻止醛固酮-受体复合物的形成，从而干扰受醛固酮调节的Na^+-K^+交换过程，抑制Na^+重吸收和减少K^+的分泌，呈现保钾排钠的利尿作用。螺内酯的利尿作用弱，起效缓慢而作用持久，服药后1d起效，2～3d达最大利尿效应，停药后作用可持续2～3d。

【临床应用】

1. 水肿 治疗与醛固酮升高有关的顽固性水肿，对肝硬化和肾病综合征水肿的患者较为有效。

2. 充血性心力衰竭 醛固酮拮抗药即可拮抗醛固酮所引起的水钠潴留，又可抑制醛固酮的促进心肌纤维化作用，防止心肌重构，在心衰的治疗中具有重要意义。

3. 低钾血症的预防 与噻嗪类利尿药合用，增强利尿效果并预防低钾血症。

【不良反应】 常见的为高钾血症和胃肠道反应，尤其在肾功能不良时更易发生高钾血症，故肾功能不全者禁用。也可出现中枢症状，如头痛、困倦、精神紊乱等。还有性激素样作用，可致男性乳腺发育、勃起障碍，女性多毛、月经不调、乳房胀痛等。

氨苯蝶啶和阿米洛利

氨苯蝶啶（triamterene）和阿米洛利（amiloride）具有相同的药理作用，均作用于远曲小管远端和集合管，通过阻滞管腔侧Na^+通道而减少Na^+的重吸收。同时由于减少Na^+的重吸收，使管腔的负电位降低，导致驱动K^+分泌的动力减少，抑制了K^+分泌，因而产生排钠、利尿、保钾的作用。此作用与醛固酮无关。两药起效较快，口服2h起效，4～8h达作用高峰，氨苯蝶啶利尿作用可维持12～16h，阿米洛利可维持24h左右。临床上常与排钾利尿药合用治疗顽固性水肿，也用于对氢氯噻嗪或螺内酯无效的病例。

两药的不良反应较少，偶见嗜睡、恶心、呕吐、腹泻等消化道症状。长期服用可致高钾血症，严重肝、肾功能不全及有高钾血症倾向者禁用。

问 题 讨 论

保钾利尿药在临床上有什么治疗意义？

乙 酰 唑 胺

乙酰唑胺（acetazolamide）为碳酸酐酶抑制药。能抑制近曲小管碳酸酐酶，使H^+和HCO_3^-生成减少，影响Na^+-H^+交换，导致Na^+、H_2O和HCO_3^-排出增加而产生利尿作用。乙酰唑胺还能抑制肾脏以外部位的碳酸酐酶，如抑制眼睫状体碳酸酐酶，减少房水生成，使眼压降低；抑制脉络丛碳酸酐酶，减少脑脊液生成。本药的利尿作用很弱，且长期应用会导致耐受性的发生，故很少作为利尿药使用，目前主要用于一些非水肿性疾病的防治，如青光眼的治疗及急性高山病所致脑水肿的预防。因本药可增加尿中HCO_3^-排出而碱化尿液，故可用于促进尿酸、胱氨酸和弱酸性药物（如阿司匹林、巴比妥类）的排泄。本药也可用于纠正代谢性碱中毒，如心力衰竭患者过多使用利尿药造成的代谢性碱中毒和呼吸性酸中毒继发的代谢性碱中毒等。

常见的不良反应为困倦、面部和四肢麻木感，久用可致代谢性酸血症及低钾血症等。乙酰唑胺可使尿液呈碱性，导致碱性尿液中的钙、草酸和磷酸盐易于沉积，而且钙盐在碱性尿中相对难溶，易形成肾结石。本药属磺胺类衍生物，可能会造成一些类似于磺胺类药物所致的不良反应，如骨髓抑制、皮肤反应、肾损害等。

第二节 脱 水 药

脱水药（dehydrating agents）又称渗透性利尿药（osmotic diuretics），通过静脉注射给药，依其物理学性质来提高血浆渗透压，产生组织脱水作用；当其通过肾脏时，能增加水和部分离子的排出，产生渗透性利尿作用。此类药物具备如下特点：①静脉注射后不易从血管透入组织液中；②易经肾小球滤过；③不易被肾小管重吸收；④在体内不易被代谢。

甘 露 醇

甘露醇（mannitol）是一种己六醇，临床主要用20%的高渗溶液。

【药理作用】

1. 脱水作用 口服不易吸收，只产生泻下作用。静脉注射后，迅速提高血浆渗透压，使组织间液水分向血浆转移而产生组织脱水作用，可降低颅内压和眼内压。

2. 利尿作用 静脉注射甘露醇后，一般在10min左右产生利尿作用，2～3h利尿作用达高峰，作用持续6h以上。利尿作用的产生与下列因素有关：①通过稀释血液而增加循环血容量及肾小球滤过率；②其被肾小球滤过后不易被重吸收，使肾小管内液渗透压升高，减少了水在肾小管的重吸收，且本药能抑制髓袢升支对NaCl的重吸收，降低髓质高渗区渗透压，减少集合管中水的重吸收；③能扩张肾血管，增加肾髓质血流量，使髓质间液 Na^+ 和尿素易随血流移走，这也有助于降低髓质高渗区的渗透压而利尿。

【临床应用】

1. 脑水肿及青光眼 甘露醇是目前降低颅内压安全有效的首选药，用于脑外伤、脑瘤及脑组织缺氧等引起的水肿。本药也降低青光眼患者的房水量及眼内压，短期用于青光眼急性发作及患者术前应用以降低眼压。

2. 预防急性肾功能衰竭 在少尿时，若及时应用甘露醇，通过脱水作用，可减轻肾间质水肿。同时渗透性利尿效应可维持足够的尿量，稀释肾小管内的有害物质，从而保护肾小管免于萎缩、坏死。此外，还能改善急性肾衰早期的血流动力学变化，对肾衰伴有低血压者有较好疗效。

【不良反应】 较少，注射过快可引起一过性头痛、眩晕和视力模糊。因可增加循环血量而增加心脏负荷或致肺水肿，故心功能不全者禁用。

山 梨 醇

山梨醇（sorbitol）是甘露醇的同分异构体，作用与应用同甘露醇，但其水溶性较高，一般可制成25%高渗液使用。本药进入体内大部分在肝内转化为果糖，故作用较弱。

高渗葡萄糖

50%的高渗葡萄糖（hypertonic glucose）也有脱水和渗透性利尿作用，但因其可部分地从血管弥散进入组织中，且易被代谢，故作用弱、不持久，一般与甘露醇合用治疗脑水肿和急性肺水肿。

复 习 指 导

1. 高效利尿药作用于肾小管髓袢升支粗段，抑制 Na^+-K^+-$2Cl^-$ 同向转运系统，还能直接扩张血管。急性肺水肿首选，还用于其他水肿、充血性心力衰竭、高钙血症等。水及电解质紊乱和耳毒性突出。

2. 中效利尿药作用于远曲小管近端，抑制 Na^+-Cl^- 同向转运，中效利尿，还有降压和抗利尿作用。主要用于水肿和高血压治疗。常见水及电解质紊乱、过敏和代谢改变。

3. 低效利尿药作用于远曲小管远端和集合管，低效利尿，部分为保钾利尿药。主要与其他利尿药合用治疗水肿、高血压，以保持血钾稳定。

4. 脱水药实质上为渗透性利尿药。

常用制剂及用法

呋塞米（furosemide） 片剂：20mg/片。20mg/次，3次/天。为避免发生电解质紊乱，应从小剂量开始，间歇给药，即服药1～3天，停药2～4天。注射剂20mg/2ml。20mg/次，肌内注射或稀释后缓慢静注，每日或隔日一次。

氯噻嗪（chlorothiazide） 片剂：25mg/片。25mg/次，1次/天。

氢氯噻嗪（hydrochlorothiazide） 片剂：25mg/片。25～50mg/次，2次/天，针对不同的疾病，用药次数可以有所变动。

环戊噻嗪（cyclopenthiazide） 片剂：0.25mg/片。利尿0.25～0.5mg/次，1～2次/天。降血压0.125～0.25mg/次，1～2次/天，维持量0.25mg/d。

氯噻酮(chlortalidone)　片剂:50mg/片、100mg/片。100mg/次,1次/天或隔日一次。

吲哒帕胺(indapamide)　片剂:2.5mg/片。2.5mg/片,1次/天。

美托拉宗(metolazone)　片剂:2.5mg/片、5mg/片、10mg/片。水肿5~10mg/次,1次/日。高血压2.5~5mg/次,1次/天。

螺内酯(antisterone)　胶囊(微粒):20mg/胶囊。口服,20mg/次,3~4次/天。

氨苯蝶啶(triamterene)　片剂:50mg/片。50~100mg/次,2次/天或3次/天。

阿米洛利(amiloride)　片剂:2.5mg/片。2.5mg/次,1次/天,必要时2次/天,早晚0.25g/次,与食物同服。

甘露醇(mannitol)　注射液:20g/100ml、50g/250ml。1~2g/kg,静滴。必要时4~6h重复使用一次。

(辛晓明　高　山)

第23章 抗高血压药

学习要求

认识高血压的主要危害及靶器官损伤，学习抗高血压的分类，主要代表药物的药理作用及作用机制，临床应用，不良反应。能够针对高血压类型，合理选择药物，并提出初步的药物治疗方案。

抗高血压药(antihypertensive drugs)，又称降压药(hypotensive drugs)。高血压是严重危害人类健康的常见病、多发病，成人高血压发病率为15%～20%。我国高血压患者已逾1亿人口，且呈明显增长趋势。我国现采用国际上统一的高血压诊断标准，1999年世界卫生组织和国际高血压协会(WHO/ISH)规定：未应用抗高血压药物者的血压≥140/90mmHg(18.7/12.0kPa)即可诊断为高血压。绝大部分高血压病因不明，称为原发性高血压(primary hypertension)，亦称高血压病，占高血压患者中的90%～95%。少数高血压由原发病引起，称为继发性高血压(secondary hypertension)，占高血压患者中的5%～10%，往往是某些疾病的临床表现，本身有明确而独立的病因。高血压的最大危害是导致心、脑、肾等重要器官的严重病变，包括脑血管意外、冠心病、心力衰竭及肾功能衰竭等并发症，故高血压又被称为"无声杀手"。总体上，高血压人群平均寿命较正常人群缩短10～20年。恶性高血压如不经治疗，可在一年内死亡。因此世界各国都在研究高血压病和抗高血压药物。

根据血压升高程度和心、脑、肾等靶器官损害的程度，高血压又分为1、2、3级或轻、中、重型高血压病(表23-1)。据流行病学调查表明，血压愈高，发生脑、心、肾并发症愈多，寿命愈短。许多大规模临床调查表明，合理应用抗高血压药，控制危险因素，使高血压持续地维持于正常血压状态，可降低脑卒中、心力衰竭和肾功能衰竭的发生率及病死率，提高患者的生活质量，延长寿命。若能配合非药物治疗，如低盐饮食，减少饮酒，控制体重，改变生活方式等，当可取得更好的效果。治疗高血压的主要目的是最大限度地降低心血管发病和死亡的总危险。

表23-1 (成人)高血压分期或分类(WHO/ISH，1999年)

血压分类	SBP(mmHg)	DBP(mmHg)
理想血压	<120	<80
正常血压	<130	<85
临界高血压	130～139	或85～89
1级高血压	140～159	或90～99
2级高血压	160～179	或100～109
3级高血压	≥180	或≥110

注：SBP为收缩压，DBP为舒张压1、2、3级相当于"轻、中、重度"或JNC的"Ⅰ、Ⅱ、Ⅲ期"

高血压病的发病机制尚未完全明了，但已知高血压的发生发展与体内许多系统的神经-体液调节机制紊乱有关，其中最主要的有交感神经-肾上腺素系统及RAAS活动增强。两种机制共同促进了高血压的发生发展。

第一节 抗高血压药的作用机制及药物分类

动脉血压形成的基本因素是心输出量和外周血管阻力。心输出量受心脏功能、回心血量和血容量的影响，血管阻力受小动脉紧张度的影响。抗高血压药可分别作用于上述不同的环节，产生降压作用。根据抗高血压药物的作用部位或机制，可将其分为以下几类：

(一) 利尿降压药

如氢氯噻嗪(hydrochlorothiazide)、氯噻酮(chlortalidone)、吲哒帕胺(indapamide)等。

(二) RAAS抑制药

1. ACEI 如卡托普利(captopril)、依那普利(enalapril)、雷米普利(ramipril)等。

2. AngⅡ受体阻断药 如氯沙坦(losartan)、厄贝沙坦(irbesartan)、缬沙坦(valsartan)等。

(三) 钙通道阻滞药

如硝苯地平(nifedipine)、维拉帕米(verapamil)、尼群地平(nitrendipine)、氨氯地平(amlodipine)等。

(四) 交感神经抑制药

1. 中枢性降压药 如可乐定(clonidine)、利美尼定(Rilmenidine)等。

2. 神经节阻断药 如樟磺咪芬(trimetaphan camsilate)等。

3. 去甲肾上腺素能神经末梢阻断药 如利血平(reserpine)、胍乙啶(ismelin)等。

4. 肾上腺素受体阻断药

(1) β受体阻断药:如普萘洛尔(propranolol)、美托洛尔(metoprolol)等。

(2) α受体阻断药:如哌唑嗪(prazosin)、特拉唑嗪(terazosin)等。

(3) α及β受体阻断药:如卡维地洛(carvedilol)、拉贝洛尔(labetalol)等。

(五) 血管扩张药

1. 血管平滑肌扩张药 如肼屈嗪(hydrazine)、硝普钠(sodium nitroprusside)等。

2. 钾通道开放药 如米诺地尔(minoxidil)等。

3. 5-HT受体阻断药 如酮色林(ketanserin)。

目前临床常用的抗高血压药是利尿药、ACE抑制药、AngⅡ受体阻断药、钙通道阻滞药、β受体阻断药。α_1受体阻断药、中枢性降压药及血管扩张药等较少单独使用,但在联合用药和复方制剂中仍常使用。

第二节 常用抗高血压药

一、利 尿 药

【药理作用】 噻嗪类利尿药是常用降压药,具有中等强度的利尿作用,长期用药则通过扩张外周血管而产生降压作用。降压作用温和、持久,对患者立位和卧位均有降压作用,长期用药无明显耐受性,大多数患者一般用药2~4周就可以达到最大疗效。噻嗪类利尿药与扩血管药以及某些交感神经抑制药合用,可产生协同或相加作用。

【作用机制】 利尿降压的确切机制尚不十分明确。目前认为,用药初期降压作用是通过排钠利尿,减少细胞外容量和血容量,导致心输出量降低。长期应用后血容量和心输出量逐渐恢复至给药前水平,但外周血管阻力持续降低,降压作用持续维持。其长期降压作用的机制可能因长期排钠而降低血管平滑肌细胞内Na^+浓度,进而通过Na^+-Ca^{2+}交换机制,使胞内Ca^{2+}浓度降低,从而使血管平滑肌对缩血管物质的反应性减弱。

【临床应用】 利尿药是治疗高血压的常用基础药物,使用安全、有效、价廉。噻嗪类利尿药单独应用适宜于轻、中度高血压,治疗时应选择小剂量。降压作用在老年高血压患者,长期应用小剂量噻嗪类利尿药能较好地控制血压,也能降低心、脑血管疾病如脑中风和心力衰竭的发生率和死亡率。若不能有效控制血压,则应合用或换用其他抗高血压药。

单用噻嗪类利尿药治疗,尤其是长期使用可伴有低钾血症,应合用保K^+利尿药或合用ACE抑制药可减少K^+的排出。长期大量使用噻嗪类常导致电解质改变外,尚对脂质代谢、糖代谢产生不良影响。其中可导致血糖升高,对高血压合并糖尿病的患者使用要慎重。对合并有氮质血症或尿毒症的患者或高血压危象患者可选用高效利尿药呋塞米,因其增加肾血流量,并可强效排钠利尿。

吲 哒 帕 胺

吲哒帕胺(indapamide)为噻嗪样利尿药,该药口服吸收迅速,生物利用度达93%以上,多次给药8~12周达峰作用,作用维持8周。$t_{1/2}$为14~18h。降压作用除与利尿作用有关外,还可舒张小动脉,降低血管壁张力,降低血管对升压物质的反应性,降低外周血管阻力而产生降压作用。降压作用机制未明,其利尿作用不能解释降压作用,因降压作用出现的剂量远小于利尿作用的剂量,可能的机制包括以下几个方面:调节血管平滑肌细胞的钙内流;刺激PGE_2和PGI_2的合成;用于轻、中度高血压,具有明显逆转心肌肥厚的作用。不良反应少,大剂量应用时,血钾可轻度下降,血尿酸略升高,但程度较噻嗪类利尿剂为轻。对血糖、血脂无明显影响,故伴有高脂血症的高血压患者可选用吲哒帕胺代替噻嗪类利尿药。

二、肾素-血管紧张素-醛固酮系统抑制药

RAAS在心血管活动和水电解质平衡中起着重要的调节作用。不仅存在于循环系统,而且存在于心脏、脑组织及血管中。循环及组织中RAAS活性变化与高血压、充血性心力衰竭等心血管疾病的发病密切相关。作用于RAAS系统的抗高血压药包括:ACE抑制药(ACEI)、AT_1受体阻断药、肾素抑制药及醛固酮受体阻断药,见图21-1。

(一) ACE抑制药

卡托普利(captoril)为第一个口服有效的ACEI,随后研究开发应用的有依那普利(enalapril)、雷米普利(ramipril)、赖诺普利(lisinopril)、贝那普利(benazepril)、福辛普利(fosinopril)、培哚普利(perindopril)等。目前临床应用的ACE抑制药有十余种。

ACEI的应用,能抑制ACE活性,使AngⅡ的生成减少,减少缓解激肽的降解,扩张血管,有效降低血压,对高血压并发症、心功能不全及缺血性心脏病等也有良效。临床将该类药列为高血压合并糖尿病、左心室肥厚、左心功能障碍、急性心肌梗死、慢性肾病患者及预防中风复发等的首选药物。

卡托普利

【药理作用】 卡托普利(captoril,巯甲丙脯酸,开搏通)对原发性高血压和肾性高血压均有降压作用,降压作用不伴有反射性心率加快,且能减轻心脏负荷,增加冠脉血流量,改善心脏功能,提高心肌梗死后的存活率。能降低肾血管阻力,增加肾血流量,保护肾脏。可预防和逆转心肌与血管的重构,具有抗动脉粥样硬化作用。能改善胰岛素抵抗。

【临床应用】 卡托普利适用于各型高血压,目前为抗高血压治疗的一线药物之一,在各类抗高血压药物中,卡托普利逆转高血压左室心肌肥厚的作用最为显著,能防止或延缓高血压并发糖尿病性肾病的进展,尤其适用于合并有糖尿病及胰岛素抵抗、左心室肥厚、心力衰竭、急性心肌梗死的高血压患者,可明显改善生活质量且无耐受性,连续用药一年以上疗效不会下降,而且停药不反跳。卡托普利与利尿药及 β 受体阻断药合用于重型或顽固性高血压疗效较好。

【不良反应与注意事项】 卡托普利的毒性小,耐受性良好。长期用药后不良反应主要为刺激性干咳,可能因卡托普利抑制 ACE,使缓激肽和 P 物质代谢在肺内蓄积。其他可出现皮疹、瘙痒、嗜酸细胞增多、味觉缺失等青霉胺样反应,可能与卡托普利结构中含—SH 有关。

问题讨论

高血压患者早期治疗应选择什么药物?如何应用?其理论基础是什么?

(二) AngⅡ受体(AT_1受体)阻断药

AT_1受体阻断药在受体水平阻断 RAAS,与 ACE 抑制药相比,有作用专一的特点,具有良好的降压作用,而没有 ACE 抑制药的咳嗽、血管神经性水肿等不良反应。

AngⅡ的生成除通过 ACE 代谢途径外,相当部分的 AngⅡ是通过糜酶(chymase)途径形成。循环中 RAAS 以 ACE 途径为主,而组织中的 RAAS 则以糜酶为主,如在心肌有 80% 的 AngⅡ为糜酶催化形成。ACE 抑制药不能抑制糜酶途径,而 AT_1受体阻断药能特异性阻断 AT_1受体,阻断不同途径生成的 AngⅡ作用于 AT_1受体,从而抑制 AngⅡ的心血管作用。

AT_1受体阻断药有氯沙坦(losartan)、缬沙坦(valsartan)、厄贝沙坦(irbesartan)、坎替沙坦(candesartan)、替米沙坦(telmisartan)等,具有受体亲和力高、选择性强、口服有效、作用时间长、无激动作用等优点。

氯　沙　坦

氯沙坦阻断 AT_1受体,取消 AngⅡ的促心血管细胞增殖肥大作用,长期用药能抑制左室心肌肥厚和心血管重构,有益于高血压与心力衰竭的治疗。

用于治疗各型高血压,由于可缓解左心室肌肥厚和心血管重构、产生肾脏保护作用,对伴有糖尿病、肾病和慢性心功能不全患者有良好疗效。若用药 3~6 周后血压下降仍不理想,与利尿药或钙通道阻滞药合用,可增强降压疗效。

氯沙坦不良反应的发生率明显低于卡托普利。少数患者用药后可出现眩晕。可引起低血压、肾功能障碍、高血钾等。禁用于孕妇、哺乳妇女及肾动脉狭窄者。

缬　沙　坦

缬沙坦(valsartan)作用与氯沙坦相似。对 AT_1受体的亲和力比对 AT_2受体的亲和力强 24 000 倍。生物利用度 25%,原发性高血压患者口服 80mg 后,达峰时间 4~6h,降压作用可持续 24h,$t_{1/2}$为 6~8h。长期用药也能逆转左心室肥厚和心血管重构。

可单独使用或与其他抗高血压药合用治疗高血压。不良反应发生率较低,主要有头痛、头晕、疲乏等。

厄贝沙坦

厄贝沙坦(irbesartan)是强效、长效的 AT_1受体阻断药,可单用或与其他抗高血压药合用治疗高血压。用于高血压合并糖尿病性肾病患者,能减轻肾损害,减少尿蛋白。

三、钙通道阻滞药

钙通道阻滞药(CCBs)也称钙拮抗药(calcium antagonists),常用有硝苯地平(nifedipine)、尼卡地平(nicardipine)、尼群地平(nitrendipine)、尼莫地平(nimodipine)、尼索地平(nisoldipine)、拉西地平(lacidipine)、氨氯地平(amlodipine)、维拉帕米(verapamil)、地尔硫䓬(diltiazem)等。本类药物通过选择性阻断电压依赖性钙通道,使跨膜 Ca^{2+} 内流减少,导致小动脉平滑肌松弛,降低外周阻力,使血压下降,对多数静脉血管无明显影响。

钙拮抗药临床用于治疗高血压、心律失常、心绞痛、慢性心功能不全等疾病。各类钙拮抗药对心脏和血管的选择性不同,以维拉帕米对心脏作用最强,硝苯地平作用较弱,地尔硫䓬介于两者之间。

硝苯地平

【药理作用】 硝苯地平(nifedipine)对各型高血压均有降压作用,降压作用快而强,但对正常血压者影响不明显。降压时能反射性引起心率加快,心排出量增加,血浆肾素活性增高,但较直接扩血管药作用弱,加用 β 受体阻断药可避免这些作用并增强降压效应。对糖、脂质代谢无不良影响。

【临床应用】 用于治疗轻、中、重度高血压，尤其适用低肾素性高血压，可单用或与利尿药、β 受体阻断药、ACE 抑制药合用。亦适用于合并心绞痛、肾脏疾病、糖尿病、哮喘、高脂血症及恶性高血压患者。目前多推荐使用缓释与控释剂型，因其使用方便，不良反应较少，可减少硝苯地平引起的交感神经反射性活动增强，适应于高血压长期治疗。

【不良反应与注意事项】 常见不良反应有头痛、颜面潮红、眩晕、心悸、窦性心动过速。个别会发生舌根麻木、口干、恶心、食欲不振、踝部水肿等。踝部水肿为毛细血管扩张所致。心力衰竭、不稳定性心绞痛患者慎用。低血压者禁用。

其 他 药 物

尼群地平（nitrendipine）的药理作用与硝苯地平相似，但舒张血管与降压作用较硝苯地平强，维持时间较长，反射性心率加快等不良反应较少。适用于各型高血压。每日口服 1～2 次。不良反应与硝苯地平相似，肝功能不良者应慎用或减量。与地高辛合用可使地高辛血药浓度升高。

拉西地平（lacidipine）对血管的选择性高，降压作用起效缓慢，维持时间较长，不易引起反射性心率加快和心排出量增加，用于轻、中度高血压，每日口服 1 次，可较好控制血压平稳。具有抗动脉粥样硬化作用。不良反应有心悸、头痛、面红、水肿等。

氨氯地平（amlodipine）作用与硝苯地平相似，但血管选择性更高，降压作用起效缓慢，$t_{1/2}$ 为 40～50h，作用时间明显延长。每日口服 1 次，能在 24h 内较好控制血压，减少在此期间的血压波动。不良反应同拉西地平。

以上各种钙拮抗药均有良好的降压作用。短效药硝苯地平等价格低廉，降压效果确实，最为常用。从保护高血压靶器官免受损伤的角度以长效类新药为佳，但价格较贵。因此，中效类如尼群地平等效果确实、价格低廉，临床使用较多，值得认真研究，潜力较大。

问 题 讨 论

长效和短效钙通道阻滞药作用特点是什么？适用于什么样的高血压患者？

四、β 受体阻断药

β 受体阻断药（β-adrenoceptor blockers）临床应用中发现该类药物能使心绞痛合并高血压患者的血压降低，是治疗高血压的常用药物。

【药理作用】 各种 β 受体阻断药均具有抗高血压作用，单独应用时降压强度与利尿剂相似。不同的 β 受体阻断药虽在脂溶性、$β_1$ 受体的选择性、内在拟交感活性及膜稳定性作用等方面差异很大，但抗高血压作用相近。长期应用一般不引起水钠潴留，亦无明显耐受性。无内在拟交感活性（intrinsic sympathoinlmetic activity，ISA）的 β 受体阻断药初用可致心排血量降低，引起外周血管阻力反射性增高，但持续用药使心排血量保持低水平，降低总外周阻力，从而产生降压效应，同时可升高血浆甘油三酯浓度，降低 HDL-胆固醇。有内在拟交感活性的 β 受体阻断药对心率和心排出量影响较小，可使外周阻力降低，产生即时降压效应，而对血脂影响很小或无影响。

【作用机制】 β 受体阻断药的降压作用与下述机制有关：①阻断心脏 $β_1$ 受体，降低心肌收缩力及心排出量。②阻断 $β_1$ 受体使肾小球旁器肾素分泌减少，随之降低血浆血管紧张素Ⅱ水平。③阻断交感神经末梢突触前膜 $β_2$ 受体，抑制正反馈作用，减少去甲肾上腺素的释放。④β 受体阻断药能通过血-脑屏障进入中枢，阻断中枢 β 受体，使外周交感神经活性降低。⑤增加前列环素（PGI_2）的合成。

【临床应用】 β 受体阻断药临床用于高血压治疗。长期应用不仅降压安全、有效、价廉，而且能降低心血管并发症如脑卒中和心肌梗死的发生率和死亡率。2014 美国成人高血压管理指南（JNC8）建议 β 受体阻断药在部分高血压患者不作为一线抗高血压药，这与该类药的作用特点有关。但可与其他抗高血压药如利尿药、ACE 抑制药、钙拮抗药及 $α_1$ 受体阻断药合用。β 受体阻断药、利尿药与扩血管药联合应用能有效治疗重度或顽固性高血压。

常 用 药 物

普萘洛尔（propranolol，心得安）为非选择性 β 受体阻断药，对 $β_1$ 和 $β_2$ 受体具有相同的亲和力，无内在拟交感活性。口服吸收完全，肝首关消除显著，生物利用度约为 25%，个体差异较大，$t_{1/2}$ 为 3～5h，口服后血药浓度差异可达 20 倍。降压作用起效缓慢，通常口服 2～3 周后才出现降压作用。但不引起直立性低血压，长期应用不产生耐受性。单独应用可治疗轻、中度高血压，与噻嗪类利尿药（thiazide diuretics）合用可加强降压作用。对伴有心排血量和肾素活性偏高者，以及伴有心绞痛和脑血管病变者效果较好。伴有重度窦性心动过缓、重度房室传导阻滞和支气管哮喘者禁用。

美托洛尔（metoprolol）为选择性 $β_1$ 受体阻断药。口服吸收完全，生物利用度为 40%～50%，服药后 1～2h 作用达高峰，$t_{1/2}$ 为 3～4h，但抗高血压作用的持续时间比其 $t_{1/2}$ 长，应用控释剂一次给药后降压作用可维持 24h。主要在肝脏代谢，10% 以原形经肾排出。用于治疗高血压和心绞痛。

阿替洛尔(atenolol)降压机制与普萘洛尔相同，但对心脏的 β_1受体有较大的选择性，而对血管及支气管的 β_2受体的影响较小。但较大剂量时对血管及支气管平滑肌的 β_2受体也有作用。无膜稳定作用，无内在拟交感活性。口服吸收快，生物利用度为 50%，$t_{1/2}$为 8～9h。口服用于治疗各种程度高血压。降压作用持续时间较长，每日服用 1 次。

卡维地洛(carvedilol)为 β_1、β_2、α_1受体阻断药，较高浓度时是钙拮抗药。阻断 β 受体的同时具有舒张血管作用。近年来的研究证实卡维地洛具有抗氧化作用、心脏和神经保护作用。口服首关消除显著，生物利用度 22%，药效维持可达 24h。不良反应与普萘洛尔相似，但不影响血脂代谢。用于治疗轻、中度高血压或伴有肾功能不全、糖尿病的高血压患者，能有效控制患者 24h 静息和运动时的血压。

五、其他抗高血压药

(一) 中枢性降压药

中枢性降压药包括可乐定(clonidine)、甲基多巴(methyldopa)、莫索尼定(moxonidine)、利美尼定(rilmenidine)等。其中甲基多巴进入中枢转变为 α-甲基多巴发挥降压作用，但不良反应较重。

可 乐 定

可乐定(clonidine)为经典的中枢性降压药，降压作用中等偏强，起效快。对中枢神经系统有明显抑制作用。静脉注射后可见血压短暂升高，随后血压持久下降，并伴有心率减慢、心排出量减少。短暂升压是激动外周血管 α_1受体的作用，持久降压是作用于中枢的结果。此外还具有镇静、抑制胃肠道蠕动和分泌作用，更适用于合并溃疡病的高血压患者。可乐定主要激动脑干的 α_2受体和 I_1-咪唑啉受体(I_1-imidazoline receptor)。

可乐定的可能降压机制是：①激动中枢 α_2受体，使外周交感神经张力下降；②增强迷走神经的反射性心率减慢作用；③激动交感神经末梢突触前膜的 α_2受体，使去甲肾上腺素的释放减少。

常见不良反应有嗜睡、口干、眩晕、便秘等，用药数周可消失。另外尚有体位性低血压、性功能障碍(阳痿)、心动过缓及腮腺肿痛等。久用可引起水钠潴留而减弱降压作用，一般合并使用利尿药可避免。久用突然停药可出现交感神经功能亢进现象，如头疼、心悸、震颤、出汗、血压骤升等，可能是突然停药引起去甲肾上腺素大量释放所致。可用 α 受体阻断药酚妥拉明或硝普钠等对抗血压的骤升，此时仍可继续用可乐定治疗。

莫 索 尼 定

莫索尼定(moxonidine)为第二代中枢性降压药。选择性激动 I_1-咪唑啉受体，使外周交感神经活性降低而降压，血管扩张和血压下降。其对 I_1-咪唑啉受体的亲和力高于可乐定，对 α_2受体的亲和力只是对 I_1-咪唑啉受体亲和力的 1/10～1/200，因此，莫索尼定在降压时不减慢心率，也无明显的中枢镇静作用。

莫索尼定与咪唑啉受体结合较牢固，生物半衰期较长，可每日给药 1～2 次。长期用药一年以上者也有良好的降压效果，并可逆转高血压所致的左室心肌肥厚。适用于治疗轻、中度高血压。

莫索尼定对中枢和外周的 α_2受体作用弱，所以不良反应较可乐定少见。少数患者用药后出现眩晕、消化道不适等症状，长期应用莫索尼定无直立性低血压和停药反跳现象。

利美尼定(rilmenidine)也是新型中枢降压药，降压作用机制及药理学特性与莫索尼定相似。

(二) 血管平滑肌扩张药

血管平滑肌扩张药通过直接扩张血管产生降压作用。根据对动脉、静脉选择性不同，分为主要扩张小动脉药和对动脉、静脉均有舒张作用药，前者如肼屈嗪，后者如硝普钠等。

肼 屈 嗪

肼屈嗪(hydralazine)又名肼苯哒嗪。

【药理作用与机制】 肼屈嗪通过直接松弛小动脉平滑肌，降低外周血管阻力而使血压下降。对静脉无明显舒张作用，不引起体位性低血压。能提高血浆肾素活性。降压时引起较强的反射性交感神经兴奋而增加心率和心输出量，使其降压作用部分被抵消，从而影响其降压效果。合用 β 受体阻断药和利尿药可克服以上不足。扩张动脉可能引起血液从缺血区流向非缺血区即血液"窃流"现象，对有严重冠脉功能不全或心脏储备能力差者易诱发心绞痛。

肼屈嗪松弛血管平滑肌的分子机制尚未完全阐明，可通过血管内皮细胞释放内皮源性舒张因子(EDRF)，即 NO，使血管平滑肌松弛，也能使血管平滑肌细胞膜超极化而干扰 Ca^{2+} 内流，使血管平滑肌松弛。

【体内过程】 口服易吸收，但生物利用度较低(16%～35%)，主要在肝脏代谢，代谢物是无活性的乙酰化产物，肼屈嗪在体内的乙酰化速度受遗传因素影响而有快乙酰化型和慢乙酰化型之分，慢乙酰化者降压作用更明显。$t_{1/2}$为 1～2h，作用维持 6～12h。

【临床应用】 适用于中、重度高血压，常与其他降压药合用。老年人或伴有冠心病的高血压患者慎用，以免诱发或加重心绞痛。

【不良反应与注意事项】 常见有头痛、眩晕、恶心、颜面潮红、体位性低血压、心悸等与扩血管作用有关。长期大量应用(400 mg/d 以上)，可引起红斑狼疮样综合征，是一种自身免疫反应，表现有发烧、关节痛、贫血，抗核抗体阳性较多（约 20 %），女性及慢乙酰化型者较易发生。老年高血压、冠心病患者用药后易诱发心绞痛，应慎用。有报告妊娠早期妇女应用时，肼屈嗪可与 DNA 结合并使 Ames 试验阳性，故妊娠早期妇女禁用。

硝 普 钠

【药理作用与机制】 硝普钠（nitroprusside sodium）扩张动脉和静脉，属硝基扩血管药。口服不吸收，需静脉滴注给药，作用时间短，静滴后半分钟即显效，2min 达峰值，停药后 5min 内血压回升。

作用机制与硝酸酯类相似，在血管平滑肌内代谢产生 NO，激活鸟苷酸环化酶，增加血管平滑肌细胞内 cGMP 水平而起作用。但硝普钠释放 NO 的机制可能不同于硝酸甘油，因为两者对不同部位的血管有不同效应，硝酸甘油可产生耐受性，但硝普钠无耐受性产生。

【临床应用】 主要用于高血压危象，适用于伴有心力衰竭的高血压患者，也可用于麻醉时控制性降压和难治性慢性心功能不全的治疗。

【不良反应与注意事项】 有恶心、呕吐、心悸、头痛等不良反应，均由过度降压所致，停药后即可消失。长期或大量应用可致血中硫氰酸蓄积而发生乏力、恶心、定向障碍、精神失常等中毒反应。硫氰酸盐还能抑制甲状腺对碘的摄取。产生甲状腺功能低下。肝肾功能不全者禁用。

（三）钾通道开放药（钾外流促进药）

钾通道开放药（potassium channel openers，K^+ channel openers，KCO）又称钾通道激活药（potassium channel activators），有米诺地尔（minoxidil，长压定）、二氮嗪（diazoxide）、尼可地尔（nicorandil）、吡那地尔（pinacidil）等，是一类新型的血管扩张药。

米 诺 地 尔

米诺地尔（minoxidil）为强血管扩张药，主要通过开放 ATP 敏感性 K^+ 通道，促进 K^+ 外流，使细胞膜超极化，电压依赖性钙通道难以激活，阻止 Ca^{2+} 内流，导致血管舒张，血压下降。对离体血管平滑肌无松弛作用，米诺地尔需经肝脏代谢转变为活性代谢物硫酸米诺地尔 N-O 而起效。降压同时可加快心率和增加心排血量，可能与血管舒张后反射性交感神经兴奋有关。主要用于治疗难治性的重度高血压，不宜单独使用，与利尿药和 β 受体阻断药合用，可避免水钠潴留和交感神经的反射性兴奋。

（四）去甲肾上腺素能神经末梢阻滞药

利血平（reserpine）与胍乙啶（guanethidine）为此类药中的代表药，前者抑制囊泡的摄取功能使囊泡空虚，作用缓慢而持久；后者影响递质的释放功能，两者最终导致交感神经传导受阻，血压下降。利血平可产生精神抑郁、震颤麻痹、水肿、胃酸分泌增加，诱发或加重溃疡病、支气管哮喘等不良反应。因此，有消化道疾病、糖尿病患者慎用，老年患者也最好不用。因不良反应较多，常与其他药物组成复方制剂治疗轻、中度高血压。伴有抑郁症的高血压患者不宜用利血平。

复方降压片是传统的降压药，制剂中含利血平、肼屈嗪、氢氯噻嗪、异丙嗪（非那根）、氯化钾、泛酸镁等。利血平主要优点是无体位性低血压，副作用较少；缺点是有少数患者会发生抑郁症，还有就是出现消化道出血等症状。氢氯噻嗪的优点是价格便宜。缺点是会产生体位性低血压、高尿酸血症、高胆固醇血症、葡萄糖耐量下降、高钙血症、低钾血症、低镁血症。后二者可因复方降压片中含有氯化钾和泛酸镁而得到补偿。异丙嗪是组胺 H_1 受体拮抗剂，具有中枢神经安定的作用，能够治疗失眠。

（五）α_1 受体阻断药

α_1 受体阻断药能选择性阻断血管平滑肌突触后膜 α_1 受体，舒张小动脉和静脉血管平滑肌，使外周阻力降低，回心血量减少，血压下降。是一类经典的疗效较好且不良反应较少的抗高血压药。

代表药包括哌唑嗪（prazosin）、特拉唑嗪（terazosin）、多沙唑嗪（doxazosin）、阿夫唑嗪（alfuzosin）、乌拉地尔（urapidil）等。

哌 唑 嗪

【体内过程】 哌唑嗪口服吸收良好，但“首关消除”明显，血浆蛋白结合率达 90% 以上，$t_{1/2}$ 为 2～3h，降压作用维持 6～8h。

【药理作用】 哌唑嗪是选择性较强的 α_1 受体阻断药，对 α_1 受体的亲和力比对 α_2 受体的亲和力高 1000 倍。可舒张小动脉，降低外周阻力，舒张静脉血管，可降低心脏前负荷。心输出量略升或不变，对肾血流量和肾小球滤过率无影响。其特点是产生降压作用时，心率加快不明显，不增高血浆肾素活性。长期应用能改善脂质代谢，降低总胆固醇、甘油三酯、低密度脂蛋白，升高高密度脂蛋白。在膀胱颈、前列腺包膜和腺体、尿道均有 α 受体，实验证明前列腺 α 受体属 α_{1A} 型，由于哌唑嗪阻断 α_1 受体而使膀胱及尿道平滑肌松弛，可减轻前列腺增生患者排尿困难的症状。

【临床应用】 用于治疗各种程度的原发性高血压或肾性高血压，不影响肾血流量及肾小球滤过率。也用于中、重度慢性充血性心力衰竭的治疗。对前列腺肥大患者可改善尿潴留症状。常与 β 受体阻断药或利尿药合用，可增强降压作用。

【不良反应】 主要是部分患者首次应用后出现“首剂效应”，常表现为严重的体位性低血压、眩晕、晕厥、心悸等。若将首剂药量改为 0.5mg 临睡前服用，可减轻或避免这种不良反应。严重心脏病和精神病患者慎用。

特拉唑嗪与多沙唑嗪

特拉唑嗪和多沙唑嗪的降压作用与哌唑嗪相似，但持续时间较长，血浆蛋白结合率均达 90% 以上，$t_{1/2}$ 达 11~12h，降压作用维持 6~8h。主要用于高血压。

（六）5-HT 受体阻断药

中枢神经系统 5-HT 神经参与心血管的调节，许多研究说明 $5\text{-}HT_{2A}$ 受体阻断药能改善动脉压力反射调节，产生降压作用。

酮 色 林

酮色林（ketanserin，酮舍林）为 $5\text{-}HT_{2A}$ 受体选择性阻断药，亦有较弱的 α_1 受体阻断作用。能降低外周血管阻力和肾血管阻力，对雷诺病患者可改善组织的血流供应，使皮肤血流增加，有阻塞性血管病变者可改善血流灌注。静脉给药可降低右房压、肺动脉压及肺毛细血管楔压。临床可用于原发性高血压、充血性心力衰竭、雷诺病。不良反应主要有头晕、无力、水肿、口干、体重增加。由于该药在肝脏代谢，肝功能不全时用药剂量不宜过大。不宜与排钾利尿剂合用。

问 题 讨 论

诊断为原发性高血压及高血压性心脏病的患者，给予氢氯噻嗪片和依那普利片口服，用药后，应考虑有什么不良反应？还可提出什么用药建议？

第三节 高血压药物治疗的新概念

高血压药物治疗的目标不仅是有效降低血压，更重要的是改善靶器官的功能和形态或保护靶器官降低并发症的发生率和死亡率，从而提高生活质量，延长患者寿命。应根据病情并结合药物特点合理用药。

1. 有效治疗与终生治疗 WHO 推荐六大类第一线降压药物是利尿药、β 受体阻断药、ACE 抑制药、AngⅡ受体阻断药、钙通道阻滞药、α_1受体阻断药。长效抗高血压药物优于短效制剂；单药治疗效果不理想，可采用二联用药，如以利尿药为基础，加用上述其他一线药，加用药常用 β 受体阻断药、ACEI 或 AngⅡ受体阻断药、钙通道阻滞药等，做到有效治疗。目前的研究表明，对靶器官的保护作用比较好的药物是 ACEI 和长效钙拮抗药；AT_1受体阻断药与 ACEI 一样具有良好的器官保护作用。确诊高血压应长期治疗，终生治疗，目的是保护靶器官。

2. 平稳降压保护靶器官 避免降压过快、过剧药物宜从小剂量开始，逐步增量，达到满意效果后改维持量以巩固疗效，避免降压过快、过剧。有效防止靶器官损害，要求 24h 内稳定降压，宜选用长效制剂。应减少人为因素造成的血压不稳定，使用短效的降压药常使血压波动增大，而 24h 有效的长效制剂可更有效保护靶器官。高血压治疗需长期系统用药，不宜中途随意停药。更换药物时亦应逐步替代。

3. 根据患者的合并症选用药物 ①高血压合并心力衰竭或支气管哮喘者，宜用利尿药、哌唑嗪等，不宜用 β 受体阻断药；②高血压合并肾功不良者，宜选用 ACEI、钙通道阻滞药；③高血压合并窦性心动过速，年龄在 50 岁以下者，宜用 β 受体阻断药；④高血压合并消化性溃疡者，宜用可乐定；⑤高血压合并有糖尿病或痛风者，宜选用 ACEI、α_1受体阻断药或钙通道阻滞药；不宜用噻嗪类利尿药；⑥高血压危象及脑病时，宜静脉给药以迅速降低血压，可选用硝普钠、二氮嗪等，也可用高效利尿药（如呋塞米等）；⑦老年高血压患者，上述第一线药物均可应用，避免使用能引起直立性低血压的药物（大剂量利尿药、α_1受体阻断药等）和影响认知能力的药物（如可乐定等）。

4. 抗高血压药物的联合应用 联合用药的原则是将作用机制不同的药物联合应用，这样可互相弥补缺点和不足，减少不良反应，增加降压效果，增加对靶器官的保护。常用的利尿药、β 受体阻断药、二氢吡啶类钙拮抗药和 RAAS 抑制药中，任何两类药物的联用都是可行的。其中又以 β 受体阻断药加钙拮抗药，或 RAAS 抑制药加钙拮抗药的联用效果较好。

氢氯噻嗪与 β 受体阻断药，或与 ACEI 合用，后两者可消除氢氯噻嗪激活 RAAS 的作用。又如 β 受体阻断药与肼屈嗪合用，前者减慢心率、抑制肾素分泌，可取消肼屈嗪加快心率和促肾素分泌作用。

5. 个体化治疗 由于患者的年龄、性别、种族、疾病程度和是否伴有并发症等存在很多差异，针对不同患者或同一患者在不同病程时期所用药物的剂量应有所不同，应调整药物的剂量达到疗效好且不良反应最少的水平。

随着对高血压发病机制研究的不断深入，研究开发新型抗高血压药是新药研究的重点之一。如奥美沙坦酯（olmesartan medoxomil）是新型 AT_1受体阻断药，获美国 FDA 批准上市用于治疗高血压，商品名为 Banicar；波生坦（bosentan）是一种口服的作用于 ET_A 和 ET_B受体的非选择性受体拮抗剂等。

复 习 指 导

1. 利尿药 如氢氯噻嗪。长期用药降低血管平滑肌细胞内 Na^+浓度，进而通过 $Na^+\text{-}Ca^{2+}$ 交换机制，使胞内 Ca^{2+}浓度降低，从而使血管平滑肌对缩血管物质的反应性减弱。作为基础降压药用于各型高血压，常与其他降压药合用，以增强疗效和减少不良反应。

2. RAAS抑制药

(1) ACEI:卡托普利。抑制ACE,减少Ang Ⅱ生成及醛固酮分泌,缓激肽降解减少,而降低血压。作用特点:①降压时不伴有心率加快;②可预防和逆转心肌与血管的重构;③增加肾血流,保护肾脏;④能改善胰岛素抵抗。用于各种类型高血压,合并胰岛素抵抗、左心室肥厚、心衰、急性心肌梗死等高血压患者。不良反应有咳嗽、血管神经性水肿等。

(2) AT_1受体阻断药:氯沙坦、缬沙坦等。选择性阻断AT_1受体,对抗Ang Ⅱ的缩血管作用,而降低血压。可用于各型高血压。

3. 钙通道阻滞药(CCB) 硝苯地平,维拉帕米等。用于各型高血压及高血压伴有糖尿病、哮喘、高脂血症、肾功能不全或心绞痛患者。硝苯地平对血管平滑肌有选择性,对内脏影响小。维拉帕米对血管和心脏均有作用。因此维拉帕米最适于高血压伴有快速性心律失常者。

4. β受体阻断药 普萘洛尔、美托洛尔等。减少心输出量,抑制肾素释放,抑制交感神经活性。用于轻、中度高血压,对心输出量偏高或血浆肾素水平偏高的高血压疗效较好。主要不良反应为支气管收缩、心脏过度抑制和反跳现象,长期用药不能突然停药。

5. 中枢性降压药 可乐定:抑制交感神经,外周血管扩张而降压。用于中度高血压,兼有溃疡病的高血压患者。不良反应有口干、便秘、嗜睡、抑郁等。

6. 血管扩张药 肼屈嗪直接松弛小动脉平滑肌,降低外周血管阻力而使血压下降。硝普钠在血管平滑肌内代谢产生NO,直接松弛小动脉和小静脉平滑肌。用于高血压急症的治疗。米诺地尔通过开放ATP敏感性K^+通道,促进K^+外流,使细胞膜超极化,电压依赖性钙通道难以激活,阻止Ca^{2+}内流,导致血管舒张,血压下降。

常用制剂及用法

氢氯噻嗪(hydrochlorothiazide) 片剂:25mg/片。口服,12.5~25mg/次,1~2次/天。

硝苯地平(nifedipine) 片剂(心痛定片):10mg/片。5~10mg/次,3次/天,口服。遮光密闭保存。

尼群地平(nitrendipine) 片剂:10mg/片、20mg/片。口服,10~20mg/次,1~2次/天,维持量10~20mg/d。

拉西地平(lacidipine) 片剂:2mg/片、4mg/片。口服,4mg,1次/天。

氨氯地平(amlodipine,络活喜) 片剂:5mg/片。口服,5~10mg,1次/天。

盐酸普萘洛尔(propranolol hydrochloride) 片剂:10mg/片。口服,10~20mg/次,3~4次/天,以后每周增加剂量10~20mg,直至达到满意疗效,一般每日用量以不超过300mg为宜。遮光密闭保存。

阿替洛尔(atenolol) 片剂:25mg/片、50mg/片、100mg/片。口服,50~100mg/次,1次/天。

美托洛尔(metoprolol) 片剂:50mg/片,100mg/片。口服,50~100mg/d,分2~3次服,可逐渐加量,必要时可增至200mg/d。维持量为50~200mg/d。缓释剂美托洛尔可每日给药一次,50~100mg/次。

拉贝洛尔(labetalol) 片剂:0.1g/片、0.2g/片。口服,开始时,0.1g/次,2~3次/天,如疗效不佳,可增至0.2g/次,3~4次/天;一般对轻、中、重度高血压的剂量分别为0.3~0.8g/d、0.6~1.2g/d、1.2~2.4g/d。

卡托普利(captopril) 片剂:25mg/片、50mg/片、100mg/片,口服。开始25mg/次,3次/日,饭前服,逐增至50mg/次,3次/天;最大剂量:450mg/d。

马来酸依那普利(enalapril) 片剂;5mg/片、10mg/片。口服,开始时,2.5~5mg/d,治疗量为2.5~40mg/d,可一次或分2次服用。

氯沙坦(losartan) 片剂:25mg/片、50mg/片。口服,25mg/次,2次/天。

米诺地尔(minoxidil) 片剂:2.5mg/片。口服,开始2.5mg/次,2次/天,以后逐渐增至5~10mg/次,2次/天。遮光密闭保存。

(李悦山)

第24章　治疗充血性心力衰竭的药物

学习要求

掌握治疗慢性心功能不全药物的分类、药理作用、作用机制、临床应用及不良反应；慢性心功能不全的病理生理学基础和药物合理应用的原则。

第一节　充血性心力衰竭

慢性心力衰竭(chronic congestive heart failure, CHF)是由多种病因引起的以心脏功能障碍为特点的临床综合征，此时心脏储备功能明显下降，心脏收缩和舒张功能障碍，导致心排血量绝对或相对减少、动脉系统供血不足、静脉系统淤血等血流动力学变化而引起相应的临床症状。由于心泵功能下降，机体器官、组织血液灌流不足，同时出现肺循环和(或)体循环淤血的表现，也称为充血性心力衰竭(congestive heart failure)。少数情况是心肌舒张功能受损，左室充盈压异常升高，使肺静脉回流受阻，导致肺循环淤血。

第二节　慢性充血性心力衰竭的病理生理学

CHF是心功能逐渐下降状态下机体出现一系列病理生理反应过程。其心脏功能的下降，代偿性激活神经-内分泌系统，如交感神经系统激活，肾素-血管紧张素-醛固酮系统(RAAS)激活，内皮素、精氨酸加压素及心房利钠肽等的增多。心脏结构重要变化是心肌组织重构(remodeling)。它是由于一系列复杂的分子和细胞机制导致的心肌结构、功能和表型的变化，这些变化包括心肌细胞肥大、凋亡、胚胎基因和蛋白质再表达、心肌细胞外基质量(主要是基质金属蛋白酶的基因表达过度)和组成的变化。在临床上主要表现为心肌重量增加、心室体积增加和心室形状改变。心衰时由于心脏排血量下降、血压下降反射性地激活神经内分泌系统，其中，交感神经系统长期激活，导致去甲肾上腺素水平升高，心肌 β_1 受体下调及其信号转导的系列变化；RAAS长期激活，表现为血管紧张素Ⅱ和醛固酮水平的升高；致炎性细胞因子系统的变化，表现为肿瘤坏死因子-α(TNF-α)以及一氧化氮合酶(NOS)水平的升高；此外，抗利尿激素、内皮素(ET)、心房利钠肽和脑利钠肽等的水平也显著升高。在急性期，神经内分泌系统的激活可以通过周围血管收缩及肾脏滤过下降以保证重要脏器心脏的血液供应。但长期神经内分泌系统的过度激活，可引起冠脉及全身血管收缩，心肌耗氧量增加，心肌细胞功能障碍及坏死，从而引起心肌重构。而心肌重构可加剧心肌损伤和心功能恶化，后者又进一步激活神经内分泌系统，从而形成恶性循环。有关CHF的病理生理学过程和药物的作用环节见图24-1。

第三节　治疗心力衰竭的药物分类

传统的药物治疗目标仅限于缓解症状，改善血流动力学变化。随着利尿药和血管扩张药的使用，患者在生活质量和运动耐力等方面可以有明显的改变。20世纪80年代中期开始使用的血管紧张素转化酶抑制药，经临床应用证实，除具有扩血管作用外，还可防止和逆转心室肥厚、重构，延缓心肌损伤的进程，降低CHF的病死率；应用β受体阻断药逆转 β_1 受体下调，抑制过高的交感神经活性，对于CHF患者改善预后及疗效的提高，进一步改变了人们对CHF的认识和药物治疗的观点，使现代药物治疗CHF的目标已经从缓解症状发展到以抑制过度激活的神经内分泌活性，延长患者生存期，降低死亡率为主。

根据药物的作用及作用机制，治疗心衰的药物可分为以下几类：

1. 肾素-血管紧张素-醛固酮系统抑制药

(1) 血管紧张素转化酶抑制药(ACEI)：如卡托普利等。

(2) 血管紧张素Ⅱ受体(AT_1)阻断药：如氯沙坦等。

(3) 醛固酮受体阻断药：螺内酯等。

2. 利尿药　氢氯噻嗪、呋塞米等。

3. β肾上腺素受体阻断药　如美托洛尔、卡维地洛等。

4. 强心苷类　如地高辛等。

5. 其他治疗心力衰竭的药物

(1) 扩血管药：硝普钠、硝酸异山梨酯、哌唑嗪等。

(2) 非苷类正性肌力药：米力农、维司力农等。

(3) 钙增敏药及钙通道阻滞药：如氨氯地平等。

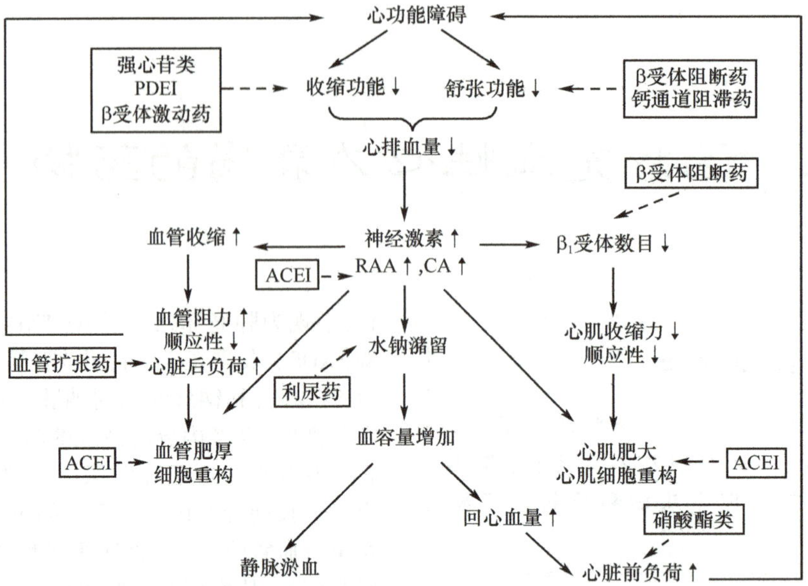

图 24-1 心功能障碍时的病理生理学过程及药物的作用环节
RAA:肾素-血管紧张素-醛固酮;CA:儿茶酚胺;PDEI:磷酸二酯酶抑制药;ACEI:血管紧张素Ⅰ转化酶抑制药

第四节 肾素-血管紧张素-醛固酮系统抑制药

RAAS 系统过度激活在慢性心衰中发挥重要作用,RAAS 系统抑制药应用是慢性心衰治疗的最重要的进展之一。许多大型临床研究已经证明其可降低 CHF 患者的病死率和死亡率,改善预后。

一、血管紧张素转化酶抑制药

用于治疗 CHF 的 ACEI 包括卡托普利(captopril)、依那普利(enalapril)、福辛普利(fosinopril)、贝那普利(benazepril)等。

【治疗 CHF 的作用机制】

1. 抑制血管紧张素转化酶活性,减少血管紧张素Ⅱ的生成 AngⅡ可以促进血管收缩和醛固酮的释放,ACEI 能够抑制循环和组织中的 AngⅠ转化为 AngⅡ,同时阻止缓激肽的降解,体内缓激肽增多,并刺激 PGI_2 及 NO 的合成及释放,抑制儿茶酚胺类物质的释放。发挥血管扩张,降低外周阻力,减少水钠潴留,减轻心脏前后负荷的作用。

2. 抑制心肌和血管重构 AngⅡ能增加细胞内 DNA、RNA 含量,促进蛋白质的合成,从而促进细胞增殖及心肌肥厚,是导致心肌和血管重构的主要因素。另外,醛固酮也可直接促进成纤维细胞的增生和蛋白质的合成,参与心肌和血管重构。ACEI 通过减少 AngⅡ和醛固酮的形成,逆转心肌和血管的重构,改善预后,改善心脏功能,缓解心力衰竭的症状。

3. 对血流动力学的影响 ACEI 降低全身血管阻力和平均动脉压,还能降低左室充盈压、左室舒张末压及容积,降低室壁张力,改善心脏舒张功能,降低肾血管阻力,增加肾血流量。

4. 抑制交感神经系统的活性 恢复下调的β受体,降低血中儿茶酚胺和精氨酸加压素的含量。

【临床应用】 ACEI 在治疗 CHF 方面疗效突出,不仅可以改善血流动力学,缓解症状,提高运动耐力,改进生活质量,而且可以逆转心室肥厚,降低病死率,现已广泛应用于治疗 CHF。ACEI 可与利尿药、强心苷类药物等合用,是治疗 CHF 的基础药物。

【不良反应】 ACEI 的不良反应较轻微,患者可以终生使用。主要不良反应有低血压、咳嗽(发生率较高)、高血钾、皮疹、味觉改变、白细胞减少等。此外,血管神经性水肿、黄疸、男性乳房发育、精神症状等也有报道。RAAS 高度激活的患者可能出现"首剂现象"而致低血压,用药应从小剂量开始,逐渐增量。

二、血管紧张素Ⅱ受体阻断药

临床常用的血管紧张素Ⅱ受体(AT_1)阻断药有氯沙坦(losartan)、缬沙坦(valsartan)、厄贝沙坦(irbesartan)、坎地沙坦(candesartan)、替米沙坦(telmisartan)等。AT_1受体阻断药直接阻断 AngⅡ与 AT_1受体结合,具有与 ACEI 相似的治疗 CHF 的药理作用。临床应用类似 ACEI,不良反应发生率低,尤其适用于不能耐受咳嗽的患者。

三、醛固酮受体阻断药

CHF 时血中醛固酮的浓度可高达正常的 20 倍以上,大量的醛固酮除了保钠排钾外,还有明显的促生长作用，特别是促进成纤维细胞的增殖，刺激蛋白质和胶原蛋白的合成，引起心肌和血管的重构，加速心力衰竭的恶化、诱发冠状动脉痉挛和心律失常。临床研究表明醛固酮受体药螺内酯(spironolactone)可以明显降低 CHF 的病死率，防止左室肥厚时心肌间质纤维化，改善血流动力学和临床症状。

依普利酮(eplerenone)是新型的选择性醛固酮受体拮抗药，因其对醛固酮受体具有高度选择性，并避免了螺内酯与性激素相关的副作用，是治疗 CHF 的安全有效药物。

第五节 利 尿 药

利尿药是治疗 CHF 的传统药物。在 CHF 时，血管壁内 Na^+含量增加，通过 Na^+-Ca^{2+}交换使血管平滑肌细胞内 Ca^{2+}增加，促进血管收缩，并增加血管壁对缩血管物质的反应性。利尿药通过排 Na^+，减少血管壁内 Ca^+含量，使血管壁张力下降，外周阻力降低，因而降低心脏的后负荷，改善心功能，减轻心力衰竭症状；亦能抑制钠和水的重吸收，减少循环血容量，减轻肺淤血，降低心脏前后负荷。对有容量负荷加重症状的 CHF 患者应给予利尿药。利尿药宜从小剂量开始，根据心衰病情的轻重和不同类型利尿药的特点进行选择，避免滥用，以免造成电解质平衡紊乱和酸碱平衡失调。长期使用利尿药会引起低血钾、低血镁、低血钠以及糖代谢紊乱、高脂血症、RAAS 激活等不良反应。利尿药宜与 ACEI 联合应用。

第六节 β 受体阻断药

CHF 时，由于心排血量下降，交感神经的兴奋性反射性增强以提高心肌收缩力，增加心排血量，改善 CHF 症状，发挥代偿作用。但长期的交感神经活性增高反而加重了心脏负担，促进心肌肥厚与重构，导致 CHF 恶化。β 受体阻断药通过拮抗交感神经系统过度激活，可以改善这种状况。临床上通常选择使用的 β 受体阻断药有美托洛尔(metoprolol)、卡维地洛(carvedilol)及拉贝洛尔(labetalol)等。

【治疗 CHF 的作用机制】

1. 拮抗交感神经活性 β 受体阻断药可拮抗交感神经激活及儿茶酚胺对心脏的毒性作用；阻断心脏 $β_1$受体，使心率减慢，心肌收缩力减弱，心肌耗氧量减少，改善心脏功能，减少由去甲肾上腺素等介导的 Ca^{2+}内流，避免线粒体损伤，保护心肌细胞。

2. 上调心肌 β 受体数量 恢复其信号转导能力，恢复受体的敏感性。

3. 抑制 RAAS 阻断肾小球旁细胞的 $β_1$受体，减少肾素释放，抑制 RAAS 功能，使血管扩张，减少钠水潴留，减轻心脏前、后负荷。同时防止和逆转由 AngⅡ和醛固酮介导的心肌和血管的重构，有利于心功能改善。

【临床应用】 β 受体阻断药对扩张型心肌病、高血压性心脏病、缺血性心脏病等所致的 CHF 有一定疗效。需要长期用药，从小剂量开始，逐渐增加剂量，否则反而对病情不利。使用时可与其他治疗慢性充血心力衰竭的药物合用，以抵消其对心脏收缩力的抑制作用。

【不良反应】 应用 β 受体阻断药可以使血压降低、心率减慢甚至出现短时的心功能恶化，这些不良反应可以通过合用其他的治疗慢性充血性心力衰竭的药物或暂时减少 β 受体阻断药的用量预防。注意长期用药时不可突然停药。伴有哮喘、低血压、心动过缓、房室传导阻滞的 CHF 患者和急性 CHF 患者应禁用或慎用 β 受体阻断药。

第七节 强 心 苷 类

强心苷(cardiac glycosides)是一类具有强心作用的苷类化合物，临床主要用于 CHF 的治疗，也可用于某些心律失常的治疗。强心苷来源于植物洋地黄，迄今发现在 300 多种植物中含有强心苷成分。我国盛产的羊角拗、黄花夹竹桃等植物中都富含强心苷成分。目前临床应用的强心苷类药物有地高辛(digoxin)、洋地黄毒苷(digitoxin)、毛花苷丙(lanatoside C)及毒毛花苷 K(strophanthin K)，其中常用药物是地高辛。该类药物主要来源于玄参科和夹竹桃科植物，天然植物中所含的强心苷为一级强心苷(如毛花一级甲苷)，而在提取过程中经水解和酶解所获得的为二级强心苷(如洋地黄毒苷)。

【构效关系】 强心苷由苷元和糖两部分结合而成(图 24-2)，苷元含有一个甾核和一个不饱和内酯环，是发挥正性肌力作用的基本结构。其中甾核上的 C^3、C^{14}、C^{17}位的取代基不同，可影响其强心作用。糖的种类除葡萄糖外都是稀有糖，是辅助成分，能够增强苷元的水溶性，延长苷元的作用时间。各种强心苷类药物的作用性质基本相同，只是因为化学结构上某些取代基不同，而有作用快慢、强弱之分，也影响强心苷的药动学特征。

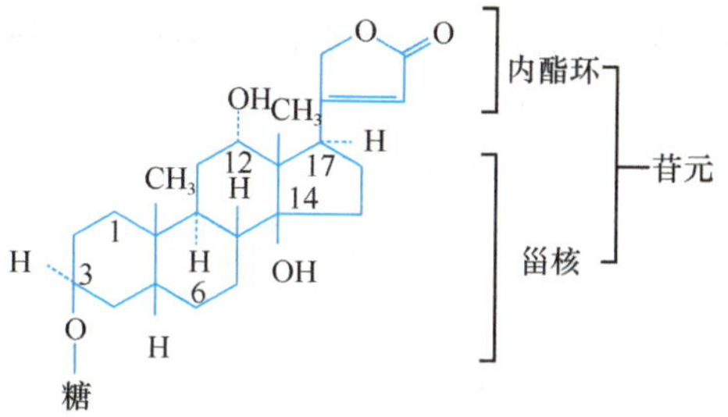

图 24-2 强心苷的化学结构

【体内过程】 此类药物口服吸收率、血浆蛋白结合率、排泄速度等方面存在较大差异(表 24-1)。洋地黄毒苷仅在 C^{14}位上有一个羟基，故极性最低，脂溶性最高。毒毛花苷 K 有 3 个羟基，极性最高，脂溶性最低。地高辛有2个羟基，其极性和脂溶性介于两者之间。地高辛口服生物利用度个体差异大，不同厂家、不同批号的相同制剂也有较大差异，临床应用时要注意调整剂量。

表 24-1 各种强心苷类药物的体内过程比较

分类	药物	口服吸收率(%)	蛋白结合率(%)	肝肠循环(%)	代谢转化(%)	原形肾排泄(%)	半衰期
慢效、长效	洋地黄毒苷	90~100	97	26	70	10	5~7天
中效	地高辛	60~85	25	7	20	60~90	36h
速效、短效	毛花苷C	20~30	<20	少	少	90~100	33h
	毒毛花苷K	2~5	5	少	0	100	19h

【药理作用及作用机制】

1. 心脏作用

(1) 正性肌力作用(positive inotropic action)：强心苷能明显增加衰竭心脏的收缩力，增加心排血量，缓解CHF的临床症状。其正性肌力作用具有以下特点：①使心肌收缩有力而敏捷，可提高心肌纤维最大缩短速率和心室压力上升速率，增加射血速度，缩短等容收缩时间，减少收缩末期心室的容积，增加心搏出量，相对延长心脏的舒张期，增加回心血量。②在增加心肌收缩力的同时，不但不增加耗氧量，反而可以降低衰竭心脏的耗氧量。③增加衰竭心脏的心排血量。由于心肌收缩力的增加，降低了代偿性增高的交感神经张力，使外周血管阻力下降，心脏的后负荷减轻，心排血量增加。

强心苷能够增加心肌兴奋时细胞内 Ca^{2+} 的含量，这是强心苷产生正性肌力作用的基本机制。目前认为，Na^+-K^+-ATP酶就是强心苷的受体，强心苷可以直接与心肌细胞膜上的 Na^+-K^+-ATP酶结合并抑制其活性(图24-3)。生理条件下，Na^+-K^+-ATP酶(钠钾泵)转运细胞内、外的 Na^+、K^+ 以维持正常的生理浓度梯度，维持心肌的正常生物电活动。当治疗剂量的强心苷抑制 Na^+-K^+-ATP酶活性约20%后，使心肌细胞内的 Na^+ 含量增加，而 K^+ 含量减少。细胞内 Na^+ 含量的增加促进了双向性的 Na^+-Ca^{2+} 交换，使细胞内 Ca^{2+} 增加，增加的细胞内 Ca^{2+} 还能激活肌质网上的 Ca^{2+} 依赖性钙通道的开放，使肌质网内储存的 Ca^{2+} 进入心肌细胞内，最终导致心肌细胞内的 Ca^{2+} 含量增加，心肌收缩力增强。

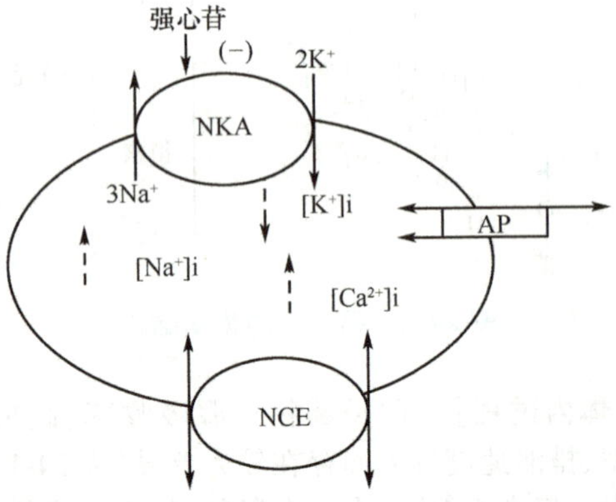

图 24-3 强心苷正性肌力作用机理示意图

NKA：Na^+-K^+-ATP酶；AP：动作电位；NCE：钠-钙双向交换

在多种条件下，强心苷的正性肌力作用与 Na^+-K^+-ATP酶活性的抑制有一定的相关性，当 Na^+-K^+-ATP酶活性的抑制大于30%时，可能出现毒性反应；当达到或超过60%~80%时，即产生明显的毒性反应。其特点是心肌细胞内钙超载，细胞内 K^+ 含量明显，心肌细胞自律性升高，而产生各种心律失常。

(2) 负性频率作用(negative chronotropic action)：强心苷对CHF过快的心率有明显的抑制作用，而对正常的心脏频率却无明显影响，这是强心苷产生正性肌力作用、心排血量增加后出现的继发作用。由于使用强心苷后心排血量增加，刺激了颈动脉窦和主动脉弓的压力感受器，反射性兴奋迷走中枢，增强迷走神经冲动传导，使心率减慢。另外，强心苷还有敏化窦弓及心内压力感受器，增强心肌细胞对乙酰胆碱的敏感性等作用。负性频率作用对缓解CHF的临床症状是十分有利的。由于心率减慢，降低了心肌耗氧量，改善心肌的代谢状况；心率减慢也使得心脏舒张期延长，回心血量增加，有利于提高心排血量；舒张期延长也使冠状动脉血流量增加，有利于心肌供血供氧。

(3) 对心肌电生理特性的影响：由于CHF的病因、病变程度和部位以及所用药物剂量的不同，强心苷对心肌电生理的影响也有所不同。治疗量的强心苷主要通过兴奋迷走神经，加速 K^+ 外流，增加最大舒张电位，降低窦房结的自律性和缩短心房的有效不应期。兴奋迷走神经还可以使慢反应细胞如房室结的 Ca^{2+} 内流减少，房室传导速度减慢，大剂量时可以产生严重的心动过缓和不同程度的房室传导阻滞，这是其治疗心房颤动和心房扑动的电生理机制。强心苷直接抑制心肌细胞膜的 Na^+-K^+-ATP酶，使细胞内失钾，最大舒张电位减小(接近阈电位)，从而使浦肯野纤维的自律性提高；最大舒张电位的减小也使得除极速率降低，动作电位幅度减小，浦肯野纤维的ERP缩短。这是强心苷中毒时出现室性心动过速和心室纤颤的机制。

(4) 对心电图的影响：治疗量时可出现T波幅度减小、低平或倒置，ST段下降且呈鱼钩状，这与动作电位2相缩短有关。P-R间期延长，反映传导速度减慢，心率减慢。Q-T间期缩短说明心室肌动作电位时程缩短。

2. 其他作用

（1）利尿作用：强心苷类药物在增加心排血量的同时，增加肾血流量和肾小球滤过率，同时通过抑制肾素-血管紧张素-醛固酮系统，减少醛固酮的分泌，并通过抑制 Na^+-K^+-ATP 酶减少肾小管对 Na^+ 的再吸收，产生利尿作用。

（2）影响神经系统的兴奋性：治疗量时通过直接和间接抑制交感神经的兴奋性，降低血液中去甲肾上腺素的水平，有利于 CHF 的治疗。过量中毒时可增强交感神经的兴奋性，明显增加交感神经节前、节后纤维的神经冲动发放频率，患者可出现心房颤动和室性心动过速。此外，中毒时还可引起中枢兴奋，出现失眠等临床表现，兴奋延脑的化学催吐感受区可引起呕吐反应。

（3）直接收缩血管作用：强心苷有直接收缩血管作用，但 CHF 患者用药后，因交感神经活性降低，血压不变或略升。

【临床应用】 强心苷类药物对心脏的选择性高，可以口服，作用较持久，较少产生耐受性，曾经是治疗 CHF 的首选药物。但由于缺乏正性松弛作用，长效作用差，不能延长 CHF 患者的生存时间，毒性大，安全范围窄，对不同病因不同类型的 CHF，其疗效差异较大，不作为 CHF 治疗的首选药。但在急性或严重的 CHF 患者仍是临床应用的重要药物。可与 ACEI、β 受体阻断药等标准治疗药合并应用。

1. 治疗 CHF 强心苷对各种伴有心肌收缩功能障碍的 CHF 患者均有效，对伴有心房颤动和较快心室率的 CHF 效果最好；对高血压、先天性心脏病、瓣膜病等引起的 CHF 效果较好；对甲亢、严重贫血和维生素 B_1 缺乏症等引起的 CHF，由于伴有心肌能量产生障碍，一般疗效不佳；对肺源性心脏病、活动性心肌炎或严重心肌损伤疗效较差，对扩张性心肌病、心肌肥厚、舒张性 CHF 者不应选用强心苷，而应首选 ACEI、β 肾上腺素受体阻断药。缩窄性心包炎、严重二尖瓣狭窄等引起的 CHF，由于存在机械性阻塞，疗效极差或无效。

2. 治疗某些心律失常

（1）心房颤动：过多的心房冲动下传到心室，引起心室率过快，妨碍心室射血而致循环功能障碍。应用强心苷类药物不能使房颤停止，但可利用其兴奋迷走神经和对房室结的直接作用，减慢房室传导，增加房室结中的隐匿性传导，保护心室免受过多房性冲动的影响。

（2）心房扑动：虽然冲动的频率比房颤低，但冲动强度高，极易传入心室而引发室颤。强心苷类药物能不均一地缩短心房不应期，引起折返激动，使心房扑动转为心房颤动，继而发挥其治疗房颤的作用。部分患者在停止使用强心苷类药物后可恢复窦性节律。

（3）阵发性室上性心动过速：临床常用压迫颈动脉窦等提高迷走神经兴奋性的方法终止阵发性室上性心动过速的发作。强心苷类药物由于能够兴奋迷走神经，减慢房室传导，可用于非强心苷中毒引发的阵发性室上性心动过速的治疗。

【毒性反应及其防治】 强心苷类药物的治疗安全范围窄，一般临床治疗量已接近中毒剂量的 60%。由于患者对强心苷的敏感性个体差异较大，许多中毒表现又与 CHF 的临床症状类似而难以鉴别，约有 20% 的患者在治疗过程中可发生不同程度的毒性反应。密切观察患者用药后的反应，开展强心苷的血药浓度监测，坚持用药剂量的个体化是防止强心苷中毒的重要措施。

1. 毒性反应

（1）胃肠道反应：厌食、恶心、呕吐、腹痛和腹泻常为强心苷中毒的先兆症状，这些表现与 CHF 未得到控制时胃肠道淤血的临床表现类似，应注意鉴别诊断。

（2）神经系统反应：可出现头痛、头晕、疲倦、失眠、谵妄等反应。此外，视觉异常如黄视、绿视、视物模糊等是强心苷中毒的早期特征性表现，可能与强心苷分布于视网膜有关，属于停药的指征之一。

（3）心脏反应：是强心苷最严重的毒性反应，可出现各种类型的心律失常。①快速型心律失常：主要表现为室性早搏、二联律、三联律和房性、房室结性、室性心动过速，甚至出现严重危及生命的心室纤颤。这些反应与强心苷重度抑制心肌细胞膜的 Na^+-K^+-ATP 酶，引起细胞内严重失钾，异位节律点兴奋性增高有关。②房室传导阻滞：可出现各种程度的房室传导阻滞。③窦性心动过缓：强心苷可直接抑制窦房结，降低其自律性。一般患者的心率每分钟低于 60 次也是停药的指征之一。

2. 中毒的防治

（1）预防：应排除诱发强心苷中毒的各种因素，对低血钾、高血钙、肝肾功能不良的患者要慎重使用。注意发现强心苷中毒的先兆症状，一旦出现胃肠道反应、心律失常、黄绿视等要立即停用强心苷及排钾类利尿药。

（2）治疗

1）补钾：细胞外液中的 K^+ 能阻止强心苷与心肌细胞膜 Na^+-K^+-ATP 酶的结合，减轻或控制强心苷中毒的发展。轻度中毒者可口服氯化钾溶液，每次 1g，每 4 小时一次。对中毒严重而血钾又明显低于正常者，可取 1.5～3 g 的氯化钾溶于 5% 葡萄糖 500 ml 中，缓慢静脉滴注。注意补钾不可过量，防止高血钾的发生。

2）应用抗心律失常药：对强心苷中毒引发的严重室性心动过速可应用苯妥英钠和利多卡因等进行治疗。对强心苷引起的心动过缓和房室传导阻滞，可应用 M 受体阻断药阿托品治疗。

3）使用特异性地高辛抗体：静脉注射地高辛抗体 Fab 片段能迅速与体内地高辛结合，使血中游离型地高辛浓度明显降低，并使地高辛从与 Na^+-K^+-ATP 酶的结合中脱离出来，恢复 Na^+-K^+-ATP 酶的活性，纠正中毒所致的严重心律失常。地高辛抗体 Fab 片段在应用后 20min 左右见效，每 80mg 地高辛抗体 Fab 片段可对抗 1mg 地高辛。

第八节　其他治疗 CHF 的药物

一、血管扩张药

硝酸酯类

包括硝酸甘油（nitroglycerin）、硝酸异山梨酯（isosorbide dinitrate）等，以舒张小静脉为主，明显降低心脏前负荷，选择性地扩张心外膜冠状血管，增加冠脉流量，改善心脏收缩和舒张功能。主要用于冠心病、肺楔压增高所致 CHF 患者。

肼屈嗪

肼屈嗪（hydralazine）以舒张小动脉为主，降低心脏后负荷，增加心排血量，降低心室壁的张力。此外，肼屈嗪还能扩张肾血管，增加肾血流量。由于应用后出现的血管舒张作用可反射性地激活交感神经和 RAAS，使其药理效应下降或消失，一般不单独使用。临床主要用于肾功能不全或不能耐受 ACEI 的 CHF。

硝普钠

硝普钠（nitroprusside sodium）进入体内后可以转化成 NO 而发挥作用，能均衡地舒张小动脉和小静脉，增加血管的顺应性，使外周血管阻力降低而增加心排血量，使回心血量减少，降低心脏的前、后负荷。临床主要用于快速控制病情危急的 CHF，需静脉滴注给药。

哌唑嗪

哌唑嗪（prazosin）是选择性 α_1 受体阻断药，也能舒张小动脉和小静脉，降低心脏的前、后负荷，增加心排血量，改善 CHF 的临床症状。哌唑嗪可以口服，但长期应用效果不佳，现已少用。

二、非苷类正性肌力药

非苷类正性肌力药包括 β 受体激动药和磷酸二酯酶（PDE）抑制药，由于这类药物可能增加 CHF 患者的病死率，故不宜作为常规治疗药物使用。

（一）β 受体激动药

多巴胺

多巴胺（dopamine）多用于治疗顽固性心力衰竭、心脏手术后急性心衰、心源性休克等。小剂量的多巴胺主要兴奋 DA 受体，扩张肾脏、肠系膜和冠状动脉血管，有排钠利尿、降低外周阻力、改善心功能的作用。中等剂量（5～10μg/kg · min）的多巴胺主要兴奋 β_1 受体，有增加心肌收缩力、改善传导、扩张冠状动脉、增加心排血量的作用。但大剂量（>10μg/kg · min）的多巴胺主要兴奋 α 受体，以缩血管效应为主，使外周阻力增加，心输出量及尿量减少，心率加快，可加重心力衰竭。

多巴酚丁胺

多巴酚丁胺（dobutamine）兴奋心脏 β_1 受体，对 β_2 受体和 α 受体作用较弱。静脉注射 2.5～10μg/（kg · min）能增加心排血量，改善肾功能，降低左室充盈压和外周阻力。主要用于强心苷治疗不佳的严重左心衰竭和心肌梗死后的心功能不全。但有临床研究提示，应用多巴酚丁胺后的死亡率超过对照组，所以在治疗 CHF 时应慎重使用。不良反应有头痛、恶心、诱发心绞痛和心律失常等。

异波帕明和多培沙明

异波帕明（ibopamine）和多培沙明（dopexamine）为新一代多巴胺受体激动药，对 D_1 受体选择性较高，口服吸收后在体内转化成甲基多巴胺而起作用。短期应用可增加心排血量，降低外周阻力，改善肾功能，缓解 CHF 症状，提高运动耐力，属于比较有应用前景的多巴胺类药物。

（二）磷酸二酯酶抑制药

磷酸二酯酶

磷酸二酯酶（phosphodiesterase，PDE）是体内水解 cAMP 成为 5′-AMP 的酶类，到目前为止发现至少有 7 种 PDE 亚型存在于人体的不同组织中，其中 PDE-3 主要分布在心肌细胞膜中，是心肌中 cAMP 的唯一水解酶。磷酸二酯酶抑制药（PDE inhibitor，PDEI）选择性地抑制 PDE-3 的活性，可以减少心肌细胞中 cAMP 的降解，增加心肌细胞内 cAMP 的含量。cAMP 作为第二信使，通过激活蛋白激酶等步骤，促进心肌肌质网中 Ca^{2+} 的释放，发挥正性肌力和血管舒张双重作用，使心排血量增加，心脏负荷降低，心肌耗氧量下降，缓解 CHF 症状，属于正性肌力扩血管药。目前对此类药物的临床远期疗效争议较大，故主要用于 CHF 的短期支持疗法，尤其是对强心苷、利尿药、血管扩张药反应不佳的患者。

氨力农和米力农

氨力农（amrinone）和米力农（milrinone）是较早上市的磷酸二酯酶抑制药。氨力农产生的正性肌力和扩张血管作用不受体内神经递质和受体状态的影响，能增加和改善 CHF 患者的心功能，提高心脏指数，缓解 CHF 症状。但该药不良反应多而严重，除引起致死性血小板减少症以外，还有消化道反应、肝损伤和心律失常等，现已很少使用。米力农是氨力农的类似药，其不良反应发生率较米力农低。

维司力农和匹莫苯

维司力农(vesnarinone)和匹莫苯(pimobendan)是新一代磷酸二酯酶抑制药。维司力农除了选择性地抑制心肌细胞的 PDE-3 活性外,还可以促进 Na^+ 内流,增加心肌细胞内的 Na^+ 量,通过 Na^+-Ca^{2+} 交换机制使细胞内 Ca^{2+} 量增加。也可以抑制 K^+ 通道,延长动作电位时程,使 Ca^{2+} 内流增加。两药还能增强肌钙蛋白 C 对 Ca^{2+} 的亲和性,在不增加细胞内钙的情况下,加强心肌收缩性,故也被称为"钙增敏剂"。"钙增敏剂"不仅可以为心肌节省部分因转运 Ca^{2+} 所需的 O_2 和 ATP,而且可以避免心肌细胞内"钙超载"现象的出现,减少心律失常和钙超载对心肌细胞所造成的损伤。需要注意的是,钙增敏剂可能使血管平滑肌的收缩性增强,导致心脏的负荷增加而不利于 CHF 的治疗。临床应用的还有依诺西蒙(enoximone)和左西孟旦(levosimendan)。

三、钙通道阻滞药

钙通道阻滞药因具有负性肌力和反射性激活神经-内分泌系统作用,在治疗 CHF 的临床评价方面一直存在较大的争议。如短效钙通道阻滞药硝苯地平等可使 CHF 恶化,增加病死率。新型钙通道阻滞药氨氯地平、非洛地平等属于血管选择性钙通道阻滞药,可以改善左室舒张压力-容量曲线,逆转左心室肥厚,不激活神经-内分泌系统,改善和增强患者的运动耐量,缓解 CHF 症状。治疗剂量时对心脏收缩力及房室传导的影响极小。此类药物的特点是:①起效慢,作用时间长,$t_{1/2}$ 为 35~50h,每天一次用药即可。②极少出现快速血管扩张的反射性心动过速。③耐受性好。④生物利用度高。主要用于治疗舒张功能不全性 CHF。此类药物具有负性肌力作用,一般应避免用于急性 CHF 和收缩功能不全性 CHF。

复习指导

1. 治疗 CHF 的常用药物　ACEI 和血管紧张素Ⅱ受体阻断药;利尿药;β 受体阻断药;强心苷类。其他药物:扩血管药、非苷类正性肌力药、钙通道阻滞药。

2. ACEI　治疗 CHF 不仅能缓解心力衰竭的症状,且能降低 CHF 的病死率和改善预后。ACEI 使血液及组织中 AngⅡ含量降低,减弱 AngⅡ的缩管作用,抑制心肌和血管平滑肌增生。ACEI 抑制缓激肽的降解,提高血中缓激肽水平而促进 NO 和 PGI_2 生成。ACEI 通过减少 AngⅡ及醛固酮释放有效地防止和逆转心肌和血管重构,改善心功能。

3. 血管紧张素Ⅱ受体(AT_1)阻断药　直接阻断 AngⅡ与其受体的结合,拮抗 AngⅡ作用;也能拮抗 AngⅡ的促生长作用,故能预防及逆转心血管的重构。

4. 利尿药　促进 Na^+、H_2O 的排泄,减少体液量,降低心脏的前、后负荷,消除或缓解静脉淤血及其所引发的肺水肿和外周水肿。

5. β 受体阻断药　可拮抗交感神经对心脏的作用,改善心肌重构;上调心肌 β 受体的数量,恢复 β 受体-AC 系统的信号传导能力;改善 β 受体对儿茶酚胺的敏感性;通过抑制 RAAS 而减轻心脏的前、后负荷。改善心脏功能和血流动力学。

6. 强心苷类作用　①正性肌力作用:强心苷结合 Na^+-K^+-ATP 酶,抑制其酶活性,使细胞内 Na^+ 增多,K^+ 减少;又通过 Na^+-Ca^{2+} 双向交换机制使 Na^+ 外流增加,Ca^{2+} 内流增加;②减慢心率作用;③影响传导组织和心肌电生理特性。毒性作用:胃肠道反应、中枢神经系统反应、心律失常。

常用制剂及用法

卡托普利(captopril)　片剂:12.5mg/片。口服从 12.5mg,2~3 次/天开始,最大剂量为 150mg/d。

马来酸依那普利(enalapril maleate)　片剂:5mg/片、10mg/片、20mg/片。口服 2.5~10mg,2 次/日,最大剂量为 40mg/d。

地高辛(digoxin)　片剂:0.25mg/片。首剂 0.25~0.75mg,每 6 小时 0.25~0.5mg,洋地黄化,维持量 0.25~0.5mg/d。轻型慢性病例 0.5mg/d。

毒毛花苷 K(strophanthin K)　注射液:0.25mg/ml。每次 0.25mg,0.5~1mg/d。极量:0.5mg/次,1mg/d,静脉注射。

多巴酚丁胺(dobutamine)　注射液:20mg/2ml、250mg/5ml。250mg/d 加入 250ml 或 500ml 5% 葡萄糖注射液,静脉注射,inf,每分钟 2.5~10μg/kg。

米力农(milrinone)　片剂:2.5mg/片、10mg/片。5~10mg/次,4 次/天。注射液:10mg/10ml。25~50μg/kg,静脉注射,inf,每分钟 0.25~1μg/kg。

(张根水)

第25章　抗心绞痛药

学习要求

掌握治疗心绞痛各类代表药物的分类、药理作用、作用机制及临床应用；能根据心绞痛分型合理选择和应用药物。

第一节　概　　述

心绞痛(angina pectoris)是冠状动脉粥样硬化性心脏病(简称冠心病)常见的症状，是由于冠状动脉供血不足引起的心肌急剧的、暂时的缺血和缺氧临床综合征。其典型症状为胸骨后及左前胸阵发性压榨样疼痛，并可向左上肢或其他部位放射。心绞痛持续发作可能发展为急性心肌梗死，故应及时采取有效的治疗措施缓解心绞痛。

心绞痛分类较多且不统一。根据世界卫生组织“缺血性心脏病的命名及诊断标准”，将心绞痛分为三种类型：①劳累性心绞痛(angina pectoris of effort)：特点是疼痛由劳累、情绪激动或其他增加心肌需氧量因素所诱发，休息或舌下含硝酸甘油后可迅速消失。此类心绞痛又分为稳定型、初发型和恶化型心绞痛。②自发性心绞痛(angina pectoris at rest)：心绞痛发作与心肌耗氧量无明显关系，多发生于静息状态，疼痛时间长且重，不易为硝酸甘油缓解。包括：卧位型(休息或熟睡时发生)、变异型(为冠脉痉挛所诱发)、中间综合征和梗死后心绞痛。③混合性心绞痛(mixed pattern of angina)：其特点是在心肌需氧量增加或无明显增加时都可能发生。临床上常将初发型、恶化型及自发性心绞痛，通称为不稳定型心绞痛。

心绞痛主要病理生理基础是冠状动脉血管病变引起心肌组织供血障碍，导致氧的供需失衡。任何引起心肌组织对氧的需求量增加和(或)冠脉狭窄、痉挛致心肌供氧减少的因素都可成为诱发心绞痛的诱因。心肌耗氧量主要取决于心室壁张力、心肌收缩力和心率，供氧量主要取决于冠脉血流量、冠脉灌注压、侧支循环和舒张期时间等(图25-1)。正常情况下心肌细胞摄取血氧能力已经达动脉血氧含量的65%~75%，接近极限，故增加氧供应主要依靠增加冠状动脉的血流量。冠脉循环的储备能力非常大，其血流量可随身体不同的生理情况而变化，活动时冠脉适度扩张，血流量可增加至休息时的6~7倍；缺氧时，冠脉也会扩张。但在病理状态下，如动脉粥样硬化引起冠脉狭窄或部分分支闭塞，其扩张性减弱，血流量减少，冠脉循环的储备能力下降。因此动脉粥样硬化引起的心绞痛，仅仅依靠增加冠脉的血流量来增加供氧已受到限制，而通过降低耗氧则是治疗心绞痛的另一重要措施之一。

综上所述，血氧供需失衡是心绞痛发生的重要病理生理基础。因此改善心肌血氧供需矛盾，增加冠状动脉血流量、降低心肌耗氧量是目前治疗心绞痛的主要方法。目前临床常用的抗心绞痛药主要有硝酸酯类、β受体阻断药和钙通道阻滞药，抗血小板聚集药和抗血栓形成药也有助于心绞痛的防治。

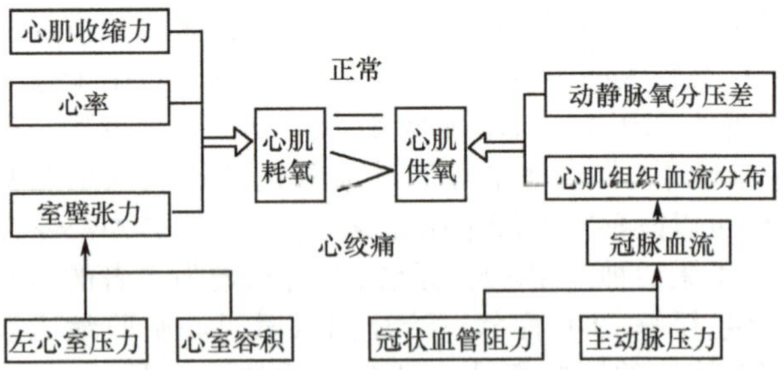

图25-1　影响心肌耗氧量和供氧量的因素

要点提示

重新建立心肌供氧和需氧的平衡是心绞痛药物治疗的关键。

第二节　硝酸酯类

硝酸酯类(nitrate esters)是一类含有硝酸多元酯结构的化合物。1846年意大利化学家Sobrero首先合成硝酸甘油(nitroglycerin)，发现这种油状物置于舌上可引起剧烈头痛。1867年英国医生Brunton报道吸入血管扩张药亚硝酸异戊酯可在60秒内缓解心绞痛。1879年Murrell证明硝酸甘油的作用与亚硝酸异戊酯相似。由于硝酸甘油作用迅速，疗效确切而广泛用于心绞痛治疗，但确切的作用机制一直是困扰科学界的谜团，直到应用一百多年后科学研究才揭示了它的作用机制。硝酸酯类具有高脂溶性，结构中的硝基($O\text{-}NO_2$)是发挥疗效的关键结构(图25-2)。

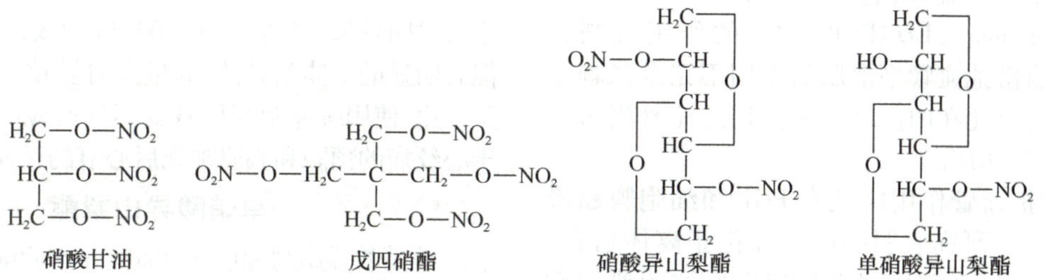

图 25-2　硝酸酯类的化学结构

临床常用药物有硝酸甘油，硝酸异山梨酯、单硝酸异山梨酯及戊四硝酯。本章重点介绍代表药物硝酸甘油。

硝 酸 甘 油

硝酸甘油(nitroglycerin)是硝酸酯类的代表药，临床用于心绞痛的治疗已有一百多年历史，具有起效快、疗效确切、使用方便、经济安全及价格低廉等优点，是防治心绞痛的最常用药物。

【体内过程】　硝酸甘油为短效硝酸酯类，口服经肝脏代谢首关效应明显，生物利用度仅为 8 %。舌下含服可避免首过效应，可经口腔黏膜很快吸收直接进入体循环，生物利用度可达 80%，1~2min 起效，4~5min 血药浓度达峰值，疗效持续 20~30 min。也可经皮肤吸收发挥治疗作用，用 2% 硝酸甘油软膏或贴膜剂睡前涂抹在前臂皮肤或贴在胸部皮肤，有效浓度可持续较长时间。硝酸甘油在肝内经谷胱甘肽-有机硝酸酯还原酶代谢，还原为水溶性二硝酸代谢物及单硝酸盐，代谢物虽仍有扩血管作用，但作用约为硝酸甘油的 1/10。最后与葡萄糖醛酸结合经肾脏排出。

【药理作用及作用机制】　硝酸甘油的基本药理作用是松弛平滑肌，但具有组织器官的选择性，以对血管平滑肌的作用最显著。由于硝酸甘油可扩张体循环血管及冠脉血管，因而具有以下作用：

1. 降低心肌耗氧量　最小有效量的硝酸甘油即可明显扩张静脉血管，特别是较大的静脉血管，从而减少静脉回心血量，降低心脏前负荷，降低心室壁张力，缩短射血时间，心肌耗氧量减少。稍大剂量的硝酸甘油也可显著舒张动脉血管，特别是大的动脉血管，降低心脏后负荷而降低耗氧量。

2. 扩张冠状动脉，增加缺血区血液灌注　硝酸甘油选择性扩张较大的心外膜血管、输送血管及侧支血管，尤其在冠状动脉痉挛时更为明显，而对阻力血管的舒张作用微弱。当冠状动脉因粥样硬化或痉挛而发生狭窄时，缺血区的阻力血管已因缺氧和代谢物的聚积而处于高度舒张状态。这样，非缺血区阻力比缺血区大，用药后血液将顺压力差从输送血管经侧支血管流向缺血区，从而增加缺血区的血液供应(图 25-3)。

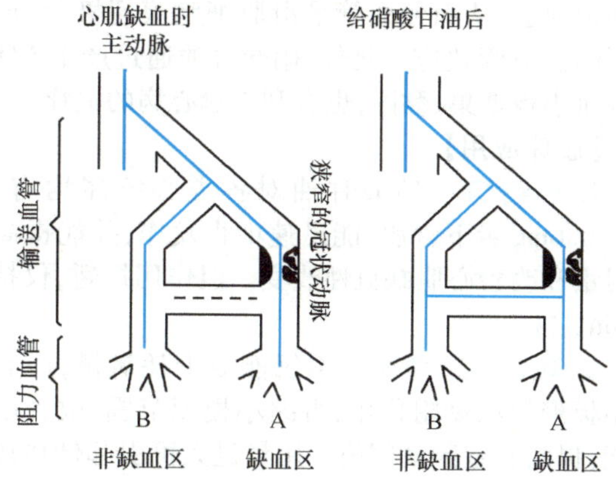

图 25-3　硝酸甘油对冠状动脉的作用部位示意图
左：给药前缺血区(A)供血不足；右：给药后缺血区(A)供血改善

3. 降低左室充盈压，增加心内膜下缺血区的血液灌注　冠状动脉从心外膜呈直角分支垂直穿过心肌呈网状分布于心内膜下。因此，内膜下血流易受心室壁张力及室内压力的影响。在心绞痛发作时，左室舒张末期压力和心室壁张力增高，冠脉血液灌注不足，尤以心内膜下区域缺血缺氧更为严重。硝酸甘油舒张血管，减少回心血量，降低左室舒张末期压，使血流容易从心外膜向心内膜下区域流动，从而改善心内膜下缺血区心肌的血液供应。

4. 保护缺血心肌细胞　硝酸甘油能够释放一氧化氮(NO)，促进内源性 PGI_2 及降钙素基因相关肽(calcitonin gene-related peptide，CGRP)等物质的生成与释放，这些物质对心肌细胞具有直接保护作用。硝酸甘油不仅保护心肌，减轻缺血性损伤，缩小心肌梗死范围，改善左室重构，还能增强人及动物缺血心肌的电稳定性，提高室颤阈，消除折返，改善房室传导，从而减少心肌缺血导致的并发症。

研究证实，硝酸甘油松弛血管平滑肌的作用是通过释放 NO 所介导。其机制为：硝酸甘油在血管平滑肌细胞内经谷胱甘肽转移酶催化释放出 NO。作为重要的信号分子，NO 与可溶性鸟苷酸环化酶活性中心的 Fe^{2+} 结合，二者结合后可激活鸟苷酸环化酶，增加细胞内第二信使 cGMP 的含量，进而激活 cGMP 依赖性蛋白激酶，减少细胞内 Ca^{2+} 的释放和外 Ca^{2+} 内流，细胞内 Ca^{2+} 浓度的降低使肌球蛋白轻链去磷酸化而松弛血管平滑肌。硝酸甘油的这一机制与血管内皮细胞释放的内源性血管内皮舒张因子(endothelium derived relaxing factor, EDRF, 即 NO)的作用机制相同,但硝酸甘油松弛血管平滑肌的作用不完全依赖于血管内皮细胞,因此在内皮细胞有损伤的血管仍可发挥一定的扩血管作用。

硝酸甘油扩血管作用中还有 PGI_2 和细胞膜超极化等机制参与,有研究表明硝酸甘油扩张离体血管、降低在体动物血压及临床患者应用后所致的搏动性头痛都与促进降钙素基因相关肽的合成及释放有关。降钙素基因相关肽能激活血管平滑肌细胞的 ATP 敏感型钾通道,从而使血管平滑肌细胞膜超极化,产生强烈的扩血管效应。此外,硝酸甘油通过产生 NO 而抑制血小板聚集、黏附,也有利于冠心病的治疗。

【临床应用】

1. 心绞痛 硝酸甘油对各类心绞痛均有效。0.3~0.6mg 舌下含服,能迅速中止发作,并能提高运动耐量和改善心肌缺血性改变。但作用短暂,仅持续 30min 左右。

2. 急性心肌梗死 不仅能减少耗氧量,尚有抗血小板聚集和黏附作用,可缩小梗死范围,改善心室功能,提高心室颤动阈值。用量过大可引起低血压和心动过速。

3. 充血性心力衰竭 见治疗慢性心功能不全的药物。

【不良反应及耐受性】

1. 不良反应 多数不良反应是其血管舒张作用所致,如血管搏动性头痛、面部及颈部潮红,进而出现体位性低血压及晕厥等。剂量过大可使血压过度下降,冠状动脉灌注压过低,并可反射性兴奋交感神经、增加心率、加强心肌收缩力,使耗氧量增加而加重心绞痛发作,如与 β 受体阻断药合用即可纠正。

2. 耐受性 硝酸甘油连续用药 2 周左右可出现耐受性,停药 1~2 周耐受性可消失。耐受性的产生与用药持续时间、剂量大小、给药途径及药物剂型有关。出现耐受性后,轻者需要增加用量,但会加重不良反应。重者即使增加用量也无法达到满意疗效。目前认为硝酸甘油产生耐受性的机制有两种:①血管平滑肌细胞使硝酸甘油转变为 NO 发生障碍,称之为“血管耐受”,是由于血管平滑肌细胞内催化硝酸甘油生成 NO 的过程中需要的巯基被耗竭所致。②非血管机制,也称之为“伪耐受”,可能与硝酸酯类使血管内压力迅速下降,机体通过代偿,增强交感活性,释放去甲肾上腺素,激活肾素-血管紧张素系统,使钠、水潴留,血容量及体重增加等有关。为克服耐受性可采用下列措施:调整给药次数和剂量,不宜作长期预防用药;采用最小剂量;采用间歇给药法;补充含巯基的药物,如加用卡托普利,甲硫氨酸等,可能阻止耐受性的发生。

硝酸异山梨酯

硝酸异山梨酯(isosorbide dinitrate,消心痛)的作用及其机制与硝酸甘油相似,但作用较弱,起效较慢、作用维持时间较长。口服后 40~60min 起效,作用维持 3~5h,但有明显的个体差异性,剂量大时易致头痛和低血压等副作用,使用缓释制剂可减少不良反应的发生。主要用于心绞痛的预防和心肌梗死后心衰的长期治疗。

单硝酸异山梨酯

单硝酸异山梨酯(isosorbide mononitrate)为长效抗心绞痛药,口服无首关消除作用,生物利用度近 100%,服药后 1h 血药浓度达峰值,作用维持 8h。主要用心绞痛的预防、冠心病的长期治疗和心肌梗死后的治疗等。

戊四硝酯

戊四硝酯(pentanitraol)药理作用与硝酸异山梨酯相似,起效较慢、口服后 40min 起效,作用维持 4~6h。主要用于预防心绞痛发作。

问题讨论

硝酸甘油为什么首选用于心绞痛,其抗心绞痛作用的特点是什么?

第三节 β 肾上腺素受体阻断药

β 受体阻断药应用的主要药物有:①非选择性 β 受体阻断药有普萘洛尔(propranolol)、吲哚洛尔(pindolol)、噻吗洛尔(timolol)等;②选择性 β_1 受体阻断药有阿替洛尔(atennolol)、美托洛尔(metoprolol)、醋丁洛尔(acebutolol)等,均可用于心绞痛,能使多数心绞痛患者心绞痛发作次数减少,改善缺血性心电图,并能增加运动耐量,减少心肌耗氧量,减少硝酸甘油用量等。现已作为一线药物用于心绞痛的治疗。其中普萘洛尔(propranolol)、阿替洛尔(atenolol),美托洛尔(metoprolol)在临床最为常用。

【抗心绞痛作用及作用机制】

1. 降低心肌耗氧量 心绞痛时,交感神经活性增强,心肌局部和血中儿茶酚胺含量增高,激动 β_1 受体,使心肌收缩性加强,心率加快,心肌耗氧量明显增加,因而加重了心肌缺血缺氧。β 受体阻断药阻断心脏 β_1 受体,可使心肌收缩力减弱,心率减慢,从而降低心肌耗氧量。但是,由于抑制心肌收缩力而增大心室容积(增加前负荷),延长射血时间,而相对增加心肌耗氧量,部分抵消其降低氧耗量的有利作用,但多数患者用药后心肌总耗氧量是降低的。

2. 增加缺血区心肌供血和供氧 心绞痛患者使用 β 受体阻断药,能减慢心率,使舒张期延长,有利于血液从心外膜区流向心内膜(心肌缺血的多发部位),增加缺血心肌的血液供应;同时由于心肌耗氧量降低,冠状动脉扩张,非缺血区血管收缩,阻力相对增高;迫使血液从非缺血区流向已代偿性扩张的缺血区。

3. 改善心肌代谢　心肌缺血时，儿茶酚胺释放增加，促进脂肪分解，使血中游离脂肪酸含量显著增加。后者能增加心肌耗氧量，加重心肌缺血和扩大心肌梗死范围，甚至诱发心律失常。β 受体阻断药通过其对 β 受体阻断作用，抑制脂肪水解酶，减少心肌游离脂肪酸的形成，增加心肌缺血区对葡萄糖的摄取和利用，改善糖代谢，减少耗氧量；普萘洛尔还能促进氧合血红蛋白的解离而增加全身组织包括心肌的供氧，从而发挥抗心肌缺血和抗心肌梗死的作用。

【临床应用】　用于稳定型心绞痛，对兼有高血压和心律失常的患者更为适宜。对心肌梗死也有效，能缩小梗死范围。但是普萘洛尔不宜用于与冠状动脉痉挛有关的变异型心绞痛，因冠脉上的 β 受体被阻断后，α 受体占优势，易致冠状动脉收缩。普萘洛尔个体差异较大，故剂量应个体化，一般宜从小剂量开始，以后每隔数日增加 10～20mg，直到合适剂量。

第四节　钙通道阻滞药

抗心绞痛常用的钙通道阻滞药有硝苯地平（nifedipine）、维拉帕米（verapamil）、地尔硫䓬（diltiazem）等。

【抗心绞痛作用及作用机制】

1. 降低心肌耗氧量　钙通道阻滞药通过阻滞心肌和血管平滑肌细胞电压依赖性钙通道，抑制 Ca^{2+} 内流，使心肌收缩性降低，心率减慢，心输出量减少，血管平滑肌松弛，外周阻力降低，心脏后负荷减小，心肌耗氧量减少。

2. 增加缺血区心肌供血　钙通道阻滞药对冠状血管平滑肌有松弛作用，能解除冠脉痉挛，降低冠状血管阻力和增加冠脉血流量，改善缺血区的供血和供氧。

3. 保护缺血心肌细胞　心肌缺血时，细胞膜对 Ca^{2+} 的通透性增加，引起细胞内 Ca^{2+} 超负荷，ATP 生成障碍，促进细胞死亡。本类药物阻滞 Ca^{2+} 内流，限制胞内和线粒体内 Ca^{2+} 聚积，减慢 ATP 的分解速率，减轻缺血对细胞的损害。

4. 其他　钙通道阻滞药能降低血小板内 Ca^{2+} 浓度，抑制血小板聚集。也有报道，钙通道阻滞药有促进血管内皮细胞产生及释放内源性 NO，产生抗心绞痛作用。

【临床应用】

1. 变异型心绞痛　钙通道阻滞药是防治变异型心绞痛的首选药。目前应用较多的是硝苯地平、维拉帕米、地尔硫䓬。对伴有心力衰竭、窦房结功能不良、房室传导阻滞者也可选用硝苯地平，禁用维拉帕米。

2. 稳定型心绞痛　钙拮抗药对稳定型心绞痛有效，既可减少心绞痛发作次数，又可改善患者运动耐力，与硝酸酯类合用较为理想，可减少其用量，并能增强疗效。伴有较严重冠状动脉阻塞患者，对药物的扩冠作用无明显反应，可能由于剧烈扩张外周血管，反射性引起心肌收缩力加强，心率增快，故不宜单独使用硝苯地平。可选用地尔硫䓬，或与 β 受体阻断药合用，以抵消副作用。

3. 不稳定型心绞痛　钙通道阻滞药对不稳定型心绞痛有一定疗效，硝苯地平对不稳定型心绞痛的治疗有一定的局限性，因其有能引起心率加快而增加心肌缺血的危险。但维拉帕米和地尔硫䓬则不同，可直接作用于心脏，引起心率轻度减慢。

4. 急性心肌梗死　可缩小急性心肌梗死范围，减轻梗死后心绞痛症状。有报道，钙通道阻滞药维拉帕米对急性心肌梗死，可促进侧支循环，缩小梗死范围，改善心肌代谢和保护心脏功能。

第五节　抗心绞痛药物的比较及联合用药

三类常用抗心绞痛药物作用的比较见表 25-1。临床常采用作用机制不同的抗心绞痛药物联合应用：①硝酸酯类与 β 受体阻断药合用，硝酸酯类可对抗 β 受体阻断药所致收缩期心室射血时间延长和舒张期心室容积增大而增加心肌氧耗量的作用，而 β 受体阻断药可对抗硝酸酯类因扩血管作用引起的反射性心率增快和心肌收缩力增强的作用，两类药合用可取长补短，协同降低心肌耗氧量；②钙通道阻滞药（硝苯地平）与 β 受体阻断药合用，钙通道阻滞药可对抗 β 受体阻断药所致冠状动脉及外周血管的收缩作用，而 β 受体阻断药可消除钙通道阻滞药因扩血管作用引起的反射性心率加快，两类药合用后也产生协同降低心肌氧耗量的作用；③硝酸酯类与钙通道阻滞药合用，可效解除或预防变异型心绞痛的发作；此外，在两类药物联合应用不能有效控制心绞痛发作时，也可采用三类抗心绞痛药物联合应用。

表 25-1　硝酸酯类、β 受体阻断药及钙通道阻滞药对心脏耗氧量诸因素的影响

心肌耗氧因素	硝酸酯类	β 受体阻断药	钙通道阻滞药	
			硝苯地平	维拉帕米
心室前负荷	↓	↑	↓	(-)
心室后负荷	↓	(-)	↓	↓
心率	反射性↑	↓	反射性↑	↓
心肌收缩力	反射性↑	↓	反射性↑	↓

注：(-) 无改变；↑升高；↓下降；反射性↑血管扩张、血压下降导致交感神经兴奋

第六节　其他抗心绞痛药

丹参酮Ⅱ-A 磺酸钠

丹参酮Ⅱ-A 磺酸钠（sodium tanshinone Ⅱ-A silate）系由活血化瘀中药丹参分离的二萜醌类化合物丹参酮Ⅱa 经磺化而得的一种水溶性物质。实验证明，其通过抑制血小板聚集及血栓形成、改善缺血心肌乳酸代谢，而产生抗心脑缺血的作用并缩小心肌梗死范围。其抗缺血作用机制尚待进一步研究。临床上主要用于治疗冠心病、心绞痛及急性心肌梗死。少数患者用后可出现胃肠道不适，血清谷丙转氨酶升高、皮疹等不良反应。

曲美他嗪

曲美他嗪（trimetazidine）对缺血心肌具有明显的保护作用，它通过增加心肌对葡萄糖的摄取和利用，减少对游离脂肪酸的代谢，减轻缺血时的酸中毒，保护离子泵的功能，对抗自由基损伤，从而维持细胞内环境的稳定，增强心肌对缺血损伤的耐受力。主要用于稳定型心绞痛或心肌梗死的治疗。

尼可地尔

尼可地尔（nicorandil）为一新型血管扩张药。可促进血管内皮细胞释放 NO，也可开放血管平滑肌细胞膜的 K^+ 通道，促 K^+ 外流，使细胞膜超极化，抑制 Ca^{2+} 通道开放，降低细胞内钙浓度，导致血管平滑肌舒张，增加冠脉血流量，保护受损心肌。

卡维地洛

卡维地洛（carvedilol）是一种新型受体阻断药，可阻断 β_1、β_2 及 α 受体。用于稳定型及不稳定型心绞痛的治疗，也用于心功能不全和高血压患者。卡维地洛治疗心绞痛主要是通过：①阻断 β_1 受体，抑制心肌收缩功能，降低心肌耗氧量；②阻断 α 受体，舒张动脉，降低外周血管阻力，减轻心脏后负荷，从而降低心肌耗氧量。

问题讨论

某老年女性患者，确诊为"变异型心绞痛"，请分析其发病的可能原因，患者在用药过程中应注意什么问题？

复习指导

1. 抗心绞痛药物通过"增加心肌供氧"或/和"降低心肌耗氧"发挥作用。常用药物有硝酸酯类、β 肾上腺素受体阻断药、钙通道阻滞药和其他抗心绞痛药物。主要用于心绞痛治疗，也可用于心肌梗死和心力衰竭。

2. 硝酸甘油具有起效快、疗效确切、使用方便等优点，是防治心绞痛的最常用药物，对血管平滑肌的舒张作用最显著，可降低心肌供氧量，改善心肌供血。其松弛血管平滑肌的作用是通过释放 NO 所介导。

3. β 受体阻断药的作用是降低心肌耗氧量，改善心肌缺血区供血，改善心肌代谢，主要用于稳定型心绞痛，可与硝酸甘油联合用药，取长补短。

4. 钙通道阻滞药可降低心肌耗氧，舒张冠状血管，保护缺血心肌。硝苯地平是防治变异型心绞痛的首选药，和 β 受体阻断药合用可增强疗效。

常用制剂及用法

硝酸甘油（nitroglycerin）　片剂：0.3～0.6mg/次，舌下含服。贴剂（transderm-nitro5 及 10），在 24h 内可分别吸收 5 或 10mg 硝酸甘油，宜夜间贴用，1 次/天。

硝酸异山梨酯（isosorbide dinitrate 消心痛）　片剂：5～10mg/次，舌下含服。

单硝酸异山梨酯（isosorbide mononitrate）　片剂：20mg/次，2～3 次/天，口服。

盐酸普萘洛尔（propranolole hydrochloride）　片剂：10mg/次，3 次/天，可根据病情增减剂量。

硝苯地平（nifedipine）　片剂：10～20mg/次，3 次/天，口服。缓释片，20mg/次，1～2 次/天。

（吴晓倩）

第26章 抗动脉粥样硬化药

学习要求

掌握常用调血脂药物和抗动脉粥样硬化药物的药理作用、临床应用。根据不同类型的高脂蛋白血症合理选择不同药物治疗。

心脑血管疾病是当前危害人体健康和生命的严重疾病，而动脉粥样硬化(atherosclerosis，AS)是心脑血管疾病发生的主要病理学基础，因此防治动脉粥样硬化是心脑血管疾病预防和治疗的重要措施。动脉粥样硬化主要发生在冠状动脉、脑动脉和主动脉，是多种遗传基因和环境危险因子相互作用的结果。脂代谢紊乱、高血压、糖尿病、吸烟、肥胖等多种危险因子有形或无形地损伤血管内皮，导致动脉粥样硬化斑块形成和发展。

用于防治动脉粥样硬化的药物统称为抗动脉粥样硬化药(antiatherosclerotic drug)。调血脂药是抗动脉粥样硬化药中最为重要的一类药物。动脉粥样硬化及冠心病与血脂含量尤其是胆固醇及甘油三酯含量过高、脂质代谢紊乱关系密切，因此，调节血脂异常是防治动脉粥样硬化和冠心病的重要措施之一，如何调节血脂已成为当今心血管疾病领域的研究热点之一。氧自由基(oxygen free radical，OFR)在动脉粥样硬化的发生和发展中起重要作用，防止OFR的产生和脂蛋白的氧化修饰可阻止动脉粥样硬化的发生和发展。多烯脂肪酸类药物用于防治心脑血管疾病已有50多年的历史，这类药物进入体内后转化为相应的生物活性物质，能够发挥调血脂和抗动脉粥样硬化作用。机械、化学、细菌毒素等因素都可损伤血管内皮，改变其通透性，引起白细胞和血小板黏附，并释放各种活性因子，导致血管内皮进一步损伤，最终促使动脉粥样硬化斑块形成，所以保护血管内皮免受各种因子损伤也是抗动脉粥样硬化的重要措施。

第一节 调血脂药

血脂是血浆中所含脂类的总称，包括：游离胆固醇(free cholesterol，FC)、胆固醇酯(cholesterol ester，CE)、甘油三酯(triglyceride，TG)、磷脂(phospholipids，PL)及游离脂肪酸(free fatty acid，FFA)等。FC和CE总称为总胆固醇(total cholesterol，TC)。血脂与载脂蛋白(apolipoprotein，Apo)结合成脂蛋白(lipoprotein，Lp)，能溶于血浆并进行转运和代谢。脂蛋白呈微小颗粒状，由于所含脂类和蛋白的不同，应用超速离心或电泳的方法，可将脂蛋白分为乳糜微粒(chylomicron，CM)、极低密度脂蛋白(very low density lipoprotein，VLDL)、低密度脂蛋白(low density lipoprotein，LDL)和高密度脂蛋白(high density lipoprotein，HDL)。

血浆脂蛋白水平增高，尤其是LDL和VLDL增高，可促进AS斑块的发生。斑块中80%的脂质是由单核/巨噬细胞摄取，并存在于其进一步转化成的泡沫细胞中，其余的20%存在于摄取脂质的平滑肌细胞、内皮细胞、增生的平滑肌细胞及细胞外基质中。泡沫细胞中胆固醇主要是以胆固醇酯的形式存在，并主要来源于血浆脂蛋白中的LDL。正常生理情况下，LDL通过与LDL受体结合可以相对自由地出入动脉内膜，当血浆LDL水平升高时，动脉内膜受高LDL或还有其他因素的作用，可产生氧自由基及其他代谢产物，而使进入内皮的LDL发生氧化，成为氧化型LDL(oxidized LDl，Ox-LDL)。Ox-LDL抑制其本身与受体结合，抑制巨噬细胞移动，因而不能像正常LDL那样移出内膜或被巨噬细胞所清除，结果便大量沉积在内膜下。沉积的Ox-LDL可以改变内皮细胞表面分子，导致内皮通透性增加和内皮功能损伤，使LDL向动脉内膜下的迁移进一步增加。此外，氧化LDL还促使内皮细胞产生IL-6、TNF-α，并促进血管细胞表面黏附分子-1(VCAM-1)的大量产生，而使血流中的单核细胞与内皮细胞黏附并大量进入内皮下，摄取脂质并转化成巨噬细胞，后者进一步摄入脂质而转化为泡沫细胞，粥样斑块进一步发展增大。

调血脂药(lipidemic regulators)是抗AS药的主要组成部分，为当前临床防治AS的主要药物。对血脂异常者经过饮食和其他生活方式调节的非药物防治措施无效的情况下，应该根据血脂异常的类型、病变的有无和轻重，以及危险因素多少，尽早应用调血脂药。

一、HMG-CoA还原酶抑制药

1976年Endo等从桔青霉菌(penicillium citricum)培养液中发现compactin有抑制HMG-CoA还

原酶的作用，只因副作用而未能用于临床。1979年他又从红曲霉菌（*Monascus ruber*）发现monacolin K，几乎与此同时（1980年）Alberts从土曲霉菌（*Aspergillus Terreus*）发现movinolin，后来证明两者为同一物质，即洛伐他汀（lovastatin），因其具有良好的调血脂作用，1987年由美国FDA首先批准上市，从而开启了寻找和发展HMG-CoA还原酶抑制剂调血脂性抗AS药的新纪元。辛伐他汀（simvastatin）是洛伐他汀的甲基化衍生物，调脂作用有所增强。同时发现compactin的活性代谢物普伐他汀（pravastatin）也有很好的应用价值。氟伐他汀（fluvastatin）是第一个人工合成品，此后又合成了阿伐他汀（atorvastatin）、西立伐他汀（cerivastatin）、瑞舒伐他汀（rosuvastatin）等，至今新品种仍在不断出现。这类药物简称为他汀类（statins），也称为羟甲基戊二酸单酰辅酶A（3-hydroxy-3-methylglutaryl CoA，HMG-CoA）还原酶抑制药。

【体内过程】 具有二羟基庚酸结构，或为内酯环，或为开环羟基酸，这些结构是抑制HMG-CoA还原酶所必需的基团，但是内酯环必须转化成相应的开环羟基酸形式才能呈现药理活性。一般以羟酸型者吸收较好，内酯型者吸收后在肝脏内水解成活性的羟酸型。首关消除明显，原形药物及其活性代谢产物、β羟酸与血浆蛋白结合率>95%（普伐他汀除外），大部分在肝脏代谢，经胆汁由肠道排出，少部分由肾排出。t_{max}为2～4 h（阿伐他汀除外）。普伐他汀具有亲水性，不易弥散至其他细胞和组织，极少影响外周细胞内的胆固醇合成，因而不易引起外周性肌病，也不易通过血-脑屏障，可维持中枢和外周细胞的正常生理功能。

【药理作用与机制】 通过多种机制发挥抗动脉粥样硬化作用，包括调血脂作用和非调血脂作用（如抗炎、抗血小板聚集和抗血栓等）。

1. 调血脂作用及其机制 本类药物口服后可剂量依赖性的降低血浆TC和低密度脂蛋白胆固醇（LDL-C）水平；大剂量时可降低血浆TG、轻微升高HDL-C水平，呈现较好的调血脂作用。长期应用可促进动脉粥样硬化斑块的消退，减轻冠状动脉狭窄的程度。各种HMG-CoA还原酶抑制药调血脂的一般作用强度见表26-1。

表26-1 HMG-CoA还原酶抑制药对高胆固醇血症患者脂质和脂蛋白影响的比较

HMG-CoA还原酶抑制药（mg）					脂蛋白的改变水平			
洛伐他汀	辛伐他汀	普伐他汀	氟伐他汀	阿托伐他汀	TC	LDL-C	HDL-C	TG
20	10	20	40	—	↓22%	↓27%	↑4%～8%	↓10%～15%
40	20	40	80	10	↓27%	↓34%	↑4%～8%	↓10%～20%
80	40	—	—	20	↓32%	↓41%	↑4%～8%	↓15%～25%
—	80	—	—	40	↓37%	↓48%	↑4%～8%	↓20%～30%
—	—	—	—	80	↓42%	↓55%	↑4%～8%	↓25%～35%

注：TC：总胆固醇；TG：甘油三酯；LDL-C：低密度脂蛋白胆固醇；HDL-C：高密度脂蛋白胆固醇。↓：下降；↑：上升

血浆脂蛋白中的胆固醇，大部分来自体内合成。胆固醇体内合成的途径如下：二分子乙酰CoA缩合成乙酰乙酰CoA，经胞液中HMG-CoA合酶的作用，与一分子的乙酰CoA缩合成HMG-CoA。胞液中的HMG-CoA还原酶是肝细胞合成胆固醇过程中的限速酶，能催化HMG-CoA还原为甲羟戊酸（mevalonic，MVA），进一步经鲨烯合成胆固醇。MVA是内源性胆固醇合成的关键步骤，抑制HMG-CoA还原酶则阻碍内源性胆固醇合成。HMG-CoA还原酶抑制药化学结构中的开环羟基酸与HMG-CoA极为相似，对胆固醇生物合成限速酶——HMG-CoA还原酶具有竞争性抑制作用（本类药物对此酶的亲和力比HMG-CoA强10 000倍），从而减少内源性胆固醇合成，血浆TC水平降低。肝细胞合成胆固醇减少一方面阻碍了VLDL的合成和释放；另一方面又可刺激肝细胞膜上LDL受体合成增加，从而促进LDL、VLDL通过受体途径代谢清除，进一步降低了血浆LDL-C、极低密度脂蛋白胆固醇（VLDL-C）和TC水平。氟伐他汀结构中含有一个氟苯吲哚环的甲羟内酯衍生物，吲哚环模拟HMG-CoA还原酶的底物，甲羟内酯模拟产物MVA，因此，氟伐他汀能同时阻断HMG-CoA还原酶的底物和产物，进而抑制MVA生成胆固醇，而发挥调血脂作用。在体外，氟伐他汀对HMG-CoA还原酶的抑制作用比洛伐他汀大52倍。

2. 非调血脂作用 包括：抑制新生血管内膜炎症、抗血小板和抗血栓作用及改善内皮细胞功能等，这些作用称为HMG-CoA还原酶抑制药的多效性作用（pleiotropic effects），可稳定动脉粥样硬化斑块，发挥抗动脉粥样硬化作用。

（1）改善内皮功能失调：造成内皮功能失调的主要因素为内皮细胞eNOS稳定性下降，他汀类药物能改善eNOS表达的稳定性，使内皮细胞产生的NO增多，并通过增加血清中NO的生物利用度来改善内皮功能。

（2）抑制白细胞-内皮细胞反应：他汀类药物使白细胞（特别是中性粒细胞）向炎症区域浸润减少，

减轻组织损伤。

（3）抗氧化作用：氧化 LDL 是粥样斑块中的主要成分，影响斑块稳定性；在斑块破裂后又能诱发血栓形成。斑块内的 LDL 极易发生氧化修饰，他汀类能清除氧源性自由基。

（4）稳定斑块：研究发现，他汀类药物能显著下调体内 MMP 的表达，通过降低巨噬细胞的活性稳定斑块；可以降低斑块中 T 淋巴细胞的活性，干扰 TNF-α 的转录途径，从而下调 TNF-α 在斑块中的含量。

（5）抗血栓作用：他汀类药物能增加血管壁的纤溶活性，能降低正常人凝血活性。

（6）抑制血管平滑肌细胞的增殖：甲羟戊酸是 DNA 合成和细胞增殖必不可少的物质，他汀类药物通过抑制甲羟戊酸的途径而起到抑制平滑肌细胞增殖的作用。

（7）肾保护作用：他汀类药物不仅有依赖降胆固醇的肾保护作用（即纠正了因脂质代谢异常而引发的慢性肾损害），同时兼具抗细胞增殖、抗炎症、免疫抑制、抗骨质疏松等作用，减轻肾损害的程度，从而保护肾功能。

【临床应用】 对原发性高胆固醇血症、杂合子家族性高胆固醇血症、Ⅲ型高脂蛋白血症，以及糖尿病性、肾性高血脂均为首选药物。对纯合子家族性高胆固醇血症无降低 LDL-C 作用，但可使 VLDL 降低。也可用于预防经皮穿刺腔内冠状动脉成形术（percutaneous transluminal coronary angioplasty，PTCA）术后冠状动脉再狭窄。

【不良反应与注意事项】 不良反应小而轻，常见胃肠道反应、肌痛、皮肤潮红、头痛等暂时性反应，偶有肌酸磷酸激酶（CPK）和转氨酶升高，停药后即恢复正常。最明显的副作用表现在骨骼肌，绝大多数是肌病，罕见横纹肌溶解症，可引起肌红蛋白尿症，导致急性肾衰。用药期间应定期检测肝功能。有肌痛者应检测 CPK，必要时停药。禁用于活动性和慢性肝病、肌病、甲亢和甲减、使用免疫抑制剂的患者及孕妇。

二、胆汁酸螯合剂

主要为碱性阴离子交换树脂，不溶于水，不易被消化酶破坏，进入肠道后不被吸收。常用药物有：考来烯胺（cholestyramine）和考来替泊（colestipol）。

【药理作用与机制】 能明显降低血浆 TC 和 LDL-C 浓度，轻度增高 HDL 浓度。胆固醇在体内代谢的主要去路是在肝脏 7α-羟化酶催化下转化成胆汁酸，而其中约有 95% 被重吸收形成肠肝循环，以满足机体消化脂类食物的需要。胆汁酸能反馈性抑制 7α-羟化酶的活性而减少胆汁酸的合成。胆汁酸螯合剂进入肠道后不能被吸收，在肠道内与胆汁酸呈不可逆性结合，因而阻碍胆汁酸的肠肝循环，促进其从肠道排出，减少了胆汁酸中胆固醇的重吸收，同时解除了胆汁酸对 7α-羟化酶的抑制作用，加速胆固醇向胆汁酸转化，血浆和肝脏中胆固醇的含量降低，进而使肝细胞膜上 LDL 受体数目代偿性增多，活性增强，通过 LDL 受体途径使血浆中 LDL 清除增多，导致血浆 LDL-C 及 TC 水平降低。

【临床应用】 主要用于治疗以 TC 和 LDL-C 升高为主的高脂蛋白血症，如杂合子家族性Ⅱa、Ⅱb 型高脂蛋白血症，但对纯合子家族性高脂蛋白血症无效。临床上主要与其他调血脂药合用，如与 HMG-CoA 还原酶抑制药合用。

【不良反应及注意事项】 本药含有异味，常引起消化道不良反应如恶心、厌食、便秘，大剂量时致脂肪痢。可从小剂量开始用药，1～3 个月内达最大耐受量。

三、烟　酸　类

烟　　酸

烟酸（nicotinic acid）属 B 族维生素，在大剂量应用时，具有明显的调节血脂的作用。早在 20 世纪 60 年代烟酸即开始应用于临床降脂治疗，是最好的升高 HDL-C 的药物。由于其独特而全面的降脂作用，一直是高脂血症及动脉粥样硬化疾病的一线治疗药物。

【体内过程】 口服后吸收迅速而完全（几乎达 100%），生物利用度为 95%，血浆蛋白结合率<20%，迅速被肝、肾和脂肪组织摄取。t_{max} 为 30～60min，$t_{1/2}$ 为 20～45min。在肝内代谢，代谢途径包括两条：酰胺化和共轭途径。通过酰胺化途径可合成烟酰胺，经衍生和代谢生成多种嘧啶；在酰胺化途径饱和后，烟酸与甘氨酸产生共轭，形成烟尿酸（nicotiuric acid）。主要以原形由肾脏排泄。酰胺化途径与肝毒性有关，共轭途径形成的烟尿酸有扩血管作用，与皮肤潮红的发生有关。

【药理作用与机制】

1. 调血脂作用　有较全面的调脂作用，抑制肝 TG 的产生和 VLDL 的分泌，而降低 TC、LDL-C、TG 及 Lp(a)，升高 HDL-C。升高 HDL-C、降低 TG 和 Lp(a) 最为明显。

其调节血脂的主要机制是抑制 cAMP 的形成，引起激素敏感性酯酶活性降低，直接抑制脂肪分解，导致血液中 FFA 浓度下降，肝脏合成 TG 的原料不足，VLDL 合成和释放减少，进一步使 IDL 及 LDL 也减少，TG 下降。此外，烟酸能在 CoA 的作用下与甘氨酸结合生成烟尿酸，阻碍肝细胞利用 CoA 合成胆固醇。烟酸还能增强脂蛋白脂肪酶（lipoprotein lipase，LPL）的活性，加速 CM 和 VLDL 中的 TG 水解为 FFA 和甘油，因而其降 TG 的作用明显。烟酸可减少 HDL 脂蛋白中 apoA-Ⅰ清除，使血浆中 apoA-Ⅰ水平增加，有利于识别和稳定 HDL 受体，促进 HDL 成熟，升高 HDL-C 水平。

2. 其他作用 烟酸可显著降低急性心肌梗死患者再发事件率及死亡率，能有效抑制冠心病的进程，减少冠脉缺血终点事件。

【临床应用】 为广谱调血症药，对多种高脂血症均有一定效应，唯对Ⅱb 和Ⅳ型疗效最好。适用于混合型高脂血症、高 TG 血症、低 HDL 血症及高脂蛋白(a)血症。长期大规模观察认为能减少冠心病的发作和死亡率。若与他汀类或贝特类伍用，可提高疗效。

【不良反应与注意事项】 常见的不良反应为皮肤潮红、瘙痒、食欲不振、恶心、胃肠胀气、腹痛和腹泻等。严重者可加重溃疡病，引起血糖和血尿酸浓度增高，肝功能异常和过敏反应等。烟酸可增强降压药的扩血管作用，甚至可引起体位性低血压。烟酸缓释片显著改善了药物的耐受性及安全性，缓释过程使烟酸在体内的两条代谢途径得到平衡，降低了皮肤潮红及肝毒性等不良反应。应从小剂量开始，逐渐增加剂量；在服药过程中，应定期复查肝功能、血糖及尿酸等，异常时应减少剂量或停药。伴有痛风、溃疡病、糖尿病、肝功能不全、肾功能不良及高血压病的患者应慎用。禁用于孕妇及哺乳期妇女。

【药物相互作用】 本药与胆汁酸螯合剂或苯氧酸类药物合用，可增加疗效；与 HMG-CoA 还原酶抑制药合用，具有引起横纹肌溶解的危险。

阿 西 莫 司

阿西莫司(acipimox)结构类似烟酸，口服吸收快而全，t_{max}约为 2h，不与血浆蛋白结合，原形由尿排出，$t_{1/2}$约为 2h，肾功能不全患者根据肌酐清除率数据减低剂量：肌酐清除率 60～30ml/min 者每日两次，每次 150mg；30～10ml/min 者每日一次，每次 150mg；<10ml/min 者隔日一次，每次 150mg。药理作用亦类似烟酸，可使血浆 TG 明显降低，HDL_2升高，与胆汁酸结合树脂伍用可加强其降 LDL-C 作用，作用较强而持久，不良反应较少较轻。除用于Ⅱb、Ⅲ和Ⅳ型高脂血症外，也适用于高脂蛋白(a)血症及 2 型糖尿病伴有高脂血症患者。此外，尚能降低血浆纤维蛋白和全血黏度。

四、贝 特 类

贝特类(fibrates)是苯氧酸类衍生物，氯贝丁酯(clofibrate)是最早应用于临床的贝特类药物，有降低 TG 及 VLDL 的作用，曾在 20 世纪 60 年代广泛使用。但由于不良反应较多，且不能降低冠心病死亡率，现已少用。目前临床应用的新型贝特类药物调血脂作用强而不良反应少，包括非诺贝特(fenofibrate)、吉非罗齐(gemfibrozil)和苯扎贝特(bezafibrate)。

【体内过程】 口服吸收快而全(>90%)，血浆蛋白结合率>95%。因化学结构各异，代谢也不同，大部分在肝脏与葡萄糖醛酸结合。60%～90%经肾排泄。吉非罗齐和苯扎贝特含有活性酸形式，吸收后发挥作用快，持续时间短，$t_{1/2}$仅 1～2 h；氯贝丁酯和非诺贝特需先水解成活性酸形式后才发挥作用，t_{max}为 4～5 h，$t_{1/2}$为 13～20h。

【药理作用与机制】

1. 调脂作用 口服后能明显降低患者血浆 VLDL、TG 含量，升高 HDL。对 LDL 的作用与患者血浆 TG 水平有关。对单纯高 TG 血症患者的 LDL 无影响，但对单纯高胆固醇血症患者的 LDL 可下降 15%。长期应用苯扎贝特可使血浆 Lp(a)水平降低。

贝特类药物通过抑制乙酰 CoA 羧化酶，减少脂肪酸从脂肪组织进入肝脏，从而减少肝脏合成 TG 和 VLDL；通过抑制脂肪组织的激素敏感性酯酶，减少 FFA 的生成和肝脏中 VLDL 的合成与分泌。该类药物还可作用于过氧化物酶体增殖激活受体(peroxisome proliferator activated receptors，PPARs)，从转录水平影响几种基因的表达而发挥调节血脂作用。其中 PPAR-α 是细胞内、外脂肪代谢的重要调节者，激活后可增加 LPL 和 apoA-Ⅰ、apoA-Ⅱ、apoC-Ⅱ基因的表达，下调 apoC-Ⅲ基因的转录等。LPL 能催化 CM 和 VLDL 中的 TG 水解为 FFA 和甘油，而 apoC-Ⅱ是 LPL 的激活剂，apoC-Ⅲ则抑制 LPL 的活性并抑制肝细胞 apoE 受体对 LDL 受体的识别。apoA-Ⅰ、apoA-Ⅱ是 HDL 的主要载脂蛋白，有利于识别和稳定 HDL 受体，促进 HDL 成熟及胆固醇逆转运。PPAR-γ 则诱导 LPL 在脂肪组织中的表达而降低 TG 水平。因此，本类药物减少了具有致动脉粥样硬化作用的 VLDL 生成，增加了具有抗动脉粥样硬化作用的 HDL 生成。

2. 非调脂作用 非诺贝特还能明显降低血尿酸和纤维蛋白原水平。苯扎贝特可使空腹血糖降低，可用于伴有血脂升高的 2 型糖尿病；它也能降低血浆 FFA、纤维蛋白原和糖化血红蛋白，抑制血小板聚集，共同发挥抗动脉粥样硬化作用。

【临床应用】 主要用于原发性高 TG 血症，对Ⅲ型高脂蛋白血症和混合型高脂蛋白血症也有较好的疗效，也可用于 2 型糖尿病的高脂血症。吉非贝齐对血浆 TG 明显增高及伴有 HDL 降低或 LDL 升高类型的高脂血症患者疗效最好。

【不良反应与注意事项】 服药后仅有口干、食欲减退、大便次数增多、湿疹等症状，个别病例可见尿素氮或肌酐升高，停药后迅速恢复正常。偶有肌痛、转氨酶升高。禁用于肝肾功能不良者、孕妇、哺乳期妇女。同时服用抗凝药者，应注意调整抗凝药剂量。

第二节　抗氧化剂

20 世纪 80 年代，Steinberg 等提出 ox-LDL 引起动脉粥样硬化的学说受到广泛重视。当血管内皮及白细胞等受到刺激或损伤时可产生大量 OFR，进一步损伤生物膜，导致细胞功能障碍；同时它也可氧化修饰脂蛋白，促进动脉粥样硬化病变的发展。ox-LDL 能引起血管内皮细胞通透性增加、内皮细胞功能受损和促进细胞因子产生，使单核细胞、血小板与内皮细胞黏附，进而导致泡沫细胞形成和平滑肌细胞增殖，发展为粥样硬化斑块。Lp(a) 和 VLDL 也可被氧化修饰而促进动脉粥样硬化发生；具有抗动脉粥样硬化作用的 HDL 也可被氧化，转化为致动脉粥样硬化因子。因此，防止 OFR 的产生和脂蛋白的氧化修饰已成为阻止动脉粥样硬化的发生和发展的重要措施。

普罗布考（probucol，丙丁酚）

【体内过程】　本药具有高度脂溶性，口服后吸收率低于 10%。吸收后主要蓄积在脂肪组织。血浆中浓度较低，在血浆中 95% 分布于脂蛋白的疏水核。t_{max} 约为 24 h，主要经胆道排出，消除缓慢，$t_{1/2}$ 长。停药后逐渐从脂肪组织中释出，作用可维持数周。

【药理作用与机制】

1. 抗氧化作用　为疏水性抗氧化剂，抗氧化作用是维生素 E 的 5~6 倍。进入体内后分布于各种脂蛋白，自身被氧化为普罗布考自由基，阻断脂质过氧化，减少过氧化脂质的产生。

2. 调血脂作用　可使血浆 TC 和 LCL-C 下降，加速胆固醇逆向转运，抑制 ox-LDL 的生成及其引起的一系列病变过程。

3. 抗动脉粥样硬化作用　阻滞动脉粥样硬化病变的发展，特别是能有效消除纯合子型家族性高胆固醇血症患者的皮肤和肌腱的黄色瘤。

【临床应用】　适用于各种类型的高胆固醇血症，包括纯合子和杂合子型家族性高胆固醇血症，若与其他降低胆固醇的药物联合应用可使疗效增强。对继发于肾病综合征或糖尿病的Ⅱ型高脂血症也有效。普罗布考还可预防 PTCA 术后冠状动脉再狭窄。

【不良反应与注意事项】　不良反应少而轻，以胃肠道反应为主，包括恶心、腹泻、消化不良等；偶有嗜酸细胞增多、肝功能异常、高尿酸血症、高血糖、血小板减少、肌病及感觉异常等。严重者引起 Q-T 间期延长。用药期间应注意心电图变化，不宜与延长 Q-T 间期的药物同用。有室性心律失常或 Q-T 间期延长者、孕妇及小儿禁用。

维生素 E

维生素 E（vitamin E，生育酚）是典型的生物抗氧化剂，在 LDL 代谢循环中发挥主要的抗氧化作用。其结构中苯环的羟基失去电子或 H^+，可清除 OFR 或过氧化脂质，或抑制磷脂酶 A_2 和脂氧酶，以减少 OFR 的生成，阻止过氧化脂质（如丙二醛）的生成。维生素 E 所氧化生成的生育醌，可被维生素 C 或自身氧化还原系统还原，继续发挥作用。因此，它能阻止脂蛋白的氧化修饰及其引起的一系列动脉粥样硬化病变过程，从而阻滞动脉粥样硬化病变的发展，降低缺血性心脏病的发生率和死亡率。

第三节　多烯脂肪酸类

多烯脂肪酸类（polyenoic fatty acids）又称多不饱和脂肪酸类（polyunsaturated acids，PUFAs），用于防治心脑血管疾病已有 50 多年的历史。根据其不饱和键在脂肪酸中开始出现的位置不同，可分为 *n*-3（或 *ω*-3）及 *n*-6（或 *ω*-6）两类。

n-3 型多烯脂肪酸

n-3 型多烯脂肪酸（*n*-3 polyenoic fatty acids）包括二十碳五烯酸（eicosapentaenoic acid，EPA）和二十二碳六烯酸（docosahexaenoic acid，DHA），主要来自海洋生物。20 世纪 70 年代流行病学调查发现格陵爱斯基摩人及北极居民很少发生冠心病，后经证实主要与食用海鱼等海生动物有关，这些动物的油脂中富含 *n*-3 型多烯脂肪酸。

【药理作用与机制】　*n*-3 型脂肪酸可发挥调血脂及抗动脉粥样硬化作用，有助于延缓动脉粥样硬化的进程，减低冠心病的发病率及预防 PTCA 术后冠状动脉再狭窄。其作用机制如下：

1. 调血脂作用　能明显降低 VLDL 和 TG，轻度升高 HDL，对 TC 和 LDL-C 无影响，也可降低 Lp(a) 水平。目前认为，其作用机制可能与抑制肝脏 TG 和 apoB 以及减少 VLDL 的生成、促进 VLDL 转化为 LDL、提高 LPL 活性等有关。HDL 升高主要是激活卵磷脂胆固醇酰基转移酶和 LPL 及抑制肝脂肪酶活性的结果。

2. 抑制血小板聚集，改善血液流变学　能抑制亚油酸代谢生成花生四烯酸（arachidonic acid，AA），也能竞争性抑制 AA 利用环氧酶或脂氧合酶的过程，减少 TXA_2 的生成；其自身在环氧酶作用下生成 TXA_3，TXA_3 能拮抗 TXA_2 的作用，因而抑制血小板聚集和血管收缩。

3. 抗血管平滑肌细胞增殖作用　可使血小板生长因子的释放减少并抑制其促进血管平滑肌细胞向内膜增殖的作用，防止动脉粥样硬化的发生。

4. 舒张血管，降低血压　*n*-3 型脂肪酸分布于内皮细胞的部分在环氧酶作用下生成 PGI_3、PGI_3 与 PGI_2 作用相似，能够扩张血管和抗血小板聚集；还能促进血管内皮细胞释放 NO，提高血管内皮对扩血管物质的敏感性而扩张血管，降低血压。

5. 抗炎作用 EPA 和 DHA 能明显抑制参与动脉粥样硬化早期的炎性反应的多种炎症因子和细胞因子的表达。EPA 还可使血中 IL-1β 和 TNF 的浓度降低，抑制黏附分子的活性。

【临床应用】 主要用于高 TG 血症，与 HMG-CoA 还原酶抑制药合用可增强疗效。亦可适用于糖尿病并发高脂血症等。

【不良反应与注意事项】 常见不良反应为鱼腥味所致的恶心、腹胀。若长期或者大剂量使用可使出血时间延长、免疫反应降低。

n-6 型多烯脂肪酸

n-6 型多烯脂肪酸（*n*-6 polyenoic fatty acids）来源于植物油，包括亚油酸（linoleic acid，LA）和 γ-亚麻酸（γ-linolenic，γ-LNA）。临床常用月见草油（evening primrose oil）和 LA，具有降低 TC、LDL-C 和升高 HDL 等作用，可用于防治动脉粥样及其相关疾病。

月见草油是从月见草子中提取的油脂，其中含 LA 约 70%，γ-LNA 为 6%～9%。LA 和 γ-LNA 具有较弱的调节血脂的作用。γ-LNA 在体内可转化为二高-γ-亚麻酸（dihomo-γ-linolenic，γ-DGLA），经代谢产生 PGE_1，具有调血脂、抑制血小板聚集等作用，因而能够发挥抗动脉粥样硬化作用。用于防治冠心病、心肌梗死。

LA 进入体内后转化为系列 n-6PUFAs，发挥调血脂和抗动脉粥样硬化作用。常将其制成胶丸制剂或与其他调血脂药和抗氧化剂制成多种复方制剂，如多烯康（Max EPA）胶囊，含 70% 以上乙酯型 EPA 及 DHA 和 1% 的维生素 E。

第四节 黏多糖和多糖类

黏多糖是由氨基己糖或其衍生物与糖醛酸构成的二糖单位多次重复组成的长链，其典型代表药物是肝素（heparin）。肝素可通过多种途径发挥抗动脉粥样硬化作用，包括：①降低 TC、LDL、TG 和 VLDL，升高 HDL，具有调血脂作用；②对动脉血管内皮有高度亲和性，可拮抗多种血管活性物质，保护血管内皮；③阻止白细胞向血管内皮黏附及向内皮下转移，抑制炎症反应；④阻滞平滑肌细胞的增殖和迁移；⑤加强酸性成纤维细胞生长因子的促微血管形成作用；⑥抗血栓形成。因其抗凝作用很强，且口服无效，现已较少使用。目前常用的低分子量肝素和类肝素具有类似肝素的抗动脉粥样硬化作用而副作用少。

低分子量肝素

低分子量肝素（low molecular weight heparin）由肝素解聚而成，平均分子量 4～6 kDa。生物利用度较高，与血浆、血小板及血管壁蛋白结合的亲和力较低。抗凝血因子 Xa 活力大于抗凝血因子Ⅱa 活力，因而抗凝血作用较弱，抗血栓形成作用强。主要用于不稳定性心绞痛、心肌梗死及预防 PTCA 术后冠状动脉再狭窄等。

天然类肝素

天然类肝素（natural heparinoids）是存在于生物体内类似肝素结构的一类物质，如硫酸乙酰肝素（heparan sulfate）、硫酸皮肤素（dermatan sulfate）、硫酸软骨素（chondroitin sulfate）及冠心舒（arklemin；脑心舒，ateroid）等。它们具有抗凝血因子Ⅱa 作用弱，抗凝血因子Ⅹa 作用强和 $t_{1/2}$ 长的特点。冠心舒是从猪肠黏膜提取的含有硫酸乙酰肝素、硫酸皮肤素及硫酸软骨素的复合物。口服有效，具有与肝素相同强度的抑制血管平滑肌细胞增殖的作用，而抗凝作用仅为肝素的 1/47。冠心舒具有调血脂、降低心肌耗氧量、抗血小板聚集、保护血管内皮和组织及抗动脉粥样硬化斑块形成等作用。因此，天然类肝素可能是具有较好前景的抗动脉粥样硬化的药物。常用于治疗缺血性心、脑血管疾病。

复 习 指 导

1. HMG-CoA 还原酶抑制药　亦称为他汀类，具有明显的调血脂作用。在治疗剂量下，对 LDL-C 的降低作用最强，TC 次之。该作用呈剂量依赖性。他汀类与 HMG-CoA 的化学结构相似，且与 HMG-CoA 还原酶的亲和力高，HMG-CoA 还原酶是肝细胞合成胆固醇（Ch）的限速酶，他汀类对该酶有竞争性抑制作用，使 Ch 合成受阻，使内源性胆固醇合成明显减少，继而导致 VLDL 代谢加快，也导致 TG 下降，HDL 升高。此外还具有改善血管内皮功能、抑制血管平滑肌细胞的增殖和迁移并促其凋亡等非调脂作用。

2. 胆汁酸结合树脂　能明显降低血浆 TC 和 LDL-C 浓度，轻度增高 HDL-C 浓度。

3. 烟酸　为广谱调血脂药，主要降低 TG 和 VLDL，也可用于心肌梗死。

4. 贝特类（苯氧酸类）　能降低血浆 TG、VLDL-C、TC、LDL-C，升高 HDL-C，并有一定的抗凝血、抗血栓和抗炎作用。

5. 抗氧化剂　分布于脂蛋白中，易被氧化为自由基，阻断脂质过氧化，减少脂质过氧化物的产生，能抑制 HMG-CoA 还原酶，减少 Ch 合成，减少 LDL-C，提高 HDL 的数量和活性。

常用制剂及用法

洛伐他汀(lovastatin) 片剂,口服,10～20mg,1 次/天,晚餐时服用。剂量可按需要调整,但最大剂量不超过每天 80mg。

辛伐他汀(simvastatin) 片剂,口服每次 10mg,1 次/天。

阿伐他汀(atrovastatin) 片剂,10～20mg,1 次/天,晚餐时服用。剂量可按需要调整,但最大剂量不超过每日 80mg。

瑞舒伐他汀(rosuvastatin) 片剂,10～40mg,1 次/天。

考来替泊(colestipol) 片剂,每片 10mg/20mg/40mg。10～40mg,1 次/天。

非诺贝特(fenofibrate) 片剂,一次 100mg,3 次/天。

苯扎贝特(benzafibrate) 片剂,一次 200mg,2～3 次/天。

烟酸(nicotinic acid) 片剂,每次 50～200mg,3 次/天。

普罗布考(probucol) 片剂,每次 200mg,2～3 次/天。

(张根水)

第五篇　作用于血液系统和内脏的药物

第27章　作用于血液及造血器官的药物

学习要求

掌握抗凝血药、纤维蛋白溶解药和抗血小板药物的分类、药理作用、临床应用和主要不良反应；掌握促凝血药、抗贫血药的药理作用及临床应用；熟悉血容量扩充药、造血细胞生长因子的临床应用。

第一节　抗凝血药

血液凝固是由一系列凝血因子参与的蛋白质水解活化过程，通过三条通路促进血液凝固：①激活因子X发动的内源性凝血通路；②激活组织因子Ⅲ发动的外源性凝血通路；③共同通路。（图27-1）。

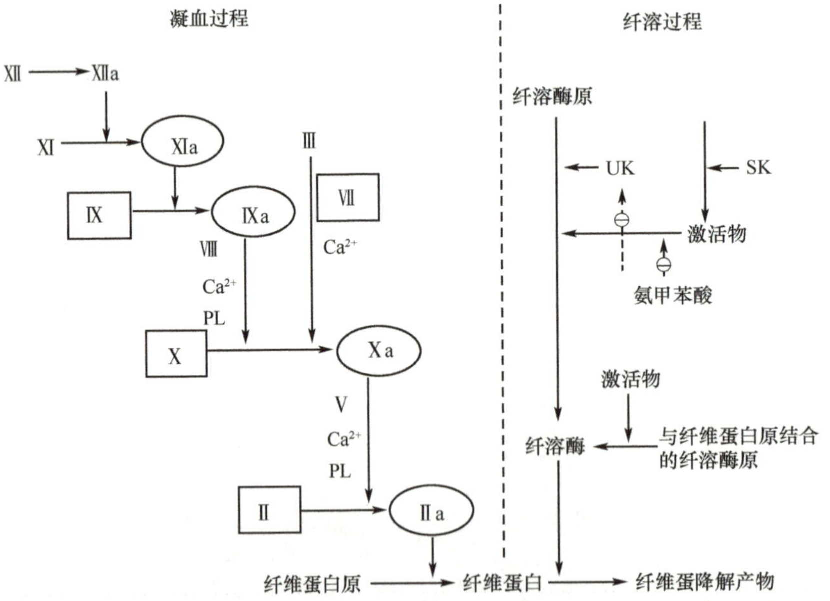

图27-1　凝血过程及抗凝血药的作用靶点

抗凝血药（anticoagulants）是指通过影响凝血因子，从而阻止血液凝固过程的药物，临床主要用于血栓栓塞性疾病的预防与治疗。

肝　素

【来源和化学】　肝素（heparin）为*D*-葡萄糖胺、*L*-艾杜糖醛酸及*D*-葡萄糖醛酸交替组成的黏多糖硫酸酯，多从猪肠黏膜和猪、牛肺脏中提取，平均分子量为12kDa（5~30kDa）。肝素存在于肥大细胞、血浆及血管内皮细胞中，具强酸性。

【体内过程】　肝素是带大量阴电荷的大分子，不易通过生物膜，口服不被吸收，常静脉注射给药。60%集中于血管内皮，大部分经肝脏单核-巨噬细胞系统的肝素酶分解代谢，降解产物或原形经肾排出。肝素抗凝活性及血浆 $t_{1/2}$ 因给药剂量而异。肺气肿、肺栓塞及肝肾功能严重障碍患者，$t_{1/2}$ 明显延长。

【药理作用及作用机制】 在体内、体外肝素均有强大抗凝作用。静脉注射后，迅速产生抗凝作用，可使多种凝血因子灭活，可使血液凝固时间及部分凝血酶时间（partial thromboplastin time，PTT）均明显延长，对凝血酶原时间（prothrombin）影响弱。作用维持 3～4h。

肝素的抗凝血作用主要依赖于抗凝血酶Ⅲ（antithrombin Ⅲ，AT-Ⅲ）。AT-Ⅲ是凝血酶（因子 $Ⅱ_a$）及因子 $Ⅻ_a$、$Ⅺ_a$、$Ⅸ_a$、$Ⅹ_a$ 等含丝氨酸残基蛋白酶的抑制剂。它与凝血酶通过精氨酸-丝氨酸肽键相结合，形成 AT-Ⅲ-凝血酶复合物而使酶灭活。肝素可加速这一反应达千倍以上。当血液中有肝素存在时，肝素分子与 AT-Ⅲ结合后，使 AT-Ⅲ构型改变，活性部位充分暴露，并加速与因子 $Ⅱ_a$、$Ⅸ_a$、$Ⅹ_a$、$Ⅺ_a$、$Ⅻ_a$、纤溶酶等的结合，并灭活这些因子。肝素通过 AT-Ⅲ灭活因子 $Ⅱ_a$、$Ⅸ_a$、$Ⅹ_a$ 时，必须同时与 AT-Ⅲ和这些因子结合，而低分子量肝素（low molecular weight heparin，LMWH）灭活因子 $Ⅹ_a$ 时，仅须与 AT-Ⅲ结合。一旦肝素-AT-Ⅲ-凝血酶复合物形成，肝素从复合物上解离，再与另一分子 AT-Ⅲ结合而反复利用。AT-Ⅲ-凝血酶复合物则被单核-巨噬细胞系统所消除。

除抗凝作用外，肝素还具有：①使血管内皮释放脂蛋白酯酶，水解血中乳糜微粒和 VLDL 发挥调血脂作用；②抑制炎症介质活性和炎症细胞活动，具有抗炎作用；③抑制血管平滑肌细胞增殖，抗血管内膜增生作用；④抑制血小板聚集，这可能是继发于抑制凝血酶的结果（凝血酶促进血小板聚集）。

【临床应用】

1. 血栓栓塞性疾病 主要用于防治血栓形成和栓塞，防止血栓的形成和扩大。如深静脉血栓、肺栓塞、周围动脉血栓栓塞等。

2. 弥散性血管内凝血（DIC） 用于各种原因引起的 DIC，如脓毒血症、胎盘早期剥离、恶性肿瘤溶解等所致的 DIC。这是肝素的主要适应证。早期应用，可防止因纤维蛋白和凝血因子的消耗而引起的继发性出血。

3. 防治心肌梗死、脑梗死、心血管手术及外周静脉术后血栓形成 心肌梗死后用肝素可预防高危人群发生静脉血栓栓塞性疾病，并预防大块前壁心肌梗死患者发生动脉栓塞。

4. 体外抗凝 如心导管检查、体外循环及血液透析等。

【不良反应】

1. 出血 是肝素的主要不良反应，表现为各种黏膜出血、关节腔积血和伤口出血等。应仔细观察病人，控制剂量及监测凝血时间或部分凝血酶时间（PTT），使 PTT 维持在正常值（50～80s）的 1.5～2.5 倍，可减少出血危险。老年妇女和肾衰竭患者常致出血。如肝素轻度过量，停药即可，如严重出血，可缓慢静脉注射硫酸鱼精蛋白（protamine sulfate）解救。因硫酸鱼精蛋白是强碱性蛋白质，带有正电荷，与肝素结合成稳定的复合物而使肝素失活。每 1.0～1.5mg 的鱼精蛋白可使 100U 的肝素失活，但每次剂量不可超过 50mg。

2. 血小板减少症 发生率可达 5%，一般是肝素引起的一过性血小板聚集作用所致，多数发生在用药 7～10d，与免疫反应有关。可能因肝素促进血小板因子 4（PF_4）释放并与之结合，形成肝素-PF_4 复合物，后者再与特异性抗体形成 PF_4-肝素-IgG 复合物，引起病理反应所致。停药后约 4d 可恢复。

3. 其他 偶有过敏反应，如哮喘、荨麻疹、结膜炎和发热等。长期应用可致骨质疏松和骨折。孕妇应用可致早产及死胎。

【禁忌证】 对肝素过敏、有出血倾向、血友病、血小板功能不全和血小板减少症、紫癜、严重高血压、细菌性心内膜炎、肝肾功能不全、溃疡病、颅内出血、活动性肺结核、孕妇、先兆流产、产后、内脏肿瘤、外伤及术后等禁用。

低分子量肝素

低分子量肝素（low molecular weight heparin，LMWH）指分子量低于 6.5kDa 的肝素。LMWH 具有选择性抗凝血因子 $Ⅹ_a$ 活性，而对凝血酶及其他凝血因子影响较小的特点。LMWH 分子链较短，不能与 AT-Ⅲ和凝血酶同时结合形成复合物，因此主要对 $Ⅹ_a$ 发挥作用。LMWH 抗凝血因子 $Ⅹ_a$ 活性/抗凝血活性比值为 1.5～4.0，分子量越低，抗凝血因子 $Ⅹ_a$ 活性越强，这样就使抗血栓作用与致出血作用分离，降低了出血的危险。

与肝素相比，LMWH 抗凝血因子 $Ⅹ_a$ 活性的 $t_{1/2}$ 长，因而静脉注射活性可维持 12h，皮下注射每日 1 次即可。LMWH 可引起出血、血小板减少症、低醛固酮血症伴高钾血症、皮肤坏死、过敏反应和暂时性转氨酶升高等不良反应。LMWH 引起的出血也可用硫酸鱼精蛋白来治疗。LMWH 治疗时需通过测定血浆凝血因子 $Ⅹ_a$ 活性进行监护。

LMWH 的禁忌证和注意事项与肝素相似，但 LMWH 不易引起血小板释放 PF_4，故较少发生血小板减少。LMWH 由于来源和制作方法不同，其药动学参数及剂量范围也不同。临床常用制剂有依诺肝素（enoxaparin）、替地肝素（tedelparin）、弗希肝素（fraxiparin）、洛吉肝素（logiparin）及洛莫肝素（lomoparin）等，用于预防骨外科手术后深静脉血栓形成、急性心肌梗死、不稳定型心绞痛和血液透析、体外循环等。

香豆素类

香豆素类(coumarins)是含有4-羟基香豆素基本结构的物质,口服吸收后发挥抗凝作用,故称口服抗凝药。常用药物有双香豆素(dicoumarol)、华法林(warfarin,苄丙酮香豆素)和醋硝香豆素(acenocoumarol,新抗凝)等。

【体内过程】 华法林口服吸收快而完全,其钠盐的生物利用度几乎为100%,吸收后99%以上与血浆蛋白结合,表观分布容积小。t_{max} 2~8h,但药物达最大效应的时间比达峰时间长。可通过胎盘屏障。主要在肝中代谢,最后以代谢物形式由肾排出,$t_{1/2}$约40h。作用维持2~5天。

【药理作用及作用机制】 香豆素类是维生素K拮抗剂,抑制维生素K在肝由环氧化物向氢醌型转化,从而阻止维生素K的反复利用。维生素K是γ-羧化酶的辅酶,其循环受阻则影响含有谷氨酸残基的凝血因子Ⅱ、Ⅶ、Ⅸ、Ⅹ的前体、抗凝血蛋白C和抗凝血蛋白S的γ-羧化作用,使这些因子停留于无凝血活性的前体阶段,对已经羧化的上述因子无抑制作用。因此,只有在体内原有凝血因子Ⅱ、Ⅶ、Ⅸ、Ⅹ、抗凝血蛋白C和S耗竭后香豆素类才发挥抗凝作用。因子Ⅱ、Ⅶ、Ⅸ、Ⅹ、抗凝血蛋白C及S的$t_{1/2}$分别为50h、6h、24h、36h、8h及30h。故香豆素类口服后至少需经12~24h才出现作用,1~3d达高峰,维持3~4d。

【临床应用】 主要口服用于防治血栓栓塞性疾病,如心房纤颤和心脏瓣膜病所致血栓栓塞,接受心脏瓣膜修复手术的患者需长期服用华法林;髋关节手术患者应用可降低静脉血栓形成发病率。本类药物作用时间较长,但显效慢,作用过于持久,不易控制剂量。防治静脉血栓和肺栓塞一般采用先用肝素快速抗凝,再用香豆素类维持治疗的序贯疗法。

【不良反应】 应用过量易致自发性出血,最严重者为颅内出血。应用该类药物期间必须监测凝血酶原时间,一般控制在18~24s(正常为12s),密切观察,并据此调整剂量。如用量过大引起出血时,应立即停药并缓慢静脉注射大量维生素K或输新鲜血。华法林能通过胎盘屏障,可引起胎儿出血性疾病,影响胎儿骨骼发育和血液蛋白质的γ-羧化作用,孕妇禁用。

【药物相互作用】 阿司匹林等抗血小板药与香豆素类可发生协同抗凝作用。保泰松、甲苯磺丁脲、奎尼丁等通过竞争血浆蛋白;水杨酸类、丙咪嗪、甲硝唑、西咪替丁等抑制肝药酶;体内维生素K缺乏;均可增强香豆素类作用,增加出血危险。巴比妥类、苯妥英钠等诱导肝药酶活性可使该类药物作用减弱。

> **问题讨论**
>
> 分析比较肝素和华法林两种药物作用的异同点。

水蛭素

水蛭素(hirudin)是迄今为止所发现的天然存在的、具有特异性和高效性的凝血酶抑制剂。水蛭素是从水蛭唾液中提取并纯化的抗凝成分,含65个氨基酸。水蛭素抗凝作用不依赖于AT Ⅲ,可直接抑制凝血酶,阻止纤维蛋白的凝集和血小板的聚集,产生强大而持久的抗血栓作用。临床应用的有基因重组水蛭素(lepirudin)其药理作用与天然水蛭素相同。临床主要用于预防术后血栓形成、血管成形术后血管再狭窄、DIC的急性期、不稳定型心绞痛、急性心肌梗死后溶栓的辅助治疗、血液透析中血栓形成等。

枸橼酸钠

枸橼酸钠(sodium citrate)的酸根离子与血浆中的Ca^{2+}形成难解离的可溶性络合物,使血中Ca^{2+}减少,抑制了凝血过程。而枸橼酸根离子在体内可被及时氧化,故无体内抗凝作用。仅用于体外血液的抗凝,如防止输血瓶中血液凝固。

第二节 纤维蛋白溶解药与纤维蛋白溶解抑制药

一、纤维蛋白溶解药

纤维蛋白溶解药(fibrinolytics)可使纤维蛋白溶酶原(plasminogen,又称纤溶酶原)转变为纤维蛋白溶酶(plasmin,又称纤溶酶),纤溶酶通过降解纤维蛋白和纤维蛋白原而限制血栓增大,并溶解血栓。故又称血栓溶解药(thrombolytics)。

链激酶

链激酶(streptokinase,SK)是由C组β-溶血性链球菌培养液中提得的一种有抗原性蛋白质,分子量约为47kDa,现用基因工程技术制备重组型链激酶(rSK)。链激酶与纤溶酶原结合,促进其转变为纤溶酶,迅速水解血栓中纤维蛋白而导致血栓溶解。由于水解纤维蛋白、纤溶酶原和因子Ⅴ及Ⅶ,所以链激酶不应与抗凝血药或抗血小板药合用。主要用于治疗血栓栓塞性疾病。静脉注射治疗动静脉内新鲜血栓形成和栓塞,如急性肺栓塞和深部静脉血栓。冠脉注射可使阻塞冠脉再通,恢复血流灌注,用于心肌梗死的早期治疗。不良反应为引起出血,注射局部可出现血肿。严重出血可注射对羧基苄胺对抗。禁用于出血性疾病、新近创伤、消化道溃疡、伤口愈合中及严重高血压患者。也可见皮疹、药热等过敏反应,静脉注射过快可致低血压。

尿激酶

尿激酶(urokinase,UK)是从人尿中分离而得的一种糖蛋白,无抗原性。尿激酶可直接激活纤溶酶原转变为纤溶酶,发挥溶血栓作用。进入血液中的尿激酶可被循环中的纤溶酶原激活剂的抑制物(plasminogen activator inhibitor,PAI)中和,但连续用药后PAI很快耗竭。产生的纤溶酶可被血液中α-抗纤溶酶(α-anti- plasmin,α-AP)灭活,故需大量尿激酶使PAI和α-AP耗竭,才能发挥溶栓作用。适应证和不良反应及禁忌证同链激酶。但尿激酶无抗原性,不引起过敏反应,可用于对链激酶过敏者。

组织型纤溶酶原激活剂

组织型纤溶酶原激活剂(tissuse plasminogen activator,t-PA)含有527个氨基酸,其溶栓机制是激活内源性纤溶酶原转变为纤溶酶。t-PA对循环血液中游离型纤溶酶原作用很弱,对与纤维蛋白结合的纤溶酶原作用则强数百倍,使其加速转变为纤溶酶,所有对血栓形成部位有一定选择性。t-PA主要在肝中代谢,$t_{1/2}$约5min。用于治疗肺栓塞和急性心肌梗死,使阻塞血管再通率比链激酶高,且不良反应小,是较好的第二代溶栓药。同类药还有阿替普酶(alteplase)、西替普酶(siteplase)和那替普酶(nateplase)等。

雷特普酶(reteplase)为第三代基因重组型溶栓药,其特点是半衰期延长,溶栓疗效高,生效快,耐受性好;给药方法简便,不需要按体重调整给药剂量。临床主要用于急性心肌梗死患者,常见不良反应有出血、血小板减少症,有出血倾向患者慎用。

二、纤维蛋白溶解抑制药

氨甲苯酸

氨甲苯酸(aminomethylbenzoic acid,PAMBA)能竞争性抑制纤溶酶原激活因子,使纤溶酶原不能转变为纤溶酶,抑制纤维蛋白溶解,产生止血作用。PAMBA的生物利用度为70%,$t_{1/2}$为60min。主要用于纤维蛋白溶解症所致的出血,如肺、肝、胰、前列腺、甲状腺及肾上腺等手术所致的出血及产后出血、前列腺肥大出血、上消化道出血等。因这些脏器及尿内存有大量纤溶酶原激活因子。PAMBA不良反应少,但应用过量可致血栓,并可能诱发心肌梗死。

氨甲环酸(tranexamic acid,AMCHA,凝血酸)作用及用途与PAMBA相同,但较强。

第三节 抗血小板药

抗血小板药根据作用机制可分为:①抑制血小板代谢的药物,如阿司匹林、苯磺唑酮、苯酸咪唑(dazoxiben,UK-37248)等;②抑制ADP介导的血小板活化的药物;③凝血酶抑制药;④GP $\mathrm{II}_b/\mathrm{III}_a$受体阻断药。

一、抑制血小板代谢的药物

(一)环氧酶抑制药

阿司匹林

【药理作用】 低剂量(40~80mg)的阿司匹林(aspirin)即可抑制血小板聚集,作用持续2~3d。阿司匹林与COX-1结合使其氨酸残基乙酰化,不可逆抑制COX-1活性,从而抑制血小板和血管内膜TXA_2的合成。血小板寿命仅8~11d,与血管内皮相比无蛋白质合成能力,不能生成新的COX-1。在较小剂量时阿司匹林可显著减少TXA_2水平,而对血管内皮的PGI_2无明显影响。大剂量(0.3g)时抑制血管内皮COX-1活性而减少PGI_2的合成。阿司匹林对胶原、ADP、抗原抗体复合物以及某些病毒和细菌引起的血小板聚集都有明显的抑制作用,可防止血栓形成。每日给予小剂量阿司匹林可防治冠状动脉性疾病、心肌梗死、脑梗死、深静脉血栓形成和肺梗死等。能减少缺血性心脏病发作和复发的危险,也可使一过性脑缺血发作患者的卒中发生率和死亡率降低。

(二)TXA_2合酶抑制药和TXA_2受体阻断药

TXA_2合酶抑制药可抑制TXA_2的形成,导致环内过氧化物(PGG_2、PGH_2)蓄积,从而促进PGI_2生成。从药理学角度,具有阻断TXA_2受体和抑制TXA_2合酶双重作用的制剂会有更高的疗效。

> **问题讨论**
>
> 为什么阿司匹林在小剂量时才有抗血栓作用?

利多格雷

利多格雷(ridogrel)为强大的TXA_2合酶抑制药并具TXA_2受体拮抗作用,对血小板血栓和冠状动脉血栓的治疗作用比水蛭素及阿司匹林更有效。临床应用中发现,降低再栓塞、反复心绞痛及缺血性中风等发生率的作用比阿司匹林强。本品不良反应较轻,易耐受,未发现有出血性中风等合并症。

同类药物尚有匹可托安(picotamide),其作用比利多格雷弱,不良反应轻。

(三)磷酸二酯酶抑制药

双嘧达莫

双嘧达莫(dipyridamole)又称潘生丁(persantin)。口服吸收缓慢,个体差异大,生物利用度为27%~59%。口服后1~3h血药浓度达峰值,蛋白结合率高,

消除 $t_{1/2}$ 为 10～12h。双嘧达莫对胶原、ADP、肾上腺素及凝血酶诱导的血小板聚集有抑制作用，还可延长血小板生存时间。其作用机制与抑制磷酸二酯酶和环氧酶，增强 PGI_2 和腺苷活性，以及促进血管内皮细胞 PGI_2 生成有关。主要用于血栓栓塞性疾病、人工心脏瓣膜置换术后，防止血小板血栓形成。不良反应有胃肠道刺激和血管扩张后引起的反应。

二、抑制 ADP 介导的血小板活化的药物

噻 氯 匹 定

噻氯匹定（ticlopidine）能选择性及特异性干扰 ADP 介导的血小板活化，不可逆地抑制血小板聚集和黏附。作用缓慢，口服后 3～5d 见效，停药后可持续作用 10d。作用机制与抑制 ADP 诱导的血小板 α-颗粒分泌有关，从而抑制血管壁损伤的黏附反应。此外，可抑制纤维蛋白原与血小板膜 $GPⅡ_b/Ⅲ_a$ 受体结合，抑制血小板聚集。尚有拮抗 ATP 对腺苷酸环化酶的抑制作用。主要用于预防脑中风、心肌梗死及外周动脉血栓性疾病的复发，疗效优于阿司匹林。由于该药与阿司匹林的作用机制不同，与阿司匹林合用可产生协同作用。不良反应常见恶心、腹泻、中性粒细胞减少等。

同类药物还有氯吡格雷（clopidogrel，波立维），其作用比噻氯匹定强。

三、凝血酶抑制药

凝血酶是最强的血小板激活剂。常用的凝血酶抑制剂有阿加曲班和水蛭素。

阿加曲班（argatroban）为精氨酸衍生物，与凝血酶结合抑制其蛋白水解作用，影响纤维蛋白交联，阻碍血栓形成。尚能抑制凝血酶诱导的血小板聚集及分泌作用。本品 $t_{1/2}$ 短，安全范围窄，过量无对抗剂，需监测部分凝血活酶时间。

四、血小板膜糖蛋白 $Ⅱ_b/Ⅲ_a$ 受体阻断药

阿昔单抗（abciximab）是血小板膜表面的糖蛋白 $Ⅱ_b/Ⅲ_a$ 受体（GP $Ⅱ_b/Ⅲ_a$ receptor）的单克隆抗体。GP $Ⅱ_b/Ⅲ_a$ 是各种因素引起血小板聚集的最终共同通路。因此阿昔单抗抑制血小板聚集作用明显，对血栓形成、溶栓治疗防血管再闭塞有明显治疗作用。

第四节 促凝血药

维 生 素 K

维生素 K（vitamin K）广泛存在于自然界。植物性食物所含的是维生素 K_1，由肠道细菌产生的为维生素 K_2，二者均为脂溶性，需胆汁协助吸收。维生素 K_3 和 K_4 为人工合成的水溶性物质。

【药理作用】 维生素 K 是 γ-羧化酶的辅酶，参与凝血因子 Ⅱ、Ⅶ、Ⅸ、Ⅹ、抗凝血蛋白 C 和抗凝血蛋白 S 等的 γ-羧化作用。羧化后的凝血因子才具有活性，保证血液凝固正常进行。缺乏维生素 K 时，肝脏仅能合成无活性的凝血因子前体，导致凝血功能障碍。

【临床应用】 用于维生素 K 缺乏引起的出血，如梗阻性黄疸、胆瘘、慢性腹泻、早产儿、新生儿出血及香豆素类、水杨酸类药物或其他原因导致凝血酶原过低而引起的出血者，亦可用于预防长期应用广谱抗菌药继发的维生素 K 缺乏症。

【不良反应】 静脉注射维生素 K_1 速度快时，可产生面部潮红、出汗、血压下降，甚至发生虚脱。一般以肌内注射为宜。维生素 K_3 和维生素 K_4 常致胃肠道反应，较大剂量可致新生儿高胆红素血症及黄疸。肝功能不良者应慎用。

> **要 点 提 示**
>
> 长期应用广谱抗生素可引起维生素 K 缺乏。

凝 血 酶

凝血酶（thrombin）是从猪、牛血提取精制而成的无菌制剂。直接作用于血液中纤维蛋白原，使其转变为纤维蛋白，发挥止血作用。此外，还有促进上皮细胞的有丝分裂，加速创伤愈合的作用。用于止血困难的小血管、毛细血管以及实质性脏器出血的止血，也用于创面、口腔、泌尿道以及消化道等部位的止血。

第五节 抗贫血药及造血细胞生长因子

一、抗 贫 血 药

循环血液中红细胞数和血红蛋白量低于正常称为贫血。根据病因不同可分为：缺铁性贫血，巨幼红细胞性贫血（叶酸或维生素 B_{12} 缺乏）和再生障碍性贫血（骨髓造血功能低下）。对贫血的治疗多采用对因及补充疗法。

铁 剂

常用的铁剂有硫酸亚铁（ferrous sulfate）、枸橼酸铁铵（ferric ammonium citrate）、富马酸亚铁（ferrous fumarate）和右旋糖酐铁（iron dextran）等。

【铁的吸收与储存】 铁在十二指肠及空肠上段以 Fe^{2+} 形式吸收，Fe^{3+} 很难吸收，络合物铁的吸收率大于无机铁，凡能将 Fe^{3+} 还原为 Fe^{2+} 的物质如谷胱甘肽

及能与铁离子络合的物质（如氨基酸、枸橼酸、苹果酸等）均有利于铁的吸收。吸收进入肠黏膜的铁，根据机体需要或直接进入骨髓供造血使用或与肠黏膜去铁蛋白结合以铁蛋白（ferritin）形式储存。体内铁的转运需要转铁蛋白（transferrin）。人类细胞通过调节转铁蛋白受体和铁蛋白表达以控制铁的吸收。铁主要通过肠黏膜细胞脱落以及胆汁、尿液、汗液而排出体外，每日约 1mg。

【药理作用】 铁是红细胞成熟阶段合成血红素必不可少的物质。吸收到骨髓的铁，吸附在有核红细胞膜上并进入细胞内的线粒体，与原卟啉结合，形成血红素。后者再与珠蛋白结合，形成血红蛋白。

【临床应用】 治疗失血过多或需铁增加所致的缺铁性贫血，疗效极佳。对慢性失血（如月经过多、痔疮出血和子宫肌瘤等）、营养不良、妊娠、儿童生长发育所引起的贫血，用药后一般症状及食欲迅速改善，血红蛋白 4~8 周接近正常。为使体内铁储存恢复正常，待血红蛋白正常后尚需减半量继续服药 2~3 个月。

【不良反应】 铁制剂刺激胃肠道引起恶心、呕吐、上腹部不适、腹泻等，Fe^{3+}较 Fe^{2+}多见。此外，也可引起便秘，这可能是因 Fe^{2+}与肠蠕动生理刺激物硫化氢结合后，减弱了肠蠕动所致。小儿误服 1g 以上铁剂可引起急性中毒，表现为坏死性胃肠炎症状，可有呕吐、腹痛、血性腹泻，甚至休克、呼吸困难、死亡。急救措施以磷酸盐或碳酸盐溶液洗胃，并以特殊解毒剂去铁胺（deferoxamine）注入胃内以结合残存的铁。

叶 酸

叶酸（folic acid）由蝶啶核、对氨苯甲酸及谷氨酸三部分组成，广泛存在于动、植物食品中。动物细胞自身不能合成叶酸，人体所需叶酸只能直接从植物摄取。

【药理作用】 食物中叶酸和叶酸制剂进入体内被还原为四氢叶酸。四氢叶酸是一碳单位的传递体，参与体内多种生化代谢：①嘌呤核苷酸的从头合成；②从尿嘧啶脱氧核苷酸（dUMP）合成胸腺嘧啶脱氧核苷酸（dTMP）；③促进某些氨基酸的互变。当叶酸缺乏时，上述代谢障碍，其中最为明显的是 dTMP 合成受阻，导致 DNA 合成障碍，细胞有丝分裂减少。由于对 RNA 和蛋白质合成影响较少，使血细胞 RNA/DNA 比率增高，导致巨幼红细胞性贫血，消化道上皮增殖受抑制，出现舌炎、腹泻。

【临床应用】 叶酸用于治疗各种巨幼红细胞性贫血。由于营养不良或婴儿期、妊娠期对叶酸的需要量增加所致的巨幼红细胞性贫血，治疗以叶酸为主，辅以维生素 B_{12}效果更好。叶酸对甲氨蝶呤、乙氨嘧啶等所致的巨幼红细胞性贫血无效，由于二氢叶酸还原酶被抑制，导致四氢叶酸生成障碍，故需用甲酰四氢叶酸钙（calcium leucovorin）治疗。对缺乏维生素 B_{12}所致的“恶性贫血”，叶酸仅能纠正异常血象，不能改善神经损害症状。故治疗时应以维生素 B_{12}为主，叶酸为辅。

维 生 素 B_{12}

维生素 B_{12}（vitamin B_{12}）为含钴复合物，广泛存在于动物内脏、牛奶、蛋黄中。有氰钴胺、羟钴胺、甲钴胺和 5′-脱氧腺苷钴胺等维生素 B_{12}同类物。药用维生素 B_{12}为氰钴胺和羟钴胺，性质稳定。

【体内过程】 维生素 B_{12}必须与胃壁细胞分泌的糖蛋白即“内因子”结合才能免受胃液消化而进入空肠吸收。吸收后有 90% 储存于肝，少量经胆汁、胃液、胰液排入肠内，其中小部分吸收入血，主要经肾排出。胃黏膜萎缩所致“内因子”缺乏可影响维生素 B_{12}吸收，引起“恶性贫血”。

【药理作用】 维生素 B_{12}为细胞分裂和维持神经组织髓鞘完整所必需。

维生素 B_{12}与四氢叶酸一起参与一碳单位的传递，维持正常造血功能。当维生素 B_{12}缺乏时，四氢叶酸代谢循环利用受阻，影响 DNA 合成，导致巨幼红细胞性贫血等。

脱氧腺苷 B_{12}可促使甲基丙二酰辅酶 A 转变为琥珀酰辅酶 A，进入三羧酸循环，参与神经鞘脂蛋白的合成。缺乏维生素 B_{12}时，甲基丙二酰辅酶 A 蓄积，合成了异常脂肪酸，有髓鞘神经纤维发生功能紊乱，出现神经损害症状。

【临床应用】 维生素 B_{12}主要用于恶性贫血和巨幼红细胞性贫血。也可作为神经系统疾病（如神经炎、神经萎缩等）、肝脏疾病等辅助治疗。

二、造血细胞生长因子

红细胞生成素

红细胞生成素（erythropoietin，EPO）是由肾皮质近曲小管管周细胞分泌的糖蛋白。现用 DNA 重组技术合成。临床应用的制剂为重组人 EPO-α。EPO 与红系干细胞表面上的 EPO 受体结合，导致细胞内磷酸化及 Ca^{2+}浓度增加，促进红系干细胞增生和成熟，并促使网织红细胞从骨髓中释放入血。EPO 对多种原因引起的贫血有效，其最佳适应证为慢性肾衰竭所致的贫血，对骨髓造血功能低下，肿瘤化疗，艾滋病药物治疗引起的贫血也有效。EPO 不良反应少，主要不良反应为红细胞快速增加，血黏滞度增高和血凝增强等。

非 格 司 亭

粒细胞集落刺激因子（granulocyte colony stimulating factor，G-CSF）是血管内皮细胞、单核细胞和成纤维细胞合成的糖蛋白。重组人 G-CSF 称非格司亭（filgra-stim），能够刺激粒细胞集落形成单位，促进中性粒细胞成熟；刺激成熟的粒细胞从骨髓释出；

增强中性粒细胞趋化及吞噬功能。用于自体骨髓移植及肿瘤化疗后严重中性粒细胞缺乏症,对先天性中性粒细胞缺乏症也有效,对某些骨髓发育不良或骨髓损害患者,可增加中性粒细胞数量。可部分或完全逆转艾滋病患者中性粒细胞缺乏。大剂量过久使用,可产生轻、中度骨痛,皮下注射可有局部反应。

沙 格 司 亭

粒细胞-巨噬细胞集落刺激因子(granulocyte-macrophage colony-stimulating factor,GM-CSF)在T-淋巴细胞、单核细胞、成纤维细胞、血管内皮细胞均有合成。它与白介素3(interleukin-3)共同作用于多向干细胞和多向祖细胞等分化较原始细胞,有以下作用:①刺激造血前体细胞增殖、分化;②刺激中性粒细胞、单核细胞和T淋巴细胞生长,诱导生成粒细胞、巨噬细胞集落形成单位及粒细胞/巨噬细胞集落形成单位;③促进巨噬细胞和单核细胞对肿瘤细胞的裂解作用。

重组人GM-CSF称沙格司亭(sargramostim),对骨髓细胞有广泛作用,主要用于骨髓移植、肿瘤化疗、某些脊髓造血不良、再生障碍性贫血及艾滋病有关的中性粒细胞缺乏症。可引起骨痛、不适、发热、腹泻、呼吸困难、皮疹等不良反应。首次静脉滴注时可出现潮红、低血压、呕吐、呼吸急促等症状。

第六节　血容量扩充药

血容量扩充药是指能使血容量增加的药物,这类药物分子量大且不易被机体代谢,无毒性和抗原性,能维持血液胶体渗透压。常用有右旋糖酐注射液。

右 旋 糖 酐

右旋糖酐(dextran)是葡萄糖的聚合物。依聚合的分子数目分为中分子(右旋糖酐70)和低分子(右旋糖酐40)及小分子右旋糖酐(右旋糖酐10)。

【药理作用】 右旋糖酐分子量较大,能提高血浆胶体渗透压,从而扩充血容量,维持血压。作用强度与维持时间依中、低、小分子量而逐渐降低,右旋糖酐70维持12h,右旋糖酐10作用短,仅维持3h。低、小分子量右旋糖酐阻止红细胞和血小板集聚及纤维蛋白聚合,降低血液黏滞性,并对凝血因子Ⅱ有抑制作用,从而改善微循环。右旋糖酐具渗透性利尿作用。

【临床应用】 各类右旋糖酐主要用于低血容量性休克,包括急性失血、创伤和烧伤性休克。低分子和小分子右旋糖酐改善微循环作用较佳,用于中毒性、外伤性及失血性休克,可防止休克后期DIC。也用于防治心肌梗死心绞痛、脑血栓形成、血管闭塞性脉管炎和视网膜动静脉血栓等。

【不良反应】 偶见过敏反应如发热、荨麻疹等。可有血压下降、呼吸困难等严重反应。连续应用时可致凝血障碍和出血。禁用于血小板减少症、出血性疾病、血浆中纤维蛋白原低下等。心功能不全和肺水肿及肾功能不佳者慎用。

复 习 指 导

1. 抗凝血常用药有肝素类和双香豆素类。肝素通过AT-Ⅲ发挥抗凝作用,体内外均有效,用于各种血栓栓塞性疾病和心血管手术、检查等体内外抗凝。香豆素类是维生素K拮抗剂,体内抗凝有效,起效慢,作用时间长。

2. 纤维蛋白溶解药链激酶、尿激酶等,用于急性血栓栓塞性疾病的溶栓治疗。

3. 抗血小板药物包括阿司匹林、利多格雷、双嘧达莫、噻氯匹定等。小剂量阿司匹林常作为防治心脑血管疾病的首选药物。

4. 抗贫血药包括铁剂、叶酸和维生素B_{12},用于不同病因引起的贫血治疗。

5. 血容量扩充剂具有扩充血容量,抗血栓,渗透性利尿作用。

常用制剂及用法

肝素钠　静脉注射或静脉滴注,500～10 000U/次,稀释后用,3～4小时/次,总量为25 000U/d,过敏体质者先试用1000U,如无反应,可用至足量。

华法林　片剂,首次6～20mg,以后每天2～8mg。

双香豆素　片剂,0.1g/次,第一天2～3次/天,第二天1～2次/天,以后0.05～0.1g/d。

阿司匹林　片剂,75mg/次,1次/天。

盐酸噻氯匹定　片剂,250～500mg/次,1次/日,进餐时服。

链激酶　粉针剂,初导剂量,50万单位溶于生理盐水或5%葡萄糖液中,静脉滴注,30min滴完。维持剂量,60万单位/小时静脉滴注。疗程一般24～72h。为防止过敏反应可给糖皮质激素。

尿激酶　粉针剂,以注射用水3～5ml溶解后加于10%葡萄糖液20～40ml静注,1.5万～2万单位/次,2次/天,第4天起改为1万～2万单位/次,1次/天,一般7～10d。静脉滴注则先以负荷剂量2000～4000U/30min,继以2000～4000U/h,维持12h。

组织纤溶酶原激活因子　粉针剂，首剂10mg，静脉注射。以后第 1 小时 50mg，第 2、3 小时各 20mg 静脉滴注。

维生素 K_1　肌内或静脉注射，10mg/次，2～3 次/天。

硫酸亚铁　片剂，0.3～0.6g/次，3 次/天。

枸橼酸铁铵　糖浆，1～2ml/(kg · d)，分 3 次服。

叶酸　口服，5～10mg/次，3 次/天。肌内注射，15～30mg/次，1 次/天。

甲酰四氢叶酸钙　肌内注射，3～6mg/次，1 次/天。

维生素 B_{12}　肌内注射，50～500μg/次，1～2 次/天。

红细胞生成素　注射剂，开始 50～100U/kg，皮下或静脉注射，3 次/周。2 周后视血细胞比容增减剂量。

右旋糖酐　6%、10%、12% 溶液，视病情选用，静脉滴注。

（辛晓明　高　山）

第28章 作用于呼吸系统的药物

学习要求

掌握抗炎平喘药、支气管扩张药和抗过敏平喘药的代表药物的药理作用及临床应用。了解中枢性镇咳药、外周性镇咳药和祛痰药的临床用途。

呼吸系统容易受到各种内外环境因素的影响而发生各种疾病，如上呼吸道感染、支气管炎、肺炎、支气管哮喘及慢性阻塞性肺病等。咳嗽、咳痰和喘息是呼吸系统疾病的主要症状。临床用于治疗呼吸系统疾病的药物，除抗感染、抗过敏、抗炎等对因治疗外，为消除或缓解呼吸道症状，降低并发症的发生，应合理使用镇咳、祛痰和平喘三类药物，或几种药物配合使用以提高疗效。

第一节 平喘药

哮喘是气管痉挛性收缩使呼气受阻，引起呼吸困难的疾病。主要表现为突然反复发作性喘息，呼吸困难、胸闷和咳嗽等症状。可由免疫（过敏性）或非免疫性刺激所引起。过敏性哮喘是哮喘发生的主要形式，由Ⅰ型变态反应引发，体内生成IgE抗体。当IgE与抗原结合后引起肥大细胞脱颗粒，释放组胺、嗜酸性和嗜中性粒细胞趋化因子，引发这些炎症细胞释放白三烯、前列腺素和血栓素等炎症介质，导致气管损伤，产生炎症反应并最终使得气道反应性增高。

随着对哮喘发病机制的深入认识，目前认为哮喘患者的支气管平滑肌本身并无明显改变，支气管平滑肌反应性增强主要是由于呼吸道存在炎症。从本质上看，支气管哮喘是呼吸道炎症性疾病，并由此导致的气道高反应性。基于这一观点，哮喘治疗由过去的单纯解痉转变为防治慢性支气管炎症，最终解除哮喘症状。支气管哮喘的治疗包括两个方面：应用β_2受体激动药、茶碱和抗胆碱药等来缓解支气管痉挛，控制喘息症状；应用糖皮质激素、抗过敏药物和炎症介质调节药来减轻炎症反应。

一、支气管扩张药

（一）肾上腺素受体激动药

肾上腺素受体激动药可激动支气管平滑肌的β肾上腺素受体，松弛支气管平滑肌，抑制肥大细胞与中性粒细胞释放炎症介质与过敏介质，降低血管通透性，减轻气道黏膜水肿等。由于人支气管平滑肌受体主要是β_2受体，该类药物扩张支气管作用强大，但对β_1、β_2受体无选择性，临床常引起心脏兴奋、肌肉震颤和代谢紊乱等不良反应，目前只用于支气管哮喘的急性发作。而选择性β_2受体激动药较少发生心血管系统不良反应，成为治疗哮喘的常用药物。

β_2受体激动药可分为短效和长效两类。短效类主要具有显著缓解呼吸困难等作用，常用于哮喘和慢性阻塞性肺疾病急性发作的治疗；而长效类则用于这些疾病发作间期的维持治疗（表28-1）。

表28-1 常用肾上腺素β受体激动药比较

类别	药物	主要药理作用	临床应用	不良反应
非选择性β受体激动药	异丙肾上腺素（isoprenaline）	激动β_2受体，松弛支气管平滑肌，抑制组胺释放，扩张外周血管，减轻心脏负荷	心源性或感染性休克、房室传导阻滞、心搏骤停，由于选择性低，已较少用于哮喘	心悸、震颤
	沙丁胺醇（salbutamol）	激动β_2受体，松弛支气管平滑肌	喘息型支气管炎及COPD伴喘息患者	震颤、恶心、心动过速
选择性β_2受体激动药	特布他林（terbutaline）	同上	哮喘及支气管狭窄的肺部疾病	震颤、心悸、强制性痉挛
	克仑特罗（clenbuterol）	激动β_2受体，平喘作用强，并增加纤毛运动和溶解黏痰	同上	少数患者口干、心悸、手颤

（二）茶碱类（theophylline）

茶碱是最有效的支气管扩张药。因肾上腺素受体激动药和抗炎药的广泛应用，茶碱在哮喘治疗中的重要性逐渐减弱。

茶碱扩张支气管平滑肌的作用主要通过以下机制实现：①非特异性抑制磷酸二酯酶（PDEs）。抑制 PDEs 使 cAMP 降解减少，导致 cAMP 水平升高，激活蛋白激酶 A，从而舒张支气管平滑肌和增强心肌收缩。治疗剂量时，茶碱对 PDEs 活性的抑制率仅为 5%～20%，提示抑制 PDEs 不是茶碱唯一的作用机制。②竞争性拮抗腺苷受体，可对抗内源性腺苷引起的支气管收缩。③增加内源性儿茶酚胺的释放，间接导致支气管扩张。近年来还发现茶碱可抑制肥大细胞和嗜酸粒细胞合成和释放炎症介质，通过抗炎作用，降低支气管反应性。在急性哮喘的治疗中，本类药物虽不为首选，与 $β_2$ 受体激动药合用可取得满意效果。能够缓解慢性阻塞性肺病以及心源性哮喘的症状。缓释制剂可改善夜间哮喘。

茶碱的不良反应可见恶心、呕吐等胃肠道反应，以及不安、失眠等中枢兴奋症状。静注过快或浓度过高时，可引起心动过速、心律失常、血压骤降、谵妄、惊厥、昏迷，甚至死亡。茶碱类药物不良反应发生率与血药浓度密切相关，浓度高于 20μg/ml 时易发生不良反应。应严格掌握用量，对血药浓度进行监测，避免中毒。静注时应充分稀释，且缓慢注射。中毒时给予氯化铵可加速氨茶碱的肾排泄。常用的茶碱类平喘药有氨茶碱和胆茶碱。

氨　茶　碱

氨茶碱（aminophylline）可静脉给药，临床常用于急性重度支气管哮喘或喘息持续状态。与 $β_2$ 受体激动剂合用可提高疗效。口服后容易引起胃肠道不良反应，静脉滴注过快或浓度过高可兴奋心脏，引起失眠，剂量过大可引起心悸、心律失常，因此肝肾功能不全、甲状腺功能亢进、活动性消化溃疡慎用。

胆　茶　碱

胆茶碱（cholinophylline）为茶碱与胆盐的复合物，口服容易吸收，可以耐受较大剂量。临床用于治疗急性支气管哮喘。胆茶碱的水溶性大，因此对胃肠道刺激较轻，对心脏和神经系统影响小，但是容易耐受。

（三）抗胆碱药

胆碱能神经（主要指迷走神经）在调节呼吸道平滑肌张力方面起着主要作用。哮喘患者常因胆碱能神经冲动增多而致支气管平滑肌痉挛。抗胆碱药可对抗迷走神经对支气管的作用，使气道舒张；同时能增加 $β_2$ 受体激动药的作用，减少 $β_2$ 受体下调现象，而使 $β_2$ 受体激动药的效应增强。目前常用的抗胆碱平喘药有异丙托溴铵（ipratropium）、氧托溴铵（oxitropium）和噻托溴铵（tiotropium）。

异丙托溴铵是阿托品衍生物，雾化吸入不易从气道吸收，故对平滑肌的舒张作用只限于局部，对腺体分泌和心率影响较小，无全身性不良反应。主要用于伴有迷走神经功能亢进的哮喘、喘息型慢性支气管炎和慢性阻塞性肺疾病。与 $β_2$ 受体激动药联用起协同作用，持续时间更长。

二、抗炎平喘药

（一）糖皮质激素类

哮喘的主要病理机制是呼吸道炎症所致的气道高反应性。糖皮质激素不能松弛气道平滑肌，因此不能缓解支气管哮喘的急性症状。这类药物强大的抗炎和抗过敏作用在抑制呼吸道炎症方面有独特的应用。糖皮质激素可抑制哮喘时炎症发生的多个环节：①抑制多种参与哮喘发病的炎症及免疫细胞；②抑制细胞因子和炎症介质的产生；③抑制气道高反应性；④增强支气管对儿茶酚胺的敏感性。

全身给予糖皮质激素可显著控制呼吸道炎症，用于急性中重度哮喘和慢性阻塞性肺病急性发作的患者。气雾剂在控制呼吸道炎症的同时减少了糖皮质激素的全身不良反应，是哮喘发作间期的主要治疗药物，也可用于严重的慢性阻塞性肺病的维持治疗。吸入糖皮质激素后，只有一部分（<20%）药物沉积到肺内气道而产生治疗作用。肺脏不具有灭活糖皮质激素的能力，因此沉积到肺内气道的糖皮质激素可吸收进入体循环。其他 80%～90% 的糖皮质激素则沉积在咽部并通过吞咽到达胃肠道，这是糖皮质激素产生咽部和全身不良反应的重要原因。糖皮质激素常见的局部不良反应为口腔霉菌感染（鹅口疮）与声音嘶哑。每次用药后漱口可显著减少其发生率。治疗剂量对下丘脑-垂体-肾上腺轴无明显影响。

常 用 药 物

倍氯米松（beclomethasone）是地塞米松的衍生物，是局部应用的强效肾上腺素糖皮质激素，因其亲脂性强，气雾吸入后可迅速透过呼吸道和肺组织而发挥平喘作用。本品的局部抗炎、抗过敏作用强。临床上常用于支气管扩张药不能满意控制病情的慢性哮喘患者。长期吸入倍氯米松可发生口腔真菌感染，少数患者可发生声音嘶哑的状况。

布地耐德（budesonide）为不含卤素的糖皮质激素药物，与倍氯米松有相似的局部抗炎作用。临床上常用于控制或预防哮喘发作，局部抗炎作用强。长期吸入应用可发生口腔真菌感染，少数患者可发生声音嘶哑的状况。

曲安奈德（triamcinolone acetonide）局部抗炎作用与倍氯米松相似。长期吸入曲安奈德可发生口腔真菌感染,少数患者可发生声音嘶哑的状况。

(二) 磷酸二酯酶-4抑制药

罗氟司特(roflumilast)是第一个被欧盟(2010年)和美国(2011年)批准上市用于COPD治疗的药物,也是第一个用于临床的选择性磷酸二酯酶-4(PDE-4)抑制药。

【体内过程】 罗氟司特口服生物利用度为80%,达峰时间为1h,血浆蛋白结合律接近99%。主要在肝脏代谢为氮氧化物,它是在人类血浆中唯一观察到的主要代谢物。$t_{1/2}$为17h,肝功能受损时明显延长,70%以上经肾脏排泄。

【药理作用及机制】 PDE-4主要分布于炎症细胞(肥大细胞、巨噬细胞、淋巴细胞和嗜酸粒细胞)、气道上皮细胞和平滑肌细胞内,PDE-4是细胞内特异性的cAMP水解酶,PDE-4抑制剂抑制PDE-4活性,增加细胞内cAMP水平而发挥治疗作用。

1. 抑制炎症细胞聚集和活化 罗氟司特抑制PDE-4活性而减轻气道内上皮细胞、中性粒细胞、CD8(+)T细胞、巨噬细胞和嗜酸粒细胞等炎症细胞的聚集和活化,减少前炎症因子包括TNF-α、IL-1等释放,PDE-4抑制剂具有强大的抗炎作用而缓解气道炎症。

2. 扩张气道平滑肌 罗氟司特具有轻度的扩张气道平滑肌的作用,从而缓解气道高反应性。

3. 缓解气道重塑 罗氟司特可减少上皮细胞基底的胶原沉着、气道平滑肌细胞增厚等,促进气道上皮纤毛运动而促进排痰。

【临床应用】 罗氟司特被批准用于治疗反复发作并加重的成人重症COPD,常与长效支气管扩张药联合应用,对慢性喘息型支气管炎和COPD伴有喘息患者亦有较好疗效,对轻至中度哮喘也安全有效,但不能作为缓解急性支气管哮喘痉挛的用药。

【不良反应及注意事项】 常见腹泻、体重减轻、恶心、头痛等,主要发生在治疗开始后第一周,大部分随持续治疗而消失,少数患者出现精神症状包括失眠、焦虑、抑郁及自杀倾向,需检测。临床不宜用于18岁以下的患者。

三、抗过敏平喘药

该类药物通过抑制过敏介质释放或拮抗过敏介质的作用,预防哮喘发作,但起效较慢,对急性发作无效。

色 甘 酸 钠

色甘酸钠(disodium cromoglycate)作用包括:①稳定肥大细胞膜,抑制肺组织的肥大细胞由抗原诱发的过敏介质释放反应;②抑制气道感觉神经末梢功能与气道神经源性炎症;③抑制巨噬细胞与嗜酸粒细胞介导的炎症反应,长期应用可减轻气道高反应性。

对外源性(过敏性)哮喘较好,对内源性(感染性)哮喘较差,临床用于预防哮喘发作。须在接触哮喘诱因前7~10d用药。亦可预防运动性哮喘。少数患者吸入后可诱发咽喉和气道刺激症状,出现胸部紧迫感,必要时吸入β_2受体激动药加以预防。类似药物还有奈多罗米钠(nedocromil sodium)。

酮 替 芬

酮替芬(ketotifen)可以抑制过敏性介质的释放,同时具有H_1受体阻断作用,还能加强β_2受体激动药的平喘作用。临床用于外源性、内源性和混合性哮喘均有效,且对儿童哮喘的疗效优于对成年哮喘的疗效。不良反应有镇静、疲倦、头晕、口干、胃肠不适,但持续用药可自行缓解。

扎 鲁 司 特

扎鲁司特(zafirlukast)为长效口服的高度选择性半胱氨酰白三烯受体拮抗剂。白三稀(leukotriene, LTs)是支气管哮喘的重要炎症介质,可引起支气管收缩,黏液分泌增加和气管高反应性。扎鲁司特阻断白三烯受体,抑制炎症反应而发挥抗过敏平喘作用,可改善肺功能。与糖皮质激素激素合用产生协同作用,用于轻度至中度慢性哮喘的长期预防和治疗。类似药物有孟鲁司特(montelukast sodium)。

问 题 讨 论

患儿,女,5岁,常在春季观花后出现呼吸困难,呼吸加快,大汗淋漓等症状,双肺呼吸音增强。请推测该女童可能诊断为何种疾病?肾上腺素和糖皮质激素应分别在什么情况下使用?

第二节 镇 咳 药

咳嗽是呼吸系统疾病的主要症状之一,通过咳嗽可以清除呼吸道内的异物和过多的分泌物,保持呼吸道通畅,因此不应不加区别地予以抑制。痰液多且黏稠的病例一般不宜应用镇咳药,以免痰液滞留造成支气管阻塞。但是剧烈而频繁的咳嗽严重影响患者的病情和生活,需用镇咳药减轻咳嗽。

目前所用的镇咳药,按作用机制可分为两类:①中枢性镇咳药。通过直接抑制延脑的咳嗽中枢发挥作用,又可分为成瘾性和非成瘾性两类;②外周性镇咳药,通过抑制咳嗽反射弧的感受器、传入神经、传出神经或效应器中任一环节而发挥镇咳作用。有些药物兼有中枢和外周两种作用(表28-2)。

表 28-2　常用镇咳药作用比较

药物		作用特点	不良反应
中枢性镇咳药	可待因(codeine)	镇咳作用强而迅速。最有效的镇咳药之一。主要用于剧烈的刺激性干咳	过量可致中枢兴奋,久用可成瘾
	右美沙芬(dextromethorphan)	作用强度与可待因相当或稍强,无镇痛作用,适用于各种原因引起的干咳	无成瘾性。轻度口干、头晕、恶心、便秘、偶有兴奋和呼吸抑制
外周性镇咳药	苯佐那酯(benzonatate)	有较强的局麻作用。选择性抑制肺牵张感受器,阻断咳嗽反射的传入冲动,用于干咳、阵咳	轻度嗜睡、头晕、鼻塞、偶见过敏性皮疹
	那可丁(noscapine)	抑制肺牵张反射,解除支气管痉挛,用于干咳	偶见恶心、嗜睡、头痛

第三节　祛　痰　药

祛痰药能增加呼吸道分泌,使痰液黏稠度降低,使之易于咳出,有利于改善咳嗽和喘息症状。

氯　化　铵

氯化铵(ammonium chloride)为酸性无机盐。反射性增加呼吸道腺体分泌,使痰液稀释而易于咳出。主要用于急慢性呼吸道炎症多痰而不易咳出者。口服可引起恶心、呕吐,常与其他药物配成复方制剂。

乙酰半胱氨酸(acetylcysteine)

结构中的巯基(—SH)可使黏性痰液中的二硫键断裂,从而降低痰液黏稠度。防治术后咳痰困难及各种疾病引起的痰液黏稠和咳痰困难。有特殊臭味,对呼吸道有刺激性,哮喘患者及呼吸功能不全的老人慎用。

溴己新(bromhexine)

裂解黏痰中的黏多糖,并抑制其合成,稀化痰液;尚有一定的镇咳作用。适用于慢性支气管炎、哮喘及支气管扩张症伴痰液黏稠不易咳出者。该药有特殊的臭味,可引起胃部不适。

问 题 讨 论

患者,男,65 岁,持续刺激性干咳月余,一直未见好转,请分析能否单独应用中枢性镇咳药进行治疗,为什么?

复 习 指 导

1. 根据呼吸系统疾病常见症状喘息、咳嗽、咳痰等,临床常用平喘药、镇咳药和祛痰药进行对症治疗。根据药物的作用机制和作用部位不同,平喘药可分为 3 类:①抗炎平喘药(糖皮质激素类药物);②支气管扩张药(包括肾上腺素受体激动药、茶碱类和 M 受体阻断药);③抗过敏平喘药。

2. 糖皮质激素具有很强的抗炎平喘作用,是目前最有效的抗炎症平喘药,气雾吸入治疗慢性哮喘;肾上腺素受体激动药只用于哮喘的急性发作,而选择性 β_2受体激动药应用广泛;茶碱类主要用于慢性哮喘的维持治疗;M 受体阻断药用于预防哮喘的发作和喘息型慢性支气管炎;肥大细胞膜稳定药可预防各型支气管哮喘的发作,对已发作哮喘无效;抗白三烯药用于支气管哮喘的长期治疗和预防。

3. 镇咳药有中枢性镇咳药(用于各种原因引起的剧烈无痰干咳)和外周性镇咳药(用于治疗各种原因引起的干咳)两种。祛痰药能够稀释痰液或降低其黏稠度,使痰液易于排出,用于痰多呼吸困难或咳痰困难患者。

常用制剂及用法

硫酸沙丁胺醇(salbutamol sulfate)　成人:片剂,每次 2~4mg,3 次/天;缓释剂,每次 8mg,早、晚各一次;粉雾剂,每次 0.2~0.4mg,4 次/天。

氨茶碱(aminophylline)　成人:片剂,每次 0.1~0.2g,3 次,极量一次 0.5g,1g/d;静脉注射 0.25~0.5g,0.5g/d,每 25~100mg 用 5% 葡萄糖 20~40ml 稀释后缓慢静脉推注,注射速度每分钟 <10mg;静脉滴注,0.25~0.5g,0.5g/d,每 25~100mg 用 5%~10% 葡萄糖稀释后缓慢滴注,极量每次 0.5g,1g/d。

异丙托溴铵(ipratropium bromide)　成人:定量雾化吸入,每次 40~80μg,3~4 次/天,溶液雾化吸入,每次 50~125μg,经雾化器给药。

色甘酸钠(sodium cromoglicate) 成人:粉末喷雾吸入,每次 20mg,4 次/天。气雾吸入,每次 3.5~7mg,4 次/天。

丙酸倍氯米松(beclomethasone dipropionate) 分为起始吸入剂量和维持吸入剂量。成人和 12 岁以上儿童起始吸入剂量:①轻度持续,一日总量<500μg,分两次给予;②中度持续,一日总量 200~1000μg,分两次给予;③重度持续,一日总量>1000μg,分 4 次给予。

布地奈德(budesonide) 成人和 16 岁以上儿童起始吸入剂量:①轻度持续,200~400μg/d,1~2 次/天;②中度持续,400μg/d,分 1~2d 次给予;③重度持续,800μg/d,1~2 次/天。

磷酸可待因(codeine phosphate) 成人:片剂,每次 15~30mg,3 次/天。注射剂,每次 15~30mg,皮下注射。

氢溴酸右美沙芬(dextromethorphan hydrobromide) 成人:片剂,每次 10~20mg,3~4 次/天。

(刘英华)

第29章 作用于消化系统的药物

学习要求

掌握抗消化性溃疡药物的分类、常用药物的药理作用、作用机制及临床应用。熟悉助消化药、胃肠动力药、止泻药及止吐药的作用及应用。

消化系统疾病的治疗药物是目前临床最常用的药物之一，包括抗消化性溃疡药、助消化药、止吐药和胃肠促动药、止泻药与吸附药、泻药和利胆药。

第一节 抗消化性溃疡药

消化性溃疡包括胃溃疡和十二指肠溃疡，是一种常见病，发生率为 10% ~ 12%。抗溃疡病药的治疗目的是减轻症状、促进愈合和防止复发。目前认为消化性溃疡的发生是攻击性因子（胃酸、胃蛋白酶、幽门螺杆菌感染）作用过强或保护性因子（胃黏液、HCO_3^-的分泌、前列腺素的产生及胃黏膜屏障）作用减弱所致。因此，治疗消化性溃疡的药物主要分为抗酸、抑制胃酸分泌、胃黏膜保护和抗幽门螺杆菌（helicobacter pylori，Hp）四类药物。

一、抗 酸 药

抗酸药（antacids）是一类弱碱性物质。口服后能中和胃酸而降低胃内容物酸度，从而解除胃酸对胃、十二指肠黏膜的侵蚀和溃疡面的刺激，并降低胃蛋白酶活性，发挥缓解疼痛和促进愈合的作用。理想的抗酸药应该是作用迅速持久、不吸收、不产气、不引起腹泻或便秘，对黏膜及溃疡面有保护、收敛作用。常用的抗酸药有氢氧化镁（magnesium hydroxide）、三硅酸镁（magnesium trisilicate）、氧化镁（magnesium oxide）、氢氧化铝（aluminum hydroxide）、碳酸钙（calcium carbonate）、碳酸氢钠（sodium bicarbonate）等，各药的特点见表 29-1。

表 29-1 常用抗酸药作用特点

氢氧化镁	强	快	持久	–	–	–		轻泻
三硅酸镁	弱	慢	持久	–	–	–	+	轻泻
氧化镁	强	慢	持久	–	–	–		轻泻
氢氧化铝	中等	慢	持久	+	–	–	+	便秘
碳酸钙	较强	较快	较久	+	+	–	–	便秘
碳酸氢钠	较弱	最快	短暂	–	+	+	–	–

二、抑制胃酸分泌药

胃酸由胃黏膜壁细胞分泌，壁细胞分泌小管膜的 H^+-K^+-ATP 酶（质子泵）介导胃酸分泌。当壁细胞受到刺激时，质子泵被激活，向胃黏膜腔排出 H^+，与细胞外的 Cl^-结合形成胃酸（HCl），小管内 K^+则进入壁细胞。

胃酸的分泌受中枢（神经性）和外周诸多因子（内分泌性和旁分泌性的）的复杂调控。胃壁细胞基底膜上存在三种受体，分别是乙酰胆碱 M 受体、胃泌素受体和组胺 H_2受体。当中枢神经系统受到食物相关刺激时，通过迷走神经反射，兴奋胃壁的副交感神经，释放乙酰胆碱；食物进入胃内后直接刺激胃窦部的胃泌素细胞分泌胃泌素；乙酰胆碱和胃泌素又共同激活与壁细胞相邻的肠嗜铬样细胞（enterochromaffin-like cell，ECL cell），释放组胺。这三种物质分别与壁细胞上的相应受体结合，活化质子泵，引起胃酸分泌。

大量研究证明，虽然乙酰胆碱和胃泌素直接作用也能促进壁细胞的胃酸分泌，但 ECL 细胞释放的组胺是促进胃酸分泌最重要的调节途径。因此，目前抑制胃酸分泌的常用药物分为四类：H^+-K^+-ATP 酶抑制药、M 受体阻断药、胃泌素受体阻断药和 H_2受体阻断药，其中 H_2受体阻断药和 H^+-K^+-ATP 酶抑制药是临床应用最广泛的抗酸药物。

（一）H_2受体阻断药

H_2受体阻断药主要抑制由组胺引起的胃酸分泌，同时对促胃液素和乙酰胆碱引起的胃酸分泌也有一定的抑制作用。该类药物是治疗消化性溃疡的重要药物，常用药物有西咪替丁（cimetidine）、雷尼替丁（ranitidine）、法莫替丁（famotidine）和尼扎替丁（nizatidine）等。西咪替丁是1976年上市的第一代药，其药理特点是抑制胃酸分泌作用较好，但不良反应较多；雷尼替丁为第二代药，其药理特点是抑制胃酸分泌作用比西咪替丁强5~10倍，作用更持久，不良反应少于西咪替丁；第三代有法莫替丁（famotidine）和尼扎替丁（nizatidine），其药理特点是抑制胃酸分泌作用与雷尼替丁相当或强于雷尼替丁，作用持久，且没有了西咪替丁的抗雄激素作用，促催乳素分泌作用和肝药酶抑制作用，故不良反应更少。

西咪替丁

【体内过程】 西咪替丁（甲氰咪胍）口服易吸收，生物利用度为58%~89%，一次服用后，作用维持3~4h。体内分布广，可经胎盘到达胎儿体内。血浆蛋白结合率约19%。体内部分代谢，代谢物及原药经肾排出，$t_{1/2}$约1.9h，肾功能受损时延长。

【药理作用】 选择性阻断胃壁细胞H_2受体，能显著拮抗组胺引起的胃酸分泌。不仅能抑制基础胃酸分泌，对促胃液素、咖啡因、进食和刺激迷走神经等引起的胃酸分泌均有抑制作用。本品不影响胃液、胰液和胆汁分泌以及胃排空。

【临床应用】 西咪替丁治疗消化性溃疡，用药后能缓解症状，促进溃疡愈合。十二指肠溃疡愈合率约为78%，胃溃疡愈合率约为68%。停药后溃疡病复发率为24%。

【不良反应】 较多，一般表现为头痛、头晕、乏力、腹泻、便秘、肌肉痛、皮疹、皮肤干燥、脱发。中枢神经系统反应可见睡眠、焦虑、定向力障碍、幻觉。对内分泌系统有抗雄激素和促催乳素分泌作用，出现精子数减少，性功能减退，男性乳腺发育，女性溢乳等。此外，还偶见心动过缓、肝肾功能损伤、白细胞减少等。

雷尼替丁

雷尼替丁（ranitidine，呋喃硝胺）为第二代H_2受体阻断药，也是目前世界上治疗消化性溃疡用量最大的药物。

【体内过程】 口服吸收快，且不受食物的影响，T_{max}为1~2h，生物利用度为50%。血浆蛋白结合率为15%，V_d为1.87L/kg。主要经肝代谢，部分以原形经肾排出，$t_{1/2}$为2~3h，肝功不良或肾功不良均可使其$t_{1/2}$延长。

【药理作用】 竞争性阻断胃壁细胞的H_2受体结合，抑制胃酸分泌。对基础胃酸分泌的抑制作用最强，同时对因进食、胃泌素、迷走神经兴奋、低血糖等诱发的胃酸分泌也有抑制作用。由于本品对基础胃酸分泌为主的夜间胃酸分泌具有良好的抑制作用，而夜间胃酸分泌减少对十二指肠溃疡的愈合非常重要，故本品对十二指肠溃疡的疗效优于胃溃疡。是目前治疗十二指肠溃疡的首选药物。

【临床应用】 主要用于治疗消化性溃疡，特别是十二指肠溃疡，也可用于治疗无并发症的胃食管反流和预防应激性溃疡的发生。

【不良反应】 发生率约1%。常见有：轻度腹泻、眩晕、乏力、便秘等，一般较轻微，不影响继续服药。静脉注射时，部分患者可出现出汗、发热、面部灼热瘙痒等，多可迅速消退。本品抑制肝药酶细胞色素P_{450}作用很弱，故对其他药物的代谢影响较小，治疗量也不改变血中催乳素及雄激素的浓度。

法莫替丁

法莫替丁（famotidine）为第三代H_2受体阻断药。口服吸收不完全，生物利用度为40%~50%，T_{max}为1~3h。主要以原形经肾排泄，$t_{1/2}$为3h。抑制胃酸分泌作用比西咪替丁强40倍。不抑制肝药酶，无抗雄激素作用，也不影响催乳素的分泌。故不良反应少。

（二）H^+-K^+-ATP酶抑制药

H^+-K^+-ATP酶抑制药又称质子泵抑制药（proton pump inhibitor），抑制胃酸分泌作用强而持久，疗效确切，不良反应少。此外，体内、外实验证明该类药对幽门螺杆菌有抑制作用。临床常用的有奥美拉唑（omeprazole）、兰索拉唑（lansoprazole）、潘多拉唑（pantoprazole）和雷贝拉唑（rabeprazole）。

奥美拉唑

奥美拉唑1988年上市（商品名洛赛克），是临床常用的质子泵抑制药。

【体内过程】 口服生物利用度为35%，重复给药，可因胃内pH升高，使生物利用度增至70%。主要被肝代谢，$t_{1/2}$为0.5~1.5h。大部分代谢产物由肾排出，部分从胆汁排泄。

【药理作用】 口服本药后，可浓集于壁细胞分泌小管周围，并转变为有活性的次磺酸和亚磺酰胺，后者与酶的巯基以共价结合，形成酶-抑制剂复合物，从而不可逆地抑制H^+泵功能，直至新酶合成。H^+泵是胃酸分泌的最后通道，因此抑制H^+泵能抑制各种因素引起的胃酸分泌。本药不影响胃蛋白酶和内因子分泌，但对幽门螺杆菌有抑制作用。

【临床应用】 用于十二指肠溃疡（促进溃疡愈合）；用于胃溃疡（幽门螺杆菌阳性患者可合用抗菌药物，使细菌转阴率达90%以上，降低复发率）；对反流性食道炎的疗效明显高于H_2受体阻断药；用于卓-艾（Zollinger-Ellison）综合征。

【不良反应】 不良反应发生率为1.1%~2.8%。主要有头痛、头昏、失眠、外周神经炎、口干、恶心、腹胀、腹泻、便秘；其他可见男性乳腺发育、皮疹、溶血性贫血等。

兰 索 拉 唑

兰索拉唑（lansopraxzole）为第二代质子泵抑制药，于 1992 年上市。抑制胃酸分泌作用及抗幽门螺杆菌作用较奥美拉唑强。口服易吸收，但对胃酸不稳定，生物利用度为 85%。也能抑制肝药酶。

（三）M 胆碱受体阻断药

M 受体阻断药如阿托品及其合成代用品可减少胃酸分泌、解除胃肠痉挛。但在一般治疗剂量下对胃酸分泌抑制作用较弱，增大剂量则不良反应较多，主要同中和胃酸药物制成复方制剂（如胃舒平），很少单独应用。

选择性 M_1 胆碱受体阻断药哌仑西平（pirenzepine）、替仑西平（telenzepine）和唑仑西平（zolenzepine）等，其一般剂量除了具有抑制胃酸和胃蛋白酶，解除平滑肌痉挛外，尚有细胞和胃黏膜保护作用，能促进溃疡愈合。不通过血-脑屏障，无明显中枢作用、心动过速及膀胱张力下降等，口干、视力模糊亦较轻。

（四）胃泌素受体阻断药

丙谷胺（proglumide）化学结构与胃泌素相似，可竞争性阻断胃壁细胞上的胃泌素受体，减少胃酸和胃蛋白酶分泌，并对胃黏膜有保护和促进愈合作用。

三、胃黏膜保护药

胃黏膜屏障包括细胞屏障和黏液-HCO_3^- 屏障。前者由胃黏膜细胞顶部的细胞膜和细胞间隙紧密连接组成，后者由胃黏膜细胞分泌的黏液和 HCO_3^- 盐结合的黏液不动层组成，可防止胃酸和胃蛋白酶损伤胃黏膜。当胃黏膜屏障功能受损时，可导致溃疡发作。黏膜保护药能增强胃黏膜屏障功能，用于消化性溃疡的治疗。本类药物主要有前列腺素衍生物、硫糖铝和铋制剂等。

米索前列醇

米索前列醇（misoprostol）为 PGE_1 衍生物，能抑制基础胃酸和组胺、促胃液素、食物刺激所致胃酸分泌。一次给予 200μg 抑制胃酸分泌作用可持续 3～5.5h，有促进黏液和 HCO_3^- 盐分泌，增强黏液屏障作用；促进胃黏膜受损上皮细胞的重建和增殖，增强细胞屏障功能；还有增加胃黏膜血流作用。临床用于胃、十二指肠溃疡及急性胃炎出血。不良反应为腹泻、腹痛等。能引起子宫收缩，孕妇禁用。

硫 糖 铝

硫糖铝（sucralfate）在 pH 低于 4 时解离为带负电荷的胶体，与溃疡面带正电荷的渗出蛋白质结合，聚合成保护胶冻；还能促进 PGE_2 合成；增加黏液和 HCO_3^- 分泌。主要用于消化性溃疡、慢性糜烂性胃炎、反流性食道炎。不良反应较轻，有便秘、口干、皮疹、头晕等。

四、抗幽门螺杆菌药

抗幽门螺杆菌的药物主要有阿莫西林、四环素、呋喃唑酮、克拉霉素、甲硝唑、庆大霉素、枸橼酸铋钾和奥美拉唑等。幽门螺杆菌为 G^- 厌氧菌，在胃上皮细胞表面和黏液层生长，能产生尿素酶，释放白三烯及多种细胞毒素，损伤黏液层和上皮细胞，影响胃血液供应。是胃、十二指肠溃疡的危险因素，根治此菌可明显增加溃疡愈合率，减少复发率。体内单用一种药物几乎无效。一般以 2～3 种药联合应用（表 29-2）。

表 29-2　抗幽门螺杆菌三联疗法方案

质子泵抑制药或铋制剂（选择 1 种）		抗菌药物（选择 2 种）	
奥美拉唑	40mg/d	克拉霉素	500～1000mg/d
兰索拉唑	60mg/d	阿莫西林	1000～2000mg/d
枸橼酸铋钾	480mg/d	甲硝唑	800mg/d

第二节　消化功能调节药

一、助 消 化 药

助消化药多是消化液中的主要成分或是可以促进消化液分泌的药物，可以阻止肠道的过度发酵，促进食物消化，用于治疗消化不良。常用助消化药见表 29-3。

二、止　吐　药

恶心、呕吐是呕吐中枢的一种复杂调整过程，通常被认为是机体排除胃肠内毒物，防止进一步吸收的保护性反射。多种原因都可引起躯体的恶心、呕吐反应。延脑的呕吐中枢，可接受来自中枢催吐化学感受区（CTZ）、前庭、内脏等传入冲动而引发呕吐。CTZ 分布着多巴胺、组胺和胆碱受体，前庭器官通过胆碱

表 29-3 常用助消化药的比较

药物	来源	作用	应用	注意事项
稀盐酸	10%的盐酸溶液	使胃内酸度增加，增强胃蛋白酶活性	慢性胃炎等	与胃蛋白酶同服
胃蛋白酶(pepsin)	牛、猪、羊等胃黏膜	分解蛋白质	胃蛋白酶缺乏症、消化不良	与稀盐酸同服
乳酶生(lactasin)	干燥活乳酸杆菌制剂	分解糖类产生乳酸，抑制腐败菌的繁殖，减少产气	消化不良及小儿消化不良性腹泻	不能与抗菌药或吸附剂同时服用

能、组胺能神经纤维与呕吐中枢相联。5-HT_3亚型受体通过外周、中枢部位如孤束核参与呕吐反应。M胆碱受体阻断药、组胺H_1受体阻断药、多巴胺受体阻断药和5-HT_3受体阻断药可通过阻断这些受体而发挥止吐作用。

1. M胆碱受体阻断药 东莨菪碱通过抑制前庭内耳和大脑皮质功能，降低迷路感受器的敏感性和抑制前庭小脑通路的传导，治疗前庭功能障碍引起的晕动。本品预防给药效果好，已出现晕动症状再用药则疗效差。还可用于妊娠呕吐及放射病呕吐。不良反应可见口干、视物模糊，并有一定的成瘾性。

2. H_1受体阻断药 苯海拉明、茶苯海明(晕海宁，乘晕宁)、美克洛嗪和赛克利嗪，易通过血-脑屏障，对中枢有不同程度的抑制作用，产生中枢镇静和止吐作用，可用于预防和治疗晕动病，内耳性眩晕病等。

3. 多巴胺(D_2)受体阻断药 主要作用部位：①阻断中枢CTZ的多巴胺(D_2)受体，降低呕吐中枢的神经活动；②阻断外周胃肠道的(D_2)多巴胺受体，促进胃肠排空，为胃肠促动药广泛用于临床。

4. 5-HT_3受体阻断药 在肿瘤放疗及化疗过程中引起的呕吐可能与激活肠道嗜铬细胞分泌5-HT，导致腹腔迷走神经过度兴奋有关。5-HT_3受体广泛分布于脑内孤束核、CTZ和外周组织中，5-HT_3受体阻断药通过竞争性阻断这些部位的受体而具有强大的止吐效果。常用的5-HT_3受体阻断药包括昂丹司琼(ondansetron，枢复宁)、格拉司琼(granisetron)和托烷司琼(tropisetron，呕必停)等。

甲氧氯普胺

甲氧氯普胺(metoclopramide，胃复安)对中枢和胃肠道D_2受体有双重阻断作用，发挥止吐作用。生物利用度为75%，易通过血-脑屏障和胎盘屏障，$t_{1/2}$为4~6h。用于胃肠功能障碍、肿瘤化疗、放疗所引起的各种呕吐。大剂量静脉注射或长期应用，可引起锥体外系反应，如肌震颤，焦虑和抑郁等。也可引起高泌乳素血症，男子乳房发育和溢乳等，孕妇慎用。

多潘立酮

多潘立酮(domperidone，吗丁啉)选择性阻断外周胃肠道D_2受体而具有胃肠促动和高效止吐作用，不易通透血-脑屏障，生物利用度较低，$t_{1/2}$为7.5h，主要经肝代谢，对偏头痛、颅外伤，放射治疗引起的恶心、呕吐有效，对胃肠运动障碍性疾病也有效。不良反应为轻度腹部痉挛，注射给药引起过敏。

三、增强胃动力药

胃肠道的蠕动和收缩状态受疾病或某些药物的影响，胃肠促动力药可增加胃肠蠕动和收缩，可缓解胃肠道症状。药物种类包括：①胃肠道平滑肌M_3受体激动药，增强胃肠平滑肌收缩，如氨甲酰甲胆碱(bethanechol)；②胆碱酯酶抑制药，如新斯的明；③5-HT_4受体激动药，如西沙必利；④多巴胺受体阻断药，如甲氧氯普胺等。由于前两类药的副作用较多，临床实际应用主要为后两类药。

西沙必利

西沙必利(cisapride，普瑞博思)为5-HT_4受体激动药，能促使肠壁肌层神经丛释放乙酰胆碱，促进食管、胃、小肠直至结肠的运动。$t_{1/2}$为10h。主要用于胃肠运动障碍性疾病，包括胃肠返流性疾病、反流性食管炎、慢性功能性和非溃疡性消化不良和便秘等。剂量过大可出现严重的心脏不良反应。

四、止泻药与吸附药

腹泻是多种疾病的症状，治疗时应采取对因疗法为主。例如肠道细菌感染引起的腹泻，首先选用抗菌药物。但剧烈而持久的腹泻，可引起脱水和电解质紊乱，可在对因治疗的同时，适当给予止泻药。常用的止泻药包括阿片制剂、地芬诺酯、洛哌丁胺及鞣酸蛋白等，见表29-4。

五、泻　　药

泻药(catharitics)是能增加肠内水分，促进蠕动，软化粪便或润滑肠道促进排便的药物，临床主要用于功能性便秘。泻药分为渗透性、刺激性和润滑性泻药三类，常用的泻药见表29-5。

六、利　胆　药

利胆药是指作用于肝细胞，使胆汁分泌量增加，或能够促进胆囊排空的药物。

表 29-4　常用止泻药的比较

药物	作用	应用	不良反应
阿片酊(opium tincture)	激动阿片受体,使推进性蠕动减慢	较严重的非细菌感染性腹泻	易产生依赖性
地芬诺酯(diphenoxylate)	哌替啶衍生物,对肠道运动的影响类似阿片类	急性功能性腹泻	大量应用可产生依赖性
洛哌丁胺(loperamide)	抑制肠道蠕动,作用强而迅速	急、慢性腹泻	轻微
鞣酸蛋白(tannalbin)	在肠中释出鞣酸能与肠黏膜表面的蛋白质形成沉淀,收敛止泻	非感染性腹泻	

表 29-5　常用泻药的比较

药物	分类	作用	应用	不良反应
硫酸镁(magnesium sulfate)	渗透性泻药	导泻;利胆	术前排空肠内容物	反射性盆腔充血和失水
酚酞(phenolphthalein,果导)	刺激性泻药	与碱性肠液形成可溶性钠盐,促进结肠蠕动。作用温和	慢性便秘	偶有过敏性反应
液状石蜡(liquid paraffin)	润滑性泻药	局部滑润和软化粪便	便秘,老人及肛门手术者	

去氢胆酸

去氢胆酸(dehydrocholic acid)增加胆汁中水的含量,使胆汁变稀,数量增加,流动性提高,促进脂肪的消化吸收。临床用于胆囊及胆道功能失调,胆汁淤滞,阻止胆道逆行性感染,也可用于排除胆结石。对胆道完全梗阻及严重肝肾功能减退者禁用。

鹅去氧胆酸

鹅去氧胆酸(chenodeoxycholic acid)抑制羟-甲基戊二酰辅酶 A 还原酶(HMG-CoA 还原酶)活性,减少胆固醇合成及分泌,降低胆汁中胆固醇含量,促进胆固醇溶解,对混合性结石有一定作用。主要用于结石直径小于 2cm,胆囊功能良好的胆石症患者。常有腹泻,个别有血清转氨酶升高。慢性肝病、溃疡病、肠炎及肾功能不全者禁用。妊娠妇女禁用。

问题讨论

治疗消化性溃疡的过程中,西咪替丁和阿米卡星可否合用?为什么?

复习指导

消化性溃疡病多指胃溃疡、十二指肠溃疡和吻合口溃疡。其治疗药物包括抗酸药、抑酸药、增强胃黏膜屏障功能药及抗幽门螺杆菌药。抗酸药在胃内直接中和胃酸,具有缓解疼痛作用,但不能抑制胃酸分泌。抑酸药中的 H_2 受体阻断药抑酸作用较强,临床上对十二指肠溃疡的疗效优于胃溃疡。质子泵抑制药能特异性与 H^+-K^+-ATP 酶结合,抑制胃酸分泌的最终共同通路而产生强大抑酸作用。胃黏膜保护药通过直接增加防御因子或促进局部胃黏液和碳酸氢盐等的分泌而减轻溃疡症状,促进其愈合。抗幽门螺杆菌药能根除与溃疡发生和复发有密切关系的幽门螺杆菌,有助于减少消化性溃疡的复发。

常用制剂及用法

氢氧化铝凝胶(aluminum hydroxide gel)　白色混悬液,口服,每次 4~8ml,2~4 次/天。病情严重时可加倍服用。

雷尼替丁(ranitidine)　片剂,口服每次 150mg,2 次/天,或睡前一次服用 300mg,4 周为一疗程。

奥美拉唑(omeprazole)　片剂,口服,不可咀嚼。消化性溃疡,一次 20mg(1 片),1~2 次/天。每日晨起吞服或早晚各一次。胃溃疡疗程通常为 4~8周,十二指肠溃疡疗程通常 2~4 周。

兰索拉唑(lansopraxzole)　治疗十二指肠溃疡,成人每日一次,15~30mg,连续服用 4~6 周;为溃疡、反流性食管炎等,成人每日一次,口服 30mg,连续服用 6~8 周。

米索前列醇(misoprostol)　片剂,口服,每次 200μg,1 次/天。

硫糖铝(sucralfate)　片剂,每次 1g,2 次/天。成人:口服,一次 1g,4 次/天,饭前 1h 及睡前空腹嚼碎服用。小儿遵医嘱。

甲氧氯普胺(metoclopramide)　片剂,每次 5~10mg,3 次/天,饭前 0.5h 服;注射剂每次 10~20mg,每日不超过 0.5mg/kg,肌内注射。

多潘立酮(domperidone)　片剂,每次 10mg,饭前 15~30min 服。注射剂,每次 8~10mg,注射或静脉滴注,3 次/天。

(刘英华)

第30章　作用于女性生殖系统的药物

学习要求

学习掌握子宫平滑肌兴奋药和舒张药的药理作用、作用机制及临床应用。

子宫平滑肌强有力的节律性收缩是娩出胎儿的动力保障，产后子宫平滑肌持续的强直性收缩又是避免产后出血和子宫复原的保障，而未孕或非分娩子宫平滑肌若发生过度收缩，将导致疼痛或早产。因此，对于分娩时子宫平滑肌收缩无力或非分娩时导致疼痛的过度收缩，可通过使用不同的药物使子宫平滑肌的功能趋于正常，达到治疗目的。影响子宫平滑肌的药物种类很多，按其对子宫平滑肌的不同作用分为子宫平滑肌兴奋药和子宫平滑肌抑制药，前者是一类选择性兴奋子宫平滑肌并引起子宫收缩的药物，包括缩宫素、前列腺素和麦角生物碱类；后者可抑制子宫平滑肌收缩，包括 β_2 肾上腺素受体激动药、硫酸镁、钙通道阻滞药、前列腺素合成酶抑制药和缩宫素受体阻断剂。

第一节　子宫平滑肌兴奋药

子宫平滑肌兴奋药是一类能选择性兴奋子宫平滑肌，引起子宫收缩的药物。其作用可因子宫生理状态及剂量的不同而产生子宫节律性收缩或强直性收缩。小剂量子宫兴奋药引起的近似生理分娩的节律性收缩可用于催产或引产。大剂量子宫兴奋药引起的强直性收缩用于产后止血或子宫复原，但禁用于催产和引产。如使用不当，可能造成子宫破裂和胎儿宫内窒息等。因此，必须慎重使用，掌握药物的适当剂量。

一、垂体后叶激素类

缩　宫　素

缩宫素（oxytocin）又名催产素（pitocin），是下丘脑的视上核与室旁核神经元内合成，沿下丘脑-垂体束以每日 3mm 的速度转运至垂体后叶，在转运过程中，前激素转化为两种含有二硫键 9 肽的垂体后叶素，即缩宫素和加压素（vasopressin；又称抗利尿激素），并储存于神经末梢。当神经冲动到达时，缩宫素和升压素被释放，由毛细血管进入血循环，到达靶器官（如子宫、乳腺、卵巢等）发挥作用。目前临床应用的缩宫素为人工合成品或从牛、猪的垂体后叶提取分离的制剂。我国药典规定缩宫素的效价以单位（U）计算，1U 相当于 2μg 缩宫素。

【体内过程】　口服极易被消化道酶破坏；可经鼻及口腔黏膜吸收，但作用较弱；肌内注射吸收良好，3～5min 起效，作用维持 20～30min。静脉注射起效快，维持时间较短，故需要持续静脉滴注维持药效。主要经肝代谢，少部分以原型经肾排泄。

【药理作用】

缩宫素选择性激动子宫平滑肌和乳腺的缩宫素受体，活化与该受体偶联的 G 蛋白受体，通过 G 蛋介导激活磷脂酶 C（PLC），生成 1，4，5-三磷酸肌醇（IP_3），促进细胞内钙池释放 Ca^{2+}，引起生理或药理效应。

1. 兴奋子宫平滑肌　缩宫素能直接兴奋子宫平滑肌，使子宫收缩力增强、收缩频率加快，具有以下两个特点。

（1）用药剂量不同，子宫收缩的性质及强度不同。小剂量（2～5U）加强子宫（特别是妊娠末期子宫）的节律性收缩，其收缩性质和正常分娩相似，对子宫体和底部平滑肌产生节律性收缩，使子宫颈平滑肌松弛，从而促进胎儿娩出。大剂量（5～10U）将引起子宫肌张力持续增高，最终使子宫持续性强直收缩，子宫底和子宫颈均收缩，这对分娩过程中的胎儿和母体都是不利的。

（2）子宫平滑肌对缩宫素的敏感性受子宫生理状态及体内性激素水平的影响。雌激素可上调子宫内膜和蜕膜中缩宫素受体，并提高受体对缩宫素的敏感性，孕激素的作用则相反。在妊娠早期（12～14周），体内雌激素水平低、孕激素水平高，缩宫素对子宫平滑肌收缩作用较弱，有利于胎儿正常发育；在妊娠后期（36周后），体内雌激素水平升高，子宫缩宫素受体密度增加，对缩宫素的敏感性增高，至临产时雌激素水平和缩宫素受体密度达到高峰，此时子宫对缩宫素的反应最为敏感，利于胎儿娩出。分娩后子宫对缩宫素的敏感性逐渐下降。

2. 排乳　缩宫素在排乳中具有重要作用。激动乳腺的缩宫素受体，引起乳腺腺泡周围的肌上皮细胞收缩，促进乳汁排出。

3. 舒张血管平滑肌　大剂量缩宫素能松弛血管平滑肌，引起血压短暂下降。

4. 其他作用　缩宫素在结构上类似于血管升压素，具有抗利尿作用。

【临床应用】

1. 催产和引产　对胎位正常、无产道障碍、宫缩乏力的难产，可用小剂量缩宫素催产，以增强子宫节律性收缩，促进分娩。对于死胎、过期妊娠或患有心脏病、肺结核等疾病的孕妇需提前中止妊娠者，可用小剂量缩宫素引产。

2. 产后止血　产后出血时，应立即皮下或肌内注射较大剂量缩宫素（5～10U），使子宫平滑肌强直性收缩，压迫子宫肌层内血管而止血。由于缩宫素作用时间短，常需加用麦角生物碱制剂维持疗效。

【不良反应与注意事项】　偶见恶心、呕吐和心律失常。使用动物脑垂体提取缩宫素制剂，偶见过敏反应。大量使用缩宫素可导致抗利尿作用。过量使用或对高敏感产妇可造成子宫强烈收缩、甚至子宫破裂及广泛性软组织撕裂，亦可引起胎儿窒息死亡。因此用做催产或引产时，必须注意：①掌握剂量，避免发生子宫强直性收缩；②掌握禁忌证，凡高张力型子宫功能障碍、子宫破裂倾向、产道异常、胎位不正、头盆不称、前置胎盘及 3 次妊娠以上的经产妇或有剖宫产史的产妇禁用。

垂体后叶素

垂体后叶素（pituitrin）是从牛、猪的垂体后叶中提取的粗制品，内含缩宫素及抗利尿激素两种成分，因此垂体后叶素对子宫的选择性不高，兴奋子宫的作用已逐渐被缩宫素取代。抗利尿激素较大剂量时，可收缩血管，特别是收缩毛细血管及小动脉，升高血压，故又称加压素，临床用于治疗尿崩症及肺出血。不良反应有面色苍白、心悸、胸闷、恶心、腹痛及变态反应等。

二、前列腺素

前列腺素（prostaglandins，PGs）是一类广泛存在于体内的不饱和脂肪酸，对心血管、呼吸、消化和生殖系统具有广泛的生理和药理作用。作为子宫兴奋药应用的 PGs 类药物有：地诺前列酮（dinoprostone，PGE_2，前列腺素 E_2）、地诺前列素（dinoprost，$PGF_{2\alpha}$，前列腺素 $F_{2\alpha}$）、硫前列酮（sulprostone）和卡前列素（carboprost，15-Me-$PGF_{2\alpha}$，15-甲基前列腺素 $F_{2\alpha}$）等。

地诺前列酮

【药理作用和临床应用】

1. 兴奋子宫平滑肌　与缩宫素不同，PGE_2 对各期妊娠子宫均有较显著的兴奋作用，对分娩前的子宫尤为敏感，对妊娠初期和中期效果较缩宫素强，可引起足以导致流产的高频率和大幅度收缩。用于终止早期或中期妊娠和足月引产，相对安全有效，可静脉滴注，也可阴道内、羊膜腔内或宫腔内给药。用于妊娠早期引产所需剂量较大，易导致严重不良反应。

2. 抗早孕　PGE_2 能促进黄体萎缩和溶解，使血中黄体酮水平急剧降低，子宫内膜脱落形成月经，对停经 49 天内的早孕妇女，催经止孕的成功率可达 96%。PGE_2 促进子宫收缩，也能妨碍受精卵着床而发挥抗早孕作用。

【不良反应与注意事项】　主要为恶心、呕吐、腹痛和腹泻等。$PGF_{2\alpha}$ 能收缩支气管平滑肌诱发哮喘，不宜用于支气管哮喘患者。PGE_2 能升高眼压，不宜用于青光眼患者。用于引产时的禁忌证和注意事项与缩宫素相同。

三、麦角生物碱类

麦角（ergot）是寄生在黑麦及其他禾本科植物上的一种麦角菌的干燥菌核，在麦穗上突出似角，故名麦角。麦角生物碱类（ergot alkaloids）是麦角中多种生物碱的总称，均为麦角酸的衍生物，按化学结构分为两类：①氨基酸麦角生物碱类，以麦角胺（ergotamine）和麦角毒（ergotoxine）为代表，难溶于水，口服吸收差且不规则，对血管作用显著，作用缓慢而持久，又称肽生物碱类；②氨基麦角生物碱类，以麦角新碱（ergometrine，ergonovine）、甲麦角新碱（methylergometrine）为代表，易溶于水，口服吸收完全，对子宫的兴奋作用强，作用迅速而短暂。

麦角生物碱的活性成分及其作用较为复杂，可分别作为 5-HT 受体、α 肾上腺素能受体阻断剂和多巴胺（DA）受体的部分激动剂。本节介绍麦角生物碱对子宫和血管平滑肌的作用。

【药理作用】

1. 兴奋子宫　麦角生物碱类均有选择性兴奋子宫平滑肌的作用，其中以麦角新碱最为显著。其作用强度取决于子宫的生理状态及药物剂量，妊娠子宫较未孕子宫敏感，且临产前后更敏感。因此适用于产后止血及子宫复原，不用于催产和引产。

2. 收缩血管　麦角胺及麦角毒能收缩末梢血管，大剂量还会损伤血管内皮细胞引起血栓和肢端坏疽。麦角胺亦能使脑血管收缩，减弱脑动脉搏动幅度，从而减轻偏头痛。

3. 阻断 α 受体　氨基酸麦角碱类有阻断 α 肾上腺素受体作用，能使肾上腺素的升压作用翻转。此外，尚具有中枢抑制作用，使血压下降。

【临床应用】

1. 子宫出血　产后刮宫术后、月经过多等原因引起的子宫出血。常肌内注射麦角新碱 0.5mg，使子宫平滑肌产生强直性收缩，机械地压迫肌纤维间血管而止血。

2. 产后子宫复原 可用麦角生物碱制剂促进子宫收缩，加速子宫复原。

3. 偏头痛 麦角胺能收缩脑血管，减弱脑动脉搏动幅度，可用于偏头痛的诊断和治疗，治疗有效率达90%以上。咖啡因也具有收缩脑血管的作用，且能促进麦角胺的吸收，两药合用可增强疗效。

【不良反应与注意事项】 注射麦角新碱可引起恶心、呕吐及血压升高等，伴有妊娠高血压综合征的产妇应慎用。偶见变态反应，严重者出现呼吸困难、血压下降。麦角流浸膏中含有麦角毒和毒角胺，长期应用可损害血管内皮细胞。麦角制剂禁用于催产和引产，以及血管硬化和冠心病患者。

第二节 子宫平滑肌抑制药

子宫平滑肌抑制药又称抗分娩药（tocolytic drugs），可抑制子宫平滑肌收缩，使其收缩力减弱，收缩节律减慢，临床主要用于防治早产及痛经。

一、β_2受体激动药

子宫平滑肌细胞膜上分布有β_2受体，激动β_2受体，可使细胞内腺苷酸环化酶激活，胞内游离Ca^{2+}降低，子宫平滑肌松弛，宫缩抑制。β_2受体激动药利托君（ritodrine，利妥特灵）、特布他林（terbutaline）、沙丁胺醇（salbutamol）、海索那林（hexoprenaline）等都具有平滑肌松弛作用，主要用于防治支气管哮喘，其中利托君专门作为子宫松弛药而设计开发。

利 托 君

【体内过程】 口服后吸收迅速，但首关消除明显，生物利用度仅30%左右；血浆蛋白结合率约为32%，能通过胎盘屏障。在肝脏通过与葡萄糖醛酸或硫酸结合代谢，以原形和代谢物经肾排出。

【药理作用】 化学结构与异丙肾上腺素相似，为选择性β_2受体激动药。能降低宫缩强度与频率，缩短子宫收缩时间。其他药理性质与β_2受体激动药相似。

【临床应用】 用于防治妊娠20周以后的早产，约80%的患者可避免早产。也可增加胎儿体内血流量，促进胎儿肺成熟，预防新生儿呼吸窘迫综合征。

【不良反应】 本药也可激动β_1受体，引起心悸、胸闷、心律失常等不良反应。静脉给药还可引起恶心、呕吐、震颤、头痛等，还可导致血糖升高、血钾降低及游离脂肪酸升高。有严重心血管疾病及妊娠不足20周的孕妇禁用。

二、其他子宫平滑肌抑制药

硫 酸 镁

硫酸镁（magnesium sulfate）可明显抑制子宫平滑肌收缩。Mg^{2+}直接作用于子宫平滑肌细胞，拮抗Ca^{2+}的子宫收缩活性，而抑制早产宫缩。妊娠期间应用硫酸镁可以防治早产、妊娠高血压综合征及子痫发作，对于β_2受体激动药禁忌的产妇可用本药治疗早产。硫酸镁至今仍是广泛应用于抑制子宫平滑肌收缩的药物，应用硫酸镁时应监测血镁浓度，产后24 h停药。

Ca^{2+}通道阻滞剂

Ca^{2+}通道阻滞药硝苯地平通过阻止细胞Ca^{2+}内流，降低细胞内Ca^{2+}浓度而抑制子宫收缩。可松弛离体子宫平滑肌，明显拮抗缩宫素所致的子宫兴奋作用，为常用的防治早产药物。

前列腺素合成酶抑制药

前列腺素合成酶抑制药，如吲哚美辛（消炎痛）已用于早产，但由于前列腺素能维持胎儿的动脉导管开放，故吲哚美辛可使胎儿动脉导管过早关闭，临床应用时应慎重。本品限用于妊娠34周之内的妇女。

缩宫素受体阻断药

缩宫素受体阻断药可分为肽类和非肽类。已经上市的药物有阿托西班，是一种较为理想的新型抗早孕药物。可竞争性抑制缩宫素与膜受体结合，在细胞水平拮抗内源性缩宫素作用，达到抑制产前子宫收缩和延缓分娩的作用。

问题讨论

缩宫素和麦角新碱收缩子宫平滑肌的作用有何异同？

复习指导

1. 缩宫素 ①主要作用：随着剂量增加使子宫平滑肌的收缩力和收缩频率不断增加，大剂量可产生强直性收缩；较小剂量主要收缩宫体和底部平滑肌，对宫颈平滑肌几乎无影响。②主要临床应用：严格把握适应证。较小剂量用于催产和引产；大剂量用于产后止血和子宫复原。③重要毒性反应：胎儿窒息或子宫破裂。

2. 麦角新碱主要临床应用 ①产后、刮宫术后、月经过多等原因引起的子宫止血。②产后子宫复原。

常用制剂及用法

缩宫素(oxytocin) 用于引产或催产,静脉滴注,一次 2.5~5U,用氯化钠注射液稀释至每 1ml 中含有 0.01U。静滴开始时每分钟不超过 0.001~0.002U,每 15~30min 增加 0.001~0.002U,至达到宫缩与正常分娩期相似,最快每分钟不超过 0.02 单位,通常为每分钟 0.002~0.005U。

垂体后叶素(pituitrin) 皮下或肌内注射,5~10U/次;静脉滴注 5~10U/次,可用 5% 葡萄糖液 500ml 稀释后缓慢滴入。

马来酸麦角新碱(ergometrine maleate) 片剂:口服,0.2~0.5mg/次。肌内注射,0.2~0.5mg/次,必要时半小时后重复一次。静脉滴注 0.2mg 以 5% 葡萄糖溶液稀释后应用。极量:肌内或静脉注射,0.5mg/次,1mg/d。

酒石酸麦角胺(ergotamine tartrate) 片剂:口服,1mg/次。皮下或肌内注射,0.25mg/次。

麦角胺咖啡因片 每片含酒石酸麦角胺 1mg,咖啡因 100mg。偏头痛发作时即口服半片至 1 片半;如无效,可于间隔 1h 后重复同剂量。

乙磺酸二氢麦角碱(dihydroergotoxine aethanosulfonate) 乙磺酸二氢麦角碱 0.6~0.9mg、盐酸哌替啶 100mg 和盐酸异丙嗪 25mg 加入 5% 葡萄糖液 250ml 中,配成冬眠合剂静脉滴注。

(吴晓倩)

第六篇 作用于内分泌系统和代谢疾病的药物

第31章 性激素类药及避孕药

学习要求

通过学习性激素类药及避孕药，能够熟悉该类药物的作用及特点，并根据临床合理选用药物。

性激素(sex hormones)是性腺分泌的激素，属甾体化合物，包括雌激素、孕激素和雄激素三大类。临床应用的人工合成品及其衍生物，除用于治疗某些疾病外，常用作避孕药。

【性激素的分泌和调节】 性激素的产生和分泌受下丘脑-腺垂体调节。下丘脑分泌促性腺激素释放激素(gonadotropin releasing hormone, GnRH)，促进腺垂体分泌促卵泡素(follicle stimulating hormone, FSH)和少量黄体生成素(luteinizing hormone, LH)。在女性体内，FSH刺激卵巢滤泡的发育与成熟，并使LH受体增加，在FSH和LH的共同作用下，促使成熟的卵泡合成和分泌雌激素。

在男性体内，下丘脑也释放GnRH，促进腺垂体释放FSH和LH，前者促进睾丸中精子的生成，后者促进睾丸间质细胞生长和分泌雄激素。

性激素对下丘脑及腺垂体的分泌功能具有反馈调节作用。这种反馈调节有三种途径：①长反馈：为雌激素对下丘脑及垂体的反馈作用。在排卵前期，血中雌激素水平较高，可直接或间接通过下丘脑促进腺垂体分泌LH，导致排卵，此过程为正反馈调节。在黄体期(在月经周期的分泌期)，雌、孕激素水平均高，通过负反馈减少下丘脑GnRH的释放及FSH和LH分泌，从而抑制排卵，表现为负反馈。常用的甾体避孕药就是根据这一负反馈而设计的。②短反馈：是指垂体分泌FSH、LH，在月经分泌期通过负反馈作用减少下丘脑GnRH的释放。③超短反馈：为下丘脑分泌的GnRH又可作用于下丘脑，促进GnRH的分泌。

第一节 雌激素类药及抗雌激素药

一、雌激素类药

天然雌激素(estrogens)主要是雌二醇(estradiol, E_2)，由卵巢分泌。雌酮(estrone, E_1)、雌三醇(estriol, E_3)及其他雌激素，可从孕妇尿中提取得到，多为雌二醇的代谢产物。雌二醇活性最强，但其制剂口服效果稍差。

目前临床常用的雌激素类药物多以雌二醇为母体，人工合成的许多高效甾体衍生物，包括炔雌醇(ethinylestradiol)、炔雌醚(quinestrol)和戊酸雌二醇(estradiol valerate)等。近年来，结合型雌激素(雌酮硫酸盐和马烯雌酮硫酸盐混合物)因方便、长效、不良反应少等特点而被广泛应用。另外还发现和合成了一些具有雌激素活性的非甾体类药物，如己烯雌酚(diaethylsdlbestrol，又称乙底酚)等。

【体内过程】 天然雌激素口服首关消除明显，需注射给药，肌内注射可迅速吸收。其代谢产物雌酮及雌三醇大部分与葡萄糖醛酸或硫酸结合成酯，随尿排出，部分通过胆汁排出，形成肝肠循环。人工合成乙炔衍生物(炔雌醇、炔雌醚)口服生物利用度高，作用强，维持时间长。酯化物和油溶液制剂肌内注射，吸收缓慢，可延长作用时间。

【生理和药理作用】

(1) 对未成年女性：促进女性性器官的发育和成熟，维持女性第二性征。

(2) 对成熟女性：保持女性性征，并在孕激素协同下，使子宫内膜产生周期性变化，形成月经周期，增强子宫平滑肌对缩宫素的敏感性。也可使阴道上皮增生，浅表层细胞角化。

(3) 小剂量雌激素在孕激素配合下,促进促性腺激素分泌,促进排卵;较大剂量的雌激素可通过负反馈机制抑制该激素释放而抑制排卵。

(4) 小剂量雌激素能促进乳腺导管及腺泡的发育,较大剂量的雌激素能抑制催乳素对乳腺的刺激作用,减少乳汁分泌。

(5) 代谢:高浓度雌激素有水、钠潴留作用,使血压升高,可能与促进醛固酮分泌有关;雌激素增加骨骼的钙盐沉积,加速骨骺闭合,对青春期生长发育有促进作用,并预防绝经期妇女骨质丢失。

(6) 其他:具有降低血胆固醇和低密度脂蛋白,以及升高高密度脂蛋白的作用,是雌激素抗动脉硬化的重要因素之一。

【临床应用】

1. 绝经期综合征　更年期妇女由于卵巢功能降低,雌激素分泌不足,垂体促性腺激素分泌增多,引起内分泌失调,表现为潮热症、失眠、情绪不安等,也称更年期综合征。雌激素替代治疗可抑制垂体促性腺激素的分泌,减轻症状。

2. 卵巢功能不全和闭经　原发性或继发性卵巢功能低下患者,用雌激素替代治疗,可促进子宫、外生殖器及第二性征的发育。雌激素与孕激素合用,可产生人工月经。

3. 功能性子宫出血　由于体内雌激素水平低,子宫内膜创面修复不良,引起持续少量阴道出血,雌激素可促进子宫内膜增生,修复出血创面而止血。

4. 乳房胀痛及退乳　部分妇女停止授乳后乳汁继续分泌而致乳房胀痛,大剂量雌激素能干扰催乳素的作用而减少乳汁分泌,解除乳房胀痛。

5. 晚期乳腺癌　绝经 4 年以上的晚期乳癌患者可用雌激素治疗,缓解症状。有研究认为,乳癌的发生可能与内源性雌酮有关,大剂量雌激素可抑制垂体前叶分泌促性腺激素,使雌酮的分泌减少。但未绝经乳癌患者禁用,因为雌激素可促进肿瘤细胞的生长。

6. 前列腺癌　大剂量雌激素抑制垂体促性腺激素的分泌,使睾丸萎缩及雄激素分泌减少,同时又能拮抗雄激素的作用,故可用于治疗前列腺癌。

7. 痤疮　青春期痤疮是由于雄激素分泌过多引起。雌激素可抑制雄激素分泌,并拮抗雄激素作用。

8. 其他　与孕激素合用可避孕。对于绝经后和老年性骨质疏松症,也可用雌激素减少骨质吸收,防止骨折发生。对因雌激素缺乏引起的老年性阴道炎和女阴干燥症,局部用药有效。

【不良反应及注意事项】　常见恶心、呕吐、厌食等,减少剂量或从小剂量开始可减轻症状。长期大量应用雌激素可使子宫内膜过度增生,引起出血,故患有子宫内膜炎或子宫出血患者慎用。大剂量雌激素可引起水、钠潴留导致水肿;肝功能不良者可致胆汁淤积性黄疸。高血压、肝功能不良者慎用。

问题讨论

为什么雌激素可用于绝经后的晚期乳腺癌,而不能用于绝经前的乳腺癌?

二、雌激素拮抗药

本类药物竞争性拮抗雌激素受体从而抑制或减弱雌激素的作用。目前供临床应用的有氯米芬(clomiphene,克罗米芬)、他莫昔芬(tamoxifene)和雷诺昔芬(raloxifene)等。

氯米芬与己烯雌酚的化学结构相似,为三苯乙烯衍生物,有较弱的雌激素活性和中等程度的抗雌激素作用。能和雌激素受体结合而竞争性拮抗雌激素的作用,消除雌二醇的负反馈抑制,促进腺垂体分泌促性腺激素,诱发排卵。临床用于功能性不孕症、功能性子宫出血、月经不调、晚期乳腺癌及长期应用避孕药后发生的闭经等。长期大剂量应用可引起卵巢肥大。卵巢囊肿者禁用。

第二节　孕激素类药和孕激素拮抗药

一、孕激素类药

天然孕激素(progestogens)主要指由黄体分泌的黄体酮(progesterone,孕酮),妊娠 3~4 个月后,黄体随即萎缩而由胎盘分泌,直至分娩。临床常用其人工合成品及其衍生物。按化学结构,可分为两类:

1. 17α-羟孕酮类　从黄体酮衍生而得,如甲羟孕酮(medroxyprogesterone,安宫黄体酮,proven)、甲地孕酮(megestrol)等。

2. 19-去甲睾丸酮类　其结构与睾酮相似,如炔诺酮(norethisterone)、双醋炔诺酮(etynodioldiacetate)和炔诺孕酮(norgestrel,18-甲基炔诺酮,高诺酮)等。

【体内过程】　黄体酮口服首关消除明显,需肌内注射或舌下含服。吸收后大部分与血浆蛋白结合,代谢产物主要是孕二醇,多与葡萄糖醛酸结合,从肾排出。人工合成的高效炔诺酮、甲地孕酮等在肝脏破坏较慢,可口服给药。油溶液可肌内注射,由于局部吸收缓慢可发挥长效作用。

【生理和药理作用】

1. 生殖系统　月经后期,孕激素在雌激素作用的基础上,促进子宫内膜继续增厚、充血、腺体增生,由增殖期转为分泌期,有利于受精卵的着床和胚胎发育;妊娠期,降低子宫对缩宫素的敏感性,抑制子宫收缩活动,使胎儿安全生长,起到保胎作用;与雌激素一起促进乳腺腺泡发育,为哺乳作准备。大剂量孕激素可抑制 LH 分泌，从而抑制排卵。

2. 对代谢的影响 竞争性对抗醛固酮，促进 Na^+ 和 Cl^- 排出而利尿。

3. 升高体温 通过下丘脑体温调节中枢，使月经周期黄体相的基础体温升高。

【临床应用】

1. 功能性子宫出血 由于黄体功能不足可引起子宫内膜不规则成熟与脱落，导致子宫持续性的出血。应用孕激素可使子宫内膜同步转为分泌期，在行经期有助于子宫内膜全部脱落。

2. 痛经和子宫内膜异位症 雌、孕激素复合避孕药，可抑制子宫痉挛性收缩而止痛，还可使异位的子宫内膜萎缩退化。

3. 先兆和习惯性流产 对黄体功能不足所致流产，大剂量孕激素可以安胎。

4. 子宫内膜腺癌 大剂量孕激素可使子宫内膜癌瘤体萎缩退化，也可提高子宫内膜腺癌对放疗的敏感性。

5. 前列腺肥大和前列腺癌 大剂量孕激素可反馈地抑制垂体前叶分泌间质细胞刺激素，减少睾酮分泌，促进前列腺细胞萎缩退化，有一定治疗作用。

【不良反应】 较少，偶见恶心、呕吐、头痛、乳房胀痛及腹痛。大剂量黄体酮可致胎儿生殖器畸形。大剂量 19-去甲基睾丸酮可引起肝功能障碍。

二、孕激素拮抗药

本类药物主要与孕酮受体结合，阻断孕激素的作用，常用药物有米非司酮和 3β-羟甾脱氢酶。

米 非 司 酮

米非司酮（mifepristone）是一种孕激素拮抗药，当体内存在黄体酮时，米非司酮表现出与黄体酮的竞争性拮抗效应，但在某些特定情况下，也表现出激动效应。米非司酮还具有糖皮质激素样作用。

米非司酮口服生物利用度高，血浆半衰期长，主要经过肝脏代谢，有肝肠循环，代谢产物主要由粪便排泄。米非司酮被用于终止早期妊娠，给药 48h 后再给予前列腺素（或口服米索前列醇）可终止妊娠，最严重的不良反应是阴道出血，但一般无须特殊处理。

第三节 雄激素类药和同化激素类药

雄激素类药

天然雄激素（androgens）主要是由睾丸间质细胞分泌的睾酮（testosterone，睾丸素）。临床多用人工合成的睾酮衍生物，如甲睾酮（methyltestosterone，甲基睾酮）、丙酸睾酮（testosteronepropionate，丙酸睾丸素）和苯乙酸睾酮（testosteronephenylaeetate，苯乙酸睾丸素）等。

【体内过程】 口服睾酮首关消除明显，生物利用度低，一般用其油溶液肌内注射或植入皮下。睾酮的各种酯类化合物吸收缓慢，作用时间延长。甲睾酮不易被肝脏破坏，可口服，也可舌下给药。

【生理和药理作用】

1. 生殖系统作用 促进男性生殖器官的发育和成熟、男性第二性征形成及精子的生成及成熟；大剂量反馈抑制腺垂体分泌促性腺激素，减少卵巢分泌雌激素，并有直接抗雌激素作用。

2. 同化作用 能明显促进蛋白质的合成（同化作用），减少蛋白质的分解（异化作用），减少尿氮排泄，造成正氮平衡，从而促进生长发育，肌肉增长，体重增加，同时有水、钠、钙、磷潴留现象。

3. 提高骨髓造血功能 较大剂量雄激素刺激肾脏分泌促红细胞生成素，也可直接刺激骨髓造血功能，使红细胞生成增加。

【临床应用】

1. 男性雄激素替代疗法 用于无睾症（两侧睾丸先天或后天缺损）或类无睾症（睾丸功能不足）、男子性功能低下者。

2. 妇科疾病

（1）功能性子宫出血：通过对抗雌激素作用，使子宫平滑肌和子宫血管收缩，子宫内膜萎缩而止血。更年期患者更为适用。

（2）晚期乳腺癌：可能与睾酮抗雌激素活性、抑制腺垂体分泌促性腺激素以及减少雌激素分泌有关。还可对抗催乳素对癌组织的刺激作用。其治疗效果与癌细胞中的雌激素受体含量有关，含量高者疗效较好。

3. 贫血 丙酸睾酮或甲睾酮可显著改善骨髓造血功能，因而可用于再生障碍性贫血及其他贫血。

4. 虚弱 由于雄激素的同化作用，可用于各种消耗性疾病、严重烧伤、术后恢复期、老年骨质疏松及恶性肿瘤晚期放疗等，使患者食欲增加，加快体质恢复。

【不良反应】 女性患者长期应用可引起男性化体征，如痤疮、多毛、声音变粗、闭经、乳腺退化、痤疮等。男性患者可发生性欲亢进，精子生成减少，也可出现女性化，这是由于雄激素在性腺外组织转化为雌激素所致。多数药物如甲睾酮会引起肝脏损害，发生胆汁淤积性黄疸，如发现黄疸应立即停药。

【禁忌证和注意事项】 孕妇及前列腺癌患者禁用。因雄激素有水钠潴留作用，对肾炎、肾病综合征、肝功能不良、高血压及心力衰竭患者也应慎用。

第四节 避 孕 药

避孕药（contraceptive）是指通过抑制排卵、阻碍受精或改变子宫内膜，干扰受精卵着床，最终无法受孕，达到避孕目的的一类药物。避孕药应具备高效、安全、使用方便的特点。

一、主要抑制排卵的避孕药

本类药物目前最为常用，多为不同类型雌激素和孕激素配伍组成的复方。目前常用的甾体避孕药多属此类。

【药理作用】

1. 抑制排卵 主要通过负反馈抑制下丘脑 GnRH 释放，垂体前叶释放 FSH 减少，抑制卵泡的生长成熟，抑制排卵。用药期间避孕效果达 99%以上，停药后可很快恢复排卵功能。

2. 抗着床作用 干扰子宫内膜正常增殖，使其萎缩，不利于受精卵着床。药物应用不受月经周期限制，排卵前、后及排卵期均可服用，影响受精卵着床。

3. 其他 使宫颈黏液变黏稠，不利于精子进入宫腔。

【分类和应用】 传统避孕药根据药效长短及使用方法分为以下几类：

1. 短效口服避孕药 如复方炔诺酮片、复方甲地孕酮片及复方炔诺孕酮片等。服法是：从月经周期第 5d 开始，每晚服药 1 片，连服 22d，不能间断。一般于停药后 2~4d 就可以发生撤退性出血，形成人工月经周期。下次服药仍从月经来潮第 5d 开始。如停药 7d 仍未来月经，则应立即开始服下一周期的药物。一旦漏服时，应于 24h 内补服 1 片。

2. 长效口服避孕药 是以长效雌激素类药物炔雌醚与孕激素类药物如炔诺孕酮或氯地孕酮等配伍而成的复方片剂。服法是：从月经来潮当天算起，第 5d 服第 1 片，最初 2 次间隔 20d，以后每月服 1 次，每次 1 片。

3. 长效注射避孕药 如复方己酸孕酮注射液（即避孕针 1 号）和复方甲地孕酮注射液。用法是：第 1 次于月经周期的第 5d 深部肌内注射 2 支，以后每隔 28d 或于月经周期的第 11~12d 注射 1 次，每次 1 支。注射后一般于 14d 左右月经来潮。如发生闭经，仍应按期给药，不能间断。

4. 埋植剂 以己内酮小管（约 Φ2mm×30mm）装入炔诺孕酮 70mg，形成棒状物，植入臂内侧或左肩胛部皮下。

5. 多相片剂 为了使服用者的激素水平近似月经周期水平，并减少月经期间出血的发生率，可将避孕药制成多相片剂。常用有炔诺酮双相片、三相片和炔诺孕酮三相片。双相片分为两个时间段服用，三相片分三个时间段服用，如炔诺孕酮三相片，开始 6d 每日服用 1 片含炔诺孕酮 0.05mg 和炔雌醇 0.03mg，中期 5d 每日服用 1 片含炔诺孕酮 0.075mg 和炔雌醇 0.04mg，后 10d 每日服用 1 片含炔诺孕酮 0.125mg 和炔雌醇 0.03mg。这种服法更符合人体内源性激素的变化规律，临床效果更好。

【不良反应】 不良反应有类早孕反应，一般坚持用药 2~3 个月后减轻或消失；子宫不规则出血、闭经、乳汁减少；有报道称口服避孕药可引起血栓性静脉炎，应注意。长期应用会增加子宫颈癌和乳腺癌的发生率，宫颈癌患者禁用。

二、其他避孕药

1. 男性避孕药 棉酚（gossypol）是棉花根、茎和种子中所含的一种黄色酚类物质。动物实验表明，棉酚可破坏睾丸细精管的生精上皮，使精子数量减少，直至无精子。每天 20mg，连服 2 个月即可达节育标准。

2. 外用避孕药 目前常用的外用避孕药多是一些具有较强杀精作用的药物，如孟苯醇醚（menfegol）及辛苯醇醚（alfenoxynol）。制成适宜的制剂放入阴道可发挥杀精作用，毒性小，避孕效果良好。

复 习 指 导

1. 雌激素类药物可促进和维持女性第二性征，提高子宫对缩宫素的敏感性；大剂量可抑制排卵，抑制乳汁分泌。临床上主要用于卵巢功能不全和闭经、功能性子宫出血、绝经期综合征等。

2. 抗雌激素药可诱发排卵，用于不孕症、功能性子宫出血等治疗。

常用制剂及用法

苯甲酸雌二醇（estradiol benzoate） 肌内注射，1~2mg/次，2~3 次/周。

己烯雌酚（diethylstilbestrol） 用于卵巢功能不全、垂体功能异常的闭经或绝经期综合征：一日量不超过 0.25mg；用于人工周期，口服 0.25mg/d，连服 20d，待月经后再服，用法同前，共 3 周；或先用己烯雌酚 1mg/次，每晚 1 次，连用 22d，于服药后第 16d 开始肌内注射黄体酮 10mg，共 5d。

炔雌醇（乙炔雌二醇，ethinylestradiol） 用量为己烯雌酚的 1/20。

黄体酮（progesterone） 肌内注射。先兆流产或习惯性流产：10~20mg/d。

醋酸甲羟孕酮（medroxyprogesterone acetate） 口服，2~10mg/d。

枸橼酸氯米芬(clomifene citrate)　促排卵，口服，50mg/次，1次/天，连服5d。

甲地孕酮醋酸酯(megestrol acetate)　口服，2~4mg/次，1次/天。

炔诺酮(norethisterone)　口服，1.25~5mg/次，1次/天。

丙酸睾酮(testosterone propionate)　肌内注射，10~50mg/d，1~3次/周。

甲睾酮(methyltestosterone)　舌下给药或口服，5~10mg/次，1~2次/天。

苯乙酸睾酮(testosteronephenylacetate)　肌内注射。效力较丙酸睾酮强而持久，故称长效睾酮。10~25mg/次，2~3次/周。

(吴晓倩)

第32章 肾上腺皮质激素类药物

> **学 习 要 求**
>
> 掌握糖皮质激素类药物的药理作用及机制、临床应用、不良反应及禁忌证。熟悉肾上腺皮质激素分类、构效关系、体内过程、用法与疗程。了解盐皮质激素类药物、促皮质素及皮质激素抑制药的作用特点和临床应用。

肾上腺皮质激素(adrenocortical hormones)是肾上腺皮质分泌的激素总称,其合成与分泌受促肾上腺皮质激素(adreno-corticotropic hormone,ACTH,又名促皮质素,corticotrophin)的调节(图 32-1)。肾上腺皮质由外向内依次分为球状带、束状带和网状带三层,分别合成并分泌盐皮质激素(mineralocorticoids)、糖皮质激素(glucocorticoids)及性激素(sex hormones)。盐皮质激素有醛固酮(aldosterone)和去氧皮质酮(desoxycortone);糖皮质激素有氢化可的松(hydrocortisone)和可的松(cortisone)等;性激素类有雌激素、孕激素和雄激素。临床上常用的是糖皮质激素。

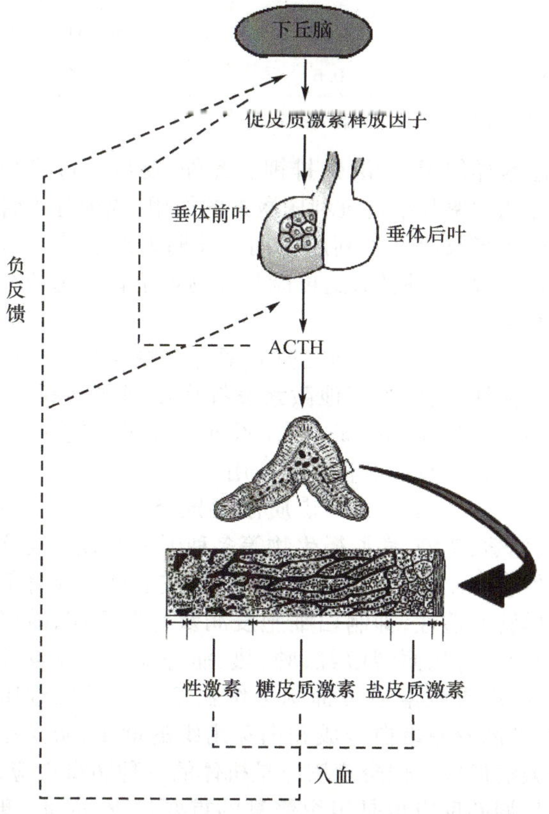

图 32-1 肾上腺皮质激素分泌的调节

【化学结构与构效关系】 肾上腺皮质激素的基本结构为甾核,其中 $C^{4\sim5}$ 之间的双键、C^3 上的酮基及 C^{20} 上的羰基是保持其生理活性所必需的结构。糖皮质激素的 C^{11} 有氧或羟基,C^{17} 上有羟基,这类皮质激素影响糖代谢及抗炎作用较强,对水盐代谢作用弱,故称为糖皮质激素,又称为甾体类抗炎药。盐皮质激素的 C^{17} 无羟基,C^{11} 无氧,或有氧但与 18 位碳结合,因其对水盐代谢作用较强,对糖代谢作用很弱,故称为盐皮质激素。为了提高临床疗效,降低副作用,对该类药物的结构进行改造,合成了一系列的皮质激素类药物(图 32-2)。

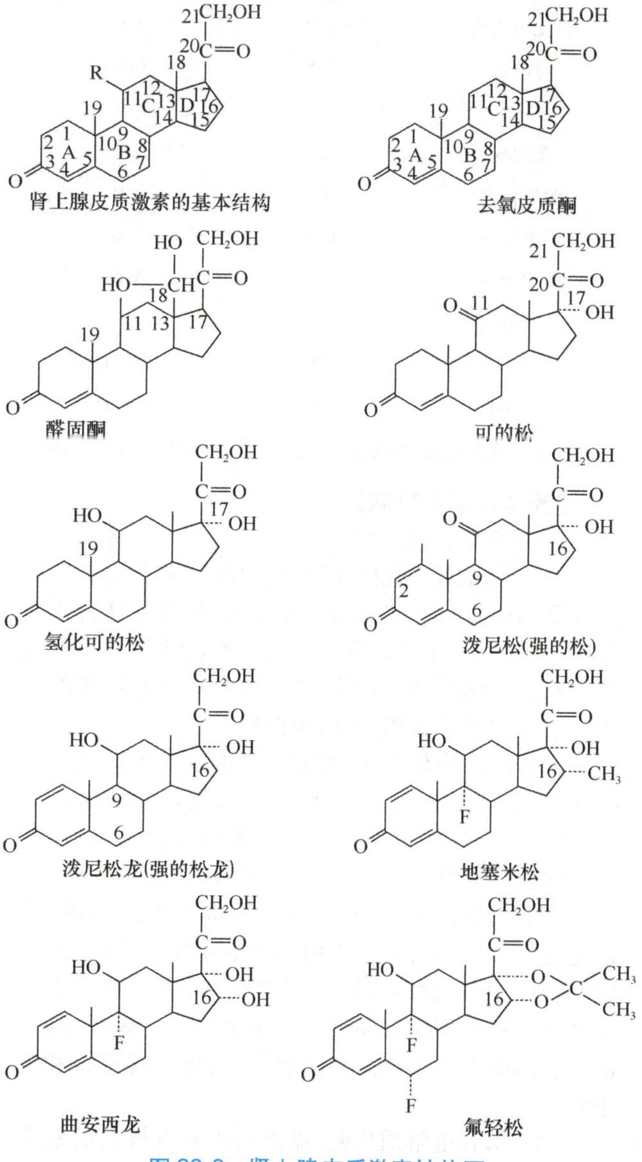

图 32-2 肾上腺皮质激素结构图

第一节 糖皮质激素

生理情况下所分泌的糖皮质激素主要影响正常的物质代谢,如果缺乏可引起代谢失调甚至死亡。应激状态时,肾上腺分泌大量糖皮质激素,使机体能够适应内外环境变化所产生的强烈刺激。药理剂量(超生理剂量)糖皮质激素除影响物质代谢外,还具有抗炎、抑制免疫和抗休克等药理作用,在临床广泛应用。

【体内过程】 口服、注射均可吸收。口服可的松或氢化可的松后1~2h血药浓度达高峰。氢化可的松血浆蛋白结合率约为90%,其中80%与皮质激素转运蛋白(corticosteroid binding globulin,CBG)结合,10%与白蛋白结合。CBG在肝脏合成,肝、肾疾病时CBG减少,游离型激素增多。雌激素可促进CBG合成,减少游离型激素。但游离型激素减少时,可反馈性引起ACTH释放增加,而使游离型激素达正常水平。

糖皮质激素在肝脏转化,经肾排出。肝肾功能不良时可致糖皮质激素类药物血浆$t_{1/2}$延长。甲状腺功能亢进时,肝灭活皮质激素加速,使$t_{1/2}$缩短。可的松与泼尼松(prednisone)等C^{11}上的氧,在肝脏转化为羟基,生成氢化可的松和泼尼松龙(prednisolone)才有活性,因此严重肝功能不全的患者只宜用氢化可的松或泼尼松龙。如果皮质激素类与苯巴比妥、利福平等肝药酶诱导剂合用,则其分解代谢加快,需增加皮质激素类药物的用量。常用糖皮质激素的比较见表32-1。

表32-1 常用糖皮质激素类药物的作用比较

药物	药理活性			口服等效剂量(mg)	作用持续时间(h)
	水盐代谢(比值)	糖代谢(比值)	抗炎作用(比值)		
短效					
氢化可的松	1.0	1.0	1.0	20.0	8~12
可的松	0.8	0.8	0.8	25.0	8~12
中效					
泼尼松	0.8	4.0	3.5	5.0	12~36
泼尼松龙	0.8	4.0	4.0	5.0	12~36
甲泼尼龙	0.5	5.0	5.0	4.0	12~36
曲安西龙	0	5.0	5.0	4.0	12~36
长效					
地塞米松	0	20~30	30	0.75	36~54
倍他米松	0	20~30	25~35	0.6	36~54

注:表中水盐代谢、糖代谢、抗炎作用的比值均以氢化可的松为1计;等效剂量以氢化可的松作为标准计

【药理作用及机制】

1. 对物质代谢的影响

(1)糖代谢:糖皮质激素能增加肝脏和肌肉的糖原含量,升高血糖,对维持血糖的正常水平具有重要作用。机制是:①促进糖原异生;②减慢葡萄糖分解为CO_2的氧化过程;③减少机体组织对葡萄糖的利用。超生理剂量应用,可出现糖尿。

(2)蛋白质代谢:糖皮质激素能加速胸腺、淋巴、皮肤、肌肉和骨等组织蛋白质分解,大剂量还可抑制蛋白质合成,形成负氮平衡。久用可致肌肉消瘦、皮肤变薄、淋巴组织萎缩、伤口愈合延缓及骨质疏松等。

(3)脂肪代谢:糖皮质激素可促进脂肪分解,大剂量能抑制脂肪合成。长期大剂量使用,可使血浆胆固醇浓度升高,激活四肢皮下的脂酶,使四肢皮下脂肪减少。还促使脂肪重新分布在面部、上胸部、颈背部、腹部和臀部,形成向心性肥胖,表现为满月脸和水牛背。

(4)水和电解质代谢:糖皮质激素有较弱的盐皮质激素样作用,能潴钠排钾。此外,还可通过增加肾小球滤过率和拮抗抗利尿激素的作用,减少肾小管对水的重吸收而产生利尿作用。长期大剂量使用可致低血钙及骨质脱钙,这可能与抑制肾小管对钙的重吸收有关。

2. 允许作用 糖皮质激素对有些组织细胞虽无直接活性,但可为其他激素发挥作用创造有利条件,称为允许作用(permissive action)。如糖皮质激素可增强儿茶酚胺的血管收缩作用。

3. 抗炎作用 糖皮质激素抗炎作用强大,对物理、化学、免疫、病原微生物等多种因素所致的炎症反应均有抑制作用。在炎症早期,糖皮质激素能降低毛细血管通透性,抑制白细胞浸润及吞噬反应,减轻渗出和水肿,从而缓解红、肿、热、痛等症状。在炎症后期,糖皮质激素通过抑制毛细血管和成纤维细胞增生,抑制胶原蛋白合成和肉芽组织的增生,防止粘连及瘢痕形成。但炎症反应是机体的一种防御反应,炎症后期的反应更是组织修复的重要过程,因此,糖皮

质激素在抑制炎症及减轻症状的同时,也降低了机体的防御和修复能力,可导致感染扩散,创面愈合延缓。

糖皮质激素抗炎作用的主要机制是基因效应。糖皮质激素易通过细胞膜,与胞浆内的糖皮质激素受体(glucocorticoid receptor,GR)结合。GR 有 GRα 和 GRβ 两种亚型,GRα 与激素结合后产生经典的激素效应,GRβ 不具备与激素结合的能力而作为 GRα 拮抗体而起作用。未活化的 GRα 在胞浆内与热休克蛋白 90(heat shock protein 90,HSP_{90})结合形成复合体,保持非活化状态。糖皮质激素与 GRα-HSP_{90}复合体结合后,HSP_{90}与 GRα 立即分离,激素-受体复合物被激活,迅速移位进入细胞核,在核内与靶基因启动子序列的糖皮质激素反应元件(glucocorticoid response element,GRE)或负性糖皮质激素反应元件(negative glucocorticoid response element,nGRE)相结合,相应地引起基因转录增加或减少,改变介质相关蛋白的水平,进而对炎症细胞和分子产生影响而发挥抗炎作用,即产生基因后效应。

(1) 诱导炎症抑制蛋白生成和抑制某些靶酶:诱导脂皮素 1(lipocortin-1)的生成,继而抑制磷脂酶 A_2,影响花生四烯酸代谢的连锁反应,使炎症介质白三烯类(LT)、前列腺素类(PG)及血小板活化因子(PAF)等减少;抑制诱导型 NO 合酶和环氧化酶 2(COX-2)的表达,阻断相关炎性介质的产生。

(2) 对细胞因子及黏附分子的影响:糖皮质激素能够抑制多种炎性细胞因子如 TNFα、IL-1、IL-2、IL-6、IL-8 等的产生;还可在转录水平上直接抑制 E-选择素及 ICAM-1(intercellular adhesion molecule 1)等黏附分子的表达,并影响它们的生物活性。

(3) 对炎细胞凋亡的影响:糖皮质激素具有 GR 依赖性的诱导炎细胞凋亡的作用,首先引起 GR 介导基因转录变化,最终激活含半胱氨酸的天冬氨酸蛋白水解酶(caspase)和特异性核酸内切酶致使细胞凋亡。

非基因效应是糖皮质激素发挥作用的另一重要机制,其特点是起效迅速,对基因转录及蛋白质合成抑制剂不敏感。研究表明,快速效应与下列因素有关:①作用于细胞膜类固醇受体;②通过直接作用产生非基因的生化效应,如糖皮质激素对细胞能量代谢的直接影响;③细胞质受体的受体外成分如 HSP_{90}介导的信号通路。

4. 免疫抑制及抗过敏作用

(1) 免疫抑制作用:糖皮质激素可对免疫过程的多个环节产生抑制作用。小剂量主要抑制细胞免疫,大剂量则能抑制体液免疫,但存在动物种属差异。对于人体,糖皮质激素能干扰淋巴组织在抗原作用下的分裂和增殖,阻断致敏 T 淋巴细胞所诱发的单核细胞和巨噬细胞的聚集等,从而抑制组织器官的移植排异反应和皮肤迟发性变态反应,对于自身免疫性疾病也能发挥一定的近期疗效。

目前认为糖皮质激素通过以下机制抑制免疫系统:①诱导淋巴细胞 DNA 降解;②影响淋巴细胞的物质代谢;③诱导淋巴细胞凋亡;④抑制核转录因子 NF-κB 活性。NF-κB 是一种核转录调节因子,过度激活可导致多种炎性细胞因子生成,这与移植物排斥反应、炎症等发生有关。

(2) 抗过敏作用:过敏性反应是由于抗原-抗体反应,引起肥大细胞脱颗粒而释放组胺、5-羟色胺、过敏性慢反应物质、缓激肽等,从而引起一系列症状。糖皮质激素能减少上述过敏介质的释放,减轻过敏性症状。

5. 抗休克作用　超大剂量的糖皮质激素常用于严重休克,特别是感染中毒性休克的治疗。其抗休克作用与下列因素有关:①抑制某些炎性因子的产生,减轻炎症反应及组织损伤,使微循环血流动力学恢复正常,改善休克状态;②扩张痉挛收缩的血管和兴奋心脏、加强心脏收缩力;③稳定溶酶体膜,减少心肌抑制因子(myocardial depressant factor,MDF)的释放;④提高机体对细菌内毒素的耐受力。

6. 其他作用

(1) 退热作用:糖皮质激素对于严重的中毒性感染,常具有迅速的退热作用。可能与其降低体温调节中枢对致热源的敏感性,稳定溶酶体膜,减少内源性致热源的释放有关。

(2) 血液及造血系统:糖皮质激素能刺激骨髓造血功能,使红细胞和血红蛋白含量增加;大剂量可使血小板增多,提高纤维蛋白原浓度,缩短凝血酶原时间;刺激骨髓中的中性粒细胞释放入血,使血液中性粒细胞数增多,但降低其游走、吞噬、消化及糖酵解等功能,减弱对炎症区的浸润与吞噬活动;可使血液中淋巴细胞减少。

(3) 中枢神经系统:可提高中枢神经系统兴奋性。长期大剂量应用可引起欣快、激动、失眠等,偶可诱发癫痫和精神失常。儿童大剂量应用可致惊厥。

(4) 骨骼:糖皮质激素能抑制成骨细胞的活力、减少骨中胶原的合成、促进胶原和骨基质的分解,使骨质形成发生障碍。长期大剂量应用可引起骨质疏松,特别是脊椎骨,故可有腰背痛,甚至发生压缩性骨折、鱼骨样及楔形畸形。

(5) 心血管系统:糖皮质激素增强血管对其他活性物质的反应性。在实验系统中糖皮质激素可增加血管壁肾上腺受体的表达。

【临床应用】

1. 严重感染或炎症

(1) 严重急性感染:主要用于中毒性感染或同时伴有休克的急性严重感染,如中毒性肺炎、中毒性菌痢、暴发型流行性脑膜炎、重症伤寒、猩红热、败血症等危重患者,在应用足量有效抗菌药物治疗感染的同时，大剂量应用糖皮质激素类药物作为重要的辅助治疗。因其能增加机体对有害刺激的耐受性，可迅速缓解中毒症状，减轻炎症反应，有利于争取时间进行抢救，帮助患者度过危险期。

对病毒性感染，目前缺乏有效抗病毒药物，一般不用糖皮质激素治疗，因其降低机体的防御机能反而使感染扩散和加剧。但对一些重症病毒性感染，如严重急性呼吸综合征（severe acute respiratory syndromes，SARS）、严重传染性肝炎、流行性腮腺炎、麻疹和乙型脑炎等，应用糖皮质激素可迅速控制或缓解症状，提高机体对毒素的耐受力，防止或减轻并发症。

（2）防止某些炎症的后遗症：机体重要器官或部位的炎症，如风湿心瓣膜炎、心包炎、结核性脑膜炎、腹膜炎、损伤性关节炎、胸膜炎、睾丸炎及烧伤后疤痕挛缩等，因持续性的炎症反应、渗出及纤维组织增生，炎症恢复时产生组织粘连和疤痕而导致严重器官功能障碍。早期应用糖皮质激素可减少其炎性渗出，减轻愈合过程中纤维组织过度增生及粘连，防止后遗症发生。对眼科疾病如虹膜炎、角膜炎、视网膜炎和视神经炎等非特异性眼炎，应用后也可迅速消炎止痛、防止角膜混浊和疤痕粘连的发生。但有角膜溃疡者禁用。

2. 自身免疫性疾病、过敏性疾病及器官移植排斥反应

（1）自身免疫性疾病：严重风湿热、风湿性心肌炎、风湿性及类风湿关节炎、全身性红斑狼疮、多发性皮肌炎、自身免疫性贫血和肾病综合征等，应用糖皮质激素后可缓解症状，但不能根治，停药后可复发一般采用综合疗法，不易单用，以免引起不良反应。对多发性皮肌炎，该类药物是首选。

（2）过敏性疾病：荨麻疹、血管神经性水肿、支气管哮喘和过敏性休克等，主要应用肾上腺素受体激动药和抗组胺药治疗。严重病例或其他药物无效时，应用糖皮质激素类药物是重要的辅助治疗，目的是抑制抗原-抗体反应所引起的组织损害和炎症反应过程。

（3）器官移植排斥反应：糖皮质激素可预防和治疗异体器官移植术引起的免疫排斥反应。若已发生排斥反应，治疗需大剂量氢化可的松静脉滴注，排斥反应控制后再逐步减少剂量至最小维持量，并改为口服。若与环孢霉素 A 等免疫抑制剂合用，疗效更好，并可减少药物剂量。

3. 抗休克治疗 糖皮质激素用于多种类型的严重休克治疗。对感染中毒性休克，在应用有效抗菌药物治疗下，可尽早、短时间突击使用大剂量（1~2g/d）糖皮质激素，待微循环改善、脱离休克状态时立即停用，停药应在撤去抗菌药物之前。对过敏性休克，糖皮质激素为次选药，可与首选药肾上腺素合用。对心源性休克，应结合病因治疗。对严重低血容量性休克，在充分补液、补电解质或输血后效果不佳者，可合用超大剂量的糖皮质激素，可起到“起死回生”的作用。

4. 血液病 糖皮质激素多用于治疗儿童急性淋巴细胞性白血病，目前采取与抗肿瘤药物联合的多药并用方案。此外，还可用于再生障碍性贫血、粒细胞减少症、血小板减少症和过敏性紫癜等的治疗。

5. 局部应用 对湿疹、肛门瘙痒、接触性皮炎、牛皮癣等均有疗效，常采用氢化可的松、泼尼松龙或氟轻松等的外用制剂。当肌肉韧带或关节劳损时，可将醋酸氢化可的松或醋酸泼尼松龙混悬液加入 1% 普鲁卡因注射液，肌内注射，也可注入韧带压痛点或关节腔内以消炎止痛。

6. 替代疗法 用于急、慢性肾上腺皮质功能不全，脑垂体前叶功能减退及肾上腺次全切除术后，以及皮质激素分泌不足的患者。

问题讨论

在严重急性感染和某些重要脏器炎症的治疗中，应用糖皮质激素分别有何临床意义？应用时需注意什么？

【不良反应及注意事项】

1. 长期大剂量应用引起的不良反应

（1）医源性肾上腺皮质功能亢进症：又称类肾上腺皮质功能亢进综合征，是过量糖皮质激素引起代谢紊乱的结果。表现为满月脸、水牛背、向心性肥胖、皮肤变薄、水肿、多毛、痤疮、低血钾、高血压、高血脂、糖尿病等。停药后症状可自行消退。必要时加用抗高血压药、抗糖尿病药治疗，并采取低盐、低糖、高蛋白饮食及加用氯化钾等措施。

（2）诱发或加重感染：长期应用糖皮质激素易诱发感染或使潜在的病灶扩散，尤其是原有疾病已使抵抗力降低，如白血病、再生障碍性贫血、肾病综合征等患者更易发生。还可使原来静止的结核病灶扩散恶化，故结核病患者应合用有效的抗结核药。

（3）消化系统并发症：糖皮质激素可刺激胃酸、胃蛋白酶的分泌并抑制胃黏液分泌，降低胃肠黏膜的自我防御能力，可诱发或加剧胃、十二指肠溃疡，甚至造成消化道出血或穿孔。对少数患者可诱发胰腺炎及脂肪肝。

（4）心血管系统并发症：长期应用时，由于钠、水潴留和血脂升高，可引起高血压和动脉粥样硬化。

（5）骨质疏松、肌肉萎缩、伤口愈合迟缓等：与糖皮质激素促进蛋白质分解、抑制其合成及增加钙、磷排泄有关。骨质疏松多见于儿童、绝经妇女和老人，严重者可产生自发性骨折。由于抑制生长激素的分泌和造成负氮平衡，还可影响生长发育。对孕妇偶引起胎儿畸形。

(6) 其他：偶可引起精神和行为异常，也可诱发癫痫发作，有癫痫或精神病史者禁用或慎用。

2. 停药反应

(1) 医源性肾上腺皮质功能不全：长期超生理剂量应用糖皮质激素，反馈性抑制下丘脑-垂体-肾上腺轴，使垂体前叶 ACTH 分泌减少，导致肾上腺皮质功能减退甚至皮质萎缩。由于肾上腺皮质功能恢复需 6~9 个月或更长时间，如减量过快或突然停药，特别是当遇到感染、创伤、手术等严重应激情况时，内源性肾上腺皮质激素不能及时补充，可引起肾上腺皮质功能不全或肾上腺危象，表现为恶心、呕吐、乏力、低血压和休克等，需及时抢救。所以，应用糖皮质激素必须注意：停药需经缓慢减量过程，不可骤然停药；停用激素后应连续应用 ACTH 7d 左右；在停药 1 年内如遇应激情况，应及时给予足量的糖皮质激素。

(2) 反跳现象：长期用药使患者对糖皮质激素产生了依赖性或在病情尚未完全控制的情况下，突然停药或减量过快而致原病复发或恶化。常需加大剂量再行治疗，待症状缓解后再逐渐减量、停药。

> **问 题 讨 论**
>
> 为什么糖皮质激素既会引起医源性肾上腺皮质功能亢进，又会导致医源性肾上腺皮质功能不全？应如何防治？

【禁忌证】 有严重的精神病和癫痫病史，活动性消化性溃疡病，新近胃肠吻合术，骨折，创伤修复期，角膜溃疡，肾上腺皮质功能亢进症，严重高血压，糖尿病，孕妇及抗菌药物不能控制的感染如水痘、麻疹、真菌感染等。但禁忌证和适应证并存时，应全面分析，权衡利弊，慎重决定。对病情危急的适应证，虽有禁忌证存在，仍可考虑使用，待危急情况缓解后，尽早停药或减量。

【用法与疗程】

1. 大剂量冲击疗法 适用于急性、重度、危及生命的疾病的抢救，常用氢化可的松静脉给药，首剂 200~300mg，一日量可超过 1g，疗程 3~5d。

2. 一般剂量长期疗法 适用于结缔组织病、肾病综合征、顽固性支气管哮喘、中心性视网膜炎、各种恶性淋巴瘤、淋巴细胞性白血病等的治疗。常用泼尼松口服给药，开始每日 10~30mg，每日 3 次，获得临床疗效后，每 3~5d 减量 20% 左右，逐渐减少至最小维持量。

目前维持量给药法有两种：①每晨给药法：每日晨 7~8 时 1 次给药，常用短效糖皮质激素如氢化可的松。②隔晨给药法：每隔一日，早晨 7~8 时给药 1 次，常用中效糖皮质激素如泼尼松和泼尼松龙。因上午 8~10 时为糖皮质激素分泌高峰，这是由 ACTH 昼夜分泌节律所决定，此时用药对肾上腺皮质功能抑制较小。

3. 小剂量替代疗法 适用于急、慢性肾上腺皮质功能不全症（包括肾上腺危象、阿狄森病）、脑垂体前叶功能减退及肾上腺次全切除术后。一般使用维持量，可的松每日 12.5~25mg 或氢化可的松每日 10~20mg。

第二节 盐皮质激素类药物

盐皮质激素对维持机体正常的水、盐代谢起重要作用，主要有醛固酮和去氧皮质酮两种。醛固酮（aldosterone）主要作用于肾脏远曲小管和集合管，促进 Na^+ 的主动重吸收，同时伴有 Cl^- 和水重吸收增多及 K^+、H^+ 的排出，具有明显的潴钠排钾作用。其糖皮质激素样作用较弱，仅为可的松的 1/3。去氧皮质酮（desoxy-corticosterone）的潴钠作用只有醛固酮的 1%~3%。临床上去氧皮质酮与糖皮质激素如氢化可的松合用于替代疗法，治疗慢性肾上腺皮质功能减退症，以纠正患者失钠、失水和钾潴留等，恢复水和电解质的平衡。剂量过大可致高钠血症、低钾血症、高血压、心力衰竭等。替代疗法的同时，每日需补充食盐 6~10g。

第三节 促皮质素及皮质激素抑制药

一、促 皮 质 素

促皮质素（adrenocorticotropic hormone，ACTH）是垂体前叶嗜碱细胞合成分泌的一种由 39 个氨基酸组成的多肽，对维持机体肾上腺形态和功能具有重要作用。其合成和分泌受下丘脑促皮质素释放激素（corticotropin releasing hormone，CRH）的调节，糖皮质激素对下丘脑及垂体前叶具有长负反馈调节作用，可抑制 CRH 及 ACTH 分泌。ACTH 还具有控制本身释放的短负反馈调节作用。在生理情况下，下丘脑、垂体和肾上腺三者处于动态平衡，ACTH 缺乏，将引起肾上腺皮质萎缩和分泌功能减退。

ACTH 口服后在胃内被胃蛋白酶破坏而失效，只能注射应用。血浆 $t_{1/2}$ 约为 15min。其主要作用是促进糖皮质激素的合成和分泌，但必须在皮质功能正常或完好时方能发挥作用。一般在 ACTH 给药后 2h，肾上腺皮质才开始分泌氢化可的松。临床主要用于 ACTH 兴奋试验，以诊断脑垂体前叶-肾上腺皮质功能状态及检测长期使用糖皮质激素停药前后的皮质功能水平。ACTH 可产生与糖皮质激素及盐皮质激素相同的不良反应，出现医源性肾上腺皮质功能亢进综合征，大剂量应用可致高血压、头痛、尿糖、精神异常等。人工合成的 ACTH 仅有 24 个氨基酸残基，免疫原性相对较低，过敏反应显著减少。

二、皮质激素抑制药

皮质激素抑制药可代替外科的肾上腺皮质切除术，临床常用的有米托坦和美替拉酮等。

米 托 坦

米托坦（mitotane，双氯苯二氯乙烷）为杀虫剂滴滴涕（DDT）一类化合物。它能选择性地作用于肾上腺皮质束状带及网状带细胞，使其萎缩、坏死。它对碳链裂解酶系、11β-羟化酶、21-羟化酶均有较强抑制作用，因此能抑制皮质激素生物合成的多个环节。用药后血、尿中氢化可的松及其代谢物迅速减少。但不影响球状带，故醛固酮分泌不受影响。主要用于无法切除的皮质癌、切除后复发癌以及皮质癌术后辅助治疗。不良反应可有消化道不适、中枢抑制及运动失调等，减少剂量这些症状可以消失。过量可引起肾上腺皮质功能不全。

美 替 拉 酮

美替拉酮（metyrapone，甲吡酮）为 11β-羟化酶抑制药，能抑制 11β-羟化反应，减少 11-去氧皮质酮转化为皮质酮及 11-去氧氢化可的松转化为氢化可的松。但又能反馈性地促进 ACTH 分泌，导致 11-去氧皮质酮和 11-去氧氢化可的松代偿性增加，故尿中 17-羟类固醇排泄也相应增加。临床用于治疗肾上腺皮质肿瘤和产生 ACTH 的肿瘤所引起的氢化可的松过多症和皮质癌，还可用于垂体释放 ACTH 功能试验。不良反应较少，可有眩晕、消化道反应、嗜睡、皮疹等。

氨 鲁 米 特

氨鲁米特（aminoglutethimide，氨基苯哌啶酮）能抑制胆固醇转变成 20-α-羟胆固醇，阻断类胆固醇生物合成的第一个反应，从而抑制氢化可的松和醛固酮的合成。临床主要与美替拉酮合用，治疗 ACTH 过度分泌诱发的库欣综合征。

酮 康 唑

酮康唑（ketoconazole）是一种抗真菌药，能阻断真菌类固醇的合成。但由于哺乳类动物组织对其敏感性远较真菌为低，因此它对人体类固醇合成的抑制作用仅在高剂量时才会出现。目前，酮康唑主要用于治疗肾上腺皮质功能亢进综合征（库欣综合征）和前列腺癌。

复 习 指 导

1. 药理剂量的糖皮质激素除影响物质代谢及水盐代谢外，还具有其他多方面的药理作用，在临床广泛应用。①抗炎作用：可用于严重急性感染的辅助治疗及防止某些炎症后遗症的发生。②免疫抑制和抗过敏作用：可用于自身免疫性疾病、过敏性疾病及器官移植排斥反应的治疗。③抗休克作用：超大剂量的糖皮质激素可用于各种严重休克，特别是感染中毒性休克的治疗。④其他：有退热作用、允许作用、血液与造血系统的作用等，可用于急性淋巴细胞性白血病及再生障碍性贫血的治疗。局部用药可用于治疗皮肤病及眼部炎症。小剂量替代疗法可用于治疗肾上腺皮质功能不全等。

2. 糖皮质激素长期大剂量应用引起的不良反应：类肾上腺皮质功能亢进综合征；诱发或加重感染；诱发或加重胃、十二指肠溃疡；引起高血压和动脉粥样硬化；骨质疏松、伤口愈合迟缓、精神失常及癫痫发作等。停药反应：医源性肾上腺皮质功能不全及反跳现象。

常用制剂及用法

醋酸可的松（cortisone acetate） 替代疗法：口服，12.5~37.5mg/d，分 2 次服；药理治疗：口服，开始 75~300mg/d，分 3~4 次服。维持量25~50mg/d。肌内注射 25~125mg/次，2~3 次/天。

氢化可的松（hydrocortisone，cortisol） 替代疗法：口服，20~30mg/d，分 2 次服；药理治疗：口服，开始 60~120mg/d，分 3~4 次服。维持量 20~40mg/d。静脉滴注，每次 100~200mg，1~2 次/天。

泼尼松（prednisone） 开始剂量 5~15mg/次，3~4 次/天。维持量 5~10mg/d。

泼尼松龙（prednisolone） 口服，开始 20~40mg/d，分 3~4 次服。维持量 5mg/d。

地塞米松（dexamethasone） 口服，开始每次 0.75~1.5mg，3~4 次/天。维持量 0.5~0.75mg/d。皮下、肌内或静脉注射，5~10mg/次，2 次/天。

促皮质素（corticotrophin） 静脉滴注，每次 5~25U，溶于注射用生理盐水内，点滴 8h，1 次/天。肌内注射，每次 25~50U，1 次/天。

美替拉酮（metyrapone） 口服，每 4h 750mg，共 6 次。

（张维文）

第33章　甲状腺激素及抗甲状腺药

学习要求

掌握甲状腺激素的临床应用；硫脲类、碘及碘化物、β受体阻断药的抗甲状腺作用及其机制、临床应用及重要不良反应。

甲状腺激素是维持机体正常代谢、促进生长发育所必需的激素，包括甲状腺素（thyroxine，T_4）和三碘甲状腺原氨酸（triiodothyronine，T_3）。正常人每日释放T_4为70~90μg、T_3为15~30μg。甲状腺功能亢进症（hyperthyroidism，甲亢）时，甲状腺合成和分泌甲状腺激素增多，出现甲亢的临床症状，需用抗甲状腺药物或手术治疗；甲状腺功能减退时（hypothyroidism，甲减）时，甲状腺合成和分泌甲状腺激素减少，引起呆小病及黏液性水肿等病症，需用甲状腺激素类药物治疗。

第一节　甲状腺激素

【构效关系】　甲状腺激素为碘化酪氨酸的衍生物，T_3、T_4的化学结构如图33-1所示：两个苯环相互垂直，环Ⅰ带羧基的侧链，环Ⅱ的酚羟基，是维持活性的基本结构。环Ⅰ 3位和5位的碘参与和受体结合；环Ⅱ 5′位上的碘则妨碍和受体结合，使活性降低。在外周组织5′位的碘经脱碘反应，使T_4脱碘转换成活性更强T_3；环Ⅰ 5位脱碘生成无活性的反向T_3（reverse T_3，rT_3）。

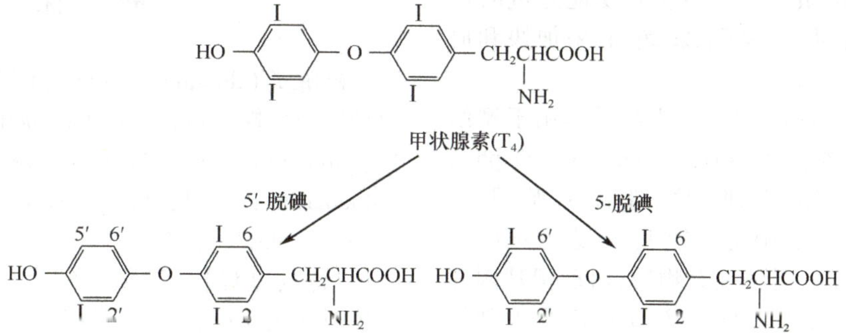

图33-1　甲状腺激素及其代谢产物的化学结构

【甲状腺激素的合成、储存、分泌和调节】

1. 摄碘　甲状腺腺泡细胞的碘泵主动从血中摄取碘（I^-），其碘化物的浓度正常时为血浆中的25倍，甲亢时可达250倍，故摄碘率是甲状腺功能指标之一。

2. 碘活化及酪氨酸碘化　碘化物在过氧化物酶作用下被氧化成活性碘（I^+）。活性碘与甲状腺球蛋白（thyroglobulin，TG）中的酪氨酸残基结合，生成一碘酪氨酸（monoiodotyrosine，MIT）和二碘酪氨酸（diiodotyrosine，DIT）。

3. 偶联　在过氧化物酶作用下，两分子的DIT偶联生成T_4，一分子DIT和一分子MIT偶联生成T_3。T_4和T_3的比例决定于碘的供应情况，正常时T_4较多，缺碘时则T_3所占比例增大，这样可以有效地利用碘，使甲状腺激素活性维持平衡。

4. 储存　合成的T_4和T_3结合在TG分子上，储存在腺泡腔内胶质中。

5. 分泌与调节　在蛋白水解酶作用下，TG分解并释放出T_4、T_3进入血液。其中T_4约占分泌总量的90%以上，约36%的T_4在外周组织脱碘酶的作用下转为T_3，T_3的生物活性比T_4约大5倍。甲状腺激素的合成与分泌受垂体分泌的促甲状腺激素（thyroid-stimulating hormone，TSH）调节，而TSH的分泌又受下丘脑分泌的促甲状腺激素释放激素（thyrotropin releasing hormone，TRH）调节。应激状态或某些疾病可通过TRH影响甲状腺功能；血中的T_4和T_3浓度对TSH和TRH的释放都有负反馈调节作用。

【体内过程】　T_4、T_3口服易吸收，生物利用度分别为50%~70%和90%~95%，T_4吸收率易受肠内容物的影响。严重黏液性水肿时口服吸收不良，须肠外给药。T_4、T_3血浆蛋白结合率均在99%以上，但T_3与血浆蛋白的亲和力低于T_4，其游离量为T_4的10倍。T_3作用快而强，维持时间短，$t_{1/2}$为2d；T_4则作用弱而慢，维持时间较长，$t_{1/2}$为5d。主要在肝、肾线粒体内脱碘，并与葡萄糖醛酸或硫酸结合而经肾排泄。甲状腺激素可通过胎盘，也可进入乳汁，故在妊娠期和哺乳期慎用。

【药理作用】

1. 维持正常生长发育 甲状腺激素能促进蛋白质合成及骨骼、中枢神经系统的生长发育。在脑发育期间缺碘、母体先天性缺陷或用抗甲状腺药而致甲状腺功能不足，可产生智力低下、身材矮小的呆小病（克汀病，cretinism）。T_3和T_4还加速胎儿肺发育，新生儿呼吸窘迫综合征常与T_3、T_4不足有关。成年人甲状腺功能不全时则引起黏液性水肿（myxedema），表现为中枢兴奋性降低、记忆力减退、反应迟钝、怕冷、无汗等。

2. 促进代谢和产热 甲状腺激素能促进物质氧化代谢，增加耗氧，提高基础代谢率，使产热增多。甲亢时有怕热、多汗等症状。

3. 提高交感-肾上腺系统活性 甲状腺激素可提高机体对儿茶酚胺的敏感性。甲状腺功能亢进时可出现神经过敏、急躁易怒、失眠、震颤、心率加快和血压升高等症状。

【作用机制】 甲状腺激素主要通过作用于靶细胞核内的甲状腺激素受体（thyroid hormone receptor，TR）而发挥作用。垂体、心、肝、肾、骨骼肌、肺、肠等组织细胞均含有TR。血中游离的T_3、T_4进入细胞核内与TR结合形成激素-受体复合物后，启动靶基因转录，加速相关蛋白和某些酶的生成，从而产生生理效应。TR对T_3的亲和力比T_4大10倍，85%～90%的TR与T_3结合，因此，TR也称T_3受体。饥饿、营养不良、肥胖及糖尿病时TR数目减少。

此外，甲状腺激素还有"非基因作用"，通过与核蛋白体、线粒体和细胞膜上的受体结合，影响转录后过程、能量代谢以及膜转运功能，增加葡萄糖、氨基酸等摄入细胞内，使多种酶和细胞活性加强。

【临床应用】

1. 呆小病 甲状腺功能低下始于胎儿或新生儿。若尽早诊治，发育仍可正常；若治疗过晚，则智力仍然低下。治疗应从小剂量开始，到症状好转改用维持量，并随时调整剂量，应终身治疗。

2. 黏液性水肿 治疗应从小剂量开始，逐渐增至足量，2～3周后如基础代谢率恢复正常，可逐渐减为维持量。老年及心血管疾病患者增量宜缓慢，以防过量诱发或加重心脏病变；垂体功能低下者宜先用糖皮质激素，再用甲状腺激素，以防发生急性肾上腺皮质功能不全。黏液性水肿昏迷者必须立即静脉注射大量T_3，直至清醒后改为口服，同时给予足量氢化可的松。

3. 单纯性甲状腺肿 由于缺碘所致者应补碘，未发现明显原因者可给予适量甲状腺激素，以补充内源性激素的不足，并可抑制TSH过多分泌，以缓解腺体代偿性增生肥大。

4. T_3抑制试验 对摄碘率高者作鉴别诊断用，目前已较少使用。服用T_3后摄碘率比用药前对照值下降50%以上者为单纯性甲状腺肿，摄碘率下降小于50%为甲亢。

【不良反应】甲状腺激素过量可引起心悸、手震颤、多汗、体重减轻、失眠等甲亢症状。重者可出现腹泻、呕吐、发热、心律失常等，甚至心绞痛、心力衰竭、肌肉震颤或痉挛。一旦出现上述症状应立即停药，用β受体阻断药对抗。

第二节 抗甲状腺药

抗甲状腺药（antithyroid drugs）是主要用于治疗甲亢的药物。临床常用的抗甲状腺药有硫脲类、碘和碘化物、放射性碘和β受体阻断药。

一、硫 脲 类

硫脲类（thioureas）可分为两类：①硫氧嘧啶类：包括甲硫氧嘧啶（methyl- thiouracil，MTU）和丙硫氧嘧啶（propylthiouracil，PTU）；②咪唑类：包括甲巯咪唑（thiamazole，他巴唑，tapazole）和卡比马唑（carbimazole，甲亢平）。

【体内过程】 硫氧嘧啶类药物口服吸收迅速，达峰时间为1h，生物利用度约为80%，血浆蛋白结合率约为75%，在体内分布广泛，尤以甲状腺浓集较多，可透过胎盘影响胎儿发育，也可进入乳汁。主要在肝脏代谢，$t_{1/2}$为2h。甲巯咪唑的血浆$t_{1/2}$为6h，在甲状腺组织中药物浓度可维持16～24h，因此作用时间长。卡比马唑为甲巯咪唑的衍化物，在体内转化成甲巯咪唑后发挥药理作用。

【药理作用和机制】

1. 抑制甲状腺激素的合成 硫脲类通过抑制甲状腺过氧化物酶，进而抑制酪氨酸的碘化及碘化酪氨酸的偶联，抑制甲状腺激素的生物合成。用药2～3周甲亢症状开始改善，基础代谢率恢复正常需1～2个月。

2. 抑制外周组织T_4转化为T_3 丙硫氧嘧啶能抑制外周组织T_4转化为T_3，迅速控制血清中生物活性较强的T_3水平，在重症甲亢、甲亢危象时可作为硫脲类中的首选药。

3. 免疫抑制作用 甲亢的发病与自身免疫异常有关。硫脲类能轻度抑制免疫球蛋白的生成，使血中甲状腺刺激性免疫球蛋白(thyroid stimulating immunoglobulin,TSI)含量下降,故对甲亢患者亦能起到一定的病因治疗作用。

【临床应用】

1. 甲亢的内科治疗　适用于轻症、不宜手术或^{131}I 治疗者。开始治疗时可给予较大剂量,对甲状腺激素合成产生最大抑制作用,在 1~3 个月内症状可明显改善。当基础代谢率接近正常时,药量逐渐递减至维持量,疗程 1~2 年。

2. 甲状腺手术前准备　在术前应先服用硫脲类药物,使甲状腺功能恢复或接近正常,以减少甲状腺次全切除术患者在麻醉和手术后的合并症及甲状腺危象。由于硫脲类用药后 TSH 分泌增多,致腺体增生,组织脆而充血,不利于手术,故在术前 2 周左右须加服大剂量碘剂。

3. 甲状腺危象的治疗　感染、外伤、手术、情绪激动等诱因,可致大量甲状腺激素突然释放入血,使甲亢患者发生高热、虚脱、心衰、肺水肿、水和电解质紊乱等,严重时可致死亡,称之为甲状腺危象。对此,在消除诱因、对症治疗的同时,应用大剂量碘剂以抑制甲状腺激素释放,并应用大剂量硫脲类阻止甲状腺素合成。常选用丙硫氧嘧啶,剂量约为一般治疗量的 2 倍,疗程不超过 1 周。

【不良反应】

1. 过敏反应　常见皮肤瘙痒和药疹,应密切观察,一般不需停药也可消失。

2. 胃肠道反应　厌食、恶心、呕吐、腹痛、腹泻等,偶尔有黄疸性肝炎。

3. 粒细胞缺乏症　最严重的不良反应,发生率为 0.3%~0.6%。一般发生在治疗后的 2~3 个月内,应定期检查血象。注意与甲亢本身引起的白细胞数偏低相区别,发生咽痛、发热等反应时应立即停药。

4. 甲状腺肿及甲状腺功能减退　长期用药使血清甲状腺激素水平显著下降,反馈性增加 TSH 分泌而引起腺体肿大,还可诱发甲状腺功能减退,停药后可恢复。

【注意事项】　硫脲类药物易通过胎盘和进入乳汁,妊娠妇女慎用,服用本类药物的妇女应避免哺乳。结节性甲状腺肿合并甲亢及甲状腺癌患者禁用。

【药物相互作用】　磺胺类、对氨水杨酸、对氨苯甲酸、保泰松、巴比妥类、酚妥拉明、磺酰脲类、维生素 B_{12}、锂等药物都能不同程度地抑制甲状腺功能,增强硫脲类抗甲状腺作用。碘剂明显延长硫脲类起效时间,一般不应合用。

二、碘及碘化物

常用的碘及碘化物有碘化钾、碘化钠及复方碘溶液(aqueous iodine solution)。复方碘溶液又称卢戈液(Lugol's solution),含 5% 碘和 10% 碘化钾。

【药理作用】　不同剂量的碘化物对甲状腺功能可产生不同的影响。

1. 小剂量碘　可促进甲状腺激素的合成。碘是合成甲状腺激素的原料,摄入不足可致单纯性甲状腺肿。

2. 大剂量碘(>6mg/d)　有抗甲状腺作用,其机制:①抑制甲状腺激素的释放。通过抑制谷胱甘肽还原酶,减少还原型谷胱甘肽(GSH)的含量,使 TG 对蛋白水解酶的敏感性下降,抑制 T_3、T_4的释放。②拮抗 TSH。③抑制过氧化物酶活性,减少甲状腺激素的合成。

大剂量碘的抗甲状腺作用快而强,用药 1~2d 起效,10~15d 达最大效应。但腺泡细胞内碘离子浓度增高到一定程度时,细胞摄碘自动降低,细胞内碘离子浓度下降,从而失去抑制甲状腺激素合成的作用。因此,大剂量碘不能单独用于甲亢的内科治疗。

【临床应用】

1. 甲状腺术前准备　因大剂量碘能抑制 TSH 促进腺体增生的作用,术前 2 周给予复方碘溶液,能使腺体缩小变韧,血管减少,利于手术及减少出血。

2. 甲状腺危象治疗　将碘化物加到 10% 葡萄糖溶液中静脉滴注,也可服用复方碘溶液,可迅速控制甲状腺危象症状,并在 2 周内逐渐停服,需与硫脲类药物配合服用。

3. 防治单纯性甲状腺肿　缺碘地区在食盐中按 1∶100 000~1∶10 000 的比例加入碘化钾或碘化钠,对早期患者疗效显著。

【不良反应】

1. 一般反应　咽喉不适、口内金属味、呼吸道刺激、鼻窦炎和眼结膜炎症及唾液分泌增多、唾液腺肿大等,停药后可消退。

2. 过敏反应　于用药后立即或几小时内发生,表现为发热、皮疹、皮炎,也可有血管神经性水肿,严重者有喉头水肿,可致窒息。一般停药可消退,加服食盐和增加饮水量可促进碘排泄,必要时采取抗过敏治疗。

3. 诱发甲状腺功能紊乱　长期或过量服用碘剂可能诱发甲亢,已经用硫脲类控制症状的甲亢患者也可因服用少量碘而复发;碘剂也可能诱发甲状腺功能减退和甲状腺肿。

【注意事项】　碘能进入乳汁和通过胎盘,可能引起新生儿和婴儿甲状腺功能异常或甲状腺肿,孕妇和哺乳妇女慎用或禁用。

问题讨论

硫脲类和大剂量碘用于甲亢治疗时,它们所发挥的作用和临床用途有何不同?

三、β 受体阻断药

无内在拟交感活性的 β 受体阻断药如普萘洛尔(propranolol)、美托洛尔(meto-prolol)等是甲亢及甲状腺危象的辅助治疗药。

【药理作用】 普萘洛尔等主要通过阻断 β 受体作用而改善甲亢所致的心率加快、心收缩力增强、震颤等交感神经活性增强的症状。普萘洛尔与氧烯洛尔还能抑制 5′-脱碘酶,抑制 T_4转变为 T_3;阿替洛尔与美多洛尔则同时抑制 5′-脱碘酶和 5-脱碘酶,致 T_3 和 rT_3生成都减少。

【临床应用】 适用于不宜用抗甲状腺药、不宜手术及不宜使用^{131}I 治疗的甲亢患者。β 受体阻断药起效快,但单用时控制症状的作用有限,若与硫脲类药物合用可显著提高疗效。大剂量 β 受体阻断药可用于甲状腺术前准备,不会引起局部充血、腺体增大变脆,有利于手术进行,常与硫脲类合用于术前准备。甲状腺危象时,静脉注射给药有利于帮助患者度过危险期。

【不良反应】 较少,但应注意本类药对心血管和气管平滑肌等方面的影响。

四、放 射 性 碘

临床应用的放射性碘(radioiodine)是^{131}I,有效$t_{1/2}$为 5d,用药后 30d 放射性衰减 90%,56d 衰减 99% 以上。

【药理作用】 甲状腺组织具有高度的摄碘能力,^{131}I 可被甲状腺摄取。^{131}I 可产生 β 射线(占 99%)和 γ 射线(占 1%)。β 射线在组织内射程仅约 2mm,辐射损伤只限于甲状腺内,且增生细胞对辐射作用较敏感,故很少波及周围其他组织,可起到类似手术切除部分甲状腺的作用。少量的 γ 射线在体外测得,可用于甲状腺摄碘功能测定。

【临床应用】

1. 甲亢的治疗 ^{131}I 适用于不宜手术、手术后复发、硫脲类无效或过敏的甲亢患者。一般用药 1 个月见效,3~4 个月后甲状腺功能恢复正常。

2. 甲状腺摄碘功能检查 口服小剂量^{131}I 后分别于 1h、3h 及 24h 测定甲状腺部位的放射性计数,计算摄碘率。本检查现在主要用于甲状腺毒症病因的鉴别。

【不良反应】 剂量过大易致甲状腺功能低下,故应严格掌握剂量和密切观察,一旦发现功能低下症状,可补充甲状腺激素对抗。儿童甲状腺组织对辐射效应较敏感,以及放射性碘可浓集于卵巢组织。因此,20 岁以下患者、妊娠或哺乳妇女、肝肾功能不全、白细胞减少均不宜用放射性碘治疗。此外,甲状腺危象、重症浸润性突眼症及甲状腺不能摄碘者也应禁用。

复 习 指 导

1. 甲状腺激素类药物　主要用于呆小病、黏液性水肿、单纯性甲状腺肿等甲状腺功能低下患者的补充替代治疗。

2. 硫脲类　抑制过氧化物酶,使甲状腺激素合成减少。临床用于甲亢的内科治疗、甲状腺术前准备及甲状腺危象的治疗。硫脲类的主要不良反应是粒细胞缺乏。

3. 碘和碘化物　小剂量碘可补充碘不足,用于防治单纯性甲状腺肿;大剂量碘可抑制甲状腺激素的释放而产生抗甲状腺作用,起效快,用于甲亢的手术前准备及甲状腺危象的治疗。

4. β 受体阻断药　通过阻断 β 受体拮抗甲亢所致的交感神经活性增强。可用于甲亢的内科治疗,大剂量也可用于甲状腺危象的辅助治疗及甲状腺术前准备。

5. 放射性碘　^{131}I 在甲状腺组织内产生 β 射线,辐射损伤局限于甲状腺,起到类似手术切除部分甲状腺的作用。

常用制剂及用法

左甲状腺素钠(sodium levothyroxine)　口服,成人 70~200μg/d;青少年 50~150μg/d。

甲状腺素钠(sodium thyroxine)　口服 0.1~0.2mg/d。静脉注射 0.3~0.5mg/d。

丙硫氧嘧啶(propylthiouracil)　开始剂量 300~600mg/d,分 3~4 次口服;维持量 25~100mg/d,分 1~2 服。

甲巯咪唑(thiamazole,他巴唑 tapazole)　口服,开始剂量 20~60mg/d,分 3 次;维持量 5~10mg/d。

复方碘溶液(卢戈液,Lugol's solution)　每 1000ml 含碘 50g、碘化钾 100g。单纯性甲状腺肿:口服,0.1~0.5ml/次,1 次/天,2 周为 1 疗程,共 2 个疗程,疗程间隔 30~40d。甲亢术前准备:口服,0.1~0.5ml/次,3 次/天,约服 2 周。甲状腺危象:首次服 2~4ml,以后每 4 小时 1~2ml。

(张维文)

第34章 胰岛素及其他降血糖药

学习要求

掌握胰岛素及口服降血糖药的药理作用、作用机制、临床应用及不良反应，了解其他新型降血糖药的作用特点。

糖尿病(diabetes mellitus)是一组以血糖水平升高为特征的代谢性疾病。糖尿病的主要类型有胰岛素依赖性糖尿病(insulin dependent diabetes mellitus，IDDM，1型)及非胰岛素依赖性糖尿病(non insulin dependent diabetes mellitus，NIDDM，2型)两型。1型糖尿病，由于胰岛B细胞自身免疫性破坏，胰岛素分泌绝对缺乏，必须用胰岛素治疗；2型糖尿病，由于胰岛素抵抗(insulin resistance，IR)和胰岛B细胞分泌缺陷所致，占糖尿病患者总数90%以上，治疗以控制饮食和口服降糖药为主，也有部分患者需用胰岛素治疗。目前，还有胰高血糖素样肽-1类似物等新型降血糖药逐步应用于糖尿病的临床治疗。

第一节 胰岛素

胰岛素(insulin)是含有A、B两条多肽链，中间由二硫键连接组成的酸性蛋白质。分子量为56kDa，A、B两链分别含21和30个氨基酸残基。药用胰岛素多从猪、牛胰腺提取，也可通过DNA重组技术合成胰岛素，还可将猪胰岛素B链第30位的丙氨酸用苏氨酸代替而获得人胰岛素。

【体内过程】 胰岛素易被消化酶破坏而口服无效，必须注射给药。皮下注射吸收快，尤以前臂外侧和腹壁明显。$t_{1/2}$较短，约10min，作用维持数小时。主要在肝、肾灭活，经谷胱甘肽转氨酶还原二硫键，使A、B二链分开，再由蛋白酶水解，10%的原形及代谢物均由肾脏排出。为延长胰岛素作用时间，制成中效及长效制剂，这类制剂经皮下及肌内注射后，在注射部位发生沉淀，再缓慢释放、吸收，作用维持时间延长。所有中、长效制剂均为混悬剂，不可静脉注射。胰岛素制剂特点如表34-1。

表34-1 胰岛素制剂的特点

类型	药名	给药途径	给药时间	作用时间(h)		
				开始	高峰	维持
短效	正规胰岛素(RI)	皮下	餐前0.5 h 3~4次/天	0.5	2~4	6~8
		静注	急救	立即	0.5	2
中效	低精蛋白锌胰岛素(NPH)	皮下	餐前0.5h 1~2次/天	2~4	6~12	18~26
	珠蛋白锌胰岛素 globin zinc insulin	皮下	餐前1h 1~2次/天	2~4	6~10	12~18
长效	精蛋白锌胰岛素(PZI)	皮下	餐前1 h	3~8	14~24	28~36

近年来上市的胰岛素类似物有：①速效胰岛素类似物，改变胰岛素B链氨基酸，使胰岛素分子保持单聚体或二聚体。皮下注射15min起效，30~60min达峰，持续6~8 h，符合进餐时的生理需求。目前药物有：赖脯胰岛素(insulin lispro)和门冬胰岛素(insulin aspart)。②长效胰岛素类似物，对胰岛素的肽链增加修饰结构及改变氨基酸。使基础胰岛素水平稳定，减少低血糖发生。例如，甘精胰岛素(insulin glargine)是在人胰岛素B链C端加入2个精氨酸及A链21位的天冬酰胺被甘氨酸替代，皮下注射1h起效，作用持续24h以上。

【药理作用】

1. 降低血糖 胰岛素可促进细胞膜对葡萄糖的转运，加速葡萄糖的氧化和酵解，增加组织对糖的摄取和利用，促进糖原合成和储存，抑制糖原分解和糖异生，从而降低血糖。

2. 促进脂肪合成，减少分解 胰岛素能促进脂肪酸的转运和利用，增加脂肪合成，抑制脂肪分解，减少游离脂肪酸和酮体的生成。

3. 促进蛋白质合成,减少分解 胰岛素能增加氨基酸的转运及核酸、蛋白质的合成,抑制蛋白质分解。

4. 其他 加快心率,加强心肌收缩力和减少肾脏血流。促进 K^+进入细胞,降低血 K^+。

【作用机制】 肝、肌肉和脂肪等靶细胞膜上存在胰岛素受体(insulin receptor, InsR)。InsR 是由两个 13kDa 的 α 亚单位及两个 90kDa 的 β 亚单位组成的大分子蛋白复合物。α 亚单位在胞膜外,含胰岛素结合部位;β 亚单位为跨膜蛋白,其细胞内部分含有酪氨酸蛋白激酶(tyrosine protein kinase, TPK)。胰岛素与其受体 α 亚单位结合后,迅速引起 β 亚单位的自身磷酸化,进而激活 β 亚单位上的 TPK,由此引起细胞内其他活性蛋白的连续磷酸化反应,最终产生降血糖等效应。

【临床应用】 对胰岛素缺乏的各型糖尿病均有效。主要用于以下情况:①1 型糖尿病。②控制饮食或用口服降血糖药不能控制的 2 型糖尿病。③糖尿病并发酮症酸中毒、非酮症高渗性糖尿病昏迷等急性或严重并发症者。④合并重度感染、消耗性疾病、妊娠、高热、创伤以及手术的各型糖尿病。⑤细胞内缺钾的患者,胰岛素与葡萄糖合用可促进钾内流,纠正细胞内缺钾。

【不良反应】

1. 低血糖症 胰岛素最常见、最重要的不良反应,多为药物过量所致。表现为饥饿、出汗、心悸、苍白、头痛、震颤等症状,严重时可出现昏迷、低血糖休克,甚至脑损伤及死亡。轻者可口服糖水,重者立即静脉注射 50% 葡萄糖抢救。

2. 过敏反应 动物胰岛素较多见,一般反应轻微,如荨麻疹、血管神经性水肿、紫癜,罕见过敏性休克。可换用高纯度制剂或人胰岛素。

3. 胰岛素抵抗 指血中胰岛素含量正常或高于正常,但其生物效应明显降低,有急性和慢性两种情况。急性抵抗多因创伤、感染和情绪波动等应激状态引起,血中抗胰岛素物质增多,或因酮症酸中毒,血中大量游离脂肪酸和酮体的存在妨碍了葡萄糖的摄取和利用。出现急性抵抗时,需去除诱因并短时间内增加胰岛素用量达数百乃至数千单位。慢性抵抗是指每日需用 200 U 以上的胰岛素且无并发症发生,可能与以下因素有关:体内产生了抗胰岛素抗体;胰岛素受体数目减少或受体与胰岛素亲和力降低;靶细胞膜上葡萄糖转运系统及某些酶系统失常等妨碍胰岛素发挥作用。对于慢性抵抗,更换制剂和加用口服降血糖药常可有效。

4. 脂肪萎缩 见于注射部位,女性多于男性,用高纯度胰岛素后较少见。

> **问题讨论**
>
> 胰岛素在 1 型和 2 型糖尿病治疗中的应用有何不同?如何应对胰岛素所致的低血糖反应及胰岛素抵抗?

第二节 口服降血糖药

口服降血糖药是治疗 2 型糖尿病的主要药物,包括:磺酰脲类、双胍类、胰岛素增敏药、α-葡萄糖苷酶抑制药及餐时血糖调节药。

一、磺酰脲类

磺酰脲类可分为三代。第一代磺酰脲类,主要药物有甲苯磺丁脲(tolbuta mide)、氯磺丙脲(chlorpropamide);第二代磺酰脲类,常用药物有格列本脲(glybu ride,优降糖,glibenclamide)、格列吡嗪(glipizide,吡磺环己脲)、格列美脲(glimepiride)等,降血糖作用增加数十至上百倍;第三代磺酰脲类的代表药物为格列齐特(gliclazipe),除降血糖外,还有抑制血小板聚集等作用。

【体内过程】 磺酰脲类药物口服吸收快而完全,血浆蛋白结合率高,其中多数药物在肝内氧化成羟基化合物,经肾排出。甲苯磺丁脲口服后 3~5h 血药浓度达峰值,$t_{1/2}$4~6h,维持 6~10h,每日给药 3 次。氯磺丙脲作用维持时间最长,$t_{1/2}$ 约 36h,维持 30~60h,每日给药 1 次。第二、三代磺酰脲类作用维持时间较长,每日给药 1~2 次。格列本脲口服后 2~6h 达峰浓度,$t_{1/2}$4~8h,维持 15~24h。

【药理作用和机制】

1. 降血糖作用 对正常人及胰岛功能尚存 30% 以上的糖尿病患者均有降血糖作用,但对 1 型糖尿病或胰岛功能完全丧失的患者无效。其机制:①刺激胰岛 B 细胞释放胰岛素,磺酰脲类药物与胰岛 B 细胞膜上的磺酰脲受体相结合,阻滞与磺酰脲受体偶联的 ATP 敏感钾通道,使细胞膜除极化,引起电压依赖性钙通道开放,胞外钙内流,促进胰岛素释放。②增强胰岛素作用,抑制肝脏对胰岛素代谢,增加靶细胞膜上胰岛素受体数目,增强受体亲和力。③抑制胰高血糖素分泌。

2. 抗利尿作用 氯磺丙脲和格列本脲可促进抗利尿激素分泌。

3. 抗凝血作用 第三代磺酰脲类,格列齐特能使血小板黏附力减弱,刺激纤溶酶原合成,对糖尿病伴凝血和血管栓塞的患者有一定防治效果。

【临床应用】

1. 糖尿病 用于胰岛功能未完全丧失且单用饮

食控制无效的 2 型糖尿病患者。对胰岛素抵抗病例，可以和胰岛素合用，减少胰岛素用量。

2. 尿崩症　常用氯磺丙脲 0.125～0.5g/d，可使患者尿量明显减少。

【不良反应】　常见皮肤过敏、胃肠不适、嗜睡、眩晕和神经痛。可致肝损害，以氯磺丙脲多见。较严重的不良反应是持久性低血糖，多因药物过量所致，老人及肝、肾功能不全者易发生，应慎用。新型磺酰脲类较少引起低血糖。少数患者出现粒细胞和血小板减少、溶血性贫血。用药期间应定期检查肝功能及血象。

【药物相互作用】　磺酰脲类血浆蛋白结合率高，分布容积小，如与保泰松、水杨酸钠、吲哚美辛、青霉素、双香豆素等药物合用，可相互竞争与血浆蛋白结合，使磺酰脲类药物游离浓度升高，引起低血糖反应。乙醇抑制糖原异生和肝葡萄糖输出，在服用磺酰脲类时患者饮酒会导致低血糖。氯丙嗪、糖皮质激素、噻嗪类利尿药、口服避孕药均可减弱磺酰脲类药物的降血糖作用。

二、双　胍　类

双胍类（biguanides）药物主要有二甲双胍（metformin，甲福明）、苯乙双胍（phenformin，降糖灵）。

【体内过程】　口服易吸收。二甲双胍 $t_{1/2}$ 为 2～3h，不与血浆蛋白结合，大部分以原形经肾排出。苯乙双胍 $t_{1/2}$ 为 3h，血浆蛋白结合率约 20%，约 1/3 以原形经肾排出，作用维持 4～6h。

【药理作用和机制】　双胍类对糖尿病患者有明显降低血糖作用，对正常人无明显影响，降血糖作用不依赖胰岛功能和胰岛 B 细胞。其作用机制可能是增加肌肉、脂肪等外周组织对葡萄糖的摄取及利用，抑制肝糖原异生，抑制胰高血糖素释放，减少葡萄糖在肠道的吸收等。近年发现，二甲双胍可促进外周胰岛素与受体的结合，促进受体磷酸化，从而改善组织对胰岛素的敏感性。

【临床应用】　适用于肥胖及单用饮食控制无效的轻症 2 型糖尿病患者。也可与胰岛素和磺酰脲类联合用于中、重度 2 型糖尿病患者，以加强疗效。

【不良反应】　常见食欲下降、恶心、腹部不适、腹泻及低血糖等。还可致乳酸性酸血症、酮血症等严重反应，尤以苯乙双胍发生率高。二甲双胍引起乳酸性酸血症的危险性较小，但对于肾功能不全、败血症、休克及大手术中应慎用，一旦发现血肌酐升高应停用。此外尚可影响维生素 B_{12}、叶酸的吸收，长期应用应及时补充此类物质。

> **问题讨论**
>
> 磺酰脲类和双胍类降血糖的作用特点有何不同？为什么？

三、胰岛素增敏药

胰岛素抵抗（insulin resistance，IR）是 2 型糖尿病及其并发症产生的根本原因，胰岛素抵抗分为获得性及遗传性两种，2 型糖尿病出现胰岛素抵抗是遗传性的。胰岛素增敏药可显著改善 IR，在临床上用于治疗 2 型糖尿病有重要意义。该类药为噻唑烷二酮类（thiazolidinedione，TZDs）化合物，目前临床应用的有罗格列酮（rosiglitazone）、吡格列酮（pioglitazone）等，环格列酮、曲格列酮和恩格列酮因不良反应已退市。

【体内过程】　口服 2h 内吸收，罗格列酮和吡格列酮连续用药 6～12 周后才达最大效应。主要经肝脏代谢，通常与胰岛素或其他口服降糖药合用。

【药理作用】

1. 改善 IR，降低高血糖　本类药物可降低骨骼肌、脂肪组织和肝脏的胰岛素抵抗，同时降低患者空腹血糖、餐后血糖、血浆胰岛素及游离脂肪酸水平。与其他降血糖药合用，可增强疗效，减少胰岛素用量，降低糖化血红蛋白水平。

2. 改善胰岛 B 细胞功能　本类药物可阻止胰岛 B 细胞的衰退，并可增加胰岛面积、密度和胰岛中胰岛素含量，对其分泌无影响；降低高胰岛素血症和血浆游离脂肪酸水平，使其对胰腺毒性减轻，保护 B 细胞功能。

3. 改善脂肪代谢紊乱　可显著降低 2 型糖尿病患者 LDL、VLDL 和甘油三酯，增加总胆固醇和 HDL-C 的水平，并增强 LDL 对氧化修饰的抵抗力。

4. 防治 2 型糖尿病血管并发症　可抑制血小板聚集、炎症反应和内皮细胞的增生，抗动脉粥样硬化。还可延缓蛋白尿的发生，明显减轻肾小球的病理改变。

【作用机制】　本类药物通过竞争性激活过氧化物酶增殖体受体（peroxisomal proliferators activated receptor γ，PPARγ），调节胰岛素反应性基因的转录而产生效应。其改善胰岛素抵抗途径主要是：①增加脂肪细胞总量，提高和改善胰岛素敏感性；②增强胰岛素信号传递；③降低脂肪细胞瘦素（leptin）和 TNF-α 的表达；④改善胰岛 B 细胞功能；⑤增加外周组织对葡萄糖的摄取和转运。

【临床应用】　主要用于治疗胰岛素抵抗和 2 型糖尿病。

【不良反应】　主要有水肿、体重增加、嗜睡、骨髂和肌肉痛、头痛、消化道症状等，低血糖发生率低。因可引起体重增加和水肿，老年人、冠心病患者及心功能不全者应避免使用。其中曲格列酮由于特异性肝毒性已不在临床使用，一般认为罗格列酮的肝毒性不大，但近年也有引起肝毒性的报告。吡格列酮上市较晚，尚未见肝毒性报告，但其结构与罗格列酮相似。用药期间应定期检查肝功能。

四、α-葡萄糖苷酶抑制药

α-葡萄糖苷酶抑制药（α-glucosidase inhibitors）是一类新型口服降血糖药，目前在临床应用的药物有阿卡波糖（acarbose，拜糖平）、米格列醇（miglitol）和伏格列波糖（voglibose）。

【药理作用和机制】 该类药具有降低餐后血糖的作用。其作用机制为：在小肠上皮刷状缘与碳水化合物竞争水解碳水化合物的α-葡萄糖苷酶，减慢碳水化合物水解产生葡萄糖的速度，并延缓葡萄糖在小肠的吸收。其中阿卡波糖对淀粉酶也有抑制作用，而伏格列波糖仅抑制α-葡萄糖苷酶。

【临床应用】 可用于各型糖尿病。单独应用或与其他降糖药合用，可降低患者餐后血糖。服药期间增加碳水化合物比例，并限制单糖摄入量，可提高疗效。

【不良反应】 主要是胃肠道反应，由于未被吸收的糖类滞留肠道，由细菌作用后产气，出现嗳气、恶心、肠鸣、腹气胀，甚至腹泻或便秘，多不影响治疗。溃疡及肠道炎症患者不宜用。

五、餐时血糖调节药

临床应用的餐时血糖调节药有瑞格列奈（repaglinide）和那格列奈（nateglinide）。瑞格列奈为1998年上市的第一个用于临床的餐时血糖调节药。

【体内过程】 瑞格列奈口服吸收快，15min起效，血药浓度1h内达峰值，$t_{1/2}$约1h，在肝脏代谢，其中92%经胆汁排泄，其余8%经肾排出。那格列奈的作用更为迅速短暂。

【药理作用和机制】 本类药物能够模拟胰岛素分泌的生理过程，促进胰岛素分泌。其作用机制与磺酰脲类药物相似，与胰岛B细胞膜上的特异性受体结合，促进与受体偶联的ATP敏感性K^+通道关闭，抑制K^+外流，使胞膜去极化，从而使电压依赖性Ca^{2+}通道开放，外Ca^{2+}内流，促进胰岛素分泌。

【临床应用】 适用于2型糖尿病，也可用于老年糖尿病及糖尿病肾病患者。因结构中不含硫，对磺酰脲类药物过敏者仍可使用。

【不良反应】 主要为低血糖反应，但较磺酰脲类少见。还可引起胃肠道反应、皮肤过敏反应和视觉异常等。肝功能或肾功能不全者禁用。

问 题 讨 论

α-葡萄糖苷酶抑制药和餐时血糖调节药的作用均为降低餐后高血糖，它们在作用机制和应用方面有何不同？

第三节 新型降血糖药

随着人们对糖尿病发病机制的研究不断深入及新靶点的发现，已有许多新型降血糖药物问世，为糖尿病的临床治疗提供了新的用药选择。

一、胰高血糖素样肽-1类似物及DPP-Ⅳ抑制剂

胰高血糖素样肽-1（glucagons like peptide 1，GLP-1）是由胰高血糖素原基因表达的一种肠促胰素，由肠道L细胞合成、分泌。GLP-1的主要作用：①促进胰岛素基因转录，增加胰岛素合成和分泌；②刺激胰岛B细胞增殖和分化，抑制其凋亡，使胰岛B细胞数量增加；③抑制胰岛A细胞分泌胰高血糖素，抑制食欲与摄食等。GLP-1在体内可迅速被二肽基肽酶-Ⅳ（dipeptidyl peptidase Ⅳ，DPP-Ⅳ）降解失活，$t_{1/2}$不到2min。临床应用的新型药物有长效GLP-1受体激动药和DPP-Ⅳ抑制药。

依 克 那 肽

依克那肽（exenatide）是长效GLP-1受体激动剂，生物学作用与GLP-1相似，$t_{1/2}$约10h。可显著降低血糖，减轻体重，改善胰岛B细胞功能，延缓糖尿病进展及减少糖尿病心血管并发症。目前主要用于2型糖尿病，且使用双胍类和磺酰脲类疗效不理想者，餐前皮下注射给药。不良反应为恶心、呕吐和腹泻，较少引起低血糖。类似药物还有艾塞那肽（exenatide）、利拉鲁肽（liralutide）等。

磷酸西他列汀

磷酸西他列汀（sitagliptin phosphate）为DPP-Ⅳ抑制药。口服给药，可显著抑制DPP-Ⅳ活性，减少GLP-1降解，增加内源性GLP-1水平，而产生降血糖效应。该药用于治疗2型糖尿病，发生低血糖的危险低于格列吡嗪。类似药物还有维格列汀（vildagliptin）等。

二、胰淀粉样多肽类似物

胰淀粉样多肽（amylin）是在餐后由胰岛B细胞分泌的一种多肽激素，具有延缓葡萄糖吸收，抑制胰高血糖素分泌，减少肝糖生成和释放等作用。但天然

胰淀粉样多肽不稳定、易水解、黏度大和易凝聚，不适合临床应用。

醋酸普兰林肽（pramlintide acetate）为人工合成的胰淀粉样多肽类似物，是稳定的水溶性物质，具有与内源性胰淀粉样多肽相似的生物学作用。目前主要用于 1 型和 2 型糖尿病患者胰岛素治疗的辅助用药，餐前皮下注射给药，但不能替代胰岛素。不良反应有关节痛、咳嗽、头晕、疲劳、头痛、咽炎等。用药期间应注意监测血糖，防止发生低血糖。

复习指导

1. 胰岛素　具有降低血糖、促进脂肪和蛋白质合成并抑制其分解的作用，主要用于 1 型糖尿病，饮食或口服降血糖药不能控制的 2 型糖尿病以及糖尿病出现严重并发症时。胰岛素最严重的不良反应为低血糖，还可致过敏反应。

2. 磺酰脲类　主要用于胰岛功能尚存的 2 型糖尿病且单用饮食控制无效的患者，但对胰岛功能完全丧失的患者无效。其降血糖的主要机制是刺激胰岛 B 细胞释放胰岛素。磺酰脲类引起的严重不良反应是持久性低血糖症和肝损害。

3. 双胍类　主要用于轻度 2 型糖尿病患者，特别是伴有肥胖及单用饮食控制无效者。其作用机制与降低葡萄糖在肠的吸收，抑制糖原异生，促进肌肉、脂肪等外周组织对葡萄糖的摄取和利用等有关。

4. 胰岛素增敏药　可改善胰岛素抵抗、脂肪代谢紊乱、胰岛 B 细胞功能。防治糖尿病心血管并发症的发生。主要用于治疗胰岛素抵抗和 2 型糖尿病。

5. α-葡萄糖苷酶抑制药可减慢碳水化合物水解产生葡萄糖的速度并延缓葡萄糖的吸收，降低餐后血糖，可应用于各型糖尿病的治疗。餐时血糖调节能够模拟胰岛素分泌的生理过程，促进胰岛素分泌，有效控制餐后高血糖，可用于 2 型糖尿病和老年糖尿病患者。

常用制剂及用法

胰岛素（insulin，正规胰岛素 regular insulin）　剂量和给药次数视病情而定。中度糖尿病患者每日需给 5～10U，重度者每日用量在 40U 以上。一般饭前半小时皮下注射，3～4 次/天，必要时可作静脉注射或肌内注射。

格列本脲（glyburide，优降糖）　口服，开始每日早饭后服 2.5mg，以后逐渐增量，但每日不得超过 15mg，当增至每日 10mg 时，应分早、晚两次服，至出现疗效后，逐渐减量至 2.5～5mg/d。

二甲双胍（metformin，甲福明）　0.25～0.5g/次，3 次/天，饭后服。

罗格列酮（rosiglitazone）　2～4mg/次，2 次/日。

瑞格列奈（repaglinide）　开始每次 0.5mg，渐增至每次 4mg，3 次/天，餐前服。

阿卡波糖（acarbose）　饭前口服，开始每次 50mg，3 次/天，根据血糖反应在 6～8 周后可增加到每次 100mg，3 次/天。最大剂量不得超过每次 200mg，3 次/天。

（张维文）

第七篇　化学治疗药物

第35章　抗菌药物概论

学习要求

掌握抗菌药物的常用术语和抗菌作用机制，熟悉细菌的耐药机制及多重耐药的产生和对策；抗菌药物的合理应用原则。

对病原微生物、寄生虫和肿瘤细胞所致疾病的治疗统称为化学治疗(chemotherapy)，化学治疗药物包括抗微生物药、抗寄生虫药和抗肿瘤药物。抗微生物药(antimicrobial drugs)主要指用于治疗病原微生物所致疾病的药物，包括抗菌药物(antibacterial drugs)、抗真菌药物(antifungal drugs)和抗病毒药物(antiviral drugs)。

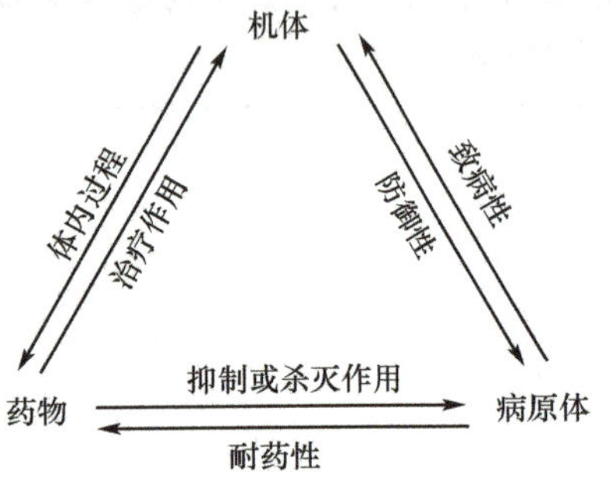

图35-1　机体、药物和病原体之间的关系

在应用各类抗菌药物治疗过程中，应注意机体、药物和病原体三者之间的相互关系(图35-1)。机体和病原体之间是相互作用、相互斗争的过程。病原体进入机体能够导致机体产生感染性疾病，同时机体也有一定的抗病能力即免疫力，当机体的抗病能力强于细菌的致病作用时，机体就能免遭疾病或达到康复。抗菌药物主要通过抑制或杀灭病原体，为机体免遭疾病和恢复健康创造有利条件。但在某些情况下，如长期使用某种抗菌药物，使得原来对药物敏感的细菌产生耐药性。药物与机体之间也存在相互作用，药物通过抑制或杀灭细菌对疾病产生防治作用，但同时不可避免地带来了不良反应，另外，机体对药物的处置过程也会影响药物的作用。因此，医生在用药时应合理选用药物，充分了解抗菌药物的药效学、药动学及毒理学，发挥药物治疗作用并最大程度避免不良反应的发生。

第一节　抗菌药物的常用术语

抗菌药物指能够抑制或杀灭细菌的药物，包括抗生素和人工合成抗菌药。抗生素(antibiotics)是指由微生物产生，并能够抑制或杀灭其他微生物的物质。抗生素包括天然抗生素和人工半合成抗生素，天然抗生素由微生物产生，半合成抗生素是对天然抗生素进行结构改造获得的半合成品。

抗菌谱(antibacterial spectrum)指抗菌药物的抗菌范围。广谱抗菌药指抗菌谱较广，对多种病原微生物有效的药物，如四环素、氯霉素、第三和第四代喹诺酮类药物对革兰阳性菌、革兰阴性菌有效，对支原体、衣原体、立克次体等也有效。窄谱抗菌药指抗菌范围窄的药物，仅对一种细菌或某属细菌有效，如异烟肼仅对结核杆菌有效。

抑菌药(bacteriostatic drugs)指仅能抑制细菌生长繁殖而无杀灭细菌作用的药物，如红霉素类、磺胺类药物。

杀菌药(bactericidal drugs)指不仅能够抑制细菌生长，而且能够杀灭细菌的药物，如青霉素类、头孢菌素类和氨基糖苷类。

最低抑菌浓度(minimum inhibitory concentration，MIC)指能够抑制细菌生长的最低药物浓度，是衡量抗菌药物抗菌活性大小的指标。

最低杀菌浓度(minimum bactericidal concentration，MBC)指能够杀灭培养基内细菌或使细菌数减少99.9%的最低药物浓度，是衡量抗菌药物抗菌活性大小的指标。

化疗指数(chemotherapeutic index，CI)是评价抗

菌药物有效性和安全性的指标，化疗指数越大，药物越安全。化疗指数常用化疗药物的半数致死量（LD_{50}）与半数有效量（ED_{50}）的比值来表示，即 LD_{50}/ED_{50}，也可用 5% 致死量（LD_5）与 95% 有效量（ED_{95}）的比值来表示，即 LD_5/ED_{95}。但应注意，某些药物如青霉素，虽然化疗指数很大，对人体几乎无毒，但却会发生过敏性休克等严重不良反应。

抗生素后效应（post antibiotic effect，PAE）指细菌与药物短暂接触，药物浓度下降或完全消失后，细菌的生长仍然受到抑制的现象。氨基糖苷类有较强的抗生素后效应。

首次接触效应（first expose effect，FEE）指细菌与药物初次接触时具有强大的抗菌效应，再次或多次接触时效应减弱。氨基糖苷类有较明显的首次接触效应。

第二节　抗菌药物的作用机制

抗菌药物的作用机制主要是通过干扰细菌的生化代谢过程，使其生长繁殖受到抑制。细菌结构及抗菌药物作用机制如下（图 35-2）：

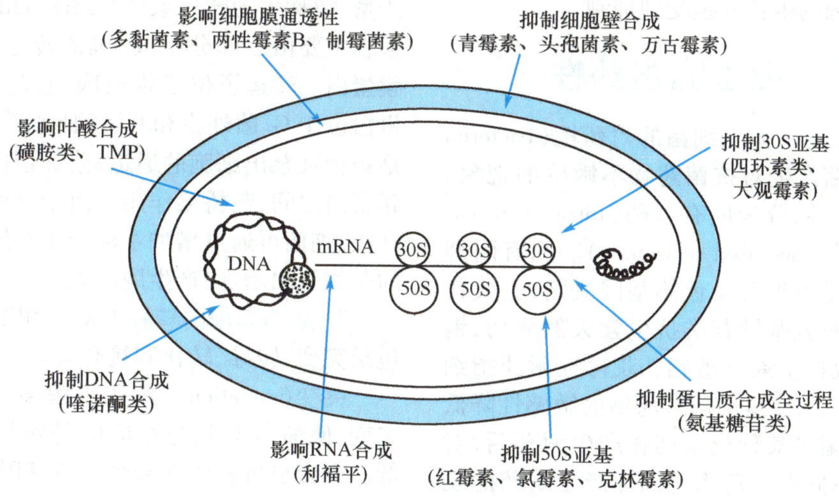

图 35-2　抗菌药物作用机制示意图

1. 抑制细菌细胞壁的合成　细菌具有细胞壁，而人体细胞没有细胞壁，所以抑制细菌细胞壁合成的药物对人体几乎无毒。细菌细胞壁可维持细胞的形态和细胞内高渗透压的环境。细胞壁的主要成分是肽聚糖（peptidoglycan），又称黏肽。肽聚糖主要由 N-乙酰胞壁酸和 N-乙酰葡萄糖胺通过 β-1,4 糖苷键连接形成多糖支架，在 N-乙酰胞壁酸结构上又连接着四肽侧链，G^+菌肽链之间通过肽桥连接，G^-菌肽链相互交叉连接，形成网状结构。G^+菌细胞壁坚厚，肽聚糖含量较高，占整个细胞壁干重的 50%～80%，胞浆内含有大量的营养物质，菌体内渗透压高。G^-菌细胞壁较薄，肽聚糖含量较低，约占细胞壁干重的 1%～10%，类脂质较多，占 60% 以上，菌体内营养物质少，故菌体内渗透压低。除肽聚糖这一基本成分以外，G^+菌和 G^-菌还各有其特殊结构的成分。G^-菌的细胞壁是多层结构，在肽聚糖的外侧还有脂蛋白层、磷脂层和脂多糖层，构成了其对外界的保护屏障。

凡能影响细菌肽聚糖合成或破坏肽聚糖结构的药物均能使细菌细胞壁受到损伤，如溶菌酶能够抑制 *N*-乙酰胞壁酸和 *N*-乙酰葡萄糖胺之间的糖苷键连接，破坏肽聚糖的支架，引起细菌裂解。青霉素和头孢菌素类能够竞争细胞壁合成过程中所需的转肽酶，使侧链的交叉连接受阻，使细菌不能合成完整的细胞壁，导致细菌死亡。

2. 改变细菌胞浆膜的通透性　胞浆膜位于细胞壁内侧，是具有半渗透性质的脂质双分子层结构，与细胞壁共同完成菌体的内外物质交换，主要由磷脂及蛋白质构成。抗真菌药两性霉素 B 能够与真菌细胞膜上的麦角固醇结合，改变膜的通透性，导致细菌内核苷酸、氨基酸等营养物质外漏，破坏正常代谢而造成细菌死亡。多黏菌素 E 含有带正电荷的游离氨基，能与 G^-菌细胞膜上带负电荷的磷酸根结合，使细菌细胞膜通透性增加，细胞内成分外漏，导致细菌死亡。

3. 抑制细菌蛋白质的合成　蛋白质的合成分为起始、延伸、终止阶段。核糖体是细菌蛋白质合成的场所，细菌核糖体为 70S，可解离为 50S 和 30S 两个亚基，而人体细胞的核糖体为 80S 核糖体，可解离为 40S 和 60S 两个亚基。因此，抗菌药物在治疗剂量时能选择性抑制细菌蛋白质的合成而对人体细胞无影响。抑制细菌蛋白质合成的药物可作用于蛋白质合成过程中的某一环节，也可同时作用于多个环节，如氨基糖苷类作用于起始阶段，能阻止 30S 亚基和 70S 亚基始动复合物的形成；四环素类能与核糖体 30S 亚基结合，阻止氨基酰 tRNA 在 30S 亚基 A 位的结合，阻止肽链的延伸;氯霉素和林可霉素可抑制肽酰基转移酶;大环内酯类抑制移位酶,阻断肽酰基 t-RNA 移位;氨基糖苷类还作用于终止阶段,阻止终止密码子与 A 位结合,使合成的肽链不能释放。

4. 影响核酸和叶酸代谢 利福平能抑制细菌 DNA 依赖的 RNA 多聚酶,使 mRNA 的合成受阻;喹诺酮类抑制细菌 DNA 回旋酶,使 DNA 的复制不能进行而起到杀菌作用。磺胺类药物能够与细菌的对氨基苯甲酸(PABA)竞争二氢蝶酸合酶,使四氢叶酸的合成受阻,而四氢叶酸是一碳单位的转运体,参与嘌呤和嘧啶的合成。因而磺胺类能够使细菌体内的核苷酸合成受阻,使细菌的生长繁殖受到抑制。

第三节 细菌的耐药性

1. 细菌耐药性的产生 细菌的耐药性(bacterial resistance)是指细菌产生对抗菌药物不敏感的现象。耐药性又称为抗药性,分为固有耐药(intrinsic resistance)和获得性耐药(acquired resistance)。固有耐药也称为天然耐药,是由细菌染色体基因决定的,代代相传,如链球菌属对氨基糖苷类抗生素天然耐药,铜绿假单胞菌对多数抗生素不敏感。获得性耐药指细菌与药物反复接触后,使得细菌对药物的敏感性降低或消失。有时,细菌对某种抗菌药物产生耐药后,对同类其他药物或不同类的药物也同样产生耐药的现象,称为交叉耐药。

2. 细菌产生耐药性的机制

(1)产生灭活酶:这是细菌产生耐药性的最重要机制之一。细菌产生的灭活酶可以使抗菌药物在作用于细菌之前即被酶破坏。灭活酶有:①水解酶,如β-内酰胺酶可水解青霉素类、头孢菌素类及 N-酰基衍生物中的β-内酰胺键,使药物失去抗菌活性。②合成酶,又称钝化酶,如常见的氨基糖苷类钝化酶有乙酰化酶、腺苷化酶和磷酸化酶,这些酶可以修饰氨基糖苷类的羟基或氨基,使氨基糖苷类的结构发生改变,不能进入膜内与核糖体结合而失去抗菌活性。③其他酶类,如细菌可产生氯霉素乙酰转移酶使氯霉素失活。

(2)作用靶位改变:①细菌与抗生素结合部位的靶位蛋白结构发生改变,降低细菌与抗生素结合的能力,使抗生素失去作用,如肺炎链球菌对青霉素耐药就是通过靶位结构的改变而产生的;②产生新的、原来没有的靶蛋白,由于细菌产生新的靶蛋白,抗生素不能与细菌结合,细菌产生耐药性,如耐甲氧西林的金葡菌(MRSA)对多数细菌产生耐药;③细菌通过增加靶蛋白的数量,即使在抗生素存在的情况下也可以维持细菌的正常形态和功能,细菌的生长和繁殖不会受到抑制,从而对抗菌药物产生耐药性。

(3)细菌外膜的通透性降低:细菌外膜具有一定的通透性,正常情况下细菌外膜以 OmpF 和 OmpC 两种通道蛋白组成非特异性跨膜通道,允许抗生素药物进入菌体。当 OmpF 的结构基因发生改变,引起 OmpF 通道蛋白丢失,导致进入菌体内的药物减少,从而产生耐药性。如原来允许某种抗菌药通过的孔蛋白通道,由于细菌发生突变而使该孔通道关闭或消失,铜绿假单胞菌存在特异的 OprD 蛋白通道,该通道允许亚胺培南进入,当该通道蛋白丢失时,对亚胺培南产生特异性耐药。

(4)影响主动流出系统:细菌普遍存在主动外排系统,能将菌体内的药物泵出细胞外,这个过程需要能量,故称主动流出系统(active efflux system)。流出系统主要由三部分组成,包括转运子、附加蛋白和外膜蛋白。转运子位于胞质膜,它起着泵的作用;外膜蛋白位于 G^-菌外膜和 G^+菌细胞壁,类似于通道蛋白,是药物被泵出细胞的通道;附加蛋白位于转运子和外膜蛋白之间,起桥梁作用。由于这种主动流出系统的存在,细菌可通过增加主动流出系统的功能使菌体内的药物泵出增加,产生耐药性。

3. 耐药基因的转移方式 耐药基因的转移方式包括突变、转导、转化和接合等。

突变(mutation):编码细菌某个蛋白的基因发生突变,使细菌不能与相应的药物结合或结合能力降低。突变也可发生在某个调节基因或启动子,从而使靶位、转运蛋白的表达发生改变。

转导(transduction):由噬菌体将一个细胞的基因传递给另一个细胞的过程。它是细菌之间传递遗传物质的方式之一。具体指一个细胞的 DNA 或 RNA 通过病毒载体的感染转移到另一个细胞中,如果这些遗传物质含有耐药基因,则新感染的细菌就会获得耐药性。

转化(transformation):是某一基因型的细胞从周围介质中吸收来自另一基因型的细胞的 DNA 而使它的基因型和表型发生相应变化的现象,也是细菌间遗传物质转移的方式之一。肺炎球菌对青霉素产生耐药即是典型的转化。

接合(conjugation):是两个细菌之间发生的一种遗传物质交换现象,在接合现象发生时,两个细胞直接接合或者通过类似于桥一样的通道接合,并且发生基因的转移。编码多重耐药基因的 DNA 可经此途径转移。

4. 多重耐药的产生与对策

(1)多重耐药(multi-drug resistance,MDR):指细菌对多种抗菌药物产生耐药的现象。多重耐药已经成为一个世界范围内的问题,预防和控制多重耐药已经成为大家共同关注的重要问题。

(2)产生多重耐药的主要细菌及机制:①甲氧西林耐药金黄色葡萄球菌(methicillin-resistant staphylococcus aureus, MRSA)。产生新的青霉素结合蛋白 PBP_{2a}是金黄色葡萄球菌的耐药机制之一。敏感的金黄色葡萄球菌包括 5 个 PBPs，在 β-内酰胺类抗生素的诱导下，金黄色葡萄球菌产生新的 PBP_{2a}，它具有敏感菌的 5 个 PBPs 的功能。因此，当 β-内酰胺类抗生素与其他 PBPs 结合，金黄色葡萄球菌仍然可以维持正常的结构和功能，形成高度耐药，并且对万古霉素以外的所有抗金黄色葡萄球菌的抗菌药物形成多药耐药。②青霉素耐药肺炎球菌(penicillin-resistant streptococcus pneumoniae, PRSP)。耐青霉素的肺炎球菌产生不同的 PBPS，与青霉素的亲和力很低；对大环内酯类产生耐药性是通过增加主动流出系统功能产生的。③对碳青霉烯类耐药的铜绿假单胞菌。耐药机制主要是细菌外膜的通透性发生改变，铜绿假单胞菌可使 OprD 的基因缺失，导致 OprD 膜通道丢失，亚胺培南无法进入菌体内，细菌对亚胺培南产生耐药性。④对万古霉素耐药的肠球菌。肠球菌对万古霉素产生耐药性主要是由于产生了耐药基因，耐药基因可通过质粒介导等机制，将耐药基因水平转移给其他肠球菌。⑤对三代头孢菌素耐药的 G^-杆菌。超广谱 β-内酰胺酶(extended spectrum β-lactamases, ESBLs)是一类主要由肠杆菌科细菌产生，能够水解包括第三和第四代头孢菌素在内的 β-内酰胺类抗生素，但可以被克拉维酸抑制的一类酶家族，主要由质粒介导。

5. 控制细菌耐药的措施　严格控制抗菌药物的使用，合理使用抗生素；严格掌握抗菌药物联合应用和预防应用的适应证，避免滥用；加强抗菌药物管理，必须凭医生处方才能购买和使用抗菌药物。

第四节　抗菌药物合理应用原则

1. 尽早明确病原菌　根据微生物的药敏试验，调整经验用药，选择有针对性的药物，确定给药途径。如患者感染较为严重，可根据临床经验预测最可能的致病菌种，选择适当的药物进行治疗控制症状，尽早明确病原菌后，根据病原菌合理调整使用药物。

2. 按适应证选药　每个药物都有自己的抗菌谱，医生在用药时要根据药物的抗菌谱合理选择药物，同时还要考虑药物的药效学和药动学的特点。药物总是先到达血流丰富的组织，如肝、肺、肾等，再向脂肪等部位分布，所以在用药时应考虑药物是否能够到达感染部位，并达到有效的治疗浓度，如治疗脑膜炎时选用青霉素，可在脑脊液中达到有效的治疗浓度。另外，有相同抗菌谱的药物在临床治疗过程中疗效亦有所不同，如治疗大肠埃希菌感染时，由于大肠埃希菌对广谱青霉素类氨苄西林、第三代喹诺酮类产生不同程度的耐药性，所以疗效亦不同。所以临床医生在选药时，要综合考虑多方面的因素，做到科学用药。

3. 抗菌药物的预防用药　通常情况下，不宜常规预防性应用抗菌药物，如普通感冒、麻疹、水痘等病毒性疾病，昏迷、休克、中毒、肿瘤等患者。预防用药有以下几种情况：

(1) 内科和儿科预防用药：用于预防一种或两种特定病原菌入侵体内引起的感染，可能有效；预防在一段时间内发生的感染可能有效；患者原发疾病可以治愈或缓解者，预防用药可能有效，原发疾病不能治愈或缓解者(如免疫缺陷者)，预防用药应尽量不用或少用。

(2) 外科手术预防用药：预防手术部位感染或全身性感染，需依据手术野污染或可能的污染菌种类选用，如结肠或直肠手术前应选用对大肠埃希菌和脆弱拟杆菌有效的抗菌药物；预防术后切口感染，应针对金黄色葡萄球菌等选用药物。

4. 抗菌药物的联合应用　抗菌药物联合应用的目的主要包括：①增强疗效；②延迟或避免耐药性的产生；③扩大抗菌范围；④通过减少各药剂量，降低药物的不良反应。联合用药的适应证有：①病因未明的严重感染，如细菌性心内膜炎和败血症，为扩大抗菌谱可选择联合用药，待病原菌诊断明确后再调整用药；②单一药物难以控制的混合感染和严重感染，如严重的创伤、烧伤、产后感染、异物性肺炎及手术后引起的感染；③当需要长期用药时，为了预防耐药菌的产生可采取联合用药，如抗结核病药物的联合使用；④为了减少各药的单独使用剂量，减轻不良反应可采取联合用药，如两性霉素和氟胞嘧啶合用治疗细菌性脑膜炎。

根据抗菌药物的特点我们将药物分为四类：第Ⅰ类繁殖期杀菌剂，青霉素类和头孢菌素类；第Ⅱ类静止期杀菌剂，氨基糖苷类和多黏菌素类；第Ⅲ类速效抑菌剂，四环素类、大环内酯类和氯霉素；第Ⅳ类慢效抑菌剂，磺胺类。一般来说，第一类繁殖期杀菌剂和第二类静止期杀菌剂，都是杀菌剂，合用可以获得增强和协同作用：青霉素+链霉素或青霉素+庆大霉素或青霉素+多黏菌素的联合应用都有临床意义。这是因为第一类药物使细菌细胞壁的完整性破坏后，第二类药物易于进入细胞所致。第一类速效杀菌剂不能和第三类速效抑菌剂联合，否则容易出现拮抗作用。如青霉素不能和四环素类、大环内酯类、林可霉素联用，因为第三类药物能迅速抑制细菌蛋白质合成，使细菌处于停止生长繁殖的静止状态，致使繁殖期杀菌剂的青霉素干扰细胞壁的合成功能不能获得充分发挥，降低青霉素的药效。第一类繁殖期杀菌剂与第四类慢效抑菌剂合用，虽然一般无增强或减弱的影响，不会有重大影响或发生拮抗作用，但由于第一类对代谢受到抑制的细菌的杀灭作用较差，故一般不宜联合应用。第二类和第三类、第四类联用，常常可以获得协同和相加作用。第三类与第四类合用，由于都是抑菌药，一般可获得协同作用。同一类抗菌药物，如果作用机理不同，一般表现协同作用，如青霉素类与喹诺酮类联合。同一类抗菌药物，如果作用机理相同，不宜联合使用，如大环内酯类和林可霉素类合用可能出现拮抗作用。

5. 避免抗菌药物的不合理使用

（1）病毒感染：对病毒引起的呼吸道感染、腹泻等一般不应使用抗菌药物，除非伴有细菌感染或继发感染。

（2）盲目选用抗菌药物：在药敏实验的基础上选用药物，不应盲目选用抗菌谱广的药物。

（3）原因未明的发热患者：一般不用抗菌药物，防止掩盖病情而延误正确的诊断和治疗。

（4）避免皮肤黏膜局部用药，因局部用药易引起变态反应和耐药性。

（5）注意用药剂量和疗程：抗菌药物必须有适宜的剂量，达到有效的血药浓度才能发挥作用，但剂量不宜过大，疗程要足够，才能获得满意的治疗疗效，疗程过短容易引起复发或转为慢性疾病。

6. 综合考虑患者的其他因素 对肝功能减退的患者，应尽量避免使用经肝脏代谢和对肝功能有损坏的药物；对肾功能减退的患者，应尽量避免使用经肾脏排泄和对肾脏有损坏的药物；对特殊人群，如新生儿、孕妇、哺乳期妇女用药应谨慎，应选择安全的药物。

复习指导

1. 常用术语　抗菌药物、抗生素、抗菌谱、化疗指数等。

2. 抗菌药物的作用机制　抑制细菌细胞壁的合成；改变细菌胞浆膜的通透性；抑制细菌蛋白质的合成；影响核酸和叶酸的代谢。

3. 细菌产生耐药性的机制　产生灭活酶；抗菌药物作用靶位改变；细菌外膜的通透性降低；影响主动流出系统。

4. 抗菌药物合理应用原则　①尽早明确病原菌；②按适应证选药；③抗菌药物的预防用药；④抗菌药物的联合应用；⑤避免抗菌药物的不合理使用；⑥综合考虑患者的其他因素。

（李卫萍）

第36章　β-内酰胺类抗生素

学习要求

掌握β-内酰胺类的药物分类、作用机制和细菌耐药机制；掌握天然青霉素和半合成青霉素的药理作用、临床应用；掌握头孢菌素类药物的分类、药理作用、临床应用及不良反应。

第一节　概　　述

β-内酰胺类抗生素（β-lactom antibiotics）是一类结构中含有β-内酰胺环的抗生素，包括青霉素类、头孢菌素类、新型β-内酰胺类和β-内酰胺酶抑制剂。该类抗生素品种多、疗效高、抗菌范围广，在临床广泛使用。它们具有以下共同特点：

一、抗菌作用机制

β-内酰胺类抗生素的作用机制是通过与胞浆膜上的青霉素结合蛋白（penicilllin-binding proteins，PBPs）结合，抑制细菌细胞壁的合成，由于细胞内的高渗透压导致菌体膨胀、破裂而死亡，同时细菌在自溶酶的作用下，菌体溶解而产生抗菌作用。

二、细菌耐药机制

长期使用β-内酰胺类抗生素，细菌对该类药物的敏感性降低，产生耐药性。细菌对β-内酰胺类抗生素产生耐药的机制包括：

1. 产生水解酶　产生β-内酰胺酶（β-lactamase）是细菌对β-内酰胺类抗生素产生耐药的主要机制之一。随着β-内酰胺类抗生素在临床的广泛使用和不断更新换代，细菌亦随之产生了更多的β-内酰胺酶，如超广谱酶等。目前将β-内酰胺酶分为4大类：Ⅰ组酶：是头孢菌素酶，优先水解底物是头孢菌素，它们水解青霉素的速率低于水解头孢噻啶的速率的30%；Ⅱ组酶：优先水解青霉素类抗生素，其中水解头孢噻啶的速率低于水解青霉素的速率的30%，又分成2a、2b、2c、2d、2e、2f亚组；Ⅲ组酶：又称金属酶，能灭活青霉素类、头孢菌素类和碳青霉烯类抗生素，酶的活性可被EDTA抑制，但克拉维酸对它无抑制作用；Ⅳ组酶：是染色体介导的青霉素酶，该酶的活性不能被克拉维酸抑制。在β-内酰胺酶研究中最重要的突破点是发现了耐药质粒和转座子，它们可由一个菌转向另一个菌，甚至可以不顾种的限制、跨越属的界限。带有耐药基因的菌在抗生素的选择压力下被挑选了出来，该基因又在长期进化过程中不断演化，导致种类繁多的β-内酰胺酶。毋庸置疑，新的β-内酰胺酶还会不断涌现。

2. 与药物结合　β-内酰胺酶中有部分酶可与β-内酰胺类抗生素结合，使药物停留在胞质膜外，不能到达作用靶位而产生耐药性。该机制又称为“陷阱机制”或“牵制机制”。

3. PBPs结构发生改变　PBPs的结构发生改变有三种，包括：结构改变、合成量增加、产生新的PBPs，使药物失去作用。

4. 改变菌膜的通透性　G^-菌外膜跨膜通道孔蛋白的结构发生改变，孔蛋白表达减少或消失，导致β-内酰胺类抗生素难以进入菌体内而产生耐药。

5. 增强药物外排机制　细菌细胞膜上存在主动外排系统，它是由一组跨膜蛋白组成，细菌通过增强外排系统的功能，形成低水平、非特异性耐药。

6. 缺乏自溶酶　细菌产生的自溶酶可加强β-内酰胺类的抗菌活性。当细菌缺乏自溶酶时β-内酰胺类的杀菌作用会下降或仅有抑菌作用。

第二节　青霉素类抗生素

青霉素类（penicillins）包括天然青霉素和半合成青霉素。结构中含有共同的基本母核6-氨基青霉烷酸（6-aminopenicillanic acid，6-APA），母核由噻唑环和β-内酰胺环骈和而成，6位氨基上含有不同的侧链，侧链与药代动力学和药效学有着密切的联系（图36-1）。

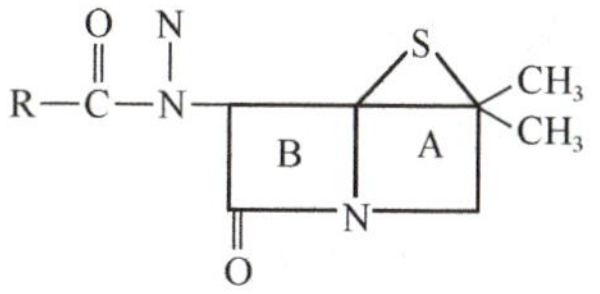

图36-1　青霉素的基本结构

一、窄谱青霉素类

青霉素G

青霉素G（penicillin G），又称苄青霉素（benzylpenicillin），侧链为苄基，是从青霉菌的培养液中提取而得。临床上常用青霉素的钠盐或钾盐。粉针剂性质稳定、产量高、毒性低,但水溶液极不稳定,易被酸、碱、金属离子、氧化剂破坏,水溶液在室温放置24h即全部失活,并且在放置过程中会产生有抗原性的致敏物质,故应临用前新鲜配制。

【体内过程】 青霉素对酸不稳定,口服被胃酸及消化酶破坏,故不宜口服。常做肌内注射,吸收迅速而且完全,注射后0.5~1h达峰值。主要分布在细胞外液,广泛分布到全身各部位,脑脊液中的含量较低,但在脑膜炎时,血-脑屏障发生改变,药物的通过率增加,可达有效治疗浓度。$t_{1/2}$ 为0.5~1h,青霉素G几乎全部以原形经肾脏排泄。为延长青霉素G的作用时间,可将其做成难溶性混悬制剂普鲁卡因青霉素或苄星青霉素,肌内注射后在注射部位缓慢溶解吸收。本品少量从乳汁中分泌,哺乳期妇女用药时宜暂停哺乳。

【抗菌作用及机制】 青霉素主要通过抑制细菌细胞壁的合成而起到杀菌作用。抗菌谱包括:①G^+球菌:如肺炎球菌、金黄色葡萄球菌、溶血性链球菌、表皮葡萄球菌等,其中金黄色葡萄球菌、肺炎球菌极易产生耐药性;②G^+杆菌:包括白喉棒状杆菌、破伤风梭菌、炭疽杆菌等;③G^-球菌:如脑膜炎奈瑟菌、淋病奈瑟菌,易产生耐药性;④少数G^-杆菌:流感杆菌、百日咳鲍特菌;⑤螺旋体和放线菌:梅毒螺旋体、钩端螺旋体、回归热螺旋体和牛放线杆菌等。对大多数G^-杆菌作用弱,肠球菌对青霉素不敏感。

由于人体细胞没有细胞壁,所以青霉素只杀灭细菌,对人体毒性小;青霉素对繁殖期细菌作用强,对静止期细菌作用弱;对G^+菌作用强,而对G^-菌作用弱。对真菌、病毒、立克次体、原虫无效。

【临床应用】 青霉素适用于敏感细菌所致各种感染,如脓肿、菌血症、肺炎和心内膜炎等。其中青霉素为以下感染的首选药物。

1. G^+球菌感染 包括溶血性链球菌感染,如咽炎、扁桃体炎、猩红热、丹毒、蜂窝织炎和产褥热等;肺炎链球菌感染如肺炎、中耳炎、脑膜炎和菌血症等;不产青霉素酶的葡萄球菌感染。

2. G^+杆菌感染 炭疽、白喉、破伤风、气性坏疽等梭状芽孢杆菌感染。

3. G^-球菌感染 可用于流行性脑脊髓膜炎和淋病的治疗。

4. 螺旋体病 包括梅毒、钩端螺旋体病、回归热。

5. 放线菌病 青霉素与氨基糖苷类药物联合用于治疗草绿色链球菌心内膜炎。

【不良反应】

1. 过敏反应 青霉素过敏反应较常见,包括荨麻疹等各类皮疹、白细胞减少、间质性肾炎、哮喘发作等和血清病型反应;过敏性休克偶见,一旦发生,必须就地抢救,予以保持气道畅通、吸氧及使用肾上腺素、糖皮质激素等治疗措施。青霉素过敏反应的防治措施:①首先询问过敏史,有青霉素类药物过敏史者禁用;②用药前进行皮肤过敏试验,试验阳性患者禁用。初次使用或用药间隔超过24h者应重新进行皮试,皮试液为每1ml含500单位青霉素,皮内注射0.05~0.1ml;③不在饥饿时使用青霉素;④青霉素应在使用前临用现配;⑤备好急救药品及仪器设备,如肾上腺素、糖皮质激素,呼吸机等;⑥患者在用药后应观察30min,无反应方可离去;⑦当过敏性休克不可避免地发生时,应立即肌内注射0.1%肾上腺素0.5~1ml,观察患者病情有无缓解,严重的过敏性休克患者,如肌内注射后仍无缓解,可稀释后静脉注射或静脉滴注,同时合用其他抗过敏药物。

2. 毒性反应 少见,但静脉滴注大剂量本品或鞘内给药时,可因脑脊液药物浓度过高导致抽搐、肌肉阵挛、昏迷及严重精神症状等(青霉素脑病)。

3. 赫氏反应 用青霉素治疗梅毒、钩端螺旋体病等疾病时可由于病原体死亡致症状加剧,患者出现高热、寒战等,称为赫氏反应。

4. 其他 长期应用大剂量青霉素钠盐或钾盐可引起血钠或血钾升高。

【药物的相互作用】 氯霉素、红霉素、四环素类、磺胺类可干扰本品的活性,故不宜与这些药物合用;丙磺舒、保泰松和磺胺药减少青霉素的肾小管分泌而延长本品的血浆半衰期;本品与重金属,特别是铜、锌、汞呈配伍禁忌;本品与氨基糖苷类抗生素同瓶滴注可导致两者抗菌活性降低,因此不能置同一容器内给药;青霉素静脉输液中加入林可霉素、四环素、万古霉素、琥乙红霉素、两性霉素B、去甲肾上腺素、间羟胺、苯妥英钠、盐酸羟嗪、丙氯拉嗪、异丙嗪、B族维生素、C族维生素等后将出现浑浊。

青霉素V

青霉素V(penicillin V),又称苯氧甲青霉素(phenxymethypenicillin),为口服青霉素。本品耐酸,口服后不被破坏,约60%在十二指肠被吸收,食物可减少本品的吸收,蛋白结合率约80%,给药量的20%~35%以原形经尿排出,$t_{1/2}$ 约为1h。青霉素V的抗菌谱与青霉素G相同,本品适用于青霉素敏感菌株所致的轻、中度感染,包括链球菌所致的扁桃体炎、咽喉炎、猩红热、丹毒等;肺炎球菌所致的支气管炎、肺炎、中耳炎、鼻窦炎及敏感葡萄球菌所致的皮肤软组织感染等。本品也可用于螺旋体感染或作为风湿热复发和感染性心内膜炎的预防用药。

非奈西林

非奈西林(phenethicillin),又称苯氧乙青霉素,作用与青霉素G和青霉素V相似,其特点是不被胃酸破坏,可口服,吸收快。临床主要用于治疗肺炎、咽炎、扁桃体炎、中耳炎及皮肤软组织等轻度至中度感染病症。

二、耐酶青霉素

本类青霉素因在 6 位氨基侧链上引入了较大的基团，其空间位阻效应使青霉素酶不能接近β-内酰胺环，从而β-内酰胺环不易被水解。本类药物的代表药有苯唑西林（oxacillin）、氯唑西林（cloxacillin）、氟氯西林（flucloxacillin）、双氯西林（dicloxacillin）、甲氧西林（methicillin）等，抗菌谱与青霉素 G 相似，但作用较弱。甲氧西林对耐青霉素金黄色葡萄球菌的最低抑菌浓度为 0.4μg/ml，但金黄色葡萄球菌对本品可显示特殊耐药，一旦耐药，则是由于产生了新的 PBPs 所致，该耐药菌株将对所有β-内酰胺类抗生素亦产生耐药性，称为耐甲氧西林的金黄色葡萄球菌（methicillin resistant staphylococcus auresus，MRSA）。MRSA 感染的流行，已经成为临床抗感染治疗的难题之一。甲氧西林不耐酸，不能口服，只能肌内注射或静脉注射给药，苯唑西林、氯唑西林、氟氯西林、双氯西林既耐酸、又耐酶。本类药物主要用于治疗产青霉素酶并对甲氧西林敏感的葡萄球菌所致轻、中度感染，如骨骼、呼吸道和皮肤、软组织感染等。

三、广谱青霉素类

广谱青霉素对 G^+菌及 G^-菌都有杀菌作用，耐酸可口服，但不耐酶。这类药物有氨苄西林、阿莫西林、匹氨西林等。

氨 苄 西 林

氨苄西林（ampicillin），又称氨苄青霉素，是苄青霉素苄基上的氢被氨基取代后所形成的。耐酸，可口服，口服后 2h 达血药浓度峰值，主要经肾排泄，丙磺舒可延缓其排泄。体液中可达有效抗菌浓度，脑膜炎时脑脊液浓度较高。

抗菌谱与青霉素相似，对青霉素敏感的细菌效力较低，对耐药葡萄球菌及其他能产生青霉素酶的细菌均无抗菌作用。对 G^-菌的抗菌效力较强，如对伤寒沙门菌、副伤寒沙门菌、大肠埃希菌、痢疾志贺菌等均有较强的作用，但对铜绿假单胞菌无效。临床用于治疗敏感的 G^+菌和流感杆菌、伤寒杆菌、淋球菌、脑膜炎球菌、大肠埃希菌等 G^-菌所致的呼吸道感染、胃肠道感染、尿路感染、软组织感染、脑膜炎、败血症、心内膜炎等。本品可引起胃肠道感染、二重感染等。

阿 莫 西 林

阿莫西林（amoxicillin），又称羟氨苄青霉素，由于引入羟基，本品口服后迅速吸收，75%～90% 可自胃肠道吸收，食物对药物吸收影响不显著，口服后达峰时间为 1～2h，在多数组织和体液中分布良好。抗菌谱与抗菌活性与氨苄西林相似。主要用于敏感菌所致的上呼吸道感染、泌尿生殖系统感染、皮肤软组织感染、急性支气管炎、肺炎等下呼吸道感染、胆道感染、伤寒等，此外，可与克拉霉素、兰索拉唑联合用于消化性溃疡的治疗。在临床上，阿莫西林与克拉维酸钾组成复方制剂，抗菌作用显著增强；与氟氯西林按 1∶1 组成复方制剂新灭菌用于临床，抗菌效果好。不良反应有恶心、呕吐、食欲不振等消化道反应，皮疹等过敏反应，血清氨基转移酶可轻度增高，偶见嗜酸粒细胞增多。

四、抗铜绿假单胞菌广谱青霉素

该类药物抗菌谱广，对铜绿假单胞菌作用强，包括羧苄西林、替卡西林、磺苄西林、呋苄西林、美洛西林、哌拉西林、阿帕西林等。

羧 苄 西 林

羧苄西林（carbenicillin，羧苄青霉素）不耐酸，不能口服，可供静脉滴注和静脉注射。血浆蛋白结合率约为 50%。本品难以通过血-脑屏障，$t_{1/2}$ 为 1～1.5h，大部分以原形通过肾小球滤过和肾小管分泌清除，小部分经胆道排泄。对 G^-菌作用强，尤其是铜绿假单胞菌有很强的抗菌作用。对大肠埃希菌、变形杆菌属、肠杆菌属、枸橼酸菌属、沙门菌属和志贺菌属等肠杆菌科细菌，以及流感嗜血杆菌、奈瑟菌属等其他 G^-菌具有抗菌作用。对溶血性链球菌、肺炎链球菌以及不产青霉素酶的葡萄球菌亦具抗菌活性。脆弱拟杆菌、梭状芽孢杆菌等许多厌氧菌也对本品敏感。用于治疗敏感菌引起的尿路感染、肺部感染、胸腹腔感染、败血症等，尤其适用于尿路感染，也可用于烧伤。不良反应有过敏反应、消化道反应等。

哌 拉 西 林

哌拉西林（piperacillin，氧哌嗪青霉素）具广谱抗菌作用，对 G^-菌的抗菌作用强，尤其是对铜绿假单胞菌的作用强于羧苄西林，对 G^+菌的作用与氨苄西林相似，对肺炎链球菌以及不产青霉素酶的葡萄球菌亦具有一定抗菌活性，脆弱拟杆菌、梭状芽孢杆菌等许多厌氧菌也对哌拉西林敏感。适用于敏感肠杆科细菌、铜绿假单胞菌、变形杆菌、不动杆菌属等所致的败血症、尿路感染、呼吸道感染、胆道感染等。不良反应有胃肠反应、过敏反应、注射部位疼痛等。

五、抗革兰阴性杆菌青霉素

本类药物有美西林、匹美西林和替莫西林，对 G^-杆菌作用强，对 G^+作用弱。匹美西林在体内水解为美西林发挥作用。主要作用于 G^-菌感染，尤其是大肠埃希菌感染作用较强，对铜绿假单胞菌无效，与其他青霉素或头孢菌素类药物联合应用，可产生协同抗菌作用。

第三节 头孢菌素类抗生素

头孢菌素的基本结构是7-氨基头孢烷酸（7-aminocephalosporanic acid，7-ACA），对其侧链进行结构改造得到一系列半合成抗生素（图36-2）。具有抗菌谱广、杀菌作用强、对β-内酰胺酶稳定以及过敏反应少等优点。目前，在临床将其分为四代。

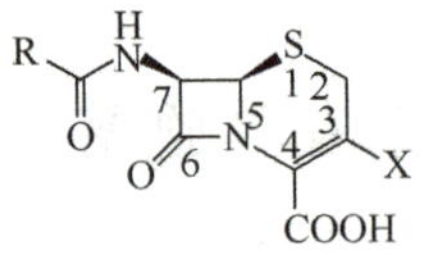

图36-2 头孢菌素类药物基本结构

第一代头孢菌素类：可供口服的有头孢氨苄（cefalexin，先锋霉素Ⅳ）、头孢羟氨苄（cefadroxil）、头孢克罗；供注射的有头孢噻吩（cefalothin，先锋霉素Ⅰ）、头孢唑啉（cefazolin，先锋霉素Ⅴ）、头孢乙腈（cefacetrile，先锋霉素Ⅶ）、头孢匹林（cefapirin，先锋霉素Ⅷ）、头孢硫脒（cefathiamidine，先锋霉素18）；既可口服又可注射的有头孢拉定（cefradine，先锋霉素Ⅵ）。

第二代头孢菌素类：供口服的有头孢呋辛酯（cefuroximeaxetil）、头孢克洛（cefaclor）等；供注射的有头孢呋辛（cefuroxime）、头孢孟多（cefamandole）、头孢尼西（cefaclor）等。

第三代头孢菌素类：供口服的药物有头孢克肟（cefixime）、头孢泊肟酯（cefpodoxime pivoxetil）、头孢他美酯（cefetamet pivoxil）、头孢布烯（ceftibuten）、头孢特仑酯（ceferam pivoxil）。供注射的有头孢噻肟（cefotaxime）、头孢曲松（ceftriaxone）、头孢他啶（ceftazidime）、头孢哌酮（cefoperazone）、头孢地秦（cefodizime）等。

第四代头孢菌素：供注射的有头孢吡肟（cefepime）、头孢匹罗（cefpirome）等。

【体内过程】 口服类药物对酸稳定，吸收好，其他均需注射给药。药物吸收后，广泛分布，能透入各组织中，第三代头孢菌素能透过血-脑屏障，在脑脊液中达到有效浓度。多数药物经肾排泄。头孢哌酮和头孢曲松主要经肝脏代谢经胆道排泄。多数头孢菌素的 $t_{1/2}$ 较短，0.5～2h，第三代头孢类的 $t_{1/2}$ 较长，可达8h左右。

【抗菌作用及临床应用】 头孢菌素类为杀菌药，抗菌机制与青霉素类相同。细菌对头孢菌素可产生耐药性，并与青霉素类有部分交叉耐药。

第一代头孢菌素对 G^+ 菌作用强于第一、二代，对 G^- 菌作用弱，对铜绿假单胞菌无效。对青霉素酶稳定，对 G^- 杆菌产生的β-内酰胺酶不稳定。主要用于治疗敏感菌所致呼吸道和尿路感染、皮肤及软组织感染。

第二代头孢菌素对 G^+ 菌的作用略弱于第一代，对 G^- 菌的作用较第一代强，对部分厌氧菌有效，对铜绿假单胞菌无效。对多数β-内酰胺酶稳定。可用于治疗敏感菌所致肺炎、胆道感染、菌血症、尿路感染和其他组织器官感染等。

第三代头孢菌素对 G^+ 菌作用不及第一、二代，对 G^- 菌的作用强于第一、二代，对铜绿假单胞菌作用强，对多数厌氧菌有高效。对各种β-内酰胺酶稳定。具有很强的组织穿透力，体内分布广。可用于危及生命的败血症、脑膜炎、肺炎、骨髓及尿路严重感染的治疗，能有效控制严重的铜绿假单胞菌感染。

第四代头孢菌素对 G^+ 菌、G^- 菌均有高效，对耐第三代头孢菌素的 G^- 杆菌仍有效，对肠杆菌的作用强于第三代头孢菌素。对各种β-内酰胺酶高度稳定。主要用于治疗对第三代头孢菌素耐药的细菌引起的重症感染。

【不良反应】 第一代头孢菌素可损害近曲小管，引起肾毒性，长期应用时应注意，第二代肾毒性较轻，第三、四代几乎没有肾毒性。头孢菌素类常见的过敏反应有皮疹、荨麻疹等，罕见过敏性休克，与青霉素类有5%～10%交叉过敏反应。口服给药可发生胃肠道反应。第三、四代偶见二重感染。头孢孟多和头孢哌酮可引起低凝血酶原血症或血小板减少症。

【药物相互作用】 头孢菌素类用药期间服用酒精可产生“醉酒样”反应，故本类药物在用药期间或停用3d内应忌酒。另外，与其他有肾毒性的药物如氨基糖苷类、强效利尿药合用会加重肾损害。

【常用的头孢菌素类药物】

头孢噻吩

头孢噻吩（cefalothin，先锋霉素Ⅰ）的抗菌谱主要包括葡萄糖球菌、链球菌、肺炎链球菌、消化链球菌、卡他球菌、淋球菌、大肠埃希菌、克雷白杆菌、变形杆菌、流感嗜血杆菌以及拟杆菌等。

头孢氨苄

头孢氨苄（cefalexin，先锋霉素Ⅳ）的抗菌谱与头孢噻吩相似，但其抗菌活性较后者为差。除肠球菌属、甲氧西林耐药葡萄球菌外，肺炎链球菌、溶血性链球菌、产酶或不产青霉素酶葡萄球菌的大部分菌株对本品敏感。铜绿假单胞菌对本品呈现耐药。

头孢唑啉

头孢唑啉（cefazolin，先锋霉素Ⅴ）的抗菌作用与头孢噻吩基本相同，对 G^+ 菌如金葡菌、溶血性链球菌、肺炎球菌、白喉棒状杆菌及梭状芽孢杆菌等均有较强的作用。

头孢匹林

头孢匹林（cefapirin，先锋霉素Ⅷ）的抗菌谱和头孢噻吩相似，对许多 G^+ 菌有效。对 G^- 杆菌产生的 β-内酰胺酶不稳定，故已有不少 G^- 杆菌对该品耐药。临床上主要用于敏感菌所致的呼吸道感染、皮肤及软组织感染、泌尿道感染等。

头孢呋辛

头孢呋辛（cefuroxime）为注射用头孢菌素，对 G^+ 球菌的抗菌活性与第一代头孢菌素相似或略差，对 G^- 杆菌产生的广谱 β-内酰胺酶稳定，抗 G^- 杆菌的作用比第一代强。耐甲氧西林葡萄球菌、肠球菌属和李斯特菌属耐药，其他 G^+ 球菌（包括厌氧球菌）对本品均敏感。

头孢克洛

头孢克洛（cefaclor）为口服头孢菌素类，对产青霉素酶的金黄色葡萄球菌、A 组溶血性链球菌、草绿色链球菌和表皮葡萄球菌的活性与头孢羟氨苄相似，对 G^- 杆菌包括对大肠埃希菌和肺炎克雷白杆菌等的活性较第一代头孢氨苄强。

头孢呋辛酯

头孢呋辛酯（cefuroximeaxetil）为头孢呋辛的乙酰乙酯。脂溶性强，口服吸收后迅速在肠黏膜和门脉循环中被非特异性酯酶水解为头孢呋辛，分布至全身细胞外液。本品的抗菌作用与头孢呋辛同。适用于敏感菌所致的急性咽炎、扁桃体炎、急性支气管炎、肺炎、单纯性尿路感染、皮肤软组织感染等。

头孢曲松

头孢曲松（ceftriaxone）对肠杆菌科细菌有强大活性。对大肠埃希菌、肺炎克雷白杆菌、产气肠杆菌、吲哚阳性变形杆菌等作用强，对流感嗜血杆菌、淋病奈瑟菌和脑膜炎奈瑟菌有较强抗菌作用，对溶血性链球菌和肺炎球菌亦有良好作用。

头孢他啶

头孢他啶（ceftazidime）又名复达欣，对大肠埃希菌、肺炎杆菌、流感嗜血杆菌、铜绿假单胞菌等有高度抗菌活性。对于细菌产生的大多数 β-内酰胺酶高度稳定。

头孢哌酮

头孢哌酮（cefoperazone）对 G^- 杆菌产生的广谱 β-内酰胺酶有很强的稳定性，抗 G^- 杆菌的作用优于第一、二代头孢菌素，但对铜绿假单胞菌有较好的抗菌活性。抗 G^+ 菌的作用不如第一、二代头孢菌素，但对肺炎球菌、化脓性链球菌均有较好的作用。对厌氧菌的抗菌作用较弱。该类药物用于敏感菌所致的呼吸道、泌尿道、胃肠道、胆道及腹部感染，以及严重感染如败血症、肺炎、脑膜炎等。

第四节 其他 β-内酰胺类抗生素

其他 β-内酰胺类包括头霉素类、氧头孢烯类、碳青霉烯类和单环类。

一、头霉素类

头霉素类的母核与头孢菌素相似，且抗菌活性也类似，习惯上也被列入第二代头孢菌素类中。因其侧链上引入了甲氧基，使其对 β-内酰胺酶的稳定性较头孢菌素强。

代表药物头孢西丁（cefoxitin）系由链霉菌产生的甲氧头孢菌素，特点为对 G^- 菌有较强的抗菌作用，对 β-内酰胺酶高度稳定，对第一代头孢菌素耐药的多数 G^- 菌作用明显增强，对厌氧菌的作用较强。抗菌谱包括大肠埃希菌、肺炎杆菌、吲哚阳性变形杆菌和沙雷氏菌、克雷白杆菌、流感杆菌、沙门菌、志贺菌等，对葡萄球菌和多种链球菌也有较好作用。临床主要用于敏感菌所致的呼吸道感染、心内膜炎、腹膜炎、肾盂肾炎、尿路感染、败血症以及骨、关节、皮肤和软组织等感染。该类药物还有头孢美唑、头孢米诺等。

二、氧头孢烯类

氧头孢烯类（oxacephems）的结构类似头孢菌素，母核中的 S 原子为 O 原子所取代，并在 7 位 C 上也有反式甲氧基，如拉氧头孢（latamoxef），其性质与头孢菌素相似。本类药物对厌氧菌有较强作用。抗菌谱广，对 G^+ 菌、G^- 菌尤其是对甲氧西林耐药的金葡菌（MRSA）有很强的抗菌活性，对细菌产生的 β-内酰胺酶稳定。本类药物的作用类似于第三代头孢菌素。

三、碳青霉烯类

硫霉素（thienamycin）是第一个碳青霉烯类抗生素，因其稳定性差，在临床不适用。对其进行结构改造在国内已经上市的有亚胺培南（imipenem）、美罗培南（meropenemfor）、帕尼培南（panipenan）、法罗培南（faropenem）、厄他培南（etapenem）等，具有抗菌谱广、抗菌作用强、对 β-内酰胺酶高度稳定的特点。亚胺培南易被肾脱氢肽酶水解失活，在临床与肾脱氢肽酶抑制剂西司他丁按照 1∶1 做成复方制剂，适用于耐药菌感染和多种细菌混合感染。

四、单环 β-内酰胺类

氨曲南（aztrenam）是第一个应用于临床的单环 β-内酰胺类，口服不易吸收，肌内注射吸收迅速、完全，在体内分布广泛，在尿中浓度很高。氨曲南通过与细菌细胞膜上 PBP3 高度亲和而抑制细胞壁的合成。对 G^- 菌有强大的抗菌作用，对 G^+ 菌作用弱，对细菌产生的大多数 β-内酰胺酶高度稳定。适用于治疗铜绿假单胞菌、大肠埃希菌、克雷白杆菌、沙门菌属等敏感菌所致的各种感染，如尿路感染、下呼吸道感染、败血症、腹腔内感染、妇科感染、术后伤口及烧伤、溃疡等皮肤软组织感染等。不良反应较少见。

第五节 β-内酰胺酶抑制药及其复方制剂

β-内酰胺酶抑制药（β-lactamase inhibitors）本身没有或只有较弱的抗菌活性，但可抑制 β-内酰胺酶的活性，因而在临床与 β-内酰胺类抗生素做成复方制剂，可保护 β-内酰胺类抗生素不被酶水解，抗菌活性显著增强。常用的复方制剂见表 36-1。

表 36-1 β-内酰胺类抗生素的复方制剂

复方制剂商品名	抗菌药物	给药途径
优立新（unasyn）	氨苄西林/舒巴坦	im，iv
舒普深（sulperazone）	头孢哌酮/舒巴坦	im，iv
新治菌（newcefotoxin）	头孢噻肟/舒巴坦	im，iv
特治星（tazocin）	哌拉西林/他唑巴坦	iv
奥格门汀（augmentin）	阿莫西林/克拉维酸	po
替门汀（timentin）	替卡西林/克拉维酸	im，iv
泰能（tienam）	亚胺培南/西司他丁	iv，im
氨唑西林（ampicloxacillin）	氨苄西林/氯唑西林	po
克倍宁（carbenin）	帕尼培南/倍他米隆	im，iv
凯力达	阿莫西林/双氯西林	po
新灭菌（biflocin）	阿莫西林/氟氯西林	po，im，iv

克 拉 维 酸

克拉维酸（clavulanic acid）又称棒酸，是第一个用于临床的 β-内酰胺酶抑制药，该药的特点是抗菌谱广，但抗菌活性很弱；对多种 β-内酰胺酶稳定，即抑酶谱广，该药与青霉素、头孢菌素合用极大地提高了抗菌活性。在临床使用的有阿莫西林与克拉维酸钾做成的复方制剂，称为奥格门汀（augmentin）；替卡西林与克拉维酸做成的复方制剂称为替门汀（timentin）。

舒 巴 坦

舒巴坦（sulbactam），又称青霉烷砜，可抑制 β-内酰胺酶对青霉素、头孢菌素类的破坏。与氨苄西林联合应用可使葡萄球菌、卡他球菌、奈瑟球菌、流感嗜血杆菌、肠杆菌、克雷白杆菌、部分变形杆菌以及拟杆菌等微生物对氨苄西林的最低抑菌浓度下降而增效，并可使产酶菌株对氨苄西林恢复敏感。而单独应用则仅对奈瑟球菌有抗菌作用。与氨苄西林的合用制剂为优立新（unasyn），与头孢哌酮的合用制剂为舒普深（sulperazone），与头孢噻肟的合用制剂为新治菌（newcefotoxin）。

他 唑 巴 坦

他唑巴坦（tazobactam）又称三唑巴坦，为舒巴坦衍生物，对 β-内酰胺酶的抑制作用强于克拉维酸和舒巴坦，临床上与哌拉西林的合用制剂为特治星（tazocin）。

复 习 指 导

1. β-内酰胺类抗生素包括有青霉素类、头孢菌素类、新型 β-内酰胺类和 β-内酰胺酶抑制剂等五类。该类抗生素的主要抗菌机制是通过与胞浆膜上的青霉素结合蛋白（PBPs）结合，抑制细菌细胞壁的合成。细菌对 β-内酰胺类产生耐药性的机制有产生 β-内酰胺酶、PBPs 结构发生改变、增强药物外排机制等。

2. 青霉素类可分为：①窄谱青霉素类，代表药物是青霉素 G。主要作用于 G^+ 菌，对 G^- 菌作用弱。其最严重的不良反应是过敏性休克，临床上必须采取一系列的防治措施。②耐酶青霉素，代表药物是甲氧西林等。抗菌谱与青霉素 G 相似，但作用较弱。主要用于治疗产青霉素酶并对甲氧西林敏感的葡萄球菌所致轻、中度感染。③广谱青霉素，代表药物有氨苄西林、阿莫西林等。该类药不耐酶，对 G^+ 菌、G^- 菌均有效，对 G^- 菌的抗菌效力较强，对铜绿假单胞菌无效。④抗铜绿假单胞菌广谱青霉素，代表药物有羧苄西林等。该类药不耐酶，对 G^+ 菌、G^- 菌均有效，对 G^- 菌的抗菌作用较强，尤其是对铜绿假单胞菌的作用强。⑤抗 G^- 杆菌青霉素，代表药物为美西林，对 G^- 杆菌作用强，对 G^+ 作用弱。

3. 头孢菌素类抗生素可分为四代，其特点：第一代头孢菌素对 G^+ 菌作用强于第一、二代，对 G^- 菌作用弱，对 G^- 杆菌产生的 β-内酰胺酶不稳定，有肾毒性。第二代头孢菌素对 G^+ 菌的作用略弱于第一代，对 G^- 菌的作用较第一代强，对铜绿假单胞菌无效，对部分厌氧菌有效，对多数 β-内酰胺酶稳定。第三代头孢菌素对 G^+ 菌作用不及第一、二代，对 G^- 菌的作用强于第一、二代，对铜绿假单胞菌作用强，对多数厌氧菌有高效，对各种 β-内酰胺酶稳定。第四代头孢菌素对 G^+ 菌、G^- 菌均有高效，对各种 β-内酰胺酶高度稳定。

4. 其他 β-内酰胺类包括头霉素类、氧头孢烯类、碳青霉烯类和单环类。

5. β-内酰胺酶抑制药包括克拉维酸、舒巴坦和他唑巴坦。本身没有或只有较弱的抗菌活性,但可抑制β-内酰胺酶的活性,因而在临床与β-内酰胺类抗生素做成复方制剂。

常用制剂及用法

青霉素钠(penicillin sodium) 临用前配成溶液,肌内注射或脉滴注,每次80万U,2~4次/日,必要时可适当增量。

普鲁卡因青霉素(procaine penicillin) 40万U/次,1次/天,肌内注射,必要时可适当增量。

苄星青霉素(benzathine benzylpenicillin) 肌内注射,60万~120万U/次,1~2次/月。

氯唑西林钠(cloxacillin sodium) 口服、肌内或静脉滴注,每次0.5~1g,4次/天。

氟氯西林钠(flucloxacillin sodium) 口服、肌内或静脉滴注,每次0.25g,4次/天。

氨苄西林钠(ampicillin sodium) 口服、肌内或静脉滴注,每次0.25~1g,4次/天。

阿莫西林钠(amoxycillin sodium) 口服,每次0.5~1g,3~4次/天。

羧苄西林钠(carbenicillin sodium) 肌内注射或静脉滴注,1~2g/d,4次/天。

哌拉西林钠(piperacillin sodium) 静脉滴注,1~4g/d,4次/天。

头孢氨苄(cephalexin) 口服,0.25~0.5g/次,4次/天。

头孢呋辛钠(cefuroxime sodium) 肌内注射或静脉滴注,0.75~1.5g/次,4次/天。

头孢克洛(cefaclor) 口服,0.25~0.5g/次,4次/天。

头孢噻肟钠(cefotaxime sodium) 肌内注射,0.5~1.5g/次,2~4次/天。

头孢他定(ceftazidime) 肌内注射或静脉滴注,0.5~2g/次,3次/天。

头孢哌酮钠(cefoperazone sodium) 肌内注射或静脉滴注,1~2g/次,2次/天。

(李卫萍)

第37章 大环内酯类、林可霉素类及万古霉素类抗生素

学习要求

掌握大环内酯类、林可霉素类及万古霉素类抗生素的抗菌作用机制、临床应用及主要不良反应,熟悉常用的药物,了解这些药物的抗菌谱特点等。

要点提示

林可霉素、克林霉素和氯霉素的作用位点也在核糖体50S亚基,作用位点与红霉素相近,如果合用会发生拮抗作用。

第一节 大环内酯类抗生素

大环内酯类是一类具有14、15或16元大环内酯结构,抗菌作用相似的抗生素,其中,第一代大环内酯类有红霉素、麦迪霉素、螺旋霉素、乙酰螺旋霉素、交沙霉素等,第一代因口服吸收差、不良反应大等问题,20世纪70年代又陆续合成了第二代大环内酯类抗生素,有阿奇霉素、克拉霉素、罗红霉素,具有口服吸收好、不良反应小等优点。目前开发的新大环内酯类药物有泰利霉素和喹红霉素。

大环内酯类按化学结构分类:

1. 14元大环内酯类 红霉素、罗红霉素、克拉霉素、地红霉素、泰利霉素和喹红霉素。

2. 15元大环内酯类 阿奇霉素。

3. 16元大环内酯类 螺旋霉素、乙酰螺旋霉素、麦迪霉素、罗他霉素、麦白霉素、交沙霉素、柱晶白霉素、米欧卡霉素等。

一、大环内酯类的共同特点

【抗菌作用及机制】 大环内酯类主要作用于大多数G^+菌(包括MRSA)和厌氧菌,对部分G^-菌如脑膜炎奈瑟菌、淋病奈瑟菌、军团菌、胎儿弯曲菌、嗜血杆菌、百日咳鲍特菌等,以及衣原体和支原体,也具有良好作用。第二代药物抗菌谱有所扩大,增加并提高了对G^-菌的抗菌活性。大环内酯类通常表现为抑菌作用,高浓度时亦有杀菌作用。

大环内酯类主要通过抑制细菌蛋白质的合成发挥作用,作用靶位主要在细菌核糖体50S亚基,14元大环内酯类主要抑制肽酰基t-RNA移位,16元大环内酯类主要抑制肽酰基的转移反应。

【耐药机制】 随着大环内酯类药物的广泛应用,其在全球范围内的耐药菌株亦迅速增多。耐药方式主要如下:

1. 酶介导的药物灭活 是由于细菌产生大环内酯类抗生素的钝化酶,破坏药物结构而使其失去抗菌活性。钝化酶包括大环内酯酯酶、2′-磷酸转移酶、糖基转移酶等,这些酶分别水解、磷酸化或糖基化抗生素。

2. 靶位结构改变 细菌产生耐药基因,如肺炎链球菌erm基因介导的核糖体甲基化修饰,使药物与核糖体不能结合而产生耐药。

3. 摄入减少和外排增多 耐药菌可通过改变膜成分或外膜的通透性使进入菌体内的药物量减少,其中G^-菌对大环内酯类产生耐药性系由脂多糖外膜屏障发生改变。细菌还可通过基因编码使外排泵的功能增强,使大环内酯类泵出增加而产生耐药性。

【体内过程】 红霉素口服吸收少,容易被胃酸破坏,在临床常用其肠衣片或酯化物。半合成品对胃酸稳定,可口服,生物利用度高。大环内酯类分布广泛,可分布到各种组织和体液,如分布在肺、痰液、皮下组织、胆汁等,脑脊液浓度低。半合成品在组织中的浓度高,血药浓度也有所提高。

二、常用的大环内酯类药物

红霉素

红霉素(erythromycin)是1944年由链霉菌的培养液中提取得到,在酸性溶液中不稳定,容易被破坏。其常用的剂型有红霉素肠溶衣片或薄膜衣片,口服后在肠道吸收。

【抗菌作用】 红霉素对金黄色葡萄球菌、表皮葡萄球菌、链球菌等G^+菌作用强,对脑膜炎奈瑟菌、淋病奈瑟菌、流感杆菌、百日咳鲍特菌、布鲁斯菌、军团菌等高度敏感。对某些螺旋体、支原体、立克次体也有抗菌作用。

【临床应用】 红霉素对 G^+ 菌的效力不如青霉素，在临床主要用于对青霉素耐药的金黄色葡萄球菌和对青霉素过敏者，以及上述敏感菌所致的各种感染，厌氧菌引起的口腔感染，肺炎支原体、衣原体所致的呼吸系统感染、泌尿生殖系统感染。

【不良反应】 常见有胃肠道反应，如恶心、呕吐、食欲不振。少数患者可有过敏反应，表现为药热、皮疹等。可发生肝损害，表现为转氨酶升高、肝大，严重者会发生黄疸。红霉素的耳毒性表现为耳鸣、听力减退、暂时性耳聋等。

红霉素常用的剂型有：

红霉素（erythromycin）为肠溶衣片或薄膜衣片，口服后在肠道吸收。

依托红霉素（erythromycin estolate），又称无味红霉素，可口服，为红霉素丙酸酯的十二烷基硫酸盐，口服后在肠道分解为红霉素丙酸酯，也有部分水解成游离红霉素发挥作用。

硬脂酸红霉素（erythromycin stearate），为红霉素的硬脂酸盐，薄膜衣片或糖衣片对胃酸稳定，到十二指肠后分解为红霉素发挥作用。

琥乙红霉素（erythromycin ethylsuccinate），为红霉素的琥珀酸乙酯，对胃酸稳定，口服后在肠道吸收，能透过胎盘屏障，能进入乳汁，孕妇和哺乳期妇女慎用。有胃肠反应，肝损害较轻。

乳糖酸红霉素（erythromycin lactobionate），为红霉素的乳糖醛酸酯，主要供静脉滴注用，高浓度滴注时会发生静脉炎。本品注射时应用 5% 葡萄糖溶液稀释，不能用盐溶液稀释，否则会析出结晶。

克拉霉素

克拉霉素（clarithromycin）是 14 元大环内酯类抗生素，对胃酸稳定，口服吸收好，不受食物的影响，但生物利用度低，仅 55%。对 G^+ 菌的抗菌活性强于红霉素，且对 G^- 菌的抗菌谱有所扩大。广泛分布在各种组织，组织浓度高于血药浓度。不良反应小。

阿奇霉素

阿奇霉素（azithromycin）是 15 元大环内酯类抗生素，口服吸收迅速，生物利用度高；分布广泛，组织浓度高于血药浓度；多数药物经粪便排泄，少数经尿液排泄；$t_{1/2}$ 长达 35～48h。抗菌谱扩大，对 G^+ 菌和 G^- 菌均有效，并且对 G^- 菌的作用明显强于红霉素，对厌氧菌、衣原体、支原体、螺旋体也有强大作用，对某些细菌可呈现杀菌作用。临床主要用于治疗呼吸道感染、泌尿道感染、皮肤软组织感染等。不良反应小。

酮内酯类抗生素

酮内酯类（ketolides）作为一类全新的药物，其结构属大环内酯类抗生素的衍生物，在 3 位引入酮基，代替中性糖基，提高了弱酸环境的稳定性，该类药物包括泰利霉素（telithromycin）和喹红霉素（cethromycin）。由于结构的改变使得该类药物的抗菌作用增强，尤其对呼吸道感染病原菌耐药者的抗菌活性明显增高。酮内酯类对肺炎链球菌、A 组/B 组溶血性链球菌、草绿色链球菌均具高度抗菌活性，包括上述细菌对红霉素耐药者，青霉素不敏感肺炎链球菌仍对该类药物呈现高度敏感。

泰利霉素的作用机制与大环内酯类抗生素相似，主要是通过直接与细菌核糖体的 50S 亚基结合，抑制蛋白质的合成，并阻止其翻译和装配。口服吸收良好，生物利用度约 57%，吸收不受食物影响。在肝脏大部分被 CYP3A4 代谢成 4 种代谢产物。原形药物的肾清除率为每小时 12.5L，$t_{1/2}$ 约 10h。在肝功能不全者其 $t_{1/2}$ 可延长 1.4 倍。本品抗菌谱类似于红霉素，但本品对野生型细菌核糖体的结合力较红霉素和克拉霉素强，分别为 10 倍和 6 倍；抗菌作用比阿奇霉素强。对其他大环内酯类抗生素耐药的细菌，本品尚可能有效。主要用于敏感菌所致的呼吸道感染，包括社会获得性肺炎、慢性支气管炎、急性上颌窦咽炎及扁桃体炎。

喹红霉素的抗菌机制同红霉素，抗菌谱范围与泰利霉素相似，但作用更强，对临床分离得到的呼吸道主要致病菌包括肺炎支原体、嗜肺军团菌等都有强力作用。与阿奇霉素、克拉霉素、氯林可霉素、环丙沙星及红霉素比较，本品是最为有效的，喹红霉素对多耐药的 G^+ 球菌也有效，对厌氧菌包括梭菌、脆弱拟杆菌、巴斯德杆菌等，本品比克拉霉素强 4～8 倍。实验结果表明本品具有快速杀菌作用，还具有潜在的免疫调节作用。

第二节　林可霉素类抗生素

林可霉素类抗生素包括林可霉素（lincomycin，洁霉素）和克林霉素（clindamycin，氯洁霉素）。克林霉素是林可霉素分子中第 7 位的羟基被氯离子取代所得，两药的抗菌谱和抗菌机制相同，由于克林霉素口服吸收好、抗菌活性比林可霉素强 4～8 倍、不良反应小而在临床更为常用。

【抗菌作用及机制】 林可霉素类属窄谱抗生素，与 G^+ 菌的核糖体亲和力较强，对 G^- 菌的亲和力弱，故对 G^+ 菌的作用强，对部分需氧 G^- 球菌、人型支原体、沙眼衣原体也有作用。对各类厌氧菌有强大作用。但对肠球菌、G^- 杆菌、耐甲氧西林的金葡菌、肺炎支原体不敏感。林可霉素类抗生素能不可逆结合到细菌核糖体的 50S 亚基，抑制蛋白质的合成。大多数细菌对林可霉素和克林霉素存在完全交叉耐药现象，对大环内酯类也存在交叉耐药现象。耐药机制同大环内酯类。

【体内过程】 林可霉素口服生物利用度为20%～35%，易受食物影响。克林霉素生物利用度为87%，受食物影响小。两药血浆蛋白结合率高，可广泛分布到全身组织和体液，在骨组织中的浓度高是其特点。不易透过血-脑屏障，在乳汁中的浓度较高，可透过胎盘屏障进入胎儿体内。在肝脏代谢，经胆汁排入肠腔，或经肾小球滤过排出。

【临床应用】 主要用于对β-内酰胺类抗生素耐药或过敏的金黄色葡萄球菌感染，治疗金黄色葡萄球菌引起的骨髓炎可作为首选药。用于治疗厌氧菌引起的感染，需氧和厌氧菌引起的混合感染，如腹腔感染、盆腔感染和妇科感染。

【不良反应】

1. 胃肠道反应 表现为恶心、呕吐、腹泻，口服给药多见。林可霉素胃肠道反应的发生率高于克林霉素。长期用药可引起假膜性肠炎，如出现严重腹泻、水样或血样便，应及时停药。

2. 过敏反应 轻度皮疹、药热等。

3. 其他 偶见肝毒性、中性粒细胞减少、血小板减少。

第三节 万古霉素类抗生素

万古霉素类包括万古霉素（vancomycin）、去甲万古霉素（norvancomycin）和替考拉宁（teicoplanin）。万古霉素是从链霉菌培养液中分离得到的一种糖肽类抗生素，性质稳定。去甲万古霉素是我国科学家从诺卡菌属培养液中分离得到的，比万古霉素少一个甲基。替考拉宁是从游动放射菌属培养液中分离得到的。

【抗菌作用及机制】 对G^+菌有强大的杀菌作用，特别是MRSA和MRSE（耐甲氧西林的表皮葡萄球菌）。作用机制主要是通过与细菌细胞壁的前体物质肽聚糖结合，抑制细菌细胞壁的合成，造成细胞壁缺损，水分不断渗入细胞内，细胞逐渐膨胀、破裂而死亡。

【耐药性】 可诱导耐药菌产生一种能修饰细胞壁前体肽聚糖的酶，使药物不能与肽聚糖结合而产生耐药性。一般不易产生耐药性，与其他抗生素也无交叉耐药现象。

【体内过程】 口服难吸收，肌内注射可引起局部剧烈疼痛和组织坏死，只能静脉给药。可分布到各种组织和体液，不易透过血-脑屏障，炎症时透入可增加，可透过胎盘屏障。万古霉素和去甲万古霉素的$t_{1/2}$约6h，主要经肾脏排泄。

【临床应用】 因该类药物毒性大，一般不做首选。主要用于G^+菌引起的严重感染，特别是MRSA和MRSE引起的感染，如败血过敏症、心内膜炎、骨髓炎和肺部感染等。可用于对其他抗生素耐药的严重感染或对β-内酰胺类抗生素过敏的患者。口服可用于假膜性肠炎及消化道感染。

【不良反应】 万古霉素和去甲万古霉素的毒性较大，替考拉宁较小。

1. 耳毒性 耳毒性最严重，表现为耳鸣、听力减退，严重者会出现耳聋，及时停药可恢复，大剂量（血药浓度超过800mg/ml）和长疗程更容易发生。应避免与有耳毒性的药物合用。

2. 肾毒性 主要损伤肾小管，表现为蛋白尿、少尿、血尿、管型尿，氮质血症，甚至肾衰竭。避免与氨基糖苷类等有肾毒性的药物合用。

3. 过敏反应 可出现“红人综合征”，多出现在快速静脉注射万古霉素时，表现为皮肤潮红、荨麻疹、心动过速、低血压等。偶可引起过敏性休克。

4. 其他 口服时可引起恶心、呕吐、金属异味感。静脉注射会引起静脉炎。

复习指导

1. 大环内酯类抗生素通过与细菌核糖体50S亚基结合，抑制细菌蛋白质的合成产生抗菌作用。主要作用于G^+菌、部分G^-菌（脑膜炎奈瑟菌、淋病奈瑟菌、军团菌、胎儿弯曲菌、对嗜血杆菌、百日咳鲍特菌等）以及衣原体和支原体。

2. 林可霉素类抗生素属窄谱抗生素，抗菌机制与大环内酯类相似。对G^+菌的作用强，对G^-菌的作用弱，对各类厌氧菌有强大作用。可广泛分布到全身组织和体液，在骨组织中的浓度高是其特点。治疗金黄色葡萄球菌引起的骨髓炎可作为首选药。

3. 万古霉素类抗生素对G^+菌有强大的杀菌作用，特别是MRSA和MRSE。作用机制主要是通过与细菌细胞壁的前体物质肽聚糖结合，抑制细菌细胞壁的合成。因该类药物毒性大，一般不做首选。

常用制剂及用法

红霉素（erythromycin） 口服0.2～0.5g/次，4次/天。

罗红霉素（roxithromycin） 口服0.15g/次，2次/天。

乙酰螺旋霉素（acetylspiramycin） 口服0.5g/次，4次/天。

克拉霉素（clarithromycin） 口服0.25～0.5g/次，2次/天。

阿奇霉素（azithromycin） 口服0.5g/次，1次/天。

盐酸林可霉素(lincomycin hydrochloride)
口服:0.25~0.5g/次,饭后服,3~4次/天。肌内注射,0.25~0.5g/次,3~4次/天。静脉滴注,0.25~0.5g,溶于100ml生理盐水中,滴注时间不少于1h,2~3次/天。

盐酸万古霉素(vancomycin hydrochloride)
口服:0.5g/次,4次/天,疗程5~7d。静脉滴注:0.4~0.5g/次,每克至少加液体200ml,1h以上缓慢滴入,疗程2周。

(李卫萍)

第38章　氨基糖苷类抗生素

学 习 要 求

掌握氨基糖苷类抗生素的抗菌作用特点、临床应用和不良反应，掌握主要代表药物作用特点，能够选择应用。

氨基糖苷类(aminoglycosides)抗生素因其分子结构中均含有一个氨基醇环和一个或多个氨基糖分子，通过氧桥连接成苷而得名。包括天然和半合成品两大类。天然来源的氨基糖苷类包括由链霉菌培养液中提取得到的链霉素(streptomycin)、卡那霉素(kanamycin)、妥布霉素(tobramycin)、新霉素(neomycin)、大观霉素(spectinomycin)、核糖霉素(ribostamycin)、巴龙霉素(paromomycin)等和由小单孢菌培养液中提取得到的庆大霉素(gentamicin)、西索米星(sisomicin)、阿司米星(astromicin)、小诺霉素(micronomicin)等。半合成品主要有有卡那霉素B(bekanamycin)、阿米卡星(amikacin)、依替米星(etimicin)、奈替米星(netilmicin)、阿贝卡星(arbekacin)、异帕米星(isepamicin)、地贝卡星(dibekacin)等。

由于氨基糖苷类的分子结构中含有多个的氨基和胍基等碱性基团，所以这类药物均为比较强的有机碱，临床用制剂均为硫酸盐。除链霉素水溶液性质不稳定外，其他药物水溶液性质均稳定。与β-内酰胺类抗生素合用时不能混于同一容器，否则易使氨基糖苷类抗生素失活。

第一节　氨基糖苷类的共性

一、抗菌作用和机制

氨基糖苷类抗生素对各种需氧G^-杆菌包括大肠杆菌、铜绿假单胞菌、变形杆菌属、克雷白菌属、肠杆菌属、志贺菌属、枸橼酸杆菌属具有强大抗菌活性；对沙雷菌属、沙门菌属、产碱杆菌属、不动杆菌属和嗜血杆菌属也有一定抗菌作用；对淋球菌、脑膜炎球菌等G^-球菌作用较差；对MRSA和MRSE也有较好抗菌活性，对各组链球菌抗菌作用较弱。少数对结核分枝杆菌有抗菌作用，如链霉素、卡那霉素。肠球菌和厌氧菌对氨基糖苷类不敏感。与β-内酰胺类抗生素合用，对肠球菌属、李斯德菌属、草绿色链球菌和铜绿假单胞菌可产生协同抗菌作用。

氨基糖苷类抗生素抗菌作用特点有：①具有初次接触效应(first exposure effect，FEE)；②杀菌速率和持续时间与浓度呈正相关；③对G^-杆菌和G^+球菌有明显的抗生素后效应(post antibiotic effect，PAE)，且持续时间为浓度依赖性；④需要通过氧依赖性的主动转运过程进入细菌细胞内，故仅对需氧菌有效；⑤在碱性环境中抗菌作用增强；⑥易出现耐药。

氨基糖苷类为静止期杀菌药，其抗菌作用机制主要是阻碍细菌蛋白质的合成。细菌蛋白质的生物合成过程与哺乳动物相类似，以mRNA为模板，tRNA为运载体，核糖体为装配场所，共同协调完成。其核蛋白体循环分为起始、延长和终止三个阶段(图38-1)。

1. 起始阶段　mRNA与30S核蛋白体亚单位结合形成30S起始复合物，后者再与50S核蛋白体亚单位结合形成70S起始复合物。

2. 延长阶段　即翻译过程。50S亚基上有A位和P位，分别接受氨基酸和形成肽链。各氨酰基tRNA(aa-tRNA)按照mRNA上核苷酸“三联密码”顺序依次接在A位上，此时P位上形成的肽链转移到A位。核糖体在mRNA上移位，将A位上的肽链移到P位，A位继续接受下一个aa-tRNA。如此循环使肽链延长。

3. 终止阶段　当mRNA分子的终止密码子(UAA，UAG，UGA)出现在核蛋白体的A位上时，由于没有相应的aa-tRNA与之结合，肽链合成终止。合成的肽链脱落之后，70S核蛋白体重新解离为30S与50S两个亚单位，进入新的肽链合成的核蛋白体循环。

氨基糖苷类抗生素抑制细菌蛋白质合成的各个环节及作用机制(图38-1)。

(1) 起始阶段：与细菌核蛋白体30S亚基上的靶蛋白(P_{10})不可逆的结合，抑制30S起始复合物的形成，使A位空间结构歪曲，阻止aa-tRNA在A位的正确定位，尤其是妨碍了甲硫氨酰tRNA的结合，造成异常起始复合物(链霉素单体，streptomycin monosome)堆积，进而干扰了功能性核蛋白体的组装，抑制70S起始复合物的形成。

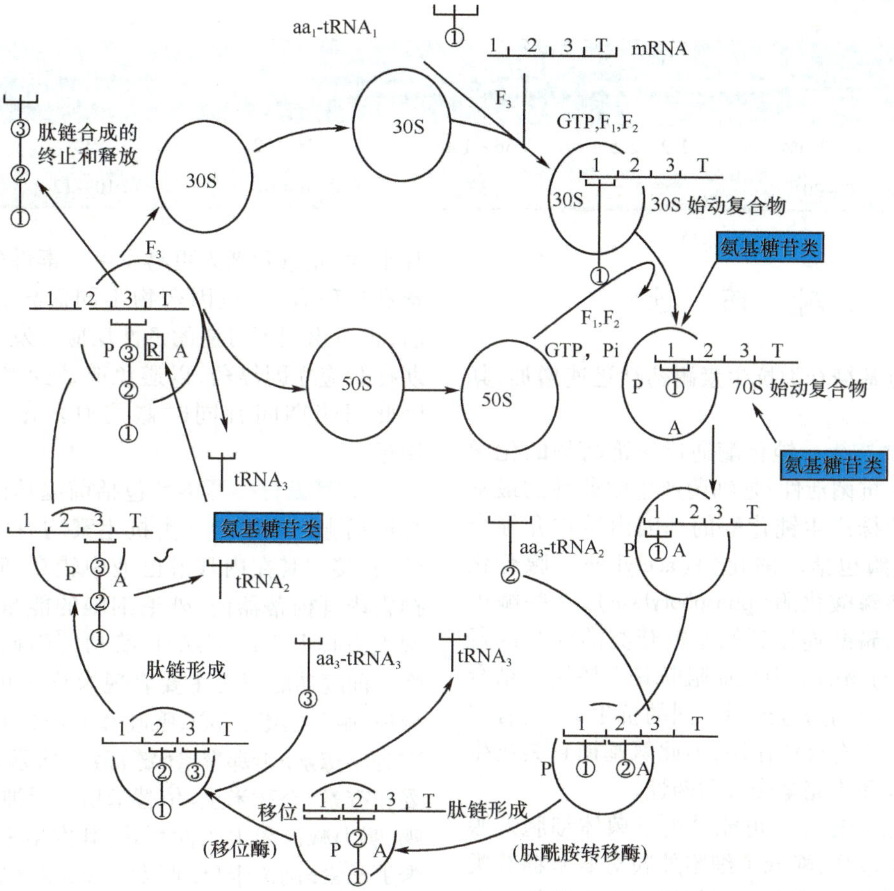

图 38-1　细菌核糖体循环及氨基糖苷类抗生素作用部位示意图

(2) 延长阶段：诱导 tRNA 与 mRNA 密码三联体错误匹配，引起完整核蛋白体的 30S 亚基错读遗传密码（翻译），使错误的氨基酸插入蛋白质结构，所以合成了异常的、无功能的蛋白质。

(3) 终止阶段：阻碍终止密码子与 A 位结合，使已合成的肽链不能释放，并阻止 70S 核蛋白体解离，使核糖体循环受阻，最终造成细菌体内的核蛋白体耗竭。

此外，氨基糖苷类抗生素还可能通过抑制细菌细胞膜蛋白质合成，破坏膜的屏障功能，使药物更易进入胞浆内而增强作用，最后膜结构破坏，导致细菌细胞内 K^+、腺嘌呤核苷酸、酶等重要物质外漏。通过上述综合机制最终使细菌迅速死亡。

二、体 内 过 程

1. 吸收　氨基糖苷类极性高，解离度大，口服难吸收（<1 %），可用于肠道感染和手术前胃肠道消毒用。肌内注射吸收迅速而完全，达峰时间为 0.5 ~ 2h。为避免血药浓度过高而导致不良反应，通常不静脉注射给药。新霉素因其严重肾脏毒性，不能采用注射给药。

2. 分布　氨基糖苷类的血浆蛋白结合率均较低，除链霉素约为 35% 外，其他多在 10% 以下。药物可渗入大多数体液中，在肾皮质和内耳内、外淋巴液中有较高浓度，且药物浓度下降缓慢，因而容易引起肾脏毒性和耳毒性。不易透过血-脑屏障，甚至在脑膜炎时，脑脊液中也难以达到有效治疗浓度；但可透过胎盘屏障并聚积在胎儿血浆和羊水中。

3. 代谢和排泄　氨基糖苷类在体内不被代谢，85% ~ 95% 以原形通过肾小球滤过，除奈替米星外，在肾小管均无再吸收过程，故尿药浓度高，为血药峰浓度的 30 ~ 100 倍，即使停药，尿药浓度仍可维持有效水平数天。$t_{1/2}$ 为 2 ~ 3h，但肾功衰竭患者可延长 20 ~ 30 倍以上而致药物蓄积，此时应减小剂量或延长服药间隔时间（表 38-1）。

表 38-1　常用氨基糖苷类抗生素的药代动力学参数

药物	蛋白结合率	成人 $t_{1/2}$(h)		药物治疗范围	药物潜在中毒浓度(μg/ml)	
		正常	少尿	峰浓度(μg/ml)	峰浓度	谷浓度
庆大霉素	0 ~ 30%	1.7 ~ 2.3	48 ~ 72	4 ~ 10	>10 ~ 12	>2.0
妥布霉素	0 ~ 30%	2.0 ~ 2.8	56 ~ 60	4 ~ 10	>10 ~ 12	>2.0

续表

药物	蛋白结合率	成人 $t_{1/2}$(h)		药物治疗范围	药物潜在中毒浓度(μg/ml)	
		正常	少尿	峰浓度(μg/ml)	峰浓度	谷浓度
阿米卡星	0～3.5%	2.2～2.5	56～150	16～32	>32	>10
奈替米星	0～30%	2.2	33	6～10	>10～12	>2.0

三、耐 药 性

病原菌对氨基糖苷类抗生素耐药性迅速增加，其耐药机制有：

1. 钝化酶的产生 钝化酶通过修饰药物的化学结构而使其失去抗菌活性，是细菌产生耐药性的最常见机制。耐药菌株产生钝化酶的基因由质粒介导合成，常见的钝化酶包括乙酰化酶(acetylase)、腺苷化酶(adenylase)和磷酸化酶(phosphorylase)，这些酶可将乙酰基、腺苷、磷酸连接到氨基糖苷类的氨基或羟基上，通过改变药物的结构从而阻断其与核糖体结合而失效。不同类型的酶可灭活不同的抗生素，但有些酶对多种抗生素均有灭活作用，因此氨基糖苷类抗生素之间存在完全和不完全交叉耐药性。

2. 膜通透性的改变 可能是由于菌体细胞外膜孔蛋白结构发生改变，降低了细胞外膜对氨基糖苷类的通透性，也可能是由于改变了氧依赖性主动转运系统，抑制药物与细菌体内核蛋白体30S亚基结合，从而减少菌体内药物的浓度而产生耐药。

3. 靶位蛋白的修饰 由于细菌核蛋白体30S亚基上S_{12}蛋白质中一个氨基酸被替代，形成一个不能结合氨基糖苷类(为链霉素特有)的靶蛋白，特异性地致使rRNA对链霉素的亲和力降低而不能形成复合体，从而导致细菌耐药。这个作用不影响其他氨基糖苷类的结合。

四、临 床 应 用

氨基糖苷类抗生素主要用于敏感需氧G^-杆菌所致的全身感染，如脑膜炎、呼吸道、泌尿道、皮肤软组织、胃肠道、烧伤或创伤及骨关节感染等。单独应用治疗败血症、肺炎、脑膜炎等G^-杆菌引起的严重感染时可能失败，需联合应用其他抗G^-杆菌的抗菌药如广谱半合成青霉素、第三代头孢菌素及氟喹诺酮类等可产生协同作用。利用该类药物口服不吸收的特点，可以用于胃肠道感染、肠道手术前准备、肝昏迷。新霉素制成软膏或眼膏或冲洗液治疗局部感染。此外，链霉素、卡那霉素可作为抗结核药物。

五、不良反应与注意事项

氨基糖苷类抗生素的主要不良反应是肾毒性和耳毒性，儿童和老人更易发生。毒性的产生与用药剂量和疗程有关，也因药物不同而异。有时在停药以后，也可出现不可逆的毒性反应。发现毒性反应的早期症状应立即停药，以避免或减少严重毒性的发生。因此用药期间宜同时监测血药浓度，并据此调整用量。

1. 耳毒性 耳毒性包括前庭功能损害和耳蜗听神经损害。氨基糖苷类抗生素均有不同程度的耳毒性，直接与其在内耳淋巴液中较高药物浓度有关，可损害内耳柯蒂器内、外毛细胞的能量产生及利用，引起细胞膜上Na^+-K^+-ATP酶功能障碍，造成毛细胞损伤。前庭功能损害主要表现为眩晕并伴有头昏、视力减退、眼球震颤、恶心、呕吐和共济失调等，其发生率依次为新霉素>卡那霉素>链霉素>西索米星>庆大霉素>妥布霉素>奈替米星>依替米星。听神经损害表现为耳鸣、听力减退和永久性耳聋，其发生率依次为新霉素>卡那霉素>阿米卡星>西索米星>庆大霉素>妥布霉素>链霉素>依替米星。避免与高效利尿药，如呋塞米、依他尼酸、布美他尼等，或顺铂、万古霉素、脱水药甘露醇等耳毒性药物合用。耳毒性能影响子宫内的胎儿。耳毒性的许多自觉症状并不明显，应定期做听力检查，儿童和老人用药更需谨慎。

2. 肾毒性 氨基糖苷类诱发药源性肾脏衰竭最常见，8%～26%的患者在用药几天后发生中度的肾功能损害，其中大多数属可逆性。肾毒性通常表现为蛋白尿、管型尿、血尿等，严重时可导致氮质血症和肾功能降低。肾功能减退可使药物血浆浓度升高，这又将进一步加重肾功能损伤和耳毒性。该类药物经肾小球滤过，且与肾组织亲和力极高，可通过细胞膜吞饮作用使药物大量积聚在肾皮质和髓质，特别是在皮质近曲小管上皮细胞溶酶体内，溶酶体因肿胀而破裂，使大量溶酶体酶和聚积的药物释放。前者造成线粒体的损害减少能量产生，后者与Ca^{2+}络合而干扰钙调节转运过程，轻则引起肾小管肿胀，重则导致急性坏死，但一般不损伤肾小球。肾毒性取决于药物在肾皮质中的聚积量和对肾小管的损伤能力，其发生率依次为新霉素>卡那霉素>庆大霉素>妥布霉素>阿米卡星>奈替米星>链霉素>依替米星。年老、剂量过大以及合用两性霉素B、杆菌肽、第一代头孢菌素类、多黏菌素B或万古霉素可增加肾毒性的发生。临床用药时应定期进行肾功能检查，有条件的地方应做血药浓度监测，肾功能减退患者慎用或调整给药方案。

3. 神经肌肉接头的阻滞 这种作用可引起心肌抑制、血压下降、肢体瘫痪和呼吸衰竭。最常见于大剂量腹膜内或胸膜内应用后，也偶见于肌内或静脉注射后。肾功能减退、血钙过低及重症肌无力患者易发生。其原因可能是药物与 Ca^{2+} 结合，使 Ca^{2+} 内流减少，或由于药物与 Ca^{2+} 竞争，抑制节前神经末梢释放乙酰胆碱并降低突触后膜对其敏感性，造成神经肌肉接头处传递阻断，引起神经肌肉麻痹。服用葡萄糖酸钙或静脉注射新斯的明能翻转这种阻断作用。不同氨基糖苷类抗生素引起神经肌肉麻痹严重程度的顺序依次为：新霉素>链霉素>卡那霉素>奈替米星>阿米卡星>庆大霉素> 妥布霉素>依替米星。氨基糖苷类抗生素通常不静脉注射给药，以避免因血药浓度骤然升高，引起呼吸骤停而死亡。临床用药时避免合用肌肉松弛药、全麻药等。

4. 变态反应 常见症状有皮疹、发热、血管神经性水肿、口周发麻等。链霉素可引起严重的过敏性休克，其发生率仅次于青霉素，故应高度警惕。一旦发生，需立即首选静脉注射 10% 葡萄糖酸钙，并皮下或肌内注射肾上腺素等进行抢救。接触性皮炎是局部应用新霉素最常见的反应。氨基糖苷类抗生素存在交叉过敏反应，故用药前应询问患者有无其他这类药物过敏史。

5. 其他反应 偶见血清转氨酶升高，周围神经炎，血小板减少，中性白细胞下降及贫血。

问题讨论

治疗严重感染时，β-内酰胺类和氨基糖苷类抗生素合用是否合理？请从药物的作用机理对所作出的判断作出解释。

第二节 常用氨基糖苷类抗生素

链 霉 素

链霉素（streptomycin）是 1943 年由美国的 Selman A Waksman 从链霉菌培养液中首次成功分离出来并用于临床的第一个氨基糖苷类抗生素，是继青霉素后第二个生产并用于临床的抗生素。它的抗结核杆菌的特效作用，开创了结核病治疗的新纪元，是首个用于治疗肺结核的抗生素。

【体内过程】 链霉素口服吸收极少，肌内注射吸收快，30～45min 可达血药峰浓度，血浆蛋白结合率为 35% 。主要分布在细胞外液，容易渗入胸腔、腹腔，并达有效血药浓度。不易透过血-脑屏障，只有在患脑膜炎时才能进入脑脊液。90% 链霉素可经肾小球滤过从尿中排出体外，年老或肾功能不全者排泄减慢，故应根据患者具体情况而调整用药剂量。

【药理作用】 链霉素的抗菌谱包括结核分枝杆菌、肠杆菌属、克雷白菌属、沙门菌属、志贺菌属、嗜血流感杆菌、布氏杆菌属、巴斯德菌属、奈瑟菌属等。G^+ 球菌中除少数敏感金黄色葡萄球菌和表葡菌外，各类链球菌均对链霉素耐药。除高度耐药肠球菌外，链霉素与青霉素联合对一般肠球菌感染有较好的协同治疗作用。链霉素是氨基糖苷类中对铜绿假单胞菌和其他 G^- 杆菌抗菌活性最低的抗生素。

【临床应用】

链霉素是治疗土拉菌病（兔热病）和鼠疫的首选药，特别是与四环素联合用药可产生协同作用，是目前治疗鼠疫的最有效手段。

链霉素与青霉素联合可用于治疗溶血性链球菌、草绿色链球菌及肠球菌等引起的感染性心内膜炎。

链霉素与其他抗结核药联合应用，治疗多重耐药的结核病。

链霉素也用于其他敏感菌感染性疾病，如与其他抗菌药联合用于治疗布鲁菌病等。

【不良反应】 常见的不良反应为耳毒性，其前庭反应较耳蜗反应出现为早，且发生率较高。其次为神经肌肉阻滞作用；少见肾毒性，其发生率较其他氨基糖苷类抗生素低。链霉素亦易引起眩晕、口周发麻和皮疹、发热、血管神经性水肿等变态反应，也可引起过敏性休克，通常于注射链霉素后 10min 内突然发作，且死亡率比青霉素 G 引起的过敏更高。

庆 大 霉 素

庆大霉素（gentamicin，正泰霉素）是我国独立自主研制成功的广谱抗生素，1969 年由小单孢菌的培养液中分离获得并开始用于临床，其为含庆大霉素 C_1、C_{1a} 和 C_2 三种成分的混合物。

【体内过程】 口服吸收很少，肌内注射吸收迅速而完全，血药浓度在 1h 内达高峰。主要分布于细胞外液，可透过胎盘进入胎儿体内。庆大霉素极少在体内代谢，24h 内 40%～65% 以原形由肾脏排出，在肾皮质中的药物浓度比血浆浓度高出 10～100 倍，停药 20d 后仍能在尿中检测到本品。

【药理作用】 对肠杆菌属、变形杆菌（吲哚阳性与阴性杆菌）、摩氏杆菌属、克雷白菌属、沙雷菌属、枸橼酸杆菌属、铜绿假单胞菌、沙门菌属、志贺菌属、金黄色葡萄球菌等抗菌作用强大。肺炎链球菌属包括肺炎链球菌、溶血性链球菌、草绿色链球菌和肠球菌等对氨基糖苷类天然耐药，因而抗菌作用差。庆大霉素与β-内酰胺类合用对肠球菌具有协同抗菌作用。

【临床应用】 庆大霉素是治疗各种 G^- 杆菌感染的主要抗菌药，尤其对沙雷氏菌属作用更强，为氨基糖苷类中的首选药。与青霉素或其他抗生素合用，治疗严重的肺炎球菌、铜绿假单胞菌、肠球菌、葡萄球菌或草绿色链球菌感染，亦可用于术前预防和术后感染。口服用于敏感菌所致肠炎、胃炎、菌痢及术前清洁肠道，局部用于皮肤、黏膜表面感染和眼、耳、鼻部感染等。

【不良反应】 耳毒性是庆大霉素最重要的不良反应，其对前庭损伤大于耳蜗损伤，通常为双侧受累，症状常表现为耳鸣、头昏、眩晕、麻木、共济失调等，多在用药1～2周内发生，亦可在停药数周后出现。偶有听力减弱，甚至出现不可逆性耳聋。庆大霉素较多引起肾毒性，常表现为多尿和蛋白尿，停药后可恢复；少尿和急性肾功能衰竭少见，可部分恢复，但极个别患者可导致尿毒症而死亡。该药亦可引起恶心、呕吐、食欲减退等胃肠道反应，局部应用可致光敏性皮炎。由于庆大霉素耐药和不良反应较大，现通常用阿米卡星或依替米星等替代。

妥布霉素

妥布霉素（tobramycin，托普霉素，妥布拉霉素）来自链霉菌培养液，亦可由卡那霉素B脱氧而成。

【体内过程】 口服难吸收，肌内注射吸收快，血药浓度可在30min内达高峰。主要分布于细胞外液，可渗入胸腔、腹腔、滑膜腔并达有效治疗浓度。极少在体内代谢，主要经肾小球滤过，24h内有80%～85%以原形从肾脏排出。可在肾脏中大量积聚，在肾皮质中的 $t_{1/2}$ 达74h。

【药理作用】 抗菌作用与庆大霉素相似，突出的是对肺炎杆菌、肠杆菌属和变形杆菌属的抑菌或杀菌作用分别是庆大霉素的4倍和2倍，对铜绿假单胞菌的作用是庆大霉素的2～5倍，而且对耐庆大霉素菌株仍然有效。但对沙雷菌属和沙门菌属的作用较差。妥布霉素与β-内酰胺类抗生素有协同作用，如与青霉素G联合应用抗粪肠球菌感染。

【临床应用】 临床应用与庆大霉素相似，主要用于治疗铜绿假单胞菌及其他敏感菌所致的各种感染，包括神经系统、呼吸道及泌尿系统感染。该药通常与抗铜绿假单胞菌的β-内酰胺类药物，如青霉素、氨曲南或头孢他啶合用。

【不良反应】 主要表现为耳毒性和肾毒性，但均较庆大霉素轻，亦可引起恶心、呕吐、血清转氨酶升高等，偶见神经肌肉接头阻滞和二重感染。

阿米卡星

阿米卡星（amikacin，丁胺卡那霉素），是由卡那霉素A的C-1位上氨原子酰化得到的半合成衍生物。

【体内过程】 肌内注射吸收迅速，血药浓度1h内达峰值，血浆蛋白结合率低于3.5%，主要分布于细胞外液，不易透过血-脑屏障。经肾小球滤过，在给药后8h内有91.9%的药物以原形经尿排出，$t_{1/2}$ 为2.2h，但当肾功能减退时可延长至56～150h。

【药理作用】 阿米卡星是抗菌谱最广的氨基糖苷类抗生素，对 G^- 杆菌和金黄色葡萄球菌均有较强的抗菌活性，其他 G^+ 球菌对其不敏感，链球菌属对其耐药。对敏感细菌的作用与卡那霉素相似或略强，比庆大霉素弱。该药的优点是对肠道 G^- 杆菌和铜绿假单胞菌所产生的多种钝化酶稳定，故对一些氨基糖苷类耐药菌株所致感染仍能有效控制，常作为治疗此类感染的首选药物。但对阿米卡星耐药者均对其他氨基糖苷类耐药。阿米卡星与羧苄西林或哌拉西林合用对铜绿假单胞菌有协同作用；与头孢菌素合用对肺炎杆菌有协同作用；与阿洛西林或头孢噻唑合用对肺炎杆菌、大肠杆菌和金葡球菌均有协同作用；当粒细胞缺乏或其他免疫缺陷患者合并严重 G^- 杆菌感染时，阿米卡星与β-内酰胺类联合用药比其单独使用疗效更佳。

【临床应用】 主要用于对庆大霉素和卡那霉素等氨基糖苷类耐药的 G^- 杆菌所致的下呼吸道、腹腔、泌尿系统、生殖系统、骨、关节和软组织等部位的感染以及败血症等。

【不良反应】 常见为耳毒性，主要为耳蜗神经损伤，发生率明显高于庆大霉素、妥布霉素和奈替米星；少数患者可出现前庭功能损害，发生率与庆大霉素和妥布霉素相近。肾毒性较庆大霉素和妥布霉素低。一般较少引起神经肌肉接头阻滞反应，偶见皮疹、药热、头痛、恶心、呕吐，长期应用可导致二重感染。

卡那霉素

卡那霉素（kanamycin）是从链霉菌培养液中分离所获得，含有卡那霉素A、B、C三种成分，以卡那霉素A常用。口服吸收极差，肌内注射易吸收。在胸腔液和腹腔液中分布浓度较高。抗菌谱与链霉素相似，对多数常见 G^- 菌和结核杆菌有效，对铜绿假单胞菌无效。目前临床少用，仅与其他抗结核病药物合用，以治疗对第一线药物有耐药性的结核病患者。也可口服用于肝性脑病（肝昏迷）或腹部术前准备。耳毒性、肾毒性大，仅次于新霉素。

依替米星

依替米星（etimicin）为一种新的半合成水溶性氨基糖苷类抗生素。对大部分 G^+ 及 G^- 菌有良好抗菌作用，尤其对大肠埃希菌、克雷白肺炎杆菌、沙雷菌属、奇异变形杆菌、沙门菌属、嗜血流感杆菌及葡萄菌属等有较高的抗菌活性，对部分耐庆大霉素、小诺霉素和头孢唑啉的金葡菌、大肠埃希菌和克雷白肺炎杆菌，其体外最小抑菌浓度（MIC）值仍在本品治疗剂量的血药浓度范围内。对产生青霉素酶的部分葡萄球菌和部分低水平耐甲氧西林的葡萄球菌（MRSA）亦有一定抗菌活性。本品发生耳毒性、肾毒性和神经肌肉麻痹的程度均较奈替米星、阿米卡星轻。

复习指导

1. 氨基糖苷类抗生素对各种需氧 G^- 杆菌具有强大抗菌活性；对 G^- 球菌作用较差；对 MRSA 和 MRSE 也有较好抗菌活性。链霉素、卡那霉素还对结核分枝杆菌有效。氨基糖苷类抗生素是快速杀菌药，对静止期细菌有较强作用。抗菌机制主要是抑制细菌蛋白质合成，还能破坏细菌胞浆膜的完整性。

2. 氨基糖苷类临床主要用于敏感需氧 G^- 杆菌所致的全身感染，常首选庆大霉素。利用该类药物口服不吸收的特点，可以用于消化道感染、肠道术前准备、肝昏迷。制成外用软膏或眼膏或冲洗液治疗局部感染。此外，链霉素、卡那霉素可作为结核治疗药物。

3. 氨基糖苷类的不良反应是耳毒性、肾毒性、变态反应和神经肌肉麻痹。

常用制剂及用法

硫酸链霉素（streptomycin sulfate） 肌内注射：1g/次，1 次/天。

硫酸庆大霉素（gentamicin sulfate） 口服：80～160mg/次，3～4 次/天。肌内注射或静脉滴注：80mg/次，2～3 次/天。

硫酸妥布霉素（tobramycin sulfate） 肌内注射或静脉滴注：80mg/次，2～3 次/天，疗程不超过 10d。

硫酸阿米卡星（amikacin sulfate） 肌内注射或静脉滴注：0.5g/次，2～3 次/天，疗程不超过 10d。

硫酸依替米星（etimicin sulfate） 静脉滴注：0.1～0.15g/次，2 次/天，稀释于 100ml 的氯化钠注射液或 5% 葡萄糖注射液中 1h 滴完，疗程为 5～10d。

（李 罡）

第39章 四环素类及氯霉素类抗生素

学习要求

学习四环素类及氯霉素类药物的抗菌作用及机制，能够正确掌握四环素类和氯霉素类的临床适应证及不良反应。

第一节 四环素类抗生素

四环素类抗生素（tetracycline antibiotics）由放线菌产生，是一组带有共轭双键4元稠合环结构的抗生素（图39-1）。本类药物的化学结构中均具有菲烷的基本骨架（氢化骈四苯），为酸、碱两性物质，在酸性环境中较稳定，碱性环境中易被破坏。临床常用药物有四环素（tetracycline）、土霉素（tetramycin）、金霉素（chlortetracycline，氯四环素）和地美环素（demeclocycline，去甲金霉素）等天然四环素类；美他环素（metacycline，甲烯土霉素）、多西环素（doxycycline，强力霉素）和米诺环素（minocycline，二甲胺四环素）等半合成四环素类。

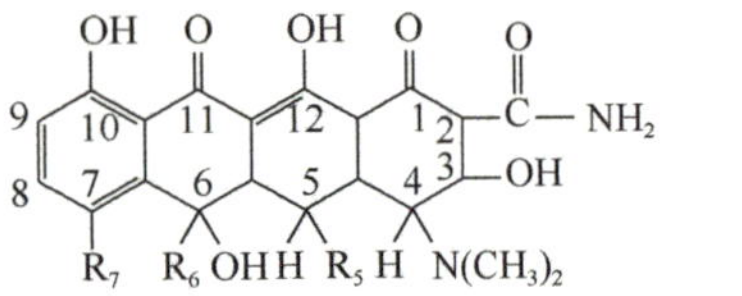

图39-1 四环素类化学结构

【体内过程】 口服可吸收，但不完全，各品种吸收率差异较大。四环素类能与多价阳离子络合，故含有 Ca^{2+}、Mg^{2+}、Al^{3+} 及 Fe^{2+} 的药物和食物均可妨碍其吸收。血浆蛋白结合率差异较大，组织分布广泛，主要集中在肝、脾、皮肤、牙齿和骨骼等钙化组织。除米诺环素外均难在脑脊液中达到有效治疗浓度。四环素类可透过胎盘屏障沉积在胎儿骨骼和牙齿内。约5%肝脏代谢，有明显肝肠循环，胆汁中浓度为血药浓度的10～20倍。此类药物大多以原形经肾脏排泄，但多西环素90%以代谢产物或螯合物经胆汁排入粪便，故对肠道影响小，可治疗肾功能不全患者的感染。

【抗菌作用及机制】 四环素类为快速抑菌药，高浓度时对某些细菌呈杀菌作用，为广谱抗生素。其抗菌谱包括 G^+ 与 G^- 需氧菌和厌氧菌、立克次体、螺旋体、支原体、衣原体及螺旋体、阿米巴原虫等。本类药物对 G^+ 菌的抗菌活性优于 G^- 菌。药物的抗菌活性依次为：米诺环素>多西环素>美他环素>地美环素>四环素>土霉素。

本类药物与细菌核蛋白体30s亚单位在A位上特异性结合，阻止氨基酰-tRNA与A位联结，从而抑制肽类延长，进而抑制蛋白质合成。此外，还可通过改变细菌细胞膜通透性，使细菌胞内的核苷酸和其他重要成分外漏，从而抑制细菌DNA的复制。

【耐药性】 细菌对四环素类的耐药机制主要有两种：①大量合成泵出蛋白，使四环素类外流增加，菌体内药物浓度下降而产生耐药性；②产生细菌核糖体保护基因，阻碍四环素类与核糖体结合；③药物使大肠埃希菌的染色体突变，阻碍四环素类药物进入细菌体内；④细菌产生灭活酶，使药物失活。

四 环 素

【抗菌特点】 四环素对 G^+ 菌的抗菌活性优于 G^- 菌，但对 G^+ 菌的作用不如青霉素及头孢菌素类，对 G^- 菌的作用不如氨基糖苷类及氯霉素类。极高浓度时具有杀菌作用。

【临床应用】

1. 立克次体感染 包括斑疹伤寒、Q热和恙虫病等，四环素类均可作为首选药物。治疗Q热虽然反应较慢、疗程较长，但退热后再用1周可防止复发。

2. 衣原体感染 对衣原体感染所引起的衣原体肺炎和泌尿生殖系统感染等，首选四环素类或大环内酯类。对衣原体感染所致鹦鹉热、沙眼和性病性淋巴肉芽肿等，首选四环素类或青霉素类。

3. 支原体感染 对肺炎支原体引起的非典型肺炎、溶脲原体引起的非特异性尿道炎有效。

4. 螺旋体感染 某些螺旋体感染所致的回归热。

5. 其他 可首选用于鼠疫、布鲁菌病、霍乱肉芽肿鞘杆菌引起的腹股沟肉芽肿。目前，使用四环素类药物时，多首选多西环素。

【不良反应】

1. 局部刺激症状 口服可刺激胃肠道黏膜引起上腹不适、恶心、呕吐、腹泻等症状。饭后服用可使上述症状减轻，但影响药物吸收。静脉滴注易引起静脉炎。肌内注射刺激性较大，禁用。

2. 二重感染(superinfections)　正常人的口腔、鼻腔、咽喉部、肠道等处存在完整的微生态系统。长期应用广谱抗生素时,敏感菌被抑制,不敏感菌乘机大量生长繁殖,由原来的劣势菌群变为优势菌群,造成新的感染,称为二重感染或菌群交替症。其中,婴儿、年老体弱者、合用糖皮质激素或抗肿瘤药物的患者,使用四环素时较易发生。较常见的二重感染包括真菌感染和伪膜性肠炎。

3. 对牙齿和骨骼生长发育的影响　本类药物与新形成的牙齿和骨骼中沉积的钙离子结合,造成恒牙永久性棕色色素沉着,牙釉质发育不全,抑制骨质生成和骨骼生长,造成短暂性生长障碍。故孕妇、哺乳期妇女及 8 岁以下儿童禁用四环素类药物。

4. 肝毒性　长期大剂量使用可引起严重肝损伤或加重原有的肾损伤。

5. 其他　偶见过敏反应,也可引起光敏反应和前庭反应等。

> **问题讨论**
>
> 四环素的抗菌作用特点是什么?长期服用为什么会产生四环素牙?

多西环素

为半合成四环素类。口服吸收迅速且完全,不易受食物影响。穿透力较强,组织和体液中浓度高,$t_{1/2}$ 较长为 14～22h,大部分药物随胆汁进入肠腔排泄,肠道中的药物多以无活性的络合型或结合型存在,较少引起二重感染。少量药物可经肾脏排泄,肾功能减退时肠道排泄增多,故肾功能不全患者仍可使用。抗菌谱与四环素相同,抗菌活性比四环素强 2～10 倍;抗菌作用具有强效、速效、长效的特点。对土霉素及四环素耐药的金葡菌对本药仍敏感,与其他同类四环素类药物间存在交叉耐药。临床适应证见前述四环素,多西环素目前是四环素类药物中的首选药。此外特别适合肾外感染伴肾功能衰竭者及胆道系统感染。也可用于酒糟鼻、痤疮、前列腺炎及呼吸道感染。

不良反应为胃肠道反应,除恶心、呕吐、腹泻,尚可引起舌炎、口腔炎、食管炎和肛门炎,故应饭后服用,以大量水送服,并保持直立体位 30min 以上。可致光敏反应。

米诺环素

本药在四环素类药物中是抗菌活性最强的。口服吸收率接近 100%,不受食物影响,但重金属离子或抗酸药仍可影响其吸收。米诺环素的脂溶性高于多西环素,组织的穿透力强,分布广泛,在脑脊液的浓度高于同类药物。$t_{1/2}$ 为 14～18h。抗菌谱与四环素相似。但是,对四环素或青霉素类耐药的 A 群及 B 群链球菌、金葡菌和大肠埃希菌,米诺环素仍敏感。本药主要用于治疗痤疮、酒糟鼻和沙眼衣原体所致的性传播疾病。

除四环素类药物共有的不良反应外,米诺环素产生特有的前庭反应(vestibular disturbances),表现为恶心、呕吐、眩晕及运动失调等症状。12%～52% 的患者因严重的前庭反应而停药,停药后症状消失,且首剂服药出现迅速,女性多于男性。用药期间不宜从事高空作业、驾驶和机器操作。一般不作为首选药物。

第二节　氯霉素类

氯霉素(chloramphenicol,chloromycetin)是一种由委内瑞拉链霉菌中分离提取的广谱抗生素。氯霉素于 1947 年首次分离成功,次年开始用化学方法合成,当时被作为一种疗效较好的抗生素用于治疗伤寒、立克次体病及其他感染性疾病,但很快又因致死性再生障碍性贫血和灰婴综合征等严重毒性极大地限制了其临床使用。氯霉素有多种剂型,口服制剂有氯霉素和氯霉素棕榈酸酯(choramphenicol palmitate),注射剂为氯霉素琥珀酸酯(chloramphenicol succinate)。后两者为前体药物,须经水解才能释放出有抗菌活性的氯霉素(图 39-2)。

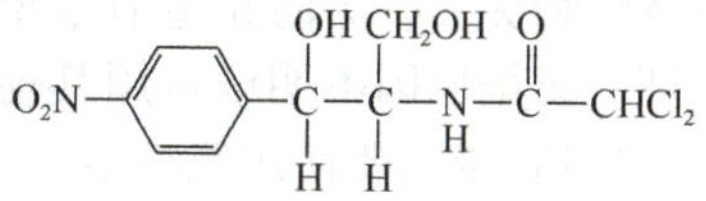

图 39-2　氯霉素化学结构

【体内过程】　氯霉素脂溶性强,可口服、静脉注射或局部应用,肠道吸收快而完全。广泛分布到各组织和体液中,肝肾内浓度较高,脑脊液中的药物浓度可达血药浓度的 80%。肝内代谢,大部分与葡萄糖醛酸结合,5%～15% 以原形经肾脏排泄。肝、肾功能不全者可引起蓄积中毒。

【抗菌作用及机制】　抗菌谱较广,一般为抑菌药,但对流感嗜血杆菌、脑膜炎奈瑟菌和肺炎淋球菌为杀菌药。对 G^- 菌的抗菌活性优于 G^+ 菌,对立克次体、支原体、衣原体及螺旋体也有效。

氯霉素主要作用于细菌核蛋白体 50s 亚单位,抑制转肽酶,从而阻止肽链延伸,使细菌蛋白质合成受阻。主要由于产生乙酰转移酶,从而使药物灭活,产生耐药性。

【临床应用】　由于氯霉素可能对造血系统产生严重的毒性作用,一般不作为首选药物使用。

1. 耐药菌诱发的严重感染　作为备选药物,选用的前提是患者使用氯霉素的利大于弊。

2. 伤寒　不作为首选药物,目前多选用氟喹诺酮类或第三代头孢菌素类。因氯霉素成本低廉,在某些国家和地区仍用于伤寒。对于非流行期患者,伤寒杆菌对氯霉素较敏感，可选用，疗程为 2～3 周，用药后 6d 内退热，肠穿孔等严重并发症减少，病死率下降。

3. 立克次体感染 严重立克次体感染（斑疹伤寒、Q 热和恙虫病）的患者，如 8 岁以下儿童、孕妇或四环素类药物过敏的患者可以选用。

4. 局部应用 安全有效的治疗敏感菌引起的眼内感染、全眼感染、沙眼和结膜炎等眼科感染。

问题讨论

急性流行性脑膜炎的急救药物可否选用氯霉素？为什么？

【不良反应】

1. 血液系统毒性 ①可逆性血细胞减少：较常见，发生率及严重程度与药物剂量或疗程呈正相关，表现为贫血、白细胞减少症或血小板减少症。大剂量氯霉素对人骨髓造血细胞线粒体中的核糖体 70S 亚单位有抑制作用，降低线粒体铁螯合酶的活性，使血红蛋白合成减少，也可损害其他血细胞，及时停药可恢复。少数患者可能发展成致死性再生障碍性贫血或急性髓细胞性白血病。②再生障碍性贫血：发病率与用药剂量及疗程无关。为防止造血系统毒性，应严格掌握适应证。感染原因不明或可用其他安全、有效抗菌药物控制病情，绝不要使用氯霉素。

2. 灰婴综合征（gray syndrome） 由于早产儿和新生儿肝脏代谢葡萄糖醛酸转移酶缺乏，肾脏排泄功能不完全，对氯霉素解毒能力差，大剂量使用氯霉素可出现循环衰竭、呼吸困难、进行性血压下降、皮肤苍白和发绀，称为灰婴综合征。故孕妇、哺乳期妇女、早产儿、新生儿禁用。

3. 其他 胃肠道反应，皮疹、药热等过敏反应，偶可引起视神经炎、视力障碍，也可发生二重感染、溶血性贫血等。

【注意事项】

1. 监测血象 治疗前、中、后，系统检测血象，发现异常应立即停药。

2. 药物相互作用 氯霉素可抑制肝药酶活性，与苯妥英钠、华法林、口服降糖药等同时应用，可抑制这些药物在肝内代谢，使它们的血药浓度增高而引起毒性反应；若与苯妥英钠、苯巴比妥等肝药酶诱导剂合用，可加快氯霉素的代谢而使血药浓度降低。

复习指导

1. 四环素类药物对对 G^+ 菌的作用强于 G^- 菌，作用强度介于 β-内酰胺类和氨基糖苷类之间。对立克次体感染应首选四环素类。

2. 四环素类药物主要不良反应是对骨骼和牙齿生长的影响，与新形成的牙齿和骨骼中沉积的钙离子结合，抑制骨质生成和骨骼生长，造成短暂性生长障碍，造成恒牙永久性棕色色素沉着，牙釉质发育不全，称为“四环素牙”。

3. 氯霉素脂溶性高，可快速通过血-脑屏障，起到有效的杀菌作用。

4. 氯霉素会造成血液系统的毒性，包括可逆性血细胞减少和再生障碍性贫血，其中再生障碍性贫血是最严重的。

常用制剂及用法

盐酸四环素（tetracycline hydrochloride） 口服：0.25～0.5g/次，3～4 次/天。

多西环素（doxycycline） 口服：首剂 0.2g，以后 0.1～0.2g/次，1 次/天。

米诺环素（minocycline） 口服：首剂 0.2g，以后 0.1g/次，1 次/12h。

氯霉素（chloramphenicol） 口服：1.5g/次，4 次/d。肌内注射、静脉注射或静脉滴注：0.5g 或 1g/次，1 次/12h。

（辛晓明　高　山）

第40章 人工合成抗菌药物

学习要求

通过学习氟喹诺酮类药物的抗菌谱、抗菌作用机制、临床应用、不良反应和磺胺类药物抗菌谱及作用机制、主要不良反应；在临床上根据疾病发生情况能够正确合理地使用这些药物。

第一节 喹诺酮类药物

一、概　　述

自1962年第一个喹诺酮类药物（quinolones）萘啶酸问世以来，喹诺酮类药物已发展为一类品种繁多、具有抗菌谱广、抗菌活性强及毒副作用较低特点的临床重要的抗感染药物。依据其发展史分为四代：①第一代即萘啶酸（nalidixic acid），对 G^- 杆菌有抗菌作用，因口服吸收差、抗菌谱窄、活性低、细菌易产生耐药性、不良反应多，现已淘汰。②第二代为吡哌酸（pipemidic acid）等，抗菌作用强于萘啶酸，对铜绿假单胞菌亦显示出较强的抗菌作用，口服吸收较好，在体内几乎不被代谢，尿液中浓度较高，临床上仅限于治疗 G^- 杆菌引起的难治的尿路感染或肠道感染，现也较少应用。③第三代是20世纪70年代末期开发的含氟的氟喹诺酮类药物（fluoroquinolones），代表产品为诺氟沙星（norfloxacin）、氧氟沙星（ofloxacin）、左氧氟沙星（levofloxacin）、环丙沙星（ciprofloxacin）、洛美沙星（lomefloxacin）等。其抗菌谱扩大到 G^+ 菌、衣原体、支原体、分枝杆菌等，具有抗菌作用强，体内药动学性质优良，不良反应少等诸多优点，已成为广泛应用于抗各种组织及系统感染的一线药物。④第四代为20世纪90年代后期开始研制的产品，如莫西沙星（moxifloxacin）、加替沙星（gatifloxacin）、妥舒沙星（tosufloxacin）、吉米沙星（gemifloxacin）等。这些药物在结构上有较大的改进，具有广谱、高效、低毒的特点。对 G^+ 菌和厌氧菌的活性作用显著强于第三代，对多重耐药菌株也有较强的抗菌活性。第四代喹诺酮类药物对多数致病菌引起的感染的综合疗效甚至超过了β-内酰胺类抗生素。

【构效关系】 喹诺酮类药物是一类以4-喹诺酮（或称吡酮酸）母核为基本结构的人工合成抗菌药，其化学结构与药理作用、不良反应密切相关。如 C^6 位的—H由氟取代同时 C^7 位引入哌嗪基（绝大多数氟喹诺酮类）能明显增强抗 G^- 菌活性，扩大了抗 G^+ 菌的作用，药动学性质显著改善。而 C^8 位的—H被甲氧基取代在提高疗效的同时可大大降低药物的光敏反应，提高安全性，如莫西沙星和加替沙星。其基本化学结构及构效关系如图40-1。

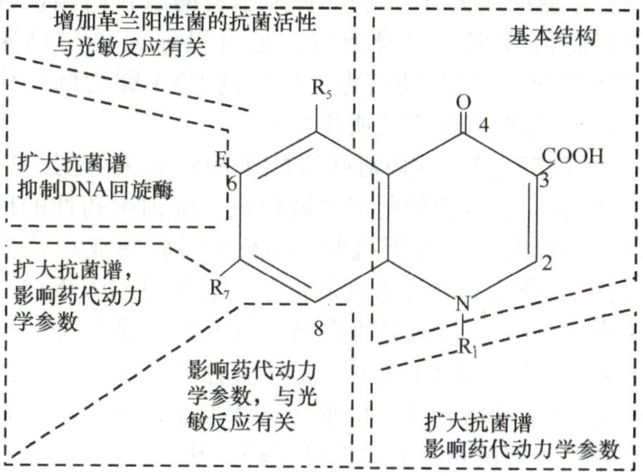

图40-1 喹诺酮类药的基本结构及构效关系

【抗菌作用】 抗菌谱广，抗菌活性强，属杀菌药。对 G^- 杆菌中肠杆菌科的各类细菌如大肠埃希菌、沙雷菌属、变形杆菌、沙门菌属、肠杆菌、枸橼酸杆菌、克雷白菌、痢疾杆菌等均具有较强的抗菌作用。嗜血杆菌属、奈瑟菌属、卡他球菌、空肠弯曲杆菌等 G^- 菌对其敏感。其中第三代的环丙沙星、依诺沙星、氧氟沙星、洛美沙星等对铜绿假单胞菌也有相当的作用，而环丙沙星、氧氟沙星、左氧氟沙星、斯帕沙星等对金黄色葡萄球菌（包括MRSA）、链球菌、军团菌、结核分枝杆菌有较强的作用，可作为二线抗结核病药。第四代喹诺酮增加了对厌氧菌的作用，对肺炎支原体、人型支原体、沙眼衣原体及立克次体亦有一定的抑制、杀灭作用，且多数的氟喹诺酮药物有较好的抗生素后效应。

【体内过程】 多数喹诺酮类药物的口服吸收良好，血药浓度相对较高。近年研发的新药的 $t_{1/2}$ 明显延长，如莫西沙星 $t_{1/2}$ 为12～15.2 h。血浆蛋白结合率低，不超过40%。可广泛分布于各种组织体液和器官，特别在肾、肝、肺及皮肤组织中分布良好，也可分泌于乳汁中。大多数药物以原形经肾脏排泄，少数药物在肝脏代谢或由胆汁排泄。

【作用机制】 喹诺酮类药物通过以下机制发挥杀菌作用。

1. 抑制 DNA 回旋酶（DNA gyrase） 这是喹诺酮类药物抗 G^- 菌的主要机制。该类药物阻碍细菌 DNA 合成，导致细菌死亡从而起到杀菌作用。哺乳类动物细胞内（真核细胞）的拓扑异构酶Ⅱ（topoisomerase Ⅱ）在功能上类似于细菌 DNA 回旋酶。一般治疗浓度下不影响机体细胞的正常生长代谢，就是因为药物的选择性高，对此酶的抑制率低，故毒副作用较小。

2. 抑制拓扑异构酶Ⅳ（topoisomerase Ⅳ） 这是喹诺酮类药物抗 G^+ 菌的主要机制。该类药物通过抑制拓扑异构酶Ⅳ的 C 亚单位，阻碍 G^+ 菌的 DNA 复制，而达到杀菌作用。

3. 其他 喹诺酮类药物还可能通过改变细菌胞壁肽聚糖的成分，产生新的黏肽水解酶或自溶酶使其降解而造成细菌自身溶解。也可以通过诱导细菌 DNA 的 SOS 修复，使药物发挥抑制 DNA 螺旋酶的作用，导致细菌基因突变或死亡等。

【耐药性】 细菌对喹诺酮类药物先天性耐药很少，但后天获得性耐药却发展很快。细菌耐药性的出现主要有以下几方面机制：①DNA 回旋酶亚单位基因突变，降低了对药物的亲和力。②细菌胞膜蛋白及多糖成分改变，膜通透性降低。③某些金黄色葡萄球菌和大肠埃希菌的细胞质膜存在着对喹诺酮类的流出泵，能主动将药物泵出胞外。④近年发现金黄色葡萄球菌等细菌具有质粒携带耐药性基因。

喹诺酮类药物之间有交叉耐药性，与其他抗菌药物之间无交叉耐药现象。

【临床应用】 第三、四代喹诺酮类药物由于具有广谱、高效、口服吸收良好、低毒、无交叉耐药性等特点，在临床上得到了越来越广泛的应用。

1. 呼吸系统感染 如 G^- 杆菌性肺炎、支原体肺炎、衣原体肺炎等，如莫西沙星就是治疗某些严重肺部感染的首选药物。此外，喹诺酮类药物还可以广泛用于肺结核的预防、治疗和复发的再治疗，除诺氟沙星外均可替代大环内酯类用于支原体肺炎、衣原体肺炎、嗜肺军团菌引起的军团病。

2. 胃肠道感染与伤寒 如胆道感染、细菌性肠炎、细菌性痢疾，也可有效治疗耐氯霉素的伤寒及其他沙门菌属感染。

3. 泌尿生殖系统感染 环丙沙星、氧氟沙星与β-内酰胺类抗生素同为首选药。对多种单纯性和复杂性泌尿道感染、宫颈炎、淋病、前列腺炎和非淋病奈瑟菌性尿道炎等有明显疗效。环丙沙星是铜绿假单胞菌性尿道炎的首选药。

4. 骨骼系统和皮肤软组织系统感染 如 G^- 杆菌性骨髓炎、关节炎等。

5. 其他 如耳鼻喉系统感染、化脓性脑膜炎、败血症等。

【不良反应】 第三、四代喹诺酮类药物的不良反应发生率低，且程度较轻。主要有：

1. 胃肠道反应 最为常见，主要表现为恶心、呕吐、腹痛、腹泻等，通常与使用剂量或与其他抗菌药物合用有关。

2. 中枢神经系统症状 当使用剂量过大时比较常见，可出现头痛、头晕、疲劳、失眠和噩梦等。严重的神经毒性反应少见且可逆，表现为幻觉、抑郁和癫痫发作等。

3. 光敏反应（photosensitivity reactions） 在紫外线的激发下，药物氧化生成活性氧，激活皮肤的成纤维细胞中的蛋白激酶 C 和酪氨酸激酶，引起皮肤炎症。表现为皮肤出现发热、红斑、皮疹、瘙痒等，严重者甚至会出现皮肤脱落现象，故用药期间应避免暴露在阳光或人工紫外光源下，晚间服药可降低光敏反应。

4. 软骨损害 所有氟喹诺酮类药物对多种幼龄动物负重关节的软骨有损伤作用。在软骨组织中，药物分子的 C—3 羧基以及 C—4 羰基与 Mg^{2+} 形成络合物，并沉积于关节软骨，造成局部 Mg^{2+} 缺乏而致软骨损伤。临床研究发现儿童用药后可出现关节痛及肿胀，故不应用于青春期前儿童。

5. 其他反应 少数患者可出现肝肾功能异常、关节炎、跟腱炎、心脏毒性等，停药后可恢复。药物可分泌在乳汁中，故不宜用于孕妇及授乳母亲。

二、常用氟喹诺酮类药物

诺氟沙星

诺氟沙星（norfloxacin，氟哌酸，力醇罗，淋克星）是第一个用于临床的氟喹诺酮药物，抗菌谱明显较第二代的吡哌酸宽，抗菌活性亦较强。口服吸收差，生物利用度低，但泌尿生殖系统、肠道内浓度高。对包括铜绿假单胞菌的多数 G^- 菌、葡萄球菌属等有抗菌作用外，对结核杆菌、军团菌、支原体、衣原体无作用。临床上主要用于上述敏感菌所致的上呼吸道、泌尿生殖道、肠道等感染的治疗。主要不良反应为上腹部轻度不适等。

环丙沙星

环丙沙星（ciprofloxacin，环丙氟哌酸，特美力，悉复欢）抗菌谱广，为临床常用喹诺酮类体外抗菌活性最强的药物。一些耐第三代头孢菌素和氨基苷类抗生素的细菌对其仍敏感，对结核分枝杆菌、沙眼衣原体、支原体等也具抑制作用，且与其他抗结核药无交叉耐药性。口服吸收较好，分布广泛，在胆汁中的浓度超过血药浓度，大部分以原形经肾排泄。适用于对其他抗菌药产生耐药性的 G^- 杆菌引起的呼吸道、胃肠道、泌尿道等感染及骨髓炎、化脓性关节炎、败血症等严重感染的治疗。尚可用于急性淋球菌尿道感染的治疗。副作用轻，患者较易耐受，无须停药。

氧氟沙星

氧氟沙星(ofloxacin，氟嗪酸，奥复星，泰利必妥)抗菌作用强，除保留了环丙沙星的抗菌特点外，尚对沙眼衣原体和部分厌氧菌有效，对铜绿假单胞菌包括耐庆大霉素菌株均有较强的抗菌活性。还对耐抗结核药的结核杆菌有抑制作用，并显示之间无交叉耐药性，是喹诺酮中抗结核作用最强者。口服吸收迅速且完全，体内分布广泛，胆汁中的药物浓度可达血中的 7 倍，亦能通过血-脑屏障。在体内几乎不被代谢，大部分以原形经肾排泄，尿中浓度居喹诺酮类药物之首。适用于敏感菌引起的呼吸道感染、多重耐药菌所致的伤寒、淋球菌与衣原体或支原体混合引起的感染等。还可用于多重耐药结核杆菌所致的结核病，特别适用于难治性结核病。不良反应主要是轻度的胃肠道反应，还可出现头昏、头痛、失眠等，偶见转氨酶升高，白细胞减少等。即使结核病患者长程用药治疗，耐受亦良好。

左氧氟沙星

左氧氟沙星(levofloxacin)是氧氟沙星的左旋光学异构体，其抗菌谱虽与氧氟沙星相同，但水溶性是后者的 8 倍，抗菌活性强度是其 2 倍。体内过程相似，口服吸收非常完全，生物利用度几乎可达 100%，分布广泛，大部分以原形排泄。临床应用与氧氟沙星相同。不良反应主要为胃肠道反应，但较轻微或少见，是已经上市的喹诺酮类中不良反应最少的药物。

莫西沙星

莫西沙星(moxifloxacin，拜复乐)是第四代喹诺酮类中抗菌活性最强的药物之一，特别是对耐药金黄色葡萄球菌、肺炎球菌、肠球菌均有很强的抗菌作用。对耐青霉素和头孢菌素的肺炎链球菌、嗜血流感杆菌、卡他莫拉菌属亦具有高度的抗菌活性。对厌氧菌的抗菌活性相当或强于斯帕沙星或甲硝唑。口服吸收迅速，分布广泛，经肾排泄。$t_{1/2}$ 为 11～15h。适用于敏感菌所致的各种感染，尤其适用于混合感染。不良反应发生率很低，仅有少而轻微的恶心、胃不适、头痛等，光毒性低，故是安全性和耐受性均较良好的药物。

吉米沙星

吉米沙星(gemifloxacin)对细菌拓扑异构酶Ⅳ有较强的亲和力，因此对 G^+ 菌的杀菌力更为显著，是目前对耐药肺炎链球菌活性最强的喹诺酮类口服药物，其杀菌作用优于莫西沙星。

第二节　磺胺类药物

1932 年，德国化学家杜马克(Domagk)在寻找抗菌药物的筛选工作中，发现一种红色偶氮染料百浪多息(prontosil)有抗菌作用，从此结束了全身性细菌感染无药可治的历史。此后，合成了一系列的磺胺类(sulfanilamide)药物，成为有效防治全身性细菌感染的第一类化学治疗药物。磺胺类药物不良反应较多，随着耐药菌株的不断产生以及各种高效、低毒抗菌药物的相继出现，临床应用逐渐被其他抗菌药物取代，但对流行性脑脊髓膜炎、鼠疫等仍有良好的疗效，且性质稳定，价格低廉、服用方便，尤其是甲氧苄啶(TMP)的出现以及与磺胺类药物的协同作用，使其抗菌谱扩大，抗菌活性增强，故磺胺类药物在治疗某些特定细菌感染中的应用有所增加。

一、磺胺类药物的共同特点

磺胺类是以对氨基苯磺酰胺为基本化学结构的人工合成抗菌药物(图 40-2)，根据口服吸收的难易程度和应用的不同，分为三类：①用于全身性感染的磺胺药　可广泛渗入全身组织及细胞外液，但不能进入细胞内液。能通过血-脑屏障和胎盘屏障，也能进入乳汁。药物主要在肝脏经乙酰转移酶代谢生成为无抗菌活性的乙酰化产物，主要经肾排泄，在中性或酸性环境下，乙酰化代谢产物易沉淀形成结晶尿，导致肾损伤。②用于肠道感染的磺胺药　如柳氮磺吡啶(sulfasalazine，SASP)、酞磺胺噻唑(phthalysulfathiazole，PST)。③外用的磺胺药　如磺胺嘧啶银(sulfadiazine sliver，SD-Ag)、磺胺醋酰钠(sulfacetamide sodium，SD Na)、磺胺米隆(sulfamylon，SML)等。

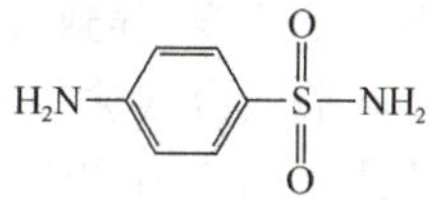

对氨基苯磺酰胺

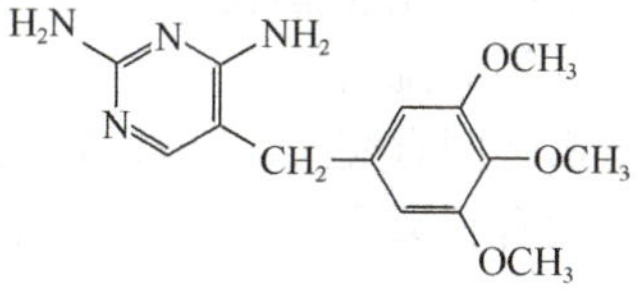

甲氧苄啶化学结构

图 40-2　磺胺类药物基本结构

【抗菌作用及机制】　磺胺类药物为广谱抑菌药，对大多数 G^+ 菌和 G^- 菌均有良好抑菌活性。以溶血性链球菌、鼠疫耶氏菌、流感嗜血杆菌、肺炎链球菌、脑膜炎奈瑟菌最为敏感，对大肠埃希菌、痢疾杆菌、奇异变形杆菌、放线菌、沙眼衣原体、卡氏肺孢菌等也有效，但对病毒、支原体、立克次体及螺旋体无效。

由于磺胺类的化学结构与对氨基苯甲酸(PABA)极为相似,而成为PABA的竞争性拮抗药。对磺胺类敏感细菌需从外环境中获得PABA、蝶啶和谷氨酸等物质,在菌体内经由二氢叶酸(FH_2)合成酶(dihydrofolate synthase)的作用合成二氢叶酸,再经FH_2还原酶(dihydrofolate reductase)转化为四氢叶酸(FH_4),后者参与嘌呤、DNA、蛋白质的合成。磺胺类则可与PABA竞争结合FH_2合成酶,从而使FH_4合成受阻,细菌的生长繁殖也就受到抑制(图40-3)。而人类可直接从食物中摄取叶酸,故磺胺类药物对人体叶酸代谢的影响较小。PABA与FH_2合成酶的亲和力比磺胺类强数千倍以上,使用磺胺类时,应首剂加倍。

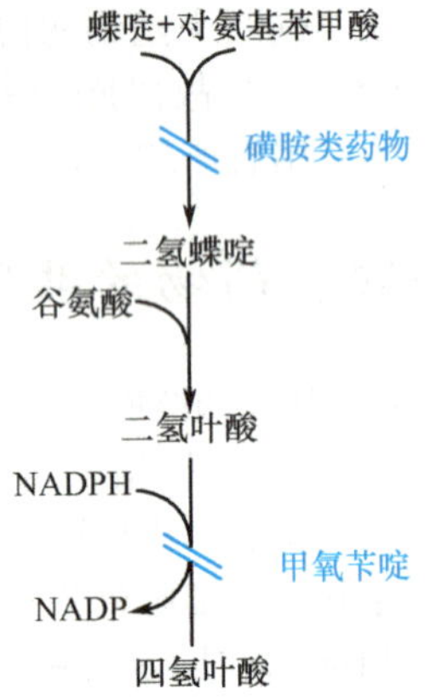

图40-3 磺胺类药物和甲氧苄啶作用机制示意图

【耐药性】 随着磺胺类药物的广泛应用,耐药菌株尤其是耐药的奈瑟菌属和G^+球菌日益增多,目前很少单独使用磺胺类药物,常与甲氧苄啶或四环素类抗生素合用。耐药性的产生有以下原因:①细菌通过选择或突变而合成过量的磺胺类拮抗物PABA,导致药物对酶结合的竞争力下降。②细菌FH_2合成酶经突变或质粒转导而发生改变,导致酶对药物的亲和力下降。③细菌改变叶酸的合成途径,直接利用外源性叶酸。④细菌灭活药物的能力增强,如乙酰转移酶活力增强。⑤某些细菌胞膜及胞壁对药物的通透性降低或增加了药物的流出。

磺胺类药物之间有交叉耐药性,但与甲氧苄啶或其他抗菌药间没有交叉耐药性,当与甲氧苄啶合用时可减少或延缓耐药性的产生。

【不良反应】

1. 肾损害 磺胺类可在尿中沉淀,特别是在中性或酸性环境下更容易发生,引起结晶尿、血尿或尿路阻塞,导致肾脏损害。适当增加饮水量或碱化尿液预防结晶尿。

2. 过敏反应 常见发热、皮疹、荨麻疹、血管神经性水肿等。

3. 造血系统 可引起溶血性贫血或再生障碍性贫血、粒细胞或血小板减少等。

4. 其他反应 新生儿胆红素脑病,因为磺胺类能够置换血浆蛋白结合点上的胆红素,使游离的胆红素进入中枢神经系统而导致胆红素脑病。故磺胺类不宜用于新生儿、两岁以下的婴儿及临产前的孕妇患者。

【药物相互作用】

1. 磺胺类(SD、复方SMZ等)可干扰肝药酶对苯妥英钠的代谢作用。

2. 磺胺类若与磺酰脲类降糖药、香豆素类抗凝药、抗肿瘤药甲氨蝶呤合用,可使与血浆蛋白结合的药物被置换下来,游离的血药浓度可瞬间升高而增强这些药物的作用。

3. SMZ可降低环孢素A的血药浓度,导致发生移植排斥反应。

4. 甲氧苄啶与SMZ合用时再联用口服避孕药、匹莫齐特、6-巯基嘌呤时,可削弱这些药物的作用。

二、常用磺胺类药物

磺胺异噁唑

磺胺异噁唑(sulfafurazole,SIZ,菌得清,净尿磺)的抗菌谱广,对金黄色葡萄球菌、化脓性链球菌、大肠埃希菌、伤寒杆菌、肺炎球菌等有良好的抗菌活性,炭疽杆菌、部分李斯特菌、脑膜炎球菌、淋球菌及流感杆菌大多对其亦敏感。主要用于敏感菌所致的尿路感染、脑膜炎,也可用于化脓性扁桃体炎、鼻窦炎、慢性胆囊炎及前列腺炎。不良反应常见有胃肠道反应、过敏反应。虽其乙酰化代谢物溶解性较高而很少形成尿结晶,但仍应多饮水。新生儿、婴幼儿及临产期妇女不宜用。

磺胺嘧啶

磺胺嘧啶(sulfadiazine,SD)抗菌谱及抗菌活性与SIZ相似,溶血性链球菌、葡萄球菌、脑膜炎双球菌、肺炎球菌等对其敏感,对沙眼衣原体也有一定的作用。SD是磺胺类药物中血浆蛋白结合率最低和血-脑屏障透过率最高的药物,因而是防治流行性脑膜炎的首选药物之一,首剂应加倍。临床还可用于呼吸道感染、肠道感染、泌尿道感染、中耳炎、疖痈等的治疗,亦可用于链球菌感染与风湿复发的防治,或与乙胺嘧啶合用于弓形虫病的治疗。与甲氧苄啶合用产生协同抗菌作用。用药期应多饮水及同服等量碳酸氢钠碱化尿液。

磺胺甲噁唑

磺胺甲噁唑(sulfamethoxazole,SMZ,新诺明)是SIZ的同类物,抗菌活性与SIZ相同。口服吸收较慢,组织分布广泛。主要经肝脏代谢而失活,经肾排泄。临床主要用于全身性及泌尿道感染的治疗,也可用于伤寒及流行性脑膜炎等的治疗。与甲氧苄啶合用产生协同抗菌作用。不良反应主要是其可高度乙酰化且在尿中溶解度小，为避免尿结晶而应多饮水和同服碳酸氢钠碱化尿液增加其溶解度，其他不良反应同SIZ。

柳氮磺吡啶和酞磺胺嘧啶

柳氮磺吡啶（sulfasalazine，SASP，烧伤宁）和酞磺胺嘧啶（phthalysulfathiazole，PST，甲磺灭脓）口服几乎不吸收，本身并无抗菌作用，但在肠道细菌作用下，前者水解为磺胺吡啶和5-氨基水杨酸，后者分解为磺胺嘧啶而发挥抗菌活性。SASP对肠组织亲和力高，用于治疗非特异性溃疡性结肠炎及直肠炎、肠道术前预防感染、早期类风湿关节炎。PST主要用于治疗肠炎和细菌性痢疾。有恶心、呕吐、皮疹、药热，偶见多形渗出性红斑、粒细胞减少、溶血性贫血等不良反应。若与叶酸、地高辛合用，可影响两药的吸收。

磺胺嘧啶银和磺胺米隆

磺胺嘧啶银（sulfadiazine silver，SD-Ag）和磺胺米隆（sulfamylon，SML）对铜绿假单胞菌均有强大的抑制作用，SD-Ag中的银离子还具有收敛、控制创面感染、促进创面干燥、结痂与愈合的作用。SML在血中迅速灭活，而又因其穿透力强和抗菌活性不受脓液、坏死组织及PABA的影响，故仅供局部应用，能迅速渗入创面和焦痂。局部应用SD-Ag存在一过性疼痛。SML的不良反应用药局部有创伤疼痛及烧灼感，偶见过敏反应。大面积使用其盐酸盐可能导致酸中毒，应选用其醋酸盐。

问题讨论

患者，女，14岁，因发热，咽痛服用复方新诺明（SMZco）2片，出现皮肤瘙痒，口角麻木感，10h后续服复方新诺明2片，次日晨起出现皮肤红斑，口腔黏膜烧灼样疼痛，颜面部及双下肢水肿，来诊。既往曾服用此药物，出现过皮肤瘙痒，口周麻木感等症状。否认其他药物接触史。查体：四肢及躯干部可见片状红斑，眼睑及颜面部水肿，口腔黏膜弥漫性充血，多发性绿豆大小溃疡；咽充血，双侧扁桃腺肿大。

（1）复方新诺明是哪两种药物的复方制剂？

（2）试述两种药物制成复方制剂的依据。

（3）通过以上材料分析，服用该药的注意事项。

第三节　其他合成抗菌药物

一、甲氧苄啶

甲氧苄啶（trimethoprim，TMP）又称磺胺增效剂或抗菌增效剂，通常与SMZ或SD合用。TMP抗菌谱与磺胺类药物相似，抗菌作用较强。抗菌机制主要是通过抑制细菌FH_2还原酶，阻碍FH_4的合成，从而干扰细菌核酸的合成。当TMP和磺胺类药物合用时，具有以下特点：①均属抑菌剂，抗菌谱相似，适应证相同；②分别作用于FH_2还原酶与FH_2合成酶，双重阻断细菌FH_4的合成，从而干扰嘌呤和DNA的合成，抗菌效果是两药单独等量应用时的数倍至数十倍，甚至出现杀菌作用；③药动学参数接近，$t_{1/2}$均为10h左右，吸收后药物可分布于全身，可在主要器官达到有效治疗浓度，这是临床应用复方新诺明（cotrimoxazole，SMZco，复方磺胺甲噁唑）的药理学基础；④抗菌谱扩大，减少耐药株的产生，对已经耐药的菌株可能仍有抑制作用；⑤两类药合用可减少各自用量，从而减少不良反应的发生。

通常与SMZ、SD、SIZ合用或制成复方制剂，如复方新诺明（SMZ：TMP＝5：1），主要治疗敏感菌所致的呼吸道、肠道、泌尿生殖道感染和脑膜炎等，也用于伤寒、痢疾、卡氏肺孢虫病等的治疗。与长效磺胺类药物合用可以防治耐药性恶性疟疾。少数人出现过敏反应和胃肠道反应，一般均较轻。当患者体内缺乏叶酸时，无论单用或与SMZ合用，均可出现叶酸缺乏症，如血小板及粒细胞减少、巨幼红细胞性贫血等。停药或补充叶酸后可恢复，必要时可注射FH_4治疗。TMP单独用药易引起细菌耐药。

二、硝基呋喃类

呋喃妥因

呋喃妥因（nitrofurantoin，呋喃坦啶，furadantin），口服吸收快且较完全，原形药物血浆浓度低，维持时间短，血浆$t_{1/2}$为30min。约一半药物在组织中破坏而失效，另一半以原形迅速经肾小球滤过，尿中浓度高。抗菌谱广，对多数G^+和G^-菌有效，但对变形杆菌、沙门菌属及铜绿假单胞菌无效。其抗菌作用机制尚不完全清楚，可能是敏感菌在体内将呋喃妥因分子中的硝基还原成高活性产物，后者抑制细菌乙酰辅酶A等多种细菌酶，从而干扰细菌糖代谢或损伤DNA等，最终导致细菌死亡。在酸性尿中杀菌作用增强。耐药菌株形成缓慢，与其他类抗菌药之间无交叉耐药。主要用于治疗敏感菌引起的急性下尿路感染、慢性菌尿症及反复发作的慢性尿道感染。不良反应少，常见胃肠道反应，与食物或牛奶同服可缓解这些症状。偶见皮疹等过敏反应。长期大剂量应用或肾功能不全者可引起严重的周围神经炎。急性肺炎是其引起的严重并发症，长期应用可引起肺间质纤维化。葡萄糖-6-磷酸脱氢酶缺乏患者、新生儿及孕妇服用本药后可发生溶血性贫血，故禁用。

呋喃唑酮

呋喃唑酮(furazolidone,痢特灵)对沙门菌属、志贺菌属、大肠埃希菌、霍乱弧菌、弯曲菌属、金黄色葡萄球菌和粪肠球菌均有抗菌作用。口服不易吸收,肠道内可保持较高的浓度。主要用于肠炎、菌痢及霍乱等肠道感染,对幽门螺旋杆菌所致胃溃疡也取得较好效果,也可用于治疗贾第鞭毛虫病等。不良反应与呋喃妥因相似,但轻而少见。

三、硝基咪唑类

甲 硝 唑

甲硝唑(metronidazole,灭滴灵)口服吸收迅速而完全,$t_{1/2}$为8~14h,分布广泛。主要在肝脏代谢,其代谢物也有一定活性,由肾脏排泄。主要用于防治厌氧菌引起的全身或局部感染,对败血症、破伤风、心内膜炎、脑膜感染以及使用抗生素导致的结膜炎也有效。对阴道毛滴虫感染、贾第鞭毛虫病、急性阿米巴痢疾和肠外阿米巴病都有效。对幽门螺旋杆菌感染的消化性溃疡以及四环素耐药艰难梭菌所致的伪膜性肠炎有特殊疗效。不良反应一般较少而轻。最常见的有恶心和口腔的金属味,偶见呕吐、腹泻、腹痛,少数患者出现荨麻疹、红斑、瘙痒、白细胞暂时性减少等。极少数患者出现头昏、眩晕、共济失调、惊厥和肢体感觉异常等神经系统症状,由于严重的感觉障碍恢复慢且不完全,故一旦发生应立即停药。甲硝唑干扰乙醛代谢,故用药期间应禁酒。肝功能不良者应酌情减量。动物实验证明,长期大量口服有致癌和致突变作用,妊娠早期禁用。

复习指导

1. 喹诺酮类药物　第1代喹诺酮类药物萘啶酸和第2代吡哌酸对部分G^-菌有效,仅限于治疗泌尿道和肠道感染,由于活性低、不良反应多,现已很少使用。第3代和第4代氟喹诺酮类,即沙星类,由于具有广谱、高效、低毒、无交叉耐药性等特点,在临床上得到了越来越广泛的应用。

本类药物通过抑制细菌DNA复制而达到广谱杀菌作用。耐药细菌可因基因突变、影响膜的通透性或主动外排机制产生耐药。临床用于泌尿生殖道感染、呼吸系统感染、肠道感染、骨骼、皮肤软组织感染与伤寒。一般不良反应均较轻微,能被大多数患者所接受。

2. 磺胺类药物　磺胺类药物与PABA竞争二氢叶酸合成酶,抑制叶酸合成影响核酸合成而产生广谱抑菌作用。临床用于全身性感染、肠道感染或局部用药。不良反应主要是肾损害,在酸性尿中易形成结晶。防治措施:①服等量$NaHCO_3$,以增加溶解度;②多饮水,加速排泄。还有过敏反应、血液系统、神经系统、消化系统反应等。

3. 甲氧苄啶　甲氧苄啶(TMP)抑制二氢叶酸还原酶,使四氢叶酸不能生成而阻止核酸合成。TMP本身有很强的抗菌作用,抗菌谱与磺胺药相似,但单用细菌易耐药,与磺胺药合用双重阻断叶酸代谢,抗菌作用增强几倍至数十倍,甚至可杀菌并减少耐药菌株的发生。TMP常与SMZ或SD合用,治疗呼吸道感染、尿路感染、肠道感染和脑膜炎、败血症等。

4. 硝基呋喃类　抗菌谱广,不易产生耐药性。口服吸收迅速而完全,尿中浓度高。主要用于尿路感染。酸化尿液可增强其抗菌活性。常用药物有呋喃妥因和呋喃唑酮。

5. 甲硝唑　为抗厌氧菌、抗阴道滴虫、抗阿米巴原虫的首选药物。口服吸收好,可进入感染灶和脑脊液。还可用于幽门螺旋杆菌感染的消化性溃疡或与广谱青霉素或氨基糖苷合用预防术后厌氧菌感染。

常用制剂及用法

诺氟沙星(norfloxacin,氟哌酸)　成人0.4 g/次,2次/天。静脉滴注每次200 mg,2~3次/天。

氧氟沙星(ofloxacin,氟嗪酸)　成人0.3 g/次,2次/天。静脉滴注每次200 mg,2~3次/天。

环丙沙星(ciprofloxacin,环丙氟哌酸)　成人0.5 g/次,1~2次/天。静脉滴注每次100~200 mg,2次/天。

依诺沙星(enoxacin,氟啶酸)　成人0.1~0.2 g/次,3次/天。

洛美沙星(lomefloxacin)　成人0.2 g/次,每日2次。

磺胺嘧啶(sulfadiazine,SD)　成人1 g/次,首剂加倍,2次/天,同服等量碳酸氢钠。治疗流脑小儿0.2~0.3 g/(kg·d),成人2 g/次,4次/日。钠盐可深部肌内注射,或用生理盐水稀释,使浓度低于5%,缓慢静脉注射或静脉滴注。

磺胺甲噁唑(sulfamethoxazole,SMZ,新诺明)　成人1 g/次,首剂加倍,2次/天,儿童25 mg/kg/次,2次/天。复方新诺明片,每片含SMZ 0.1g,TMP 0.02g。成人2片/次,2次/天。

磺胺米隆(sulfamylone,SML)　5%～10% 溶液湿敷或 5%～10% 软膏涂敷,或用其散剂撒布。

磺胺嘧啶银(sulfadiazine siliver,SD-Ag)　用 1%～2% 软膏或乳膏涂敷创面,也可用乳膏油纱布包扎创面。

呋喃妥因(nitrofurantoin)　成人 0.05～0.1 g/次,4 次/天;儿童 5～10 mg/(kg · d),分 4 次服,连续服用不宜超过 2 周。

呋喃唑酮(furazolidone,痢特灵)　成人 0.1 g/次,3～4 次/天;儿童 5～10 mg/(kg · d),分 4 次服,5～7d 为一疗程。

(李　彦)

第41章 抗结核病药与抗麻风病药

学习要求

掌握一线抗结核病药异烟肼、利福平、吡嗪酰胺、乙胺丁醇、链霉素抗结核作用特点、临床应用、不良反应及抗结核病药的应用原则；熟悉抗麻风病药氨苯砜的临床应用和不良反应。

第一节 抗结核病药

结核病(tuberculosis,简称TB)是一种由结核分枝杆菌(mycobacterium tuberculosis)感染引起的经呼吸道传播的慢性传染性疾病,结核病以肺结核最为多见。结核病曾因抗结核病药的有效应用,其发病率和死亡率均明显下降。但20世纪90年代以来,由于耐药结核分枝杆菌感染增多、抗结核治疗不规范、艾滋病流行以及环境破坏等,致使结核病又再次形成流行之势。

结核分枝杆菌具有以下特点:①生长缓慢,甚至可处休眠状态,药物对其不敏感;②细胞壁富含脂质,药物不易穿透;③生活病灶复杂,可生长在巨噬细胞及纤维化或干酪样厚壁空洞内,药物穿过病灶接近结核杆菌。因而结核病治疗反应缓慢,需要长期规范治疗。

抗结核病药物是一组化学结构、作用机制不同,能抑制或杀灭结核分枝杆菌的药物。临床上根据疗效、毒副作用和患者的耐受情况将其分为两大类:①一线抗结核病药,包括异烟肼、利福平及其类似物、吡嗪酰胺、乙胺丁醇和链霉素;②二线抗结核病药,包括对氨基水杨酸、卷曲霉素、丙硫异烟胺、环丝氨酸、环丙沙星、氧氟沙星、左氧氟沙星和斯帕沙星等。与一线抗结核病药相比,二线抗结核病药一般疗效较差或毒副反应较多较重,仅在结核杆菌对一线抗结核病药产生耐药和毒性反应使患者不能耐受时作为替代用药。

一、一线抗结核病药

异 烟 肼

异烟肼(isoniazid,雷米封,rimifon)为异烟酸的衍生物,性质稳定,易溶于水。与其他抗结核病药相比,具有疗效高、毒性小、口服方便、价格低廉等优点,是治疗结核病的基本药物。

【体内过程】 异烟肼口服或注射均易吸收,1～2h可达高峰血药浓度。异烟肼穿透力强,体内分布广泛,吸收后能迅速分布到全身各组织器官及体液中,在关节腔、脑脊液、胸水、腹水及纤维化或干酪样结核病灶中均有较高浓度。异烟肼主要在肝脏内经乙酰化代谢成无活性的乙酰异烟肼和异烟酸,另有部分经水解而代谢,代谢产物及少量原形药物经肾脏随尿液排出。异烟肼乙酰化代谢的速度有明显的人种和个体差异,有快代谢型和慢代谢型之分。快代谢型 $t_{1/2}$ 为0.5～1.5h,慢代谢型 $t_{1/2}$ 为2～5h。白色和黑色人种慢代谢型者占50%以上,而我国及其他黄种人慢代谢型者仅占10%～20%。快代谢型者尿中原形药物少,不良反应以肝毒性多见;慢代谢者尿中原形药物较多,不良反应以周围神经炎多见。

【抗菌作用及机制】 异烟肼对结核分枝杆菌有高度的选择性,对繁殖期和静止期的结核分枝杆菌均有强大抑制和杀灭作用,尤其对繁殖期生长旺盛的结核分枝杆菌有强大的杀灭作用,并可渗入到纤维化或干酪样的结核病灶及吞噬细胞内杀灭结核杆菌。异烟肼单用易产生耐药性,临床多采用联合用药,以增强疗效和延缓耐药的产生。

异烟肼抗菌机制尚未完全阐明,可能的机制为抑制结核分枝杆菌细胞壁特有成分分枝菌酸的合成,使菌体细胞壁的脂质减少,细胞壁结构破坏,菌体因失去耐酸性、疏水性和繁殖力而死亡。分枝菌酸是结核分枝杆菌细胞壁的主要组分之一,为分枝杆菌的专有成分,因此异烟肼对结核分枝杆菌具有高度选择性,而对其他细菌、病毒几无作用。此外,异烟肼还可被氧化成异烟酸,进而形成烟酰胺腺核苷酸的同系物,干扰细菌代谢酶的活性,进而杀灭或抑制结核分枝杆菌的生长。

【临床应用】 异烟肼为目前抗结核病治疗的首选药物,适用于各种类型结核,如肺结核、骨结核、肾结核、肠结核及结核性脑膜炎、胸膜炎和腹膜炎等。对急性粟粒性结核和结核性脑膜炎需增大剂量,必要时采用静脉滴注。异烟肼还可用于预防与活动性肺结核患者接触的人群。为预防和延缓结核分枝杆菌对异烟肼耐药性的产生,常与其他一线抗结核病药联合应用。

【不良反应及注意事项】 异烟肼常用治疗剂量时不良反应少而轻，可有食欲不振、恶心、呕吐、腹痛等轻度胃肠道症状。较大剂量（每日超过 6 mg/kg）时常见：

1. 神经系统毒性 可引起：①外周神经炎，表现有手脚麻木、肌肉震颤及步态不稳等；②中枢神经系统症状，可表现有中枢兴奋、失眠、烦躁不安，甚至惊厥、诱发精神分裂症和癫痫发作。这些症状与维生素 B_6 缺乏有关，发生机制可能是异烟肼化学结构与维生素 B_6 相似，与维生素 B_6 竞争同一酶系或结合成腙，降低了维生素 B_6 的利用，引起氨基酸代谢障碍，而产生周围神经炎。而维生素 B_6 缺乏时谷氨酸生成 GABA 出现障碍，使中枢抑制性递质 GABA 减少，产生中枢兴奋、失眠、烦躁不安，甚至惊厥、诱发精神分裂症和癫痫发作。有精神病和癫痫病史者慎用。异烟肼治疗结核病时可同时应用维生素 B_6 预防神经系统毒性反应的发生。

2. 肝损害 用药期间可出现转氨酶暂时性升高、黄疸，严重的可发生肝小叶坏死。快代谢型、35 岁以上及嗜酒者较易发生。与利福平、吡嗪酰胺、乙硫异烟胺等药物合用时，肝毒性明显增加。用药期间应定期检查肝功能，肝病患者慎用。

3. 其他 过敏反应，可出现药热、皮疹。血液系统症状，可有贫血、白细胞减少、嗜酸粒细胞增多。内分泌失调，表现男子女性化乳房、泌乳、月经不调、阳痿等。

【药物相互作用】 异烟肼可加强香豆素类抗血凝药、某些抗癫痫药、降压药、抗胆碱药、三环抗抑郁药等的作用，合用时须注意。

利　福　平

利福平（rifampicin，甲哌利福霉素）是利福霉素的人工半合成衍生物，为红色或暗红色结晶性粉末，不溶于水。具有高效低毒、口服方便等优点。

【体内过程】 利福平口服吸收迅速、完全，血药浓度 2h 达高峰，有效血浓度可维持 12h。但当胃内有食物或同时口服对氨水杨酸钠时妨碍其吸收，吸收可减少 30%，故宜空腹服用。利福平穿透力强，吸收后广泛分布于全身各组织器官和体液中，能在菌体细胞内、结核空洞、胸水、腹水、脑脊液、痰液中达到有效治疗浓度。利福平主要经肝脏代谢为去乙酰基利福平，该代谢产物仍有一定抗菌活性，为利福平的 1/8～1/10。去乙酰基利福平可进一步水解，生成无活性的 3-甲酰衍生物。利福平及其代谢产物约 60% 经粪便排出，10%～20% 经尿液排出，少量从泪液、汗液、唾液、痰液排出。患者服药期间粪便、尿液、泪液、痰液和汗液等均可呈现橘红色。利福平 $t_{1/2}$ 为 4～8h。利福平有肝药酶诱导作用，肝功能损害时，血药浓度升高，$t_{1/2}$ 也相应延长，故肝功能不良者慎用。

【抗菌作用及机制】 利福平抗菌谱广且作用强大，不仅对结核杆菌及麻风杆菌有作用，亦可杀灭多种革兰阳性球菌（金黄色葡萄球菌、链球菌、肺炎球菌等）和革兰阴性球菌（脑膜炎球菌、淋球菌等），对革兰阴性杆菌（大肠埃希菌、变形杆菌、流感杆菌等）、某些病毒和沙眼衣原体也有抑制作用。利福平对结核杆菌的抗菌活性与异烟肼相近，对静止期和繁殖期的结核杆菌均有效，并能增加链霉素和异烟肼的抗菌活性。利福平单独使用易产生耐药性，但与其他抗结核药之间无交叉耐药。利福平可增强异烟肼和链霉素的抗结核杆菌作用，并延缓耐药性的产生，故临床常联合应用。

利福平的抗菌作用机制是通过与细菌依赖 DNA 的 RNA 多聚酶的 β 亚基结合，干扰细菌 mRNA 的合成，进而阻碍其 RNA 的合成，导致细菌蛋白合成停止，从而抑制细菌的生长、繁殖，导致细菌死亡。利福平对动物细胞的 RNA 多聚酶无此作用。

【临床应用】 利福平常与其他一线抗结核药合用治疗各种类型的结核病，包括初治及复发患者。也用于治疗麻风病、军团菌肺炎，以及严重的且其他抗菌药物无效的革兰阳性菌、革兰阴性菌及厌氧菌的感染。局部用药还可用于治疗细菌性外眼感染、沙眼及某些病毒性眼病。因利福平在胆汁中浓度较高，也可用于重症胆道感染。

【不良反应及注意事项】

1. 胃肠道反应 常见恶心、呕吐、腹痛、腹泻，一般不严重。

2. 肝损害 多见于与其他抗结核药特别是异烟肼合用时，老年人、孕妇、长期嗜酒者、营养不良和患有慢性肝病者较易发生，用药期间应定期查肝功能。

3. 过敏反应 表现有药热、皮肤瘙痒、皮疹，严重者导致剥脱性皮炎。

4. 类流感样综合征 大剂量间隔使用时可诱发发热、寒战、头痛、肌肉酸痛等类似感冒的症状。

5. 类赫氏反应 初治患者多在治疗 2～3 个月时发生渗出性胸膜炎或纵隔淋巴结肿大，无须改变原方案，待患者痰菌转阴，结核中毒症状即可减轻或消失。主要因利福平的强大杀菌作用，短期内大量结核菌迅速死亡而释放的菌体成分而引起病灶反应。

此外，动物实验证实该药有致畸作用，故禁用于妊娠早期妇女。

【药物相互作用】 利福平有肝药酶诱导作用，可加速双香豆素类抗凝药、降糖药、避孕药及洋地黄类、皮质激素类、茶碱类等药物的代谢，使作用降低，与上述药物合用时，需注意调整上述药物剂量。

乙 胺 丁 醇

乙胺丁醇（ethambutol）为人工合成的乙二胺衍生物，易溶于水，性质稳定，其右旋体对结核杆菌有较强的抑菌作用，左旋体无效。

【体内过程】 乙胺丁醇口服吸收好，吸收 75%～80%，2h 血药浓度达高峰。广泛分布于全身组织和体液中（脑脊液除外），$t_{1/2}$ 约为 4h。大部分以原形经肾排泄，10% 左右在肝脏内代谢转化为无活性的醛及二羧酸衍生物由尿液排出。有一定肾脏毒性，肾功能不全时宜禁用。

【抗菌作用及机制】 乙胺丁醇抗结核杆菌活性比异烟肼、利福平和链霉素弱，对繁殖期结核杆菌有选择性作用，对已耐异烟肼、链霉素的结核菌仍有抑制作用。单用可产生缓慢耐药性，但与其他抗结核病药无交叉耐药现象。其抗菌机制尚不清楚，可能机制为：①与二价金属离子（如 Mg^{2+}）结合，干扰细菌 RNA 合成；②抑制阿拉伯糖转移酶，干扰细菌细胞壁半乳糖合成。

【临床应用】 乙胺丁醇常与其他抗结核病药联合应用治疗各型结核病。与异烟肼和利福平合用治疗初治患者，与利福平和卷曲霉素合用治疗复治患者，特别适用于经链霉素和异烟肼治疗无效的患者。

【不良反应及注意事项】 乙胺丁醇常用治疗量不良反应较少，发生率低于 2%，可见胃肠道反应、皮疹、肌肉酸痛、关节肿痛等。较严重的毒性反应为球后视神经炎，表现视力下降、视野缩小、出现中央及周围盲点、红绿色盲等，多发生在用药 2～6 个月内，发生率与剂量和用药持续时间相关，及时停药，症状可在数周至数月后自行消退，用药期间应定期检查视力和视野，必要时可加服维生素 B_6。

乙胺丁醇与乙硫异烟胺合用可增加其不良反应；与氢氧化铝同用可降低其吸收；与神经毒性药物合用可增加其神经毒性。

吡 嗪 酰 胺

吡嗪酰胺（pyrazinamide）化学结构和异烟肼、乙硫异烟胺相似，为人工合成的烟酰胺的吡嗪衍生物。口服易吸收，体内分布广泛。大部分在肝脏水解成吡嗪酸，然后后羟化为 5-羟吡嗪酸与少部分原形药通过肾小球滤过随尿液排出。吡嗪酰胺在酸性环境下对结核杆菌有较强的抑制和杀灭作用。单用易产生耐药性，与其他抗结核病药无交叉耐药性，与异烟肼和利福平合用有协同作用。在结核病短程疗法强化期的三联或四联给药方案中，吡嗪酰胺已成为基本药物之一。

吡嗪酰胺低剂量、短程疗法时，不良反应少而轻；长期、大量使用可发生严重的肝脏损害，可出现转氨酶升高、黄疸甚至肝坏死，用药期间应定期检查肝功能。此外吡嗪酰胺可抑制尿酸排泄，引起高尿酸血症和诱发痛风，故痛风患者慎用。

链 霉 素

链霉素（streptomycin）为氨基糖苷类抗生素，对结核分枝杆菌有强大抗菌作用，为最早用于临床的抗结核药，其抗结核仅次于异烟肼和利福平。但穿透力弱，不易渗入细胞、纤维化、干酪化病灶，也不易透过血-脑屏障和细胞膜，对结核性脑膜炎疗效差。结核杆菌对链霉素易产生耐药性，且长期使用耳毒性发生率高，目前主要作为结核病初治强化期（开始两个月）化疗方案的组成药物之一，与其他抗结核病药联合用于治疗初治病例或重症结核病，如结核性脑膜炎、播散性结核等。

二、二线抗结核病药

对氨水杨酸

对氨水杨酸（para-aminosalicylic acid）为人工合成的抗结核病药，口服吸收快而完全，1.5～2h 可血药浓度峰值。可分布于全身组织和体液（脑脊液除外），但脑膜炎症患者可在脑脊液中达到治疗浓度。经肝乙酰化代谢，$t_{1/2}$ 约为 45min，80% 经尿排泄。对氨水杨酸对细胞外的结核杆菌有抑制作用，作用弱于异烟肼、利福平和链霉素。因不易产生耐药性，常与链霉素或异烟肼联用，能延缓耐药性的产生。对氨水杨酸水溶液不稳定，见光可分解变色，应新鲜配制，并避光保存。对氨水杨酸结构类似对氨基苯甲酸，可通过竞争抑制二氢叶酸合成酶活性，阻止二氢叶酸的合成，从而使蛋白质合成受阻，抑制结核杆菌的繁殖。临床上用于各型结核病，单独应用疗效差、见效慢，主要与异烟肼和链霉素联合使用，延缓耐药性产生和提高疗效。因影响利福平的吸收，故不宜与利福平合用。本品毒性低，但不良反应发生率较高，可达 10%～30%，胃肠道反应较常见，可有食欲不振、恶心、呕吐、胃烧灼感、腹上区疼痛、腹胀及腹泻，甚至可致溃疡和出血，饭后服药可减轻反应。还可有过敏反应，长期用药还可甲状腺肿大或黏液性水肿，停药后可恢复。其乙酰化代谢产物溶解度低，可在肾析出结晶而损伤肾组织，肾功能不全者慎用。

丙硫异烟胺

丙硫异烟胺（prothionamide）为异烟酸的衍生物，对结核杆菌有抑菌作用，抗菌活性仅为异烟肼的十分之一。本品口服易吸收，体内分布广，可渗入全身体液（包括脑脊液），在体内全部代谢为无效物。对渗出性及浸润性干酪病变疗效较好。单独应用少，常与其他抗结核病药联合应用以增强疗效和避免病菌产生耐药性。本品不良反应较多且发生率较高，以胃肠道反应常见，表现为食欲不振、恶心、呕吐、腹痛和腹泻，患者常难以耐受。故作为二线抗结核病药用于经一线抗结核药治疗无效的患者。

卷 曲 霉 素

卷曲霉素（capreomycin）为多肽类抗生素，对结核杆菌有抑制作用，为二线抗结核病药，主要用于经链霉素、异烟肼等治疗无效病例，常需与其他抗结核药联合应用。不良反应与链霉素相似，但较链霉素轻。

司帕沙星

司帕沙星（sparfloxacin）为第三代氟喹诺酮类抗菌药的代表药，抗菌谱广，除对革兰阳性菌、革兰阴性菌、厌氧菌、支原体有强大杀灭作用外，还对结核分枝杆菌有较强杀灭作用。通过抑制细菌 DNA 回旋酶而发挥抗菌作用。对多种耐药菌株都有效，是一类有发展前景的新型抗结核病药。有较为严重的光敏反应，宜慎用。

三、抗结核病药的应用原则

结核病是一种慢性传染性疾病，有病程长、易复发、易耐药的特点，虽然近年来结核病新药和联合用药方案的开发取得了一些进展，但是新药仍然较少，并且在新药药效评估、缩短治疗时间和解决耐药性等方面仍面临着许多挑战。临床过程中经常可见结核病患者自行停药、不规律用药和用量不足等问题，造成结核病复发和出现结核菌耐药，致使治疗难度加大。要想彻底治愈结核病，就必须正确合理的使用抗结核病药，并在结核病化疗方案执行过程中始终遵循早期、联合、规律、足量和全程督导用药的治疗原则。

（一）早期用药

早期用药是指一旦发现和确诊为结核病后应立即给抗结核病药治疗。结核病早期病变以炎性细胞浸润、渗出为主，病灶区局部血液循环无明显障碍，早期用药有利于药物到达病灶内；同时早期病灶内结核杆菌生长繁殖旺盛，对药物敏感，早期用药有利于药物发挥抑菌、杀菌作用。此外，患病初期机体抵抗力较强，早期用药有利于病变吸收和缩短疗程，从而获得满意疗效。对结核病一定要早诊断、早治疗，以免组织破坏，造成修复困难。

（二）联合用药

联合用药是指根据不同病情和抗结核药的作用特点，联合两种或两种以上药物，以增强疗效和缩短疗程，同时可避免严重不良反应和延缓耐药性的产生。结核病治疗，无论初治还是复治，均要联合用药。临床多采用二联、三联或四联的治疗方案，既有细胞内杀菌药物又有细胞外杀菌药物，从而使化疗方案取得最佳疗效。

（三）适量用药

适量用药是指用药剂量要适当。药量不足，组织内药物难以达到有效浓度，且易诱发细菌产生耐药性而使治疗失败；药物剂量过大则易产生严重不良反应而使治疗难以继续。所以抗结核治疗一定要采用适当的剂量，在专科医生的指导下用药。

（四）规律用药

规律用药是指患者必须严格按照治疗方案中的用药方法，有规律地坚持治疗，不可随意更改方案或无故随意停药，亦不可随意间断用药。结核杆菌是一种分裂周期长、生长繁殖缓慢、杀灭难度大的顽固细菌，在治疗上必须做到长期规律用药。如果用药不当，症状缓解就停用，必然导致耐药的发生和造成治疗失败，使日后治疗更加困难。

（五）全程用药

全程用药是指医生根据患者病情制定的完成化疗方案所需要的时间。一般一个疗程 3 个月，短疗程不少于 6 个月，全疗程一年或一年半。结核病治疗多采用 6 ~ 9 个月的短程疗法，患者易接受，容易坚持，不良反应相对少而轻。目前国际防痨和肺病联合会治疗委员会推荐方案为：2HRZ/4HR，即最初 2 个月强化治疗，每日给予异烟肼、利福平与吡嗪酰胺，以后 4 个月巩固治疗，每日给予异烟肼和利福平。

第二节　抗麻风病药

麻风病又称汉森病（Hensen disease），是由麻风杆菌通过接触传染而产生的慢性传染病，主要侵犯皮肤及周围神经，严重者可累及深部组织和内脏器官，如不早发现、早治疗，可造成眼、手、足的畸残。目前可用于治疗麻风病的药物主要有氨苯砜、利福平、氯法齐明、氧氟沙星、米诺环素、克拉霉素和沙利度胺（反应停）等。现使用联合化疗（利福平、氯法齐明、氨苯砜三种药物联合应用），疗效更为显著，只要服药一周，体内的细菌就可杀死 95% 以上。只要坚持服药，少菌型麻风服半年的药，多菌型麻风服两年的药，麻风病就可治愈。

一、砜　　类

最常用氨苯砜（dapsone，DDS），此外，还有苯丙砜（phenprofen）和醋氨苯砜（acedapsone），它们须在体内转化为氨苯砜或乙酰氨苯砜而显效。氨苯砜为抑制叶酸合成的抗菌药，因用量少、疗效确切、价格低廉和服用方便，广泛应用于麻风病治疗。

【体内过程】　氨苯砜口服吸收较慢但完全，4 ~ 8h 可达血药浓度峰值，$t_{1/2}$ 约为 28h，有效抑菌浓度可持续 10d 左右。广泛分布于全身各组织和体液，皮肤病变部位的浓度远高于正常部位。经肝乙酰化，有肝肠循环，故易蓄积，宜周期性间歇给药。70% ~ 80% 经尿排泄。苯丙砜较难吸收，用量较大。

【抗菌作用】　砜类的抗菌机制和磺胺类药物相似，但对革兰阳性菌和阴性菌无抗菌活性，对麻风杆菌有较强的直接抑制作用，并能促使细胞内病菌释出而杀灭。麻风杆菌对砜类可产生耐药性，常采用联合疗法，以减少或延缓耐药性的发生。

【临床应用】 氨苯砜与其他药物联合用于治疗各型麻风病。但要彻底清除麻风杆菌和治疗病变，需要较长时间的用药。在临床症状好转后，结核样麻风一般持续用药1～5年，界限型麻风3～7年，瘤型麻风5～10年甚至更长。治疗时以小剂量开始直至最适剂量为止，治疗过程中不应随意减少剂量或过早停药。

【不良反应及注意事项】 贫血较为常见，偶可引起急性溶血性贫血，G-6-PDH缺乏者尤易发生。有时出现胃肠道刺激症状、头痛、失眠、中毒性精神病及过敏反应。剂量过大还可引起肝损害及剥脱性皮炎。治疗早期或增量过快，可发生麻风反应，即麻风症状加剧的反应，为机体对菌体破裂后的磷脂类颗粒的免疫反应，是预后良好的表现。一般不必停药，重者可酌情减量，并用肾上腺皮质激素或沙利度胺（thalidomide，反应停）进行治疗。

二、其他药物

利福平

利福平（rifampicin）对麻风杆菌包括对氨苯砜耐药菌株有快速杀灭作用，临床用药4d即可杀灭99.9%的活菌，但仍需坚持长期治疗，单独使用易产生耐药性，常与其他抗麻风病药联合应用。

氯法齐明

氯法齐明（clofazimine，氯苯吩嗪）对麻风杆菌有抑制作用，其作用机制为干扰核酸代谢，抑制菌体蛋白合成，作用较氨苯砜缓慢。本品口服吸收率为50%～70%，迅速分布于体内各组织中，组织药物浓度高于血药浓度。常与氨苯砜或利福平合用治疗各型麻风病。也可用于因用其他药物而引起急性麻风反应的病人。主要副作用为皮肤色素沉着（皮肤呈红棕色）等。

巯苯咪唑

巯苯咪唑（mercaptopheny limidazole，麻风宁）是新型抗麻风药，疗效较砜类好。其优点是疗程短，毒性小，不易蓄积，患者易于接受。亦可产生耐药性。不良反应为局限性皮肤瘙痒和诱发“麻风反应”。适用于治疗各型麻风病及砜类药物过敏者。

复习指导

1. 抗结核病药分一线抗结核病药和二线抗结核病药两类。一线抗结核病药包括异烟肼、利福平（及其类似物）、吡嗪酰胺、乙胺丁醇和链霉素；二线抗结核病药包括对氨基水杨酸、丙硫异烟胺、卷曲霉素、斯帕沙星等，一般作为一线抗结核病药耐药后的替代用药。

2. 异烟肼　主要通过抑制细菌细胞壁分枝菌酸的合成而产生抗菌作用，为防治结核病首选药。主要不良反应有皮疹、药热、肝毒性、神经毒性等。

3. 利福平　广谱抗菌药，通过抑制细菌依赖于DNA的RNA多聚酶而产生抗菌作用，与其他抗结核病药合用治疗各型结核。也用于治疗麻风病、耐药金葡菌感染、胆道感染等。局部用于沙眼、急性结膜炎及病毒性角膜炎。主要不良反应有胃肠道反应、肝毒性等。

4. 乙胺丁醇　主要通过与Mg^{2+}结合，干扰细菌RNA合成而抗菌，常与异烟肼和利福平合用治疗初治患者，特别适用于经链霉素和异烟肼治疗无效的患者。不良反应有视力减退、球后视神经炎等。

5. 吡嗪酰胺　在酸性环境下对结核杆菌有较强的抑制和杀灭作用，与异烟肼和利福平合用有协同作用。长期、大量使用可发生严重肝损害和诱发痛风。

常用制剂及用法

异烟肼（isoniazid）　成人300～400mg/d，分1～3次服用。注射剂量视病情而定，一般与口服量相同。可作肌内注射、腔内注射或用50%葡萄糖或等渗盐水稀释至0.1%静脉滴注。

利福平（rifampicin）　成人450～600mg/d，清晨空腹顿服。

利福喷汀（rifapetine）　0.5g～0.6g空腹顿服，每周1次，疗程6～9个月或依病情使用。

乙胺丁醇（ethambutol）　初治病例15mg/kg，每日1次或分2～3次服。复治病例25mg/kg，每日1次，连续60d后减为15mg/kg，每日1次。

吡嗪酰胺（pyrazinamide）　成人常用量，每日15～30mg/kg，顿服，或50～70mg/kg，每周2～3次。

链霉素（streptomycin）　重症结核0.75～1.0g/d，分2次肌内注射；轻症结核1.0g/次，每周2～3次。小儿20～40mg/(kg·d)，不应超过1.0g/d。疗程3～6个月。

对氨水杨酸钠（sodium para-aminosalicylate）　口服：成人8～12g/d，3～4次/天，饭后服。静脉滴注：成人4～12g/d，从小剂量开始，溶于等渗氯化钠注射液或5%葡萄糖液500ml中或配成 3%～4% 浓度，于 2～3h 滴完，每日或隔日 1 次。

氨苯砜（dapsone） 口服，开始 12.5～25mg/d，以后逐渐增至 100mg/d。由于本品有蓄积作用，每服药 6d 停药 1d，每服药 10 周停药 2 周。

苯丙砜（phenprofen） 口服，开始 0.5g/d，以后逐渐增至 2～3g/d，分次服用，也可每周服药 6d，服药 2.5～3 个月，停药半月。肌内注射，每周 2 次，第 1 周每次 1ml，第 2 周每次 2ml，第三周起每周 3ml，10 周为一疗程。

（戴 忠）

第42章 抗真菌药

学习要求

掌握抗真菌药的分类、代表药物的药理作用，能够合理选择药物。

第一节 概 述

依据感染人体的部位不同，真菌感染（fungal infections）可分为浅部真菌感染和深部真菌感染两类。浅部真菌感染常由各种癣菌引起，较为多见，但危险性小，多侵犯皮肤、毛发、指（趾）甲等人体浅表部位，临床常用治疗药物有制霉菌素（nystatin）、灰黄霉素（griseofulvin）、咪康唑（miconazole）和克霉唑（clotrimazole）等。深部真菌感染常由白色念珠菌、新型隐球菌等引起，主要侵犯深部组织和内脏器官，发生率虽低，但危害性大，病死率高，常用治疗药物有两性霉素B（amphotercin B）、氟康唑（fluconazole）和伊曲康唑（itraconazole）等。近年来，随着癌症患者放化疗的增加，广谱抗菌药物、免疫抑制剂和肾上腺皮质激素等药物长期不合理的使用，深部真菌感染的发病率呈持续上升趋势。

抗真菌药（antifungal agents）是指具有抑制真菌生长、繁殖或杀死真菌的药物。根据化学结构的不同，抗真菌药物可分为多烯类（polyenes）、唑类（azoles）、丙烯胺类（allylamines）和嘧啶类（pyrimidines）。

第二节 抗真菌药

一、多烯类抗真菌药

两性霉素B

两性霉素B（amphotercin B）来源于结节链霉菌（streptomyces nodosus），不溶于水和乙醇，属于多烯类抗深部真菌抗生素。

【体内过程】 口服、肌内注射均难吸收，且局部刺激性大，临床采用静脉滴注给药。血浆蛋白结合率达90%以上。不易透过血-脑屏障，真菌性脑膜炎时需鞘内注射给药。本药主要在肝脏代谢，经肾排泄，血浆 $t_{1/2}$ 约24h，体内消除缓慢，停药数周后，仍可在尿中检出。

【药理作用及作用机制】 几乎对所有的真菌均有强大抑制作用，为广谱抗真菌药。对新型隐球菌、皮炎芽生菌、荚膜组织胞浆菌、粗球孢子菌、孢子丝菌、白色念珠菌等均有较强的抑菌作用，高浓度时有杀菌作用。本药对病毒、细菌、立克次体等无抗菌活性。

本品能选择性地与真菌细胞膜上的麦角固醇结合，从而改变膜通透性，导致胞内重要物质如氨基酸、核苷酸等外漏，造成真菌细胞死亡。细菌细胞膜不含固醇，故本品对细菌无效。真菌很少对两性霉素B产生耐药性，其耐药机制可能与其细胞膜中麦角固醇含量减少有关。

【临床应用】 主要用于治疗全身性深部真菌感染，目前仍为首选药。在临床上，真菌性肺炎、心内膜炎及尿路感染等，应静脉给药。治疗真菌性脑膜炎时，可采用小剂量鞘内注射，其疗效良好。口服给药仅用于胃肠道真菌感染。也可局部外用于眼科、皮肤科和妇科的真菌性感染治疗。

【不良反应】 静脉滴注的毒性较大，不良反应较多，主要为寒战、发热、头痛、恶心、呕吐、厌食、贫血、低血压、低血钾、低血镁、血栓性静脉炎等毒性反应。长时间用药，约80%患者出现不同程度的肾功能损害。为了减少药物急性毒性反应的发生，静脉滴注液应新鲜配制，给药前可给患者服用解热镇痛药和抗组胺药，并与小剂量氢化可的松或地塞米松合用。用药期间应密切监测血尿常规、肝肾功能和心电图等。

制霉菌素

制霉菌素（nystatin）的体内过程、抗真菌作用及其机制同两性霉素B，对各类真菌均有抑制作用，且不易产生耐药性。但其毒性大，不作注射用，主要局部用药以治疗皮肤、口腔和阴道念珠菌感染和阴道滴虫，局部用药刺激性不大。口服吸收很少，可用于防治消化道念珠菌病，较大剂量口服可见恶心、呕吐、腹泻等胃肠反应。

二、唑类抗真菌药

唑类为人工合成抗真菌药，根据其五元母环上的氮原子数目，可分为咪唑类（imidazoles）和三唑类（triazoles)。咪唑类包括克霉唑(clotrimazole)、酮康唑(ketoconazole)、咪康唑(miconazole)、益康唑(econazole)等。三唑类包括伊曲康唑(itraconazole)、氟康唑(fluconazole)、伏立康唑(voriconazole)等。

唑类药物是目前临床上应用最广泛的一类抗真菌药,其作用机制与两性霉素B相似,通过抑制真菌细胞色素P450酶系统功能,干扰真菌细胞膜中麦角固醇的生物合成,使细胞膜缺损,通透性提高,细胞内重要物质外漏,从而抑制了真菌的生长,导致真菌死亡。麦角固醇是真菌细胞膜的重要成分,其生物合成需要细胞色素P450酶系统的参与。与咪唑类相比,三唑类对真菌细胞色素P450酶系统亲和力较高,但对人体细胞色素P450酶系统的亲和力较低,故毒性较小,疗效较好。

酮 康 唑

酮康唑(ketoconazole)为第一个广谱口服抗真菌药,口服可治疗对多种深部真菌和浅部真菌感染。

【体内过程】 口服易吸收,餐后服用可增加吸收量,但生物利用度个体差异较大,本药在酸性溶液中利于溶解吸收,故不能与抗酸药或抑制胃酸分泌的药物同服。血浆蛋白结合率为84%,不易透过血-脑屏障,可透过胎盘屏障,也可分泌至乳汁中,血浆$t_{1/2}$约8h。

【临床应用】 对各种浅部及深部真菌感染有效。口服用药可有效治疗深部、皮下及浅表真菌感染,局部用药也可治疗浅部真菌感染。

【不良反应】 较多,常见的有胃肠反应及皮疹、头晕、嗜睡、畏光等,偶见肝毒性,应用时需定期复查肝功能。本药对动物有致畸作用,并可分泌至乳汁中,故哺乳期妇女应慎用。

克 霉 唑

克霉唑(clotrimazole)为广谱抗真菌药。口服吸收差且不良反应多,治疗深部真菌感染疗效差,毒性大,故仅局部用于治疗浅部真菌病和皮肤黏膜念珠菌感染。

咪 康 唑

咪康唑(miconazole)为广谱抗真菌药,口服时吸收差,静脉给药不良反应多,可引起发热、畏寒、心律不齐、血栓性静脉炎等不良反应。目前临床主要用于局部治疗皮肤癣菌或念珠菌感染。

氟 康 唑

氟康唑(fluconazole)为广谱高效三唑类抗真菌药。

【体内过程】 该药口服吸收良好,生物利用度约为95%,血浆蛋白结合率仅11%,组织分布广泛,易透过血-脑屏障,脑脊液药物较高,$t_{1/2}$约为35h,主要以药物原型经肾排出。

【临床应用】 为广谱抗真菌药,抗菌谱与酮康唑相似,体内抗菌作用较酮康唑强5~20倍,可口服也可静脉滴注,主要用于治疗假丝酵母菌病、隐球菌病及真菌性脑膜炎等,是治疗艾滋病患者急性隐球菌性脑膜炎的首选药。对于白色念珠菌引起的肺部、肝脏、腹腔等感染效果良好。

【不良反应】 发生率较低,耐受性较好,常见恶心、呕吐、腹痛、腹泻、胃肠胀气、皮疹等;偶见表皮脱落性皮损、脱发和肝炎。

伊 曲 康 唑

伊曲康唑(itraconazole)口服吸收良好,与食物同服促进吸收。组织亲和力较高,在肺、脑和上皮组织中的浓度比血药浓度高2~5倍,$t_{1/2}$为15~20h。抗菌谱较广,可有效治疗深部、皮下及浅表真菌感染,已成为治疗孢子丝菌、暗色孢科真菌、组织胞浆菌和芽生菌感染的首选药物。目前在唑类药物中该药抗真菌作用最强。该药不良反应发生率低,主要为胃肠道反应、头痛、低血钾、水肿和皮肤瘙痒等,偶见肝毒性。

伏 立 康 唑

伏立康唑(voriconazole)为氟康唑衍生物,水溶性好,可口服和静脉给药,口服生物利用度达90%,血浆蛋白结合率约50%,主要在肝脏代谢,仅有约1%以原形从尿中排出。

抗菌谱广、抗菌效力强,对多种条件性真菌和地方流行性真菌具有抗菌活性,对于多种耐氟康唑、两性霉素B的深部真菌感染有显著治疗作用。不良反应为视觉障碍、发热、皮疹、恶心、呕吐、腹泻、头痛等。

三、丙烯胺类抗真菌药

丙烯胺类抗真菌药包括萘替芬(naftifine)和特比萘芬(terbinafine),为鲨烯环氧酶(squalene epoxidase)的非竞争性、可逆性抑制剂,使鲨烯不能转化为羊毛固醇,继而羊毛固醇向麦角固醇的转化也被阻断,影响真菌细胞膜的结构和功能。临床主要用于浅表部真菌感染。

特 比 萘 芬

特比萘芬(terbinafine)口服吸收良好,广泛分布于全身各组织,血浆蛋白结合率高。肝脏代谢,从肾脏排出。抗菌谱广,抗浅部真菌如曲霉菌、镰孢和其他丝状真菌有良好的抗菌活性。对皮肤癣菌引起的甲癣、体癣、股癣及足癣疗效较好。对深部曲霉菌感染、假丝酵母菌感染和肺隐球酵母菌感染并非很有效,但与唑类药物或两性霉素B合同,可获良好效果。不良反应轻微,常见胃肠道反应。

萘 替 芬

萘替芬(naftifine)为首个用于临床的丙烯胺类抗

真菌药，口服无效，仅局部外用。

四、嘧啶类抗真菌药

氟胞嘧啶

氟胞嘧啶（flucytosine，5-氟胞嘧啶）为人工合成的广谱抗真菌药。

【体内过程】 口服吸收迅速完全，生物利用度约为82%。血浆蛋白结合率不到5%，广泛分布于深部体液中，易透过血-脑屏障。约80%以原型由尿中排出，$t_{1/2}$为3～6h。

【药理作用及机制】 本药是抑菌药，高浓度时具有杀菌作用，抗菌谱窄。该药在真菌细胞内经胞嘧啶脱氢本酶作用，转变为氟尿嘧啶，替代尿嘧啶干扰真菌RNA和DNA的合成。由于人体细胞中缺乏将本药转化为氟尿嘧啶的酶，故该药对人体细胞代谢的影响较小。

【临床应用】 主要用于念珠菌、有色霉菌和隐球菌引起的脑膜炎、肺部感染、尿路感染、心内膜炎等的治疗。真菌对该药易产生耐药性，故常与两性霉素B合用。

【不良反应】 可引起胃肠道反应、肝毒性（一过性转氨酶升高）及骨髓抑制等。偶见肝坏死，因此用药期间注意检查血象和肝、肾功能。经动物实验证明本药有致畸作用，孕妇和哺乳期妇女应慎用。

复 习 指 导

1. 真菌感染可分为浅部真菌感染和深部真菌感染。前者由各种癣菌引起，主要侵犯皮肤、毛发、指（趾）甲等；后者常由白色念珠菌和新型隐球菌引起，主要侵犯内脏和深部组织。

2. 根据化学结构不同，抗真菌药分为多烯类、唑类、丙烯胺类和嘧啶类抗真菌药。

3. 多烯类抗真菌药包括两性霉素B、制霉菌素等，其中两性霉素B主要用于治疗全身性深部真菌感染，目前仍为首选药；唑类抗真菌药包括氟康唑、酮康唑等；丙烯胺类抗真菌药包括特比萘芬、萘替芬等，其中特比萘芬对皮肤癣菌引起的甲癣和其他一些浅表部真菌感染疗效好；嘧啶类抗真菌药如氟胞嘧啶，因真菌对其易产生耐药性，故不主张单独使用，常与两性霉素B合用。

常用制剂及用法

两性霉素B（amphotericin B） 成人与儿童剂量均按体重计算。从0.1mg/（kg·d）开始，逐渐增至1mg/（kg·d）为止，可每日或隔日给药1次，药液宜避光缓慢滴入。鞘内注射：首次0.1～0.2mg，渐增至0.5～1.0mg/次，浓度不超过0.3mg/ml，应与地塞米松合用。

制霉菌素（nystatin） 成人50万～100万单位/次，4次/天，儿童酌减。此外，尚有软膏、阴道栓剂、混悬剂供局部用。

克霉唑（clotrimazole） 成人0.5～1.0g/次，3次/天；儿童20～60mg/（kg·d），分3次服。软膏、栓剂、霜剂可供外用。

咪康唑（miconazole） 成人静脉滴注200～400mg，每8小时1次，最大剂量不宜超过每日30mg/kg或2g药物稀释于生理盐水或5%葡萄糖液200ml中，于30～60min内静脉滴注。鞘内注射成人最大量每次为20mg。

酮康唑（ketoconazole） 成人200mg/次，1次/天，必要时剂量可加大至每日600mg/次。疗程根据真菌感染的性质而定，可达5～6个月以上。儿童15kg以下20mg/次，3次/天；15～30kg为100mg/次，1次/天。

氟康唑（fluconazole） 胶囊剂（或片剂）50、100、150mg/粒，每日1次，每次50或100mg，必要时150或300mg/d。注射剂100mg/50ml静滴，100～200mg/d。

氟胞嘧啶（flucytosine） 片剂，每片250mg，500mg，每日100～150mg/kg，分3～4次服，疗程自数周至数月。

特比萘芬（terbinafine） 口服250mg/次，1次/天；或125mg/次，2次/天。外用乳膏1次/天或2次/天。

（薛 勤）

第43章 抗病毒药

> **学习要求**
>
> 学习掌握抗病毒药的作用特点、临床应用及不良反应。

第一节 概述

病毒(virus)是体积最小、结构最简单的非细胞型病原微生物,无完整的细胞结构,主要由核酸核心和蛋白质外壳构成核衣壳。病毒包括DNA病毒和RNA病毒,病毒吸附并穿入至宿主细胞内,利用宿主细胞代谢系统,以其基因组为模板,通过转录和(或)逆转录、翻译等过程,合成蛋白质,然后装配成病毒颗粒,最终从细胞内释放出来(图43-1)。

抗病毒药物研究始于20世纪50年代,1959年发现的碘苷对某些DNA病毒有抑制作用,但因其严重的骨髓抑制作用而被禁止全身使用,1962年其局部治疗疱疹性角膜炎获得成功,并沿用至今。现有的抗病毒药物主要通过阻断或抑制病毒繁殖的不同阶段而发挥抗病毒作用(图43-1),包括:①与病毒竞争细胞表面受体,阻止病毒的吸附,如肝素。②阻碍病毒穿入或脱壳,如金刚烷胺。③抑制病毒生物合成,如碘苷。④增强宿主抗病毒能力,如干扰素。理想的抗病毒药应选择性的作用于病毒,却对宿主细胞基本无损害。但病毒不同于细菌,它具有很严格的胞内寄生性,需借助宿主细胞的代谢系统而进行繁殖,所以抗病毒药在发挥作用的同时,也可能杀死宿主正常细胞,并且病毒在不断的复制过程中极易产生错误而形成变异,这些病毒的分子生物学特点使抗病毒药的应用受到一定限制。至今为止,安全有效的抗病毒药很少,因此寻找新的理想的抗病毒药是当前的研究重点。

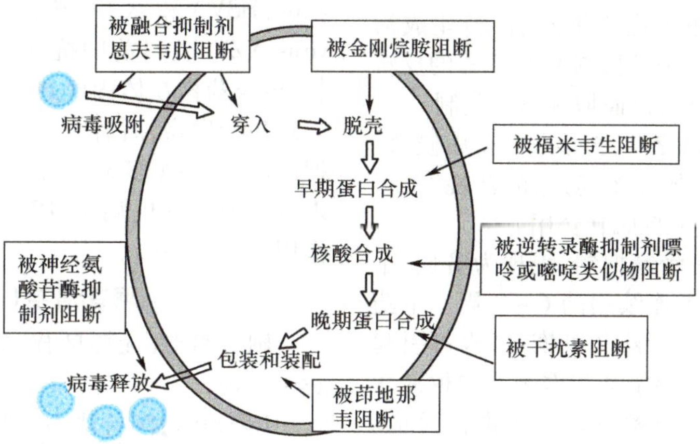

图43-1 抗病毒药的作用靶点

第二节 常用抗病毒药

一、抗 HIV 药

艾滋病即获得性免疫缺陷综合征(AIDS),其致病病原体为人类免疫缺陷病毒(human immunodeficiency virus,HIV)。该病毒是一种逆转录病毒(retrovirus),主要有HIV-1和HIV-2两型,其核心由两条系统的正链RNA、逆转录酶和蛋白质等构成。HIV主要侵犯$CD4^+$T淋巴细胞、巨噬细胞和单核细胞等$CD4^+$受体细胞群。HIV由损伤的皮肤或黏膜进入血液后,以HIV RNA作为模板,在HIV逆转录酶(reverse transcriptase)催化下转录成为负链DNA,再以负链DNA为模板合成正链DNA,正链DNA进入宿主细胞基因组中形成前病毒。最后,病毒DNA被转录和翻译成多聚蛋白,再经HIV蛋白酶(protease)裂解成小分子功能蛋白,以芽生方式释放到细胞外。目前抗HIV药物主要是通过抑制HIV逆转录酶或HIV蛋白酶发挥作用。

（一）核苷类逆转录酶抑制剂（nucleoside reverse transcriptase inhibitors，NRTIs）

NRTI 类是第一类临床用于治疗 HIV 阳性患者的药物。该类药物首先在细胞内被转化为有活性的三磷酸衍生物，以假底物的形式竞争性抑制 HIV-1 逆转录酶，阻碍前病毒 DNA 的合成，并掺入到正在合成的 DNA 中，终止病毒 DNA 链的延长，抑制 HIV 复制。该类药物包括嘧啶衍生物如齐多夫定（zidovudine）、司坦夫定（stavudine）和拉米夫定（lamivudine）等以及嘌呤衍生物如去羟肌苷（didanosine）和阿巴卡韦（abacavir）等，该类药物均为天然核苷类的人工合成品。

齐多夫定（zidovudine）

齐多夫定为脱氧胸苷衍生物，1987 年上市，是第一个用于治疗 HIV 感染的药物。齐多夫定是治疗 AIDS 的首选药，可降低 HIV 感染患者的发病率，延长其存活期，显著减少 HIV 从感染孕妇到胎儿的子宫转移发生率。

【药动学】 该药口服吸收良好，生物利用度 52%～75%，血浆蛋白结合率约 35%，能通过血-脑屏障和胎盘屏障，在肝脏与葡萄糖醛酸结合后，主要经肾脏排泄，$t_{1/2}$ 约 1h。

【药理作用】 本药进入宿主细胞后，转化成活性型三磷酸齐多夫定，并竞争性抑制 HIV 病毒的反转录酶，抑制病毒 DNA 的合成，进而抑制病毒复制。

【临床应用】 用于治疗艾滋病的相关症候群，可降低患者病死率。为增强疗效，防止耐药性产生，齐多夫定常与拉米夫定或去羟肌苷合用。

【不良反应】 主要是骨髓抑制，表现为贫血、中性白细胞减少等，多发生于连续用药 6～8 周。本药有一定的骨骼肌和心脏毒性，停药可恢复，也可引起胃肠道反应，头痛、焦虑、精神错乱和震颤等中枢症状及过敏反应。肝功能不全患者更易发生毒性反应。使用本药应定期检查血象和心电图。

去羟肌苷（didanosine）

去羟肌苷为脱氧腺苷衍生物，常与其他药物合用治疗对齐多夫定耐药或严重的晚期 HIV 感染患者。不良反应可见外周神经炎、胰腺炎、肝炎、腹泻、皮疹、头痛、恶心等。有胰腺炎病史或嗜酒者慎用。

（二）非核苷类逆转录酶抑制剂（non-nucleoside reverse transcriptase inhibitors，NNRTIs）

非核苷类逆转录酶抑制剂包括地拉韦定（delavirdine）、奈韦拉平（nevirapine）和依非韦伦（efavirenz）。该类药物不需要在细胞内转化为磷酸化衍生物，可直接与逆转录酶结合并破坏其催化点，导致酶失活，从而抑制病毒复制。因易产生耐药性，一般不单独应用于 HIV 感染，多与核苷类逆转录酶抑制剂或蛋白酶抑制剂合用治疗病情恶化的 AIDS 患者。

非核苷类逆转录酶抑制剂均可口服给药，有较好的生物利用度，在体内经 CYP3A 广泛代谢形成羟化代谢产物，主要经尿排泄。最常见不良反应为皮疹，其他不良反应包括药热、恶心、腹泻、头痛、疲劳和嗜睡。并需注意监视患者肝功能。

（三）蛋白酶抑制剂（protease inhibitors，PIs）

HIV-1 蛋白酶是病毒复制的关键酶，蛋白酶抑制剂可选择性抑制此酶的活性，阻止前体蛋白的裂解，抑制 HIV 复制。该类药物有利托那韦（ritonavir）、奈非那韦（nelfinavir）、沙奎那韦（saquinavir）等。该类药物口服生物利用度低，血浆蛋白结合率高，易产生耐药性，单独应用效果不明显，临床上需与其他抗艾滋病药物联合使用，可减少 AIDS 患者病毒量并减慢其临床发展。

二、抗疱疹病毒药

疱疹病毒分为单纯疱疹病毒（herpes simplex virus，HSV）和水痘-带状疱疹病毒（varicella-zoster virus，VZV）。目前的抗疱疹病毒药主要是核苷类药物，该类药物在体内经过病毒胸苷激酶磷酸化，生成三磷酸衍生物，后者与内源性三磷酸脱氧核苷竞争，抑制病毒 DNA 多聚酶，也可掺入病毒 DNA 中与 DNA 末端连接，终止病毒 DNA 合成，从而发挥抗病毒作用。

阿昔洛韦（aciclovir）

阿昔洛韦（无环鸟苷）属于人工合成的嘌呤核苷类衍生物。

【药动学】阿昔洛韦口服生物利用度低，为 15%～20%，血浆蛋白结合率低，可分布全身各组织，部分在肝脏代谢，主要以原形经肾脏排泄，$t_{1/2}$ 为 2～4h。阿昔洛韦口服可进入眼内，胎盘和乳汁。

【药理作用】 阿昔洛韦是广谱、高效的抗病毒药。对单纯疱疹病毒、水痘-带状疱疹病毒、EB 病毒（Epstein-Barr virus）、乙型肝炎病毒（HBV）的作用较强，对乙型肝炎病毒也有一定作用。

【临床应用】 是治疗单纯疱疹病毒感染的首选药。主要用于单纯疱疹病毒和带状疱疹病毒等所致的皮肤感染、单纯疱疹性角膜炎、单纯疱疹性脑炎以及严重免疫缺陷患者单纯疱疹感染的预防等。也可与免疫调节剂联合应用治疗乙型肝炎。

【不良反应】 较少，主要为轻度的胃肠道功能紊乱、头痛和斑疹。静脉滴注偶见血尿素氮及肌酐水平升高,静滴外漏可引起局部炎症和溃疡,静脉注射后部分患者可发生静脉炎。孕妇及哺乳期妇女需慎用。

伐昔洛韦(valacyclovir)

伐昔洛韦为阿昔洛韦的二异酰胺酯,口服后可在体内迅速转化为阿昔洛韦,所达血药浓度为口服阿昔洛韦后的5倍,其抗病毒活性、作用机制及耐药性与阿昔洛韦相同。临床主要用于单纯疱疹病毒和带状疱疹病毒感染的治疗。

碘苷(idoxuridine)

碘苷(又名疱疹净)为脱氧碘化胸苷嘧啶核苷,在体内磷酸化后,竞争性抑制胸苷酸合成酶,使DNA合成受阻,故能抑制DNA病毒,如HSV和牛痘病毒的生长,对RNA病毒无效。该药全身应用毒性大,临床仅限于局部用药,治疗眼部或皮肤单纯疱疹病毒和牛痘病毒感染。局部应用时可引起瘙痒、疼痛、水肿、结膜炎等。

更昔洛韦(ganciclovir)

更昔洛韦是治疗巨细胞病毒(cytomegalovirus, CMV)感染的首选药物,对CMV有较强的抑制作用,约为阿昔洛韦的100倍。对HSV和VZV的抑制作用与阿昔洛韦相似。该药毒性大,骨髓抑制等不良反应发生率高,故仅用于艾滋病、器官移植、和恶性肿瘤时伴发的严重CMV感染。

三、抗流感病毒药

金刚烷胺(amantadine)和金刚乙胺(rimantadine)

金刚烷胺为对称的三环癸烷,金刚乙胺是金刚烷胺的a-甲基衍生物。

【药动学】 金刚烷胺和金刚乙胺口服易吸收,生物利用度分别为75%和90%,体内分布广泛,鼻腔及唾液分泌物药物浓度接近于血药浓度。金刚烷胺的血浆$t_{1/2}$为12~18h,几乎全部以原形经肾排泄。金刚乙胺的血浆$t_{1/2}$为24~36h,80%以代谢物形式经肾排泄。

【药理作用及作用机制】 病毒包膜M2蛋白在病毒进入宿主细胞中起通道作用,涉及病毒包膜与宿主细胞膜的融合进入及脱壳,也涉及复制后病毒体的装配。金刚烷胺和金刚乙胺能选择性作用于甲型流感病毒(influenza A virus)的包膜M2蛋白,阻止病毒脱壳进入及病毒核酸到宿主胞浆的转移,从而抑制病毒的复制。也可通过影响血凝素(hemagglutinin)而干扰病毒的组装,从而发挥特异性抑制甲型流感病毒的作用。金刚乙胺抗甲型流感病毒的作用优于金刚烷胺,抗病毒谱也较广。

【临床应用】 主要用于甲型流感的预防和治疗。发病后24~48h内服用可减轻症状,缩短病程。对乙型流感病毒无效。此外也用于治疗帕金森病。

【不良反应】 常见有中枢神经系统症状和胃肠道反应,包括焦虑、头晕、眩晕、思维不集中、失眠、胃食欲不振和恶心等,停药后多消失。肾功能减退者慎用。金刚乙胺的脂溶性较低,不能通过血-脑屏障,故中枢神经系统不良反应较少。

扎那米韦(zanamivir)

扎那米韦为治疗甲、乙型流感病毒的新药。其抗病毒机制为抑制病毒神经氨酸酶(neuraminidase)活性,从而改变病毒在感染细胞内的聚集和释放。本药对金刚烷胺和金刚乙胺耐药的病毒仍有抑制作用。临床一般采用鼻内给药或干粉吸入给药,也可静脉注射给药。用于流感的治疗和预防,早期治疗可降低疾病的严重性,使病程缩短。本药的不良反应较少,包括头痛、腹泻、恶心、呕吐、眩晕等。

四、抗乙型肝炎病毒药

抗乙型肝炎病毒(hepatitis B virus, HBV)药包括拉米夫定(lamivudine)、泛昔洛韦(famciclovir)、阿得福韦(adefovir)、喷昔洛韦(penciclovir)等。

拉米夫定(lamivudine)

拉米夫定为胞嘧啶衍生物,其抗病毒作用及机制与齐多夫定相似,与其他核苷类逆转录酶抑制剂有协同作用,通常与齐多夫定或司坦夫定合用治疗HIV感染。也能抑制HBV病毒的复制,是目前治疗慢性HBV感染的最有效药物之一。

不良反应主要为贫血、头痛、失眠、疲劳和胃肠不适等。因该药主要以原形经肾脏排泄,肾功能不良患者应减少服用剂量。

五、广谱抗病毒药

利巴韦林(ribavirin)

利巴韦林,又名病毒唑,属于人工合成的鸟嘌呤类似物,对多种病毒均有抑制作用。

【药动学】 口服吸收良好,生物利用度约45%,$t_{1/2}$为27~36h,不易透过血-脑屏障,主要经肾脏排泄。

【药理作用】 利巴韦林为广谱抗病毒药,对多种RNA和DNA病毒有效,包括甲型肝炎病毒(hepatitis A virus, HAV)和丙型肝炎病毒(hepatitis C virus, HCV)、A型和B型流感病毒、腺病毒、疱疹病毒和呼吸道合胞病毒等。本药进入细胞后,磷酸化为三磷酸利巴韦林,竞争性抑制肌苷单磷酸脱氢酶,使细胞和病毒复制所必需的鸟嘌呤核苷合成减少,从而抑制多种DNA、RNA病毒复制。本药对宿主细胞的核酸合成也有一定影响。

【临床应用】 主要用于治疗幼儿呼吸道合胞病毒肺炎和支气管炎，还可治疗甲型和乙型流感、副流感病毒、小儿腺病毒性肺炎、皮肤单纯疱病毒感染、麻疹、上呼吸道病毒感染、流行性结膜炎、鼻炎、咽峡炎、带状疱疹和生殖器疱疹等。对急性甲型及丙型肝炎有一定疗效。

【不良反应】 口服或静脉给药时，部分患者可出现头痛、腹泻、乏力和血清胆红素增加等不良反应。长期大量应用可致贫血、白细胞减少。动物实验有致畸作用，故妊娠初期妇女应禁用。

干扰素(interferon,IFN)

干扰素是在病毒感染机体细胞后产生的一类具有抗病毒作用的糖蛋白物质，包括α、β、γ三种。几乎所有细胞均能在病毒感染及多种其他刺激下产生IFNα和IFNβ，而IFNγ的产生仅限于T淋巴细胞和NK细胞。自然型IFN分别从人体白细胞、纤维母细胞及致敏淋巴细胞中取得。目前临床常用的是基因工程重组型和修饰长效型干扰素。

【药理作用】 干扰素口服无效，需要注射给药。干扰素具有广谱抗病毒作用，对病毒穿过细胞膜、脱壳、mRNA合成、蛋白翻译、病毒颗粒的组装和释放均能产生抑制作用，在防止再感染和持续性病毒感染中也有一定作用。修饰型人IFNα的抗病毒活性比天然IFNα高5～10倍。此外，干扰素还有抗恶性肿瘤和免疫调节作用。

【临床应用】 主要用于急性病毒感染性疾病如流感、乙肝、丙肝、病毒性角膜炎、慢性宫颈炎、流行性腮腺炎、新生儿病毒性脑炎等的治疗。也用于慢性病毒性感染，如慢性乙型和丙型肝炎，IFNα注射剂与利巴韦林口服剂联合应用是目前的标准疗法。此外，也广泛用于肿瘤治疗。

【不良反应】 可产生短暂的发热、寒战、全身不适、肌肉疼痛、头痛等症状，称为“流感样综合征”，反应为一过性。大剂量应用可引起嗜睡，偶见骨髓抑制、肝功能异常，停药后多可恢复。

常用制剂及用法

盐酸金刚烷胺(amantadine hydrochloride) 成人早、晚各服1次，0.1g/次。儿童酌减，可连用3～5d，至多不超过10d。

碘苷(idoxuridine) 治疗疱疹性角膜炎：白天每小时滴眼1次，夜间2小时1次，症状显著改善后，改为白天每2小时1次，夜间4小时一次。

阿昔洛韦(aciclovir) 成人口服每次200mg，每4小时1次，静滴，每次5mg/kg，加入输液中，1h内滴完，每8小时1次，疗程7d。另有眼膏、霜剂供外用。

利巴韦林(ribavirin) 口服0.8～1.0g/d，分3～4次服用，肌内注射或静脉滴注每支100mg/(kg·d)，分3次给予，静滴宜缓慢。滴眼液为0.1%，滴鼻液为0.5%。

扎那米韦(zanamivir) 成人早、晚各1次，10mg/次，连续5d。儿童酌减。

伐昔洛韦(valaciclovir) 成人口服每次300mg，2次/天。

拉米夫定(lamivudine) 成人口服每次100mg，1次/天。

齐多夫定(zidovudine) 成人口服每次200mg/次，每4小时1次。静脉滴注50～200mg/次，3次/天。

（薛 勤）

第44章 抗寄生虫药

学习要求

掌握氯喹、伯氨喹、乙胺嘧啶的药理作用、临床应用和主要不良反应；掌握甲硝唑的药理作用、临床应用和主要不良反应；熟悉其他抗疟药如青蒿素、奎宁的药理作用特点；熟悉吡喹酮的作用与应用；熟悉二氯尼特的作用与应用；熟悉乙胺嗪的作用与应用；熟悉广谱驱肠虫药的应用及主要不良反应；了解疟原虫生活史。

第一节 抗 疟 药

疟疾是由雌性按蚊传播的疟原虫引起的一种传染病，临床上以周期性定时发作的寒战、高热、出汗退热，以及贫血和脾大为特点。寄生于人体的疟原虫有间日疟原虫、恶性疟原虫、三日疟原虫和卵形疟原虫，分别引起间日疟、恶性疟、三日疟和卵形疟。在我国以间日疟和恶性疟为主，其他两种少见，偶见从国外传入的散在病例。抗疟药(antimalarial drugs)是用于预防和治疗疟疾的药物。疟原虫有独特的生活史，其不同发育阶段在生物学上存在明显差异，现有抗疟药中尚无一种能对疟原虫生活史的各个环节都有杀灭作用，因此必须了解疟原虫的生活史及抗疟药作用环节，以便根据防治的目的正确选择药物。

一、疟原虫的生活史及抗疟药作用环节

疟原虫的生活史可分为人体内的无性生殖阶段和雌性按蚊体内的有性生殖阶段(图44-1)。

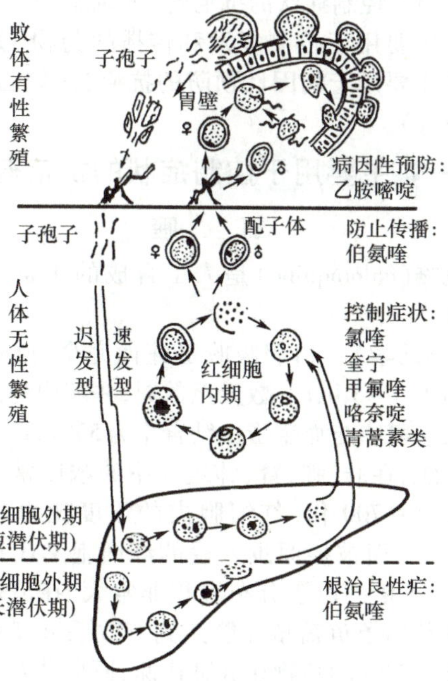

图44-1 疟原虫生活史及抗疟药作用环节示意图

(一) 人体内无性生殖阶段

1. 红细胞外期 感染疟原虫的雌性按蚊叮咬人时，其唾液中的子孢子注入人体血液中，随即侵入肝细胞，并在其内发育、繁殖为滋养体、裂殖体和裂殖子。大量的裂殖子使肝细胞破裂，逸出后进入血液。这一时期约需10～14 d，不出现症状，为疟疾的潜伏期。间日疟原虫的子孢子在遗传学上存在两种类型，即速发型和迟发型。两种类型的子孢子同时进入肝细胞，速发型子孢子在较短时期内发育、繁殖成裂殖体，即由肝细胞释放，进入红细胞内期。迟发型子孢子则在相当长的时间处于休眠状态(休眠子)，然后才发育、繁殖成裂殖体，并向血液释放裂殖子，引起疟疾复发。恶性疟和三日疟不存在迟发型子孢子，故不引起复发。乙胺嘧啶对红细胞外期速发型子孢子发育、繁殖而成的裂殖体有杀灭作用，用于病因性预防。伯氨喹对红细胞外期迟发型子孢子(休眠子)有杀灭作用，可阻止间日疟复发。

2. 红细胞内期 红细胞外期在肝细胞内形成的大量裂殖子破坏肝细胞而进入血液，侵入红细胞，经滋养体发育成裂殖体，并破坏红细胞，释放出大量裂殖子及其代谢产物，以及红细胞破坏产生的大量变性蛋白，刺激机体，引起寒战、高热等临床症状。红细胞逸出的裂殖子又再侵入其他红细胞，如此反复循环，引起临床症状反复发作。作用于此期的药物有氯喹、奎宁、青蒿素等，能有效杀灭红细胞内期的裂殖体，从而控制临床症状和预防性抑制临床症状发作。

(二) 雌性按蚊体内有性生殖阶段

红细胞内疟原虫不断裂体增殖，经数个周期后，细胞内裂殖子部分发育成雌、雄配子体。按蚊在吸食患者血时，雌、雄配子体随血液进入蚊体，两者在蚊体内结合成合子，进一步发育成子孢子，移行至唾液腺

内，成为疟疾的传播根源。伯氨喹能杀灭配子体，乙胺嘧啶能抑制配子体在蚊体内发育，有控制疟疾传播的作用。

二、常用的抗疟药

抗疟药作用于疟原虫生活史的不同环节，抑制或杀灭疟原虫。根据用药的目的，将抗疟药分为三类：①主要用于控制症状的抗疟药（如氯喹、奎宁、青蒿素等）；②主要用于控制复发和传播的药物（如伯氨喹等）；③主要用于病因性预防的抗疟药（如乙胺嘧啶、磺胺类等）。

（一）主要用于控制症状的抗疟药

氯　喹

氯喹（chloroquine）是人工合成的4-氨基喹啉类衍生物。

【药动学】 口服吸收迅速而完全，血药浓度达峰时间为3～5 h，$t_{1/2}$ 数天至数周，并随用药剂量增大而延长。氯喹与血浆蛋白结合率为55%，广泛分布于全身组织，在肝、脾、肾、肺组织中的浓度常达血浆浓度的200～700倍，红细胞内的浓度比血浆浓度高10～20倍，而被疟原虫入侵的红细胞又比正常红细胞高出25倍。由于分布容积非常大，在治疗急性发作时必须给予负荷量才能达到有效杀灭裂殖体的血药浓度。50%的药物在肝脏代谢，原形药及其代谢产物主要从尿中排出，酸化尿液可促进其排泄。

【药理作用和临床应用】

1. 抗疟作用 对间日疟原虫和三日疟原虫以及敏感的恶性疟原虫的红细胞内期裂殖体有杀灭作用，能迅速有效地控制临床症状发作。其特点是起效快、疗效高、作用持久，是控制疟疾临床症状的首选药物。通常用药后24～48 h临床症状消退，48～72h血中疟原虫消失。氯喹也能预防性抑制疟疾症状发作，在进入疫区前1周和离开疫区后4周期间，每周服药一次即可。对间日疟和三日疟的配子体也有效，有助于防止良性疟传播，但对恶性疟的配子体无效。氯喹对红细胞外期疟原虫无效，不能用于病因性预防，也不能根治间日疟。

氯喹的抗疟机制可能如下：①氯喹为弱碱性药物，大量进入疟原虫体内，可升高后者食物泡内的pH值，影响蛋白分解酶的活性，从而降低疟原虫利用血红蛋白的能力，导致疟原虫生长发育所必需的氨基酸缺乏，干扰疟原虫的繁殖。②氯喹进入疟原虫后，可抑制血红素聚合酶，导致血红素（主要成分为高铁原卟啉Ⅸ）堆积，后者使疟原虫细胞膜溶解破裂而死亡。③氯喹可插入疟原虫DNA双螺旋结构中，形成稳固的DNA-氯喹复合物，影响DNA复制和RNA转录，从而抑制疟原虫的生长繁殖。

敏感恶性疟原虫体内氯喹浓度高，而耐药恶性疟原虫体内氯喹浓度低。疟原虫对氯喹耐药的机制可能是由于疟原虫食物泡上黏附糖蛋白（多药耐药性蛋白）的基因点突变，导致黏附糖蛋白变异而增加氯喹从食物泡排出，减少氯喹在疟原虫体内的潴留量，进而降低作用靶位的药物浓度。钙通道阻滞药能部分恢复恶性疟原虫对氯喹的敏感性。

2. 抗肠道外阿米巴病作用 能杀灭阿米巴滋养体。由于氯喹在肝脏中的浓度高，可用于治疗阿米巴肝脓肿，详见本章第二节。

3. 免疫抑制作用 大剂量氯喹具有免疫抑制作用，偶尔用于类风湿关节炎、肾病综合征、系统性红斑狼疮等。但对后者的疗效尚无定论，而且用量大，易引起毒性反应。

【不良反应与注意事项】 氯喹用于治疗疟疾时，不良反应较少，常见头晕、头痛、胃肠道反应、耳鸣、烦躁、皮肤瘙痒等，停药后迅速消失。长期大剂量应用时可见角膜浸润，表现为视觉模糊，少数影响视网膜，可引起视力障碍，用药期间应定期作眼科检查。偶可引起窦房结的抑制，导致心律失常、休克，严重时可发生阿-斯综合征。偶见葡萄糖-6-磷酸脱氢酶缺乏患者产生溶血、精神症状等。有致畸作用，孕妇禁用。

奎　宁

奎宁（quinine）是从金鸡纳树皮中提取的一种生物碱，为奎尼丁的左旋体。

【药动学】 口服后主要在小肠上段迅速吸收，血药浓度达峰时间约3h，$t_{1/2}$ 为8～11h。与血浆蛋白结合结合率为80%。主要在肝脏中氧化分解，迅速失效，其代谢物及少部分未被代谢的原形药经肾脏快速排泄，24h后几乎全部排出，无蓄积性。在严重疟疾患者血中α-糖蛋白水平增高，奎宁与蛋白结合率增加，消除减慢，可延长半衰期。

【药理作用与临床应用】 奎宁抗疟机制与氯喹相似，可能与其抑制血红素聚合酶活性而致血红素堆积以及通过与DNA双螺旋形成复合物而影响转录与蛋白合成有关。对各种疟原虫的红细胞内期裂殖体有杀灭作用，能控制临床症状，但疗效不及氯喹。对间日疟和三日疟的配子体也有效，但对恶性疟的配子体无效。对红细胞外期疟原虫无明显作用，故对预防无效。由于奎宁控制临床症状较氯喹作用弱，治疗后复发率高，且毒性较大，故一般不作首选，主要用于耐氯喹或对多药耐药的恶性疟，尤其是严重的脑型疟，危急病例静脉滴注给予负荷量，之后口服维持血药浓度。

除了抗疟作用外，奎宁还有减弱心肌收缩力，减慢传导，延长不应期，兴奋子宫平滑肌，抑制中枢神经系统和微弱的解热镇痛作用。

【不良反应与注意事项】

1. 金鸡纳反应 奎宁以及从金鸡纳树皮中提取

的其他生物碱，治疗剂量时可引起一系列不良反应，称为金鸡纳反应（cinchonism），表现为恶心、呕吐、腹痛、腹泻、头痛、耳鸣、听力和视力减弱等，多见于重复给药时，停药可恢复。

2. 心血管反应　对心肌有抑制作用，可降低心肌收缩力，减慢传导和延长心肌不应期。用药过量或滴注速度过快时可致严重低血压和致死性心律失常，故应缓慢静脉滴注，并密切观察患者心脏和血压的变化。

3. 特异质反应　少数恶性疟患者尤其是缺乏葡萄糖-6-磷酸脱氢酶者，应用很小剂量即可引起急性溶血，发生寒战、高热、血红蛋白尿（黑尿）和急性肾功能衰竭，甚至死亡。

4. 其他　奎宁能刺激胰岛β细胞，引起高胰岛素血症和低血糖。对妊娠子宫有兴奋作用，故孕妇忌用。

青蒿素

青蒿素（artemisinin）是从黄花蒿（*artemisia annua L.*）中分离出来的一种倍半萜内酯类过氧化物，是我国科学工作者根据中医"青蒿截疟"的记载而发掘出的新型抗疟药，具有高效、速效、低毒的特点。

【药动学】　口服、肌内注射及肛门给药均吸收快，口服时血药浓度达峰时间约 1h。分布广泛，肝、肠及肾组织中分布较多。本品为脂溶性，易透过血-脑屏障。在体内代谢很快，排泄也快，$t_{1/2}$ 为 4～11h。主要经肠道和肾排泄。

【药理作用与临床应用】　能杀灭各种红细胞内期疟原虫，起效较其他抗疟药快，48h 内疟原虫从血中消失，可能是其作用于红细胞裂殖体中的环行体和早期滋养体，而其他大多数抗疟药作用于后期滋养体。对红细胞外期无效。青蒿素抗疟作用机制尚未完全阐明，可能是感染疟原虫的红细胞内的血红素或 Fe^{2+} 催化青蒿素形成自由基，破坏疟原虫表膜和线粒体结构，导致疟原虫死亡。主要用于间日疟、恶性疟的症状控制，以及耐氯喹或多药耐药的恶性疟治疗。对脑型疟，因可透过血-脑屏障，有良好抢救效果。青蒿素与奎宁合用抗疟作用相加，与甲氟喹合用有协同作用。青蒿素也可诱发耐药，但比氯喹慢，与乙胺嘧啶合用，可延缓耐药性的发生。

青蒿素治疗疟疾的最大缺点是复发率高达 30% 以上，这与其体内消除快，有效血药浓度维持时间短，杀灭疟原虫不彻底有关。与伯氨喹合用，可使复发率降至 10% 左右。

【不良反应】　少见。少数患者可出现轻度恶心、呕吐、腹泻等，偶有四肢麻木和心动过速。动物实验发现，大剂量应用时可引起骨髓抑制、肝脏损害和胚胎毒性，故孕妇慎用。

青蒿素衍生物

蒿甲醚（artemether）和蒿乙醚（arteether）是青蒿素的脂溶性衍生物，而青蒿琥酯（artesunate）是青蒿素的水溶性衍生物，后者可经口、静脉、肌肉、直肠等多种途径给药。三药抗疟作用及作用机制与青蒿素相同，具有速效、高效、安全等特点。可用于耐氯喹恶性疟的治疗以及危重病例的抢救。

双氢青蒿素

双氢青蒿素（dihydroartemisinin）为上述青蒿素及其衍生物的活性代谢产物，现已开发为抗疟药。治疗有效率为 100%，复发率约为 2%。不良反应少，偶见皮疹、一过性的网织红细胞下降等。

甲氟喹

甲氟喹（mefloquine）是人工合成的 4-喹啉-甲醇衍生物。能有效杀灭红细胞内期裂殖体，特别是对成熟滋养体和裂殖体有强效杀灭作用。对红细胞外期疟原虫和配子体无效。抗疟机制与氯喹相似：升高疟原虫食泡 pH，降低疟原虫利用血红蛋白的能力；抑制血红素聚合酶，导致血红素堆积，损伤膜结构。主要用于耐氯喹或多药耐药的恶性疟，与长效磺胺和乙胺嘧啶合用可增强疗效，延缓耐药性的发生。也用于症状抑制性预防，每 2 周用药一次。不良反应常见恶心、呕吐、腹痛、腹泻、焦虑、眩晕。约半数患者可出现中枢神经系统反应，有精神病史者禁用。动物可致畸和影响发育，孕妇及 2 岁以下幼儿禁用。

咯萘啶

咯萘啶（pyronaridine）为苯并萘啶的衍生物，是我国研制的一种抗疟药。对红细胞内期裂殖体有杀灭作用，对耐氯喹的恶性疟也有效。作用机制与破坏疟原虫复合膜及食泡结构与功能有关。可用于治疗各种类型的疟疾，包括脑型疟患者。与伯氨喹合用可增强疗效，延缓耐药发生。治疗剂量时不良反应轻微而少见，表现为食欲减退、恶心、头晕、头痛、皮疹和精神兴奋。一般病例可口服给药，脑型疟或危重患者采用缓慢静脉滴注。

（二）主要用于控制复发和传播的抗疟药

伯氨喹

伯氨喹（primaquine）是人工合成的 8-氨喹啉类衍生物。

【药动学】　口服吸收完全，1～3h 血药浓度达峰值，$t_{1/2}$ 为 3～8h，组织分布广泛，肝脏中浓度较高。大部分在肝脏代谢，其主要代谢物为 6-羟衍生物，代谢物排泄较慢，$t_{1/2}$ 达 22～30h，仅小部分以原形从尿排泄。

【药理作用和临床应用】　伯氨喹对间日疟和卵形疟红细胞外期迟发型子孢子（休眠子）和各种疟原虫的配子体有较强的杀灭作用，是防治间日疟复发和阻止疟疾传播的最有效药物。对红细胞内期无效，不能控制疟疾临床症状的发作。与红细胞内期裂殖体杀灭药(如氯喹)合用,能根治间日疟和卵形疟,减少耐药性的发生。

伯氨喹抗疟作用机制尚未阐明。本药在体内转化为有抗疟活性的喹啉二醌,阻断疟原虫线粒体内的电子传递,从而抑制疟原虫的氧化磷酸化过程。另外,伯氨喹的代谢产物具有很强的氧化作用,可干扰辅酶Ⅱ(NADP)还原,影响红细胞外期疟原虫的代谢。

【不良反应与注意事项】 毒性较大,但目前尚无适当药物取代。治疗量可引起头晕、恶心、呕吐、腹痛等,停药后可恢复。偶见轻度贫血、发绀等。大剂量(60~240 mg/d)时上述症状加重,多数病人可致高铁血红蛋白血症。少数特异质者在小剂量时也可发生急性溶血性贫血和高铁血红蛋白血症,是因特异质者红细胞内缺乏葡萄糖-6-磷酸脱氢酶(G-6-PD),导致NADPH减少,影响红细胞内的氧化型谷胱甘肽(GSSG)还原为还原型谷胱甘肽(GSH),红细胞保护作用减弱,易受伯氨喹代谢产物氧化而发生溶血,另一方面,因NADPH减少,伯氨喹氧化代谢产生的高铁血红蛋白不能还原为血红蛋白,引起高铁血红蛋白血症。有蚕豆病史及家族史者禁用。

(三)主要用于病因性预防的抗疟药

乙胺嘧啶

乙胺嘧啶(pyrimethamine)是目前用于病因性预防的首选药。

【药动学】 口服吸收慢但完全,血药浓度达峰时间为4~6h,主要分布于肺、肝、脾、肾等。消除缓慢,$t_{1/2}$为80~95h,服药一次有效血药浓度可维持约2周。代谢物从尿排泄,母药可经乳汁分泌。

【药理作用和临床应用】 乙胺嘧啶能杀灭间日疟和恶性疟红细胞外期子孢子发育、繁殖而成的裂殖体,用于病因性预防。作用持久,服药一次,可维持一周以上。对红细胞内期未成熟的裂殖体也有抑制作用,而对已发育成熟的裂殖体则无效,因此常需在用药后第二个无性增殖期才能发挥作用,故控制临床症状起效缓慢。不能直接杀灭配子体,但含药血液随配子体被按蚊吸食后,能阻止疟原虫在蚊体内的有性生殖,起控制传播的作用。

乙胺嘧啶抗疟机制:疟原虫不能利用环境中的叶酸和四氢叶酸,必须自身合成叶酸并还原成四氢叶酸,才能在合成核酸的过程中被利用。乙胺嘧啶通过抑制疟原虫二氢叶酸还原酶活性,阻止二氢叶酸转变为四氢叶酸,阻碍核酸的合成,从而抑制疟原虫的繁殖。因此,临床上常与二氢叶酸合成酶抑制药周效磺胺或氨苯砜合用,在疟原虫叶酸代谢的两个环节上起双重阻抑作用,不仅可增强疗效,并能延缓耐药性的发生。

恶性疟原虫对乙胺嘧啶可产生耐药,其耐药机制可能是由于耐药恶性疟原虫二氢叶酸还原酶基因突变,引起二氢叶酸还原酶分子空间构象改变,导致乙胺嘧啶对二氢叶酸还原酶的镶合受挫。

【不良反应与注意事项】 治疗剂量毒性小,偶可致皮疹。长期大剂量服用可因干扰人体叶酸代谢,引起巨幼红细胞性贫血、粒细胞减少,及时停药或用甲酰四氢叶酸治疗可恢复。乙胺嘧啶过量引起急性中毒,表现为恶心、呕吐、发热、发绀、惊厥,甚至死亡。严重肝肾功能损伤患者应慎用。动物实验发现有致畸作用,孕妇禁用。

第二节 抗阿米巴病药及抗滴虫药

一、抗阿米巴病药

阿米巴病是由溶组织内阿米巴原虫(*Entamoeba histolytica*)所引起的一种传染病。溶组织内阿米巴有包囊和滋养体两个发育阶段。包囊是其传播的根源。人体经消化道感染阿米巴包囊,在肠腔内被肠液破坏脱囊并迅速分裂成小滋养体,寄居在回盲部,与肠道菌群共生。在宿主环境不适时,滋养体转变为包囊,随粪便排出体外,形成重要的传染源。滋养体为致病因子,小滋养体在一定条件下(被感染者免疫力低下或肠壁破损)侵入肠壁组织,发育成大滋养体,破坏肠壁黏膜和黏膜下层组织,引起肠阿米巴病。滋养体也可随肠壁血液或淋巴迁移至肺、肝、脑等肠外组织,引起肠外阿米巴病。肠内感染可表现为急、慢性阿米巴痢疾,肠外感染则以阿米巴肝脓肿常见。现有抗阿米巴病药(antiamoebic drugs)主要作用于滋养体,多对包囊无直接作用。

甲 硝 唑

甲硝唑(metronidazole,灭滴灵)为人工合成的5-硝基咪唑类化合物。

【药动学】 口服吸收迅速完全,血药浓度达峰时间为1~3h,生物利用度约95%以上,血浆蛋白结合率为20%。分布广泛,渗入全身组织和体液,也可通过胎盘屏障和血-脑屏障,脑脊液中药物可达有效浓度。$t_{1/2}$为8~10h,通常8h给药一次。主要在肝脏代谢,代谢物与原形药主要经肾脏排泄,亦可经阴道分泌物、唾液和乳汁排泄。

【药理作用和临床应用】

1. 抗阿米巴作用 对肠内、肠外阿米巴滋养体均有强大杀灭作用,治疗重症急性阿米巴痢疾与肠外阿米巴感染效果显著,对轻症阿米巴痢疾也有效。甲硝唑对无症状排包囊者疗效差,可能是肠道药物浓度较低之故。因此,为了降低复发率,根治阿米巴病,需合用肠腔内抗阿米巴病药。甲硝唑能被阿米巴原虫吸收，在铁氧化还原蛋白（ferredoxin）的作用下生成还原性产物，后者作用于阿米巴原虫细胞中 DNA、蛋白质或膜结构的大分子物质，抑制 DNA 合成，促进 DNA 降解，从而干扰阿米巴原虫的生长、繁殖，最终导致原虫死亡。

2. 抗滴虫作用　为治疗阴道毛滴虫感染的首选药，口服剂量即可杀死精液及尿液中阴道毛滴虫，但不影响阴道内正常菌群的生长，对感染阴道毛滴虫的男女患者均有良好疗效。

3. 抗厌氧菌作用　本品的硝基在无氧环境中还原成氨基，后者对脆弱杆菌、破伤风杆菌、梭形杆菌属、部分真杆菌、消化球菌和消化链球菌等厌氧菌都有较强杀灭作用，对需氧菌或兼性需氧菌则无效。用于治疗革兰阳性或阴性厌氧球菌和杆菌引起的产后盆腔炎、败血症和骨髓炎等，也可与抗菌药合用防治妇科手术、胃肠外科手术时厌氧菌感染。对口腔、盆腔和腹腔内厌氧菌感染及由此引起的败血症和气性坏疽等，也有良好的防治作用。长期应用不诱发二重感染。

4. 抗贾第鞭毛虫作用　蓝氏贾第虫鞭毛虫（*Giardia lamblia* Stile，亦称 *G. intestinalis* 或 *G. duodenalis*）是一种呈全球性分布的寄生性肠道原虫，主要寄生于人和某些哺乳动物的小肠，引起以腹泻和消化不良为主要症状的蓝氏贾第鞭毛虫病（giardiasis，简称贾第虫病）。甲硝唑是目前治疗贾第鞭毛虫病最有效的药物，治愈率达 90%。

【不良反应与注意事项】　常见的不良反应有头痛、恶心、呕吐、口腔金属味等。偶有腹痛、腹泻。少数患者出现荨麻疹、红斑、瘙痒、白细胞减少等。极少数患者出现头昏、眩晕、惊厥、共济失调和肢体感觉异常等神经系统症状，一旦出现，应立即停药。甲硝唑干扰乙醛代谢，服药期间饮酒易致急性乙醛中毒，引起恶心、呕吐、腹痛、腹泻甚至头痛，故用药期间应禁酒。急性中枢神经系统疾病者禁用。动物实验显示，长期大剂量使用有致癌和致突变作用，故妊娠早期禁用，以防引起胎儿畸形。

同类药物还有替硝唑（tinidazole）、尼莫唑（nimorazole）、奥硝唑（ornidazole）、塞克硝唑（secnidazole）等，药理作用与甲硝唑相似，但血浆半衰期和有效血药浓度维持时间较长，疗效优于甲硝唑，且不良反应相对较少。

依米丁及去氢依米丁

依米丁（emetine，吐根碱）是从茜草科吐根属植物提取的异喹啉类生物碱。去氢依米丁（dehydroemetine）为其衍生物，药理作用相似，毒性略低。两种药物对溶组织内阿米巴滋养体均有强大杀灭作用，其作用机制为抑制肽酰基 tRNA 的移位，抑制肽链的延伸，阻碍蛋白质合成，从而干扰滋养体的分裂与繁殖。因毒性大，仅用于甲硝唑治疗无效的急性阿米巴痢疾或肠外阿米巴病期严重者。对肠腔内阿米巴滋养体无效，不适用于症状轻微的慢性阿米巴痢疾及无症状的阿米巴包囊携带者。偶见肌无力、肌疼痛、肌震颤。有严重心脏毒性，常表现为心前区疼痛、心动过速、心律失常，甚至心力衰竭。注射部位可出现肌痛、硬结或坏死。孕妇、儿童和有心、肝、肾病者禁用。

二氯尼特

二氯尼特（diloxanide）为二氯乙酰胺类衍生物，通常用其糠酸酯（diloxanide furoate），为目前最有效的肃清包囊药。口服吸收迅速，1h 血药浓度达高峰，分布全身。本药可直接杀灭阿米巴小滋养体，从而间接肃清包囊，对包囊无直接杀灭作用。对无症状的排包囊者有良好疗效，也用于慢性阿米巴痢疾。对急性阿米巴痢疾疗效差，与甲硝唑合用，可防止复发。对肠外阿米巴病无效。不良反应轻，偶有恶心、呕吐和皮疹等。大剂量时可致流产，但无致畸作用。

巴龙霉素

巴龙霉素（paromomycin）为氨基糖苷类抗生素，口服吸收少，肠道浓度高，停留时间长。巴龙霉素抑制蛋白质合成，直接杀灭阿米巴滋养体；间接抑制肠内阿米巴共生菌，影响阿米巴原虫生存与繁殖。临床用于治疗急性阿米巴痢疾。常见的不良反应有胃肠道不适，恶心呕吐等。长期服用可致二重感染。

氯　喹

氯喹（chloroquine）为抗疟药，对阿米巴滋养体亦有杀灭作用。口服吸收迅速完全，肝脏中药物浓度远高于血浆药物浓度，而肠壁的分布量很少。对肠内阿米巴病无效，用于治疗甲硝唑无效或禁忌的肠外阿米巴病（阿米巴肝脓肿、肺脓肿），应与肠内抗阿米巴病药合用，以防复发。

阿米巴病的用药原则

根据感染部位和类型选用抗阿米巴病药：无症状排包囊者首选二氯尼特；轻中度阿米巴痢疾选用甲硝唑加二氯尼特或巴龙霉素；急性阿米巴痢疾选用甲硝唑加二氯尼特，病重不能口服者可静脉滴注甲硝唑，甲硝唑禁用者可用依米丁治疗；肠外阿米巴病（阿米巴肝脓肿、脑阿米巴病或其他肠外阿米巴病）首选甲硝唑加二氯尼特。

二、抗滴虫药

抗滴虫药（antitrichomonals）是一类用于治疗阴道毛滴虫感染所引起的阴道炎、尿道炎和前列腺炎的药物。目前认为甲硝唑是治疗滴虫病最有效的药物，口服后可出现于阴道分泌物、精液和尿中，故对女性和男性泌尿生殖道滴虫感染都有良好疗效。也可口服其同类药物如替硝唑、尼莫唑、奥硝唑等。

第三节　抗血吸虫病药和抗丝虫病药

一、抗血吸虫病药

血吸虫病是由血吸虫寄生于人体而引起。血吸虫的生活史包括成虫、卵、毛蚴、胞蚴、尾蚴及童虫6个阶段。血吸虫病的病理变化主要是由虫卵引起的。虫卵沉着在宿主的肝脏及肠壁等组织，形成虫卵肉芽肿和组织纤维化，最终导致门脉高压，出现肝脾肿大、肠壁纤维化、肝硬化、上消化道出血和腹水，儿童期则发展成血吸虫性“侏儒症”。血吸虫有日本血吸虫、曼氏血吸虫、埃及血吸虫等。在我国流行的血吸虫病是日本血吸虫所致，疫区曾分布于长江流域和长江以南十三个省、直辖市、自治区。目前，疫情最重的是湖南省岳阳市和湖北省荆州市。长期以来，酒石酸锑钾(antimony potassium tartrate)因杀虫效果佳、疗效稳定，曾被作为特效药，广泛用于防治血吸虫病。然而，由于锑剂对心脏与肝脏的毒副作用大、疗程长、必须静脉注射等缺点，现已被淘汰。20世纪70年代中期开发的高效、低毒、疗程短、口服有效的吡喹酮，使血吸虫病的药物治疗进入了一个新阶段，目前仍是治疗血吸虫病的首选药物。

吡喹酮

吡喹酮(praziquantel，环吡异喹酮)是人工合成的吡嗪异喹啉衍生物。

【药动学】 口服吸收迅速，血药浓度达峰时间为1～3h。首过消除明显，生物利用度低。原药血浆蛋白结合率达80%，主要分布于肝、脾等组织，门静脉血中浓度较周围静脉血药浓度高10倍以上。$t_{1/2}$为0.8～1.5h，主要在肝内羟化而失活，经肾排出。在严重肝脏疾病(包括肝、脾血吸虫病)患者$t_{1/2}$明显延长，可达4～6h。

【药理作用与临床应用】 吡喹酮对各种血吸虫的成虫均有显著的杀灭作用，对童虫作用弱。其作用机制可能如下：吡喹酮能改变虫体表膜对Ca^{2+}的通透性，增加Ca^{2+}的跨膜内流，干扰虫体内Ca^{2+}平衡。当吡喹酮达到有效浓度时，可使虫体肌肉兴奋、收缩，产生痉挛性麻痹，从而导致虫体失去吸附能力，从肠系膜静脉移至肝脏，并在肝内死亡；在较高治疗浓度时，可引起虫体表膜损伤，暴露隐藏的抗原，在宿主防御机制参与下，导致虫体破坏、死亡；吡喹酮损伤虫体表膜也可引起一系列生化变化，如谷胱甘肽S-转移酶、碱性磷酸酶活性降低，抑制葡萄糖的摄取、转运等。吡喹酮的作用具有高度选择性，对哺乳动物细胞膜则无上述作用。

主要用于治疗急性、慢性和晚期血吸虫病。对华支睾吸虫、姜片吸虫、肺吸虫及各种绦虫感染都有不同程度的疗效，因此，临床上也用于治疗肝脏华支睾吸虫病、肠吸虫病(如姜片虫病、异形吸虫病、横川后殖吸虫病等)、肺吸虫病及绦虫病等。

【不良反应】 轻微且短暂。口服后可出现腹部不适、腹痛、腹泻、眩晕、头痛、嗜睡等，服药期间应避免驾车和高空作业。偶见发热、瘙痒、荨麻疹、关节痛、肌痛等，与虫体杀死后释放异体蛋白有关。少数出现心电图异常。

硝硫氰胺

硝硫氰胺(amoscanate)为二苯胺异硫氰酯类化合物。对血吸虫成虫有杀灭作用，麻醉虫体吸盘和体肌，给药后第2d可见虫体全部肝移。本品可干扰虫体三羧酸循环，致虫体能量供应缺乏，在肝内逐渐死亡。对童虫作用较成虫弱，较大剂量才能阻止其发育为成虫。对成熟虫卵无抑制或杀灭作用。适用于各型血吸虫病包括脑型血吸虫病。不良反应以消化系统和神经系统反应为主，表现为腹胀、腹痛、恶心、呕吐、头昏、头痛、记忆力减退、肌无力、共济失调等。

二、抗丝虫病药

我国流行的丝虫病为班氏丝虫和马来丝虫引起的，病原体寄生于淋巴系统，早期表现为淋巴管炎和淋巴结炎，晚期以淋巴管回流障碍为主，表现为淋巴管扩张和象皮肿等。

乙胺嗪

乙胺嗪(diethylcarbamazine)为哌嗪衍生物，其枸橼盐称海群生(hetrazan)。

【药动学】口服吸收迅速，1～2h血药浓度达峰值，$t_{1/2}$为8h。均匀分布各组织，大部分在体内氧化失活，30h内大部分原形药及代谢物经肾脏排泄，4%～5%经肠排泄。反复给药无蓄积性，酸化尿液促进其排泄。

【药理作用与临床应用】 对班氏丝虫和马来丝虫的成虫和微丝蚴均有杀灭作用，其作用机制可能如下：乙胺嗪分子中的哌嗪部分使微丝蚴的肌肉组织发生超极化，失去活动能力，从而离开宿主；乙胺嗪也可破坏微丝蚴表膜的完整性，暴露抗原，易遭宿主防御机制的破坏。临床主要用于马来丝虫病及班氏丝虫病的治疗，对马来丝虫病的疗效优于班氏丝虫病。因本药对成虫作用弱，必须数年内反复用药才能治愈。

【不良反应】 药物本身引起的不良反应轻微，常见厌食、恶心、呕吐、头痛、乏力等。但因成虫和微丝蚴死亡释出大量异体蛋白引起的过敏反应明显，表现为皮疹、淋巴结肿大、血管神经性水肿、畏寒、发热、哮喘、肌肉关节酸痛、心率加快以及胃肠功能紊乱等，用地塞米松可缓解症状。

伊维菌素

伊维菌素（ivermectin）是放线菌所产生大环内酯阿维菌素 B_1 的部分合成同类物，具有抗多种寄生虫作用。盘尾丝虫病患者应用伊维菌素后，皮肤和眼组织内微丝蚴快速而显著减少。班氏丝虫病患者给予伊维菌素后，血中微丝蚴快速转阴。与乙胺嗪相比，本药疗效高，起效快，但对成虫无作用。临床主要用于盘尾丝虫病。伊维菌素对类圆虫、蛔虫、鞭虫及蛲虫感染也有很好的疗效，但对钩虫病疗效差。伊维菌素抗虫机制可能通过增强或直接激活谷氨酸门控 Cl^- 通道，促进 Cl^- 进入肌细胞，引起虫体肌肉松弛性麻痹。主要不良反应是瘙痒、淋巴结肿大、疼痛等。偶见心动过速、低血压、虚脱、眩晕、头痛、肌痛、关节痛、腹泻、水肿等。

第四节　抗肠蠕虫药

肠道蠕虫分为肠道线虫、绦虫和吸虫三大类。肠道线虫包括蛔虫、蛲虫、钩虫和鞭虫等，绦虫主要有猪肉绦虫和牛肉绦虫，吸虫有姜片虫等。在我国肠蠕虫病以肠道线虫感染最为普遍。抗肠蠕虫药（anti-helminthiasis drugs）是驱除或杀灭肠道蠕虫类的药物。近年来，高效、低毒、广谱抗肠蠕虫药不断问世，使多数肠蠕虫病得到有效治疗和控制。

甲苯达唑

甲苯达唑（mebendazole，甲苯咪唑）是苯并咪唑类衍生物。

【药动学】 口服吸收少，首过消除明显，生物利用度低。血浆蛋白结合率约95%，大部分在肝脏代谢生成极性强的羟基及氨基代谢物，通过胆汁由粪便排泄。未吸收部分在24～48h内以原形从粪便排泄。

【药理作用和临床应用】 甲苯达唑为广谱驱肠虫药，对蛔虫、钩虫、蛲虫、鞭虫、绦虫和粪类圆线虫等肠道蠕虫均有效。其作用机制可能如下：选择性与虫体β-微管蛋白结合，使线虫体被和肠细胞中的微管消失；抑制葡萄糖的摄取与转运，使虫体内储存的糖原耗竭；抑制虫体线粒体延胡索酸还原酶的活性，减少ATP生成，妨碍虫体生长发育。甲苯达唑还能杀灭蛔虫、钩虫、鞭虫、蛲虫的成虫和幼虫以及蛔虫和鞭虫的虫卵，具有控制传播的重要意义。用于治疗上述肠蠕虫单独感染或混合感染。

【不良反应】 不良反应少，驱虫后由于大量虫体排出可引起短暂的恶心、呕吐、腹痛和腹泻。大剂量偶见过敏反应、粒细胞减少、血尿、脱发等。动物实验有胚胎毒性和致畸作用，孕妇禁用。2岁以下儿童不宜使用。

同类药物还有阿苯达唑（albendazole，丙硫咪唑），药理作用与甲苯达唑相似，能杀灭多种肠道线虫、绦虫和吸虫的成虫及虫卵。疗效优于甲苯达唑，且不良反应相对较少。

哌　嗪

哌嗪（piperazine）其枸橼酸盐称驱蛔灵，对蛔虫、蛲虫具有较强的驱虫作用，对钩虫、鞭虫作用不明显。本药能改变虫体肌细胞膜对离子的通透性，引起虫体肌肉超极化，抑制神经-肌肉传递，导致虫体弛缓性麻痹，随粪便排出体外；也能抑制琥珀酸合成，干扰虫体糖代谢，使肌肉收缩的能量供应受阻。对虫体无刺激性，可减少虫体游走移行。主要用于驱除肠道蛔虫，治疗蛔虫所致的不完全性肠梗阻和早期胆道蛔虫。对蛲虫病有一定疗效，但用药时间长，现少用。

本药不良反应轻，大剂量时可出现恶心、呕吐、腹泻、上腹部不适，甚至可见神经症状如嗜睡、眩晕、眼球震颤、共济失调、肌肉痉挛、多动等。动物实验有致畸作用，孕妇禁用。肝肾功能不良、癫痫和神经系统疾病患者禁用。

左旋咪唑

左旋咪唑（levamisole，驱钩蛔）为四咪唑的左旋异构体。对多种线虫有杀灭作用，其中对蛔虫的作用较强。作用机制为抑制虫体琥珀酸脱氢酶活性，阻止延胡索酸还原为琥珀酸，减少ATP生成，使虫体肌肉麻痹，失去附着能力而随粪便排出体外。用于治疗蛔虫、钩虫、蛲虫感染，对丝虫病和囊虫病也有一定疗效。治疗量可引起恶心、呕吐、腹痛、头晕等症状。大剂量或多次用药，个别病例出现粒细胞减少、剥脱性皮炎及肝功能减退等不良反应。严重的不良反应为脱髓鞘脑病，表现为嗜睡、意识模糊、定向力障碍、昏迷、表情淡漠、认识障碍、记忆力下降、口齿不清、共济失调、肢体感觉异常、瘫痪等神经精神症状，发病机制未明，可能是其毒性或免疫介导反应的结果。可用激素治疗，能改善症状和体征。妊娠早期及肝肾功能不全者禁用。

噻　嘧　啶

噻嘧啶（pyrantel）为人工合成四氢嘧啶衍生物，为广谱抗肠蠕虫药。噻嘧啶能抑制虫体胆碱酯酶，使神经肌肉接头处乙酰胆碱堆积，神经肌肉兴奋性增强，肌张力增高，随后虫体痉挛性麻痹，不能附壁而排出体外。对蛔虫、钩虫、绦虫、蛲虫等均有抑制作用，对鞭虫无效。临床用于蛔虫、钩虫、蛲虫单独或混合感染，虫卵阴转率达80%以上。不良反应较少，偶有发热、头痛、皮疹和腹部不适。少数患者出现血清转氨酶升高，故肝功能不全者慎用。孕妇及2岁以下儿童禁用。因与哌嗪有拮抗作用，不宜合用。

恩波吡维铵

恩波吡维铵(pyrvinium embonate,扑蛲灵)具有明显杀蛲虫作用,对鞭虫、钩虫作用弱,而对蛔虫无效,为单一感染蛲虫首选药。抗虫作用机制为干扰虫体呼吸酶系统和阻碍其对葡萄糖的吸收,减少能量生成,从而导致虫体逐渐衰弱和死亡。不良反应少,可见恶心、呕吐、腹痛、腹泻等;偶有感光过敏反应,肌肉痉挛和荨麻疹。服药后粪便呈红色,需事先告知患者。

氯硝柳胺

氯硝柳胺(niclosamide,灭绦灵)为水杨酰胺类衍生物。对多种绦虫成虫有杀灭作用,对牛肉绦虫、猪肉绦虫、鱼绦虫、阔节裂头绦虫、短膜壳绦虫感染均有效。抗虫机制为抑制虫体细胞内线粒体 ADP 的氧化磷酸化过程,减少能量物质 ATP 生成,也抑制葡萄糖摄取,使绦虫的头节和邻近节片变质,虫体从肠壁脱落随粪便排出体外。对虫卵无效。为防止服药后产生呕吐,引起死亡节片释放的虫卵倒流入胃及十二指肠,导致囊虫病,故在服用氯硝柳胺前先服镇吐药,服用氯硝柳胺 2h 后再服用硫酸镁导泻,促进虫卵排泄。本药对钉螺和日本血吸虫尾蚴和毛蚴亦有杀灭作用,可防止血吸虫传播。不良反应少,偶见消化道反应。

吡喹酮

吡喹酮(praziquantel)为广谱抗吸虫药和驱绦虫药,不仅对多种吸虫有强大的杀灭作用(见本章第三节),对绦虫感染和囊虫病也有良好效果。本药是治疗各种绦虫病的首选药,治愈率可达90%以上。治疗囊虫病,有效率为82%~98%。治疗脑型囊虫病时,可因虫体死亡后的炎症反应引起脑水肿、颅内压升高,宜同时使用脱水药和糖皮质激素以防意外。

复习指导

抗疟药通过作用于疟原虫生活史的不同环节,抑制或杀灭疟原虫:①氯喹对疟原虫红细胞内期裂殖体有杀灭作用,是控制症状的首选药,也能预防性抑制症状发作;②乙胺嘧啶作用于疟原虫红细胞外期裂殖体,用于预防发作和阻止传播;③脑型疟常选用青蒿素类、奎宁;④耐氯喹的恶性疟选用青蒿素类、奎宁、甲氟喹。现有抗疟药尚无一种对疟原虫生活史的各个环节都有杀灭作用,因此应联合用药:①伯氨喹对疟原虫红细胞外期的休眠子有杀灭作用,与氯喹合用控制复发,减少耐药性产生;②乙胺嘧啶与伯氨喹合用于休止期病人,防止复发;③不同作用机制的药物联合应用,可增强疗效,减少耐药性发生,如乙胺嘧啶与磺胺类可协同阻止疟原虫叶酸合成。

现有抗阿米巴病药主要作用于溶组织内阿米巴原虫的滋养体期,多对包囊无直接作用。甲硝唑、依米丁和去氢依米丁可杀灭肠内、肠外阿米巴滋养体,对肠内、肠外阿米巴病都有效;二尼氯特和巴龙霉素对肠内阿米巴滋养体有杀灭作用,用于治疗肠内阿米巴病;氯喹对肠外阿米巴滋养体有杀灭作用,肝中浓度高,用于治疗甲硝唑无效的阿米巴肝脓肿。甲硝唑是目前治疗滴虫病最有效的药物。

吡喹酮是目前治疗血吸虫病的首选药物。乙胺嗪是目前最常用的抗丝虫病药。甲苯达唑和噻嘧啶是广谱抗肠蠕虫药,氯硝柳胺和吡喹酮是广谱驱绦虫药。

常用制剂及用法

复方磷酸氯喹片(复方止疟片) 每片含磷酸氯喹 110mg 和磷酸伯氨喹 8.8mg。每日 1 次,每次口服 6 片,连服 3d。

磷酸氯喹注射液 每支 129mg(盐基 80mg)(2ml);250mg(盐基 155mg)(2ml)。静脉滴注:每次 2~3mg/kg,用 5% 葡萄糖注射液或 0.9% 氯化钠注射液 500ml 稀释后缓慢滴注。

二盐酸奎宁注射液 0.25g(1ml)、0.5g(1ml),0.25~0.5g/次,用 5% 葡萄糖注射液稀释成每毫升含 0.5~1mg 后,静脉缓慢滴注,切忌静脉推注。

盐酸甲氟喹(meflquine hydrocloridum) 片剂:250mg,控制症状,成人顿服 1~1.5g。预防:成人每周 180mg 或两周 360mg 口服。

青蒿素(artemisinin) 片剂:50mg,100mg。口服,首剂 1g,6~8h 后 0.5g,第 2~3d 各 0.5g,疗程 3d,总量为 2.5g。小儿 15mg/kg,按上述方法 3d 内服完。

青蒿素(artemisinin) 水混悬注射液:每支 300mg(2ml)。深部肌内注射:第 1 次 200mg,6~8h 后再给 100mg,第 2~3d 各肌内注射 100mg,总剂量 500mg,个别重症患者第 4d 再给 100mg。或连用 3d,每日肌内注射 300mg。小儿 15mg/kg,按上述方法 3d 内注完。

蒿甲醚(artemether) 油注射剂:80 mg(1ml)。肌内注射首剂 160 mg,第 2 天起 1 次/日,80 mg/次,连用 5d。

磷酸伯氨喹啉(Primaquine phosphate) 片

剂：13.2mg或26.4mg。根治间日疟：每日口服26.4mg，连服14d。或每日服39.6mg，连服8d。服此药前3d，同服氯喹或在前2d同服乙胺嘧啶。控制疟疾传播：配合氯喹等治疗恶性疟时，每日服26.4mg，连服3d。

乙胺嘧啶（pyrimethamine）　片剂：6.25mg。膜剂：每格6.25mg。预防疟疾：成人25mg/次，每周1次，小儿酌减。抗复发治疗：成人25～50mg/d，连用2d，小儿酌减（多与伯氨喹合用）。

二氯尼特（diloxanide，安特酰胺）　片剂，0.25g，0.5g。口服，0.5g/次，3次/天，连服10d。

甲硝唑（metronidazole，灭滴灵）　片剂，0.2g；阴道泡腾片，0.2g；栓剂，0.5g，1.0g。阿米巴痢疾：口服，0.4～0.8g/次，3次/天，5～7d为1疗程。肠外阿米巴病：0.75g/次，3次/天，共10d。阴道滴虫病和男性尿道滴虫感染：口服，0.2g/次，3次/天，共7～10d。也可用阴道栓剂。为保证疗效，须夫妻双方同时服药。

吡喹酮（praziquantel）　片剂，0.2g；缓释片0.2g；口服，每次10mg/kg，3次/天，连服2d或每次20mg/kg，3次/天，服1d。

（江俊麟）

第45章　抗恶性肿瘤药

学习要求

掌握抗恶性肿瘤药的分类及常用药物的药理作用、临床应用和不良反应；熟悉常用抗恶性肿瘤药的作用机制；了解肿瘤细胞的耐药性机制、抗恶性肿瘤药的毒性反应和联合应用的基本原则、非细胞毒类抗肿瘤药的作用机制和有关药物进展。

恶性肿瘤又称癌症(cancer)，是严重威胁人类健康的常见病、多发病。目前，化学(药物)治疗(chemotherapy，简称化疗)、手术治疗和放射治疗是三种主要的肿瘤治疗手段，另外还有生物治疗和中医中药治疗等方法。

目前应用传统的细胞毒性抗肿瘤药物(antineoplastic drugs)或抗癌药(anticancer drugs)进行化疗在肿瘤的综合治疗中仍占有极为重要的地位，但存在着药物对肿瘤选择性差、免疫抑制及不良反应多且严重等缺点。此外肿瘤细胞对药物产生不敏感现象即耐药性，因此对大部分常见恶性肿瘤的治疗仍未能达到满意的疗效。近二十年来，随着肿瘤生物学研究的进步，为恶性肿瘤的防治提供了新的理论和新的靶点，肿瘤细胞分化和凋亡诱导剂、生物反应调节剂(biological response modifiers，BRMs)、具有靶向性的表皮生长因子(epidermal growth factor，EGFR)受体阻断剂、抗肿瘤侵袭和转移药、单克隆抗体、新生血管抑制剂以及肿瘤基因治疗药物等相继出现，这些药物具有选择性高和治疗指数高的特点，临床应用优势明显，为恶性肿瘤的治疗展现了广阔的前景。

第一节　概　　述

一、抗恶性肿瘤药的作用机制

(一) 抗肿瘤作用的细胞生物学机制

肿瘤细胞从一次分裂结束到下一次分裂结束的时间称为细胞周期(图45-1)。一个细胞周期又可以分为4期(时相)，即DNA合成前期(G_1期)、DNA合成期(S期)、DNA合成后期(G_2期)、有丝分裂期(M期)。肿瘤细胞群包括增殖细胞群和非增殖细胞群。增殖细胞群可不断按指数分裂增殖，且对抗恶性肿瘤药敏感。增殖细胞群与全部肿瘤细胞群之比称为生长比率(growth fraction，GF)，GF值越接近1，对药物越敏感，药物的疗效也越好。非增殖细胞群包括静止(G_0)期细胞、无增殖力细胞和已经分化、死亡的细胞。G_0期细胞有增殖能力，但暂时处于静止状态而不进行分裂，当某些因素使增殖细胞群大量死亡时，该期细胞即可补充进入增殖周期，因此G_0期细胞是肿瘤复发的根源。

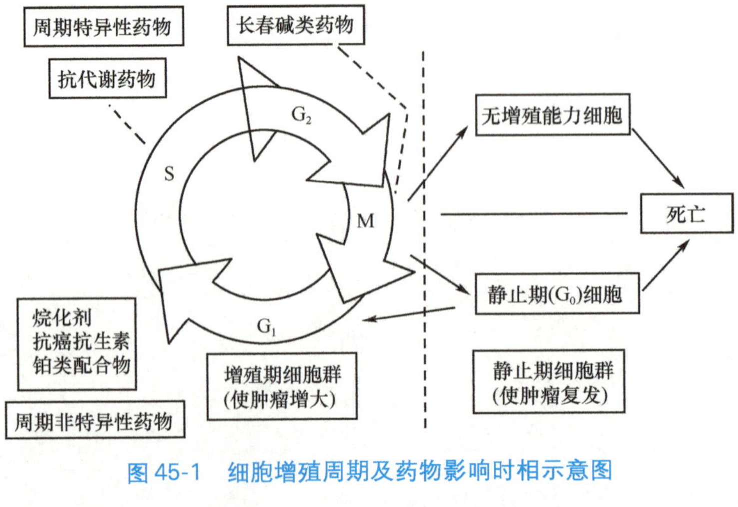

图45-1　细胞增殖周期及药物影响时相示意图

抗恶性肿瘤药物通过影响细胞周期的生化过程对不同周期或时相的肿瘤细胞产生细胞毒作用，并延缓细胞周期的时相过渡。但由于细胞周期不同，时相所需前体及酶不同，因而各期癌细胞对各类药物的敏感性也不同。G_0 期对药物的敏感性低，是肿瘤化疗的主要障碍。

根据药物作用的周期或时相特异性，可将药物分为两大类：

细胞周期非特异性药物（cell cycle nonspecific agents，CCNSA）　能抑制或杀灭处于增殖周期各期的细胞，甚至包括 G_0 期细胞，如烷化剂、抗肿瘤抗生素以及铂类配合物等。此类药物对肿瘤细胞的作用较强，破坏 DNA 结构、影响其复制或转录功能。其杀伤作用呈剂量依赖性，即在机体能耐受的限度内，其对肿瘤细胞的杀灭能力随药物剂量的增加而增加。

细胞周期特异性药物（cell cycle specific agents，CCSA）　仅杀灭增殖周期中某期细胞，而对 G_0 期细胞不敏感，如作用于 S 期细胞的抗代谢药物、作用于 M 期细胞的长春碱类药物等。因受药物作用时相所限，此类药物对肿瘤细胞的作用往往较弱，药物作用呈时间依赖性，即需要一定时间才能发挥作用。量效曲线在药物小剂量时近似于直线，达到一定剂量时则效应不再增加。

（二）抗肿瘤作用的生化机制

抗恶性肿瘤药的作用环节较多，主要药物的作用部位如图 45-2。临床主要根据其对生物大分子的作用进行分类。

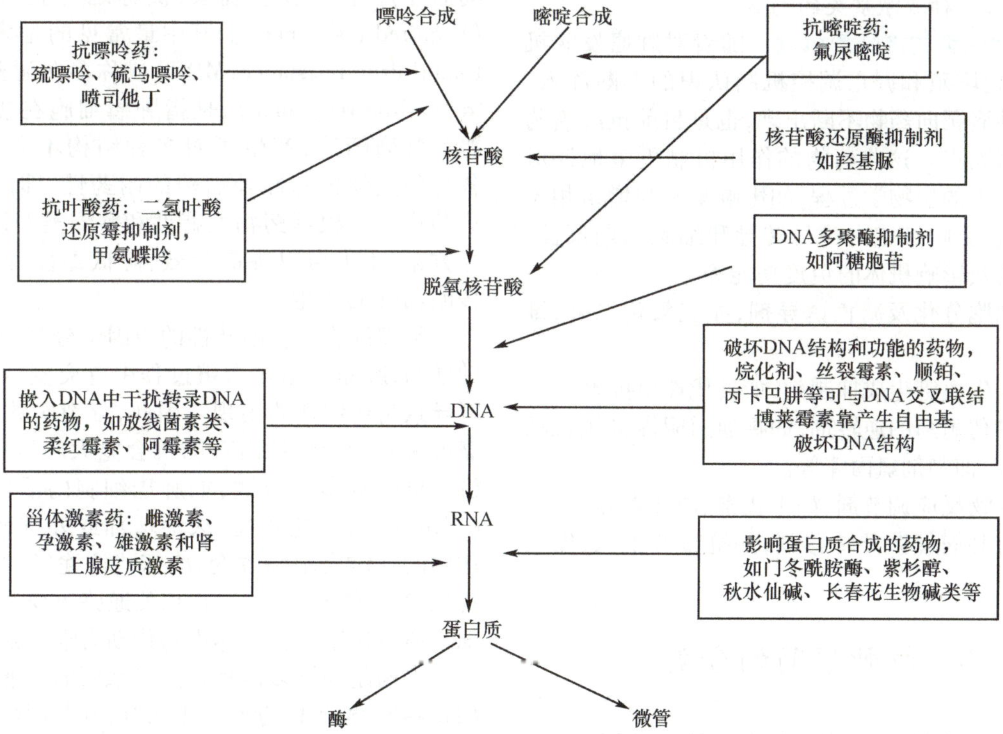

图 45-2　抗恶性肿瘤药物的作用部位示意图

1. 干扰核酸（DNA、RNA 及其前体）生物合成　又称抗代谢药，这类药物的化学结构与核酸代谢的必需物质如叶酸、嘌呤、嘧啶等相似，可以通过特异性干扰核酸的代谢，尤其是 DNA 的生物合成，阻止细胞的分裂和繁殖，最终导致细胞死亡。此类药物主要作用于 S 期细胞，属细胞周期特异性药物。根据药物主要干扰的生化步骤和所抑制的靶酶的不同，又可分以下五类。

（1）二氢叶酸还原酶抑制药，如甲氨蝶呤等。

（2）嘧啶核苷酸合成酶抑制药，如 5-氟尿嘧啶、卡培他滨等。

（3）嘌呤核苷酸合成酶抑制药，如 6-巯基嘌呤等。

（4）核苷酸还原酶抑制药，如羟基脲等。

（5）DNA 多聚酶抑制药，如阿糖胞苷等。

2. 影响 DNA 结构与功能　药物可通过直接破坏 DNA 结构和抑制拓扑异构酶活性，影响 DNA 的复制和修复功能。根据其作用机制不同又进一步分以下几类。

（1）DNA 交联剂，烷化剂，如氮芥、环磷酰胺、噻替派、卡莫司汀、白消安等。

（2）直接破坏 DNA 的铂类配合物，如顺铂、卡铂等。

（3）破坏 DNA 的抗生素，如丝裂霉素、博来霉素等。

（4）拓扑异构酶抑制药，如喜树碱类、鬼臼毒素衍生物等。

3. 干扰蛋白质合成与功能

（1）微管蛋白活性抑制药，如长春碱类、紫杉醇类等。

（2）干扰核蛋白体功能的药物，如三尖杉生物碱类。

（3）影响氨基酸供应的药物，如L-门冬酰胺酶。

4. 嵌入DNA，干扰转录过程及阻止RNA合成 药物可嵌入DNA碱基对之间，干扰转录过程，阻止mRNA的合成，属DNA嵌入剂。如放线菌素D、多柔比星、柔红霉素、蒽环类和普卡霉素类等抗癌抗生素。

5. 影响体内激素平衡 严格地讲，此类药物不属于化疗药物，而应属于内分泌治疗药物。它们抗肿瘤作用机制是通过调控激素的平衡，抑制某些肿瘤的激素依赖性生长。常用的有糖皮质激素、雄激素及抗雄激素、雌激素及抗雌激素类、孕激素、芳香化酶抑制剂、促性腺激素释放激素类药物等。

6. 其他新型的抗肿瘤机制 随着对肿瘤发病机制、细胞分化增殖和凋亡调控机制认识的不断深入，新型的抗肿瘤靶向药物不断出现，也是目前抗肿瘤药物发展的新亮点。这些药物的作用机制更多地针对肿瘤细胞生长的生物学过程，如影响某些与增殖相关的受体、干扰影响细胞内信号转导和细胞周期调控、抑制端粒酶及影响机体的免疫功能等。

（1）细胞分化及凋亡诱导剂，如三氧化二砷、维A酸等。

（2）新生血管生成抑制剂，如贝伐珠单抗等。

（3）多药耐药的逆转剂，如钙通道阻滞剂维拉帕米、钙调蛋白抑制剂氯丙嗪等。

（4）生物反应调节剂，如干扰素、白介素等。

（5）抗肿瘤侵袭及转移剂，如抗整合素肽、巴马司他等。

二、抗肿瘤药的分类

（一）根据抗肿瘤作用的生化机制分类

1. 干扰核酸生物合成的药物 如甲氨蝶呤、氟尿嘧啶等。

2. 直接影响DNA结构与功能的药物 如氮芥、环磷酰胺等。

3. 干扰蛋白质合成和功能的药物 如长春新碱、紫杉醇类等。

4. 干扰转录过程和阻止RNA合成的药物 如放线菌素D、柔红霉素等。

5. 影响激素平衡发挥抗癌作用的药物 如己烯雌酚、氟羟甲酮等。

6. 其他 诱导分化药，如维A酸、亚砷酸等。

（二）根据药物作用的周期或时相特异性分类

1. 周期非特异性药物 如烷化剂、抗肿瘤抗生素及铂类配合物等。

2. 周期特异性药物 如抗代谢药物、长春碱类和鬼臼毒素类等。

三、肿瘤细胞产生耐药性的机制

化疗过程中，肿瘤细胞对抗肿瘤药产生耐药是化疗失败的重要原因，也是肿瘤化疗需要解决的难题。

所谓耐药性（resistance）也称抗药性，是指病原体、肿瘤细胞对化学治疗药物敏感性降低。有些肿瘤细胞对某些抗肿瘤药物具有天然耐药性（natural resistance），如G_0期细胞一般对多数抗肿瘤药不敏感。也有的肿瘤细胞原来对药物敏感，治疗一段时间后才产生不敏感现象，被称之为获得性耐药性（acquired resistance）。其中最常见的是多药耐药性（multi drug resistance，MDR）或称多向耐药性（pleiotropic drug resistance），是指肿瘤细胞在接触一种抗恶性肿瘤药后，产生了对多种结构不同、作用机制各异的其他抗恶性肿瘤药的耐药性，即所谓的交叉耐药现象。根据药物的特性和肿瘤类型设计联合化疗方案，不但可以提高疗效，降低毒性，而且可以延缓耐药性的产生。

肿瘤细胞产生耐药性的原因十分复杂，遗传学基础证明，肿瘤细胞在增殖过程中有突变，每次突变均可导致耐药瘤株的出现。因此，分裂次数愈多（即肿瘤愈大），耐药瘤株出现的机会愈大。耐药性的生化机制可能有多个方面，如肿瘤细胞内活性药物减少（摄取减少，活化障碍，灭活增加或外排增加），药物作用的受体或靶酶改变，改变代谢途径，肿瘤细胞自身的DNA修复增强，凋亡相关通路改变及凋亡抗性，细胞增殖速率变化及体内药代动力学因素等。

多药耐药性多出现在天然来源的抗恶性肿瘤药，如长春碱类、鬼臼毒素衍生物等，其共同特点是：一般为亲脂性药物；药物经被动扩散进入细胞；药物在耐药细胞中的积聚比敏感细胞少；耐药细胞膜上多出现P-糖蛋白（P-glucoprotein，P-gp）的跨膜蛋白，P-gp依赖ATP介导药物转运，又称为药物外排泵（drug efflux pump）。研究表明，多药耐药性的产生除与多药耐药性基因mdr-l过度表达P-gp有关外，也与其他因素有关，如多药耐药相关蛋白（multidrug resistance associated protein）可以加速药物灭活或受损DNA的修复，谷胱苷肽及谷胱苷肽S-转移酶，蛋白激酶C（PKC）和拓扑异构酶Ⅱ等。

深入研究耐药性产生的机制，有针对性地研究和开发肿瘤耐药的逆转剂或抗耐药肿瘤的药物，是解决临床抗肿瘤治疗的关键。因此，研究肿瘤耐药的产生机制，揭示肿瘤耐药性的本质，发现克服耐药性的新靶标，是合理选用药物、研究开发抗耐药新药、预防耐药发生、探索克服耐药新途径的关键基础。

四、抗恶性肿瘤药的毒副作用

毒性反应成为化疗时抗肿瘤药物使用剂量受到限制的关键因素，同时也影响了患者的生命质量。在所有临床用药中，抗恶性肿瘤药物的毒性最大，且不同的药物毒副作用也不同。

（一）近期毒性

1. 共有的毒性反应 传统的抗肿瘤药物主要通过干扰 DNA、RNA 及蛋白质等大分子物质的结构或功能发挥抗肿瘤作用，因此抗肿瘤的同时可能会对机体生长迅速的组织如骨髓、毛发及消化道黏膜等组织的生物大分子的结构和功能产生影响，从而导致相关不良反应。

（1）骨髓抑制：骨髓抑制是肿瘤化疗的最大障碍之一。大多数抗恶性肿瘤药物都可抑制骨髓及淋巴组织的细胞分裂，引起白细胞和血小板减少，其后果导致出血倾向、贫血、感染等。几乎没有骨髓抑制的药物有博来霉素、*L*-门冬酰胺酶、长春新碱及激素类药物等。预防措施包括：停药或更换其他骨髓抑制作用较小的药物，对症处理，应用升白细胞、血小板药物；预防感染等。

（2）消化道反应：最常见的反应是恶心和呕吐。药物或代谢产物除直接刺激胃肠道外，也可作用于延脑呕吐中枢以及刺激催吐化学感受器引起呕吐。用药后即可开始，可持续一周左右。纠正呕吐可使用中枢性止吐药氯丙嗪、甲氧氯普胺（灭吐灵），辅助地塞米松、安定等药物。近年来出现的 5-HT_3 受体拮抗药昂丹司琼（ondansetron hydrochloride）等强镇吐剂效果较好。消化道黏膜损害常表现为口腔炎、咽喉炎、黏膜水肿、腹痛腹泻等，严重者可使消化道出血，出现黑便等，抗代谢药较多见。

（3）脱发：人体大部分的生发细胞都处于活跃生长状态，因此，多数抗肿瘤药物都能引起不同程度的脱发。在化疗时给患者带上冰帽，使头皮冷却，局部血管痉挛，减少药物到达毛囊而减轻脱发，停止化疗后头发仍可再生。

2. 特殊的毒性反应

（1）心脏毒性：心脏毒性最严重的药物是蒽环类抗肿瘤药物。这类药物可引起心肌退行性病变和心肌间质水肿，目前认为主要机制是其在体内代谢的过程中产生了大量的 H_2O_2，而心脏中过氧化氢酶等代谢酶的含量有限，从而导致羟基自由基的增加，严重破坏心肌细胞的线粒体、内质网及核酸，引起心肌损伤。

（2）呼吸系统毒性：大剂量长期应用博莱霉素和白消安可引起肺纤维化。

（3）肝脏毒性：部分抗肿瘤药物如甲氨蝶呤、鬼臼毒素类可引起肝脏损害。

（4）膀胱和肾毒性：大剂量的环磷酰胺可引起出血性膀胱炎，可能与大量代谢物丙烯醛经泌尿道排泄有关。顺铂由肾小管分泌，可损害近曲小管和远曲小管。

（5）神经毒性：长春新碱最易引起外周神经病变。顺铂、甲氨蝶呤、氟尿嘧啶、紫杉醇也可引起一些神经毒性。

（6）过敏反应：少见，主要是一些多肽类化合物或蛋白质类的抗肿瘤药如 *L*-门冬酰胺酶、紫杉醇等，有时甚至引起严重的过敏性休克，偶有致死者，后果十分严重。

（7）免疫抑制：多数抗肿瘤药物能抑制和杀伤免疫细胞，使机体抵抗力下降而容易继发感染等。

（二）远期毒性

随着肿瘤化疗的疗效提高，长期生存患者越来越多，远期毒性更加受到重视。

1. 第二原发恶性肿瘤 很多抗肿瘤药物特别是烷化剂具有致突变和致癌性，部分具有免疫抑制作用，在化疗并获得长期生存的患者中，部分会发生可能与化疗相关的第二原发恶性肿瘤。

2. 不育和畸胎 很多抗肿瘤药特别是烷化剂可影响生殖细胞的产生和内分泌功能，导致不育和致畸。

此外，有些药物还可出现局部刺激反应，禁忌作皮下及肌内注射，静注严防外漏。这主要是由药物化学结构决定的。还有一些药物可引起小脑性共济失调、高尿酸血症、皮肤色素沉着等。

> **问题讨论**
>
> 抗恶性肿瘤药除了对肿瘤细胞有一定的杀伤作用外，对正常的细胞是否有影响？如果有，那么影响的程度和产生的后果是什么？

第二节 干扰核酸生物合成的药物

本类药物通过特异性干扰核酸代谢，主要影响 DNA 生物合成，阻止肿瘤细胞的分裂繁殖，故称抗代谢药（antimetabolites）。主要作用于 S 期，属于细胞周期特异性药物。其作用方式有两种，其一，两者竞争同一酶系，影响酶与代谢物间的正常生化反应速率而减少或取消代谢物的生成；其二，以“伪”物质身份参与生化反应，生成无生物活性的产物，而阻断某一代谢，致使该合成路径受阻。

一、二氢叶酸还原酶抑制药

甲氨蝶呤

甲氨蝶呤（methotrexate，MTX）是叶酸的类似物

(图 45-3)，能竞争性抑制二氢叶酸还原酶，使二氢叶酸不能还原成四氢叶酸，从而使肿瘤细胞的增殖被抑制，故药物对繁殖迅速的细胞最有效。作用强大而持久。

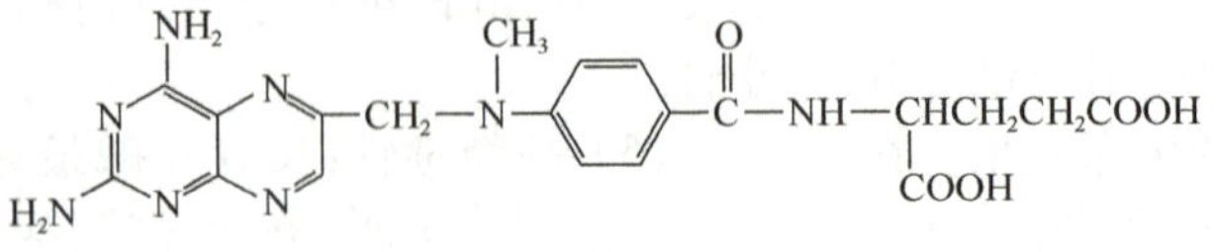

甲氨蝶呤

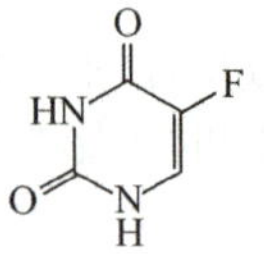

氟尿嘧啶

图 45-3 甲氨蝶呤与氟尿嘧啶的化学结构

临床用于小儿急性淋巴细胞性白血病、绒毛膜上皮癌乳腺癌、舌咽癌、膀胱癌及睾丸癌的治疗，鞘内注射可安全地用于脑膜转移瘤的治疗。大剂量 MTX 同时加甲酰四氢叶酸钙救援疗法用于头颈部癌瘤及成骨肉瘤治疗效果较好。主要不良反应是骨髓抑制，还可引起严重的消化道黏膜炎症，甚至出现肠穿孔而致死。大剂量时可出现恶心、脱发，也可致肝、肾毒性。为了减轻 MTX 的骨髓毒性，可先用 MTX，经过一定时间后再肌内注射甲酰四氢叶酸钙作为“救援剂”，以保护骨髓正常细胞。

磺胺药和阿司匹林能使已与血浆蛋白结合的 MTX 游离，加重其毒性，合用时须注意。

二、嘧啶核苷酸合成酶抑制药

氟 尿 嘧 啶

氟尿嘧啶(fluorouracil，5-FU)是尿嘧啶 5 位上的氢被氟取代而成(图 45-3)。5-FU 本身无生物活性，必须在体内转变成 5-氟尿嘧啶脱氧核苷酸(5F-dUMP)后发挥作用。后者抑制脱氧核苷酸合成酶，阻止脱氧尿苷酸(dUMP)甲基化转变为脱氧胸苷酸(dTMP)，影响 DNA 的合成。此外，5-FU 在体内转化为 5-氟尿嘧啶核苷(5-FUR)后，以伪代谢产物形式渗入 RNA 中干扰蛋白质合成，故对其他各期细胞也有作用。口服吸收不规则，生物利用度低，一般静脉注射给药，在肝和肿瘤组织中的浓度较高。

临床主要用于消化道肿瘤和乳腺癌等，对其他肿瘤如绒毛膜上皮癌、宫颈癌、卵巢癌、鼻咽癌等也有效。常见不良反应有消化道反应和骨髓抑制，也可出现脱发、皮炎、甲床变黑，偶见急性小脑综合征。

三、嘌呤核苷酸合成酶抑制药

巯 嘌 呤

巯嘌呤(mercaptopurine，6-MP，乐疾宁)是腺嘌呤 6 位上的—NH_2 被—SH 所取代的衍生物。口服吸收不完全，经过肝脏黄嘌呤氧化酶首关代谢后，生物利用度降低，个体差异较大，与食物或口服抗生素同服会降低其吸收。进入机体后转变为有活性的 6-巯基嘌呤核糖核苷酸，主要干扰嘌呤核苷酸合成的起始阶段，并干扰嘌呤代谢、阻碍 DNA 合成，使肿瘤细胞不能增殖。肿瘤细胞对 6-MP 可产生耐药性，主要是由于耐药细胞中的 6-MP 不易转变成硫代肌苷酸，或即使产生也能迅速被降解。

适用于急性淋巴性和粒细胞性白血病(尤其是儿童白血病)及慢性粒细胞白血病、绒毛膜上皮癌、恶性葡萄胎和恶性淋巴瘤、多发性骨髓瘤等。不良反应常见消化道黏膜损害和骨髓抑制，少数患者可出现黄疸等肝功能损伤，敏感者可出现高尿酸血症、肾功能下降。

抗痛风药别嘌呤醇对黄嘌呤氧化酶抑制作用较强，故可干扰 6-MP 变为硫尿酸，因而既增强了 6-MP 的抗肿瘤作用，也增加其毒性，合用时应注意减量。

四、核苷酸还原酶抑制药

羟 基 脲

羟基脲(hydroxycarbamide，HU)抑制核苷酸还原酶的活性，阻止胞苷酸转变为脱氧胞苷酸后渗入 DNA 中，从而抑制 DNA 的合成。用药后可使肿瘤细胞集中于 G_1 期，导致肿瘤细胞部分同步化，此有利于增加肿瘤细胞对放射治疗的敏感度，故常用作同步化药物配合放射治疗。通过耗竭脱氧核苷酸，还能增强 DNA 损伤药如烷化剂、顺铂等的抗增殖效应，促进阿糖胞苷等渗入 DNA。口服吸收良好，2h 后血药浓度达高峰，易透过血-脑屏障。

主要用于慢性粒细胞性白血病，对转移性恶性黑色素瘤有暂时缓解作用。主要不良反应是骨髓抑制、消化道、过敏反应及神经症状等。

五、DNA 多聚酶抑制药

阿 糖 胞 苷

阿糖胞苷(cytarabine，Ara-C)为胞苷及脱氧胞苷类似物，在体内转化成二磷酸或三磷酸胞苷后，抑制 DNA 多聚酶的活性，从而影响细胞 DNA 合成。易透过血-脑屏障，静脉注射血浆 $t_{1/2}$ 仅为 10min，故需静滴或皮下注射。鞘内注射维持时间延长。

对成人急性粒细胞白血病疗效最好，对急性淋巴细胞白血病、恶性淋巴瘤、消化道癌也有效，对多数实体瘤无效。单独使用效果差,常与蒽环类或巯嘌呤等药合用,与其他抗肿瘤药无交叉耐药性。鞘内注射用于治疗脑膜白血病及淋巴瘤,常需与甲氨蝶呤交替使用,疗效更佳。主要不良反应为骨髓抑制和消化道反应,可致脱发、皮疹、肝功能损害。鞘内注射偶见蛛网膜炎或神经系统毒性。

第三节　干扰蛋白质合成和功能的药物

一、干扰微管蛋白聚合功能

长春碱类

长春碱(vinblastine,VLB)和长春新碱(vincristin,VCR)是由夹竹桃科植物长春花(vinca rosea)分离得到的生物碱。长春地辛(vindesine,VDS)、长春瑞滨(vinorelbine,NVB)均为长春碱的半合成衍生物。

长春碱类抗肿瘤作用的靶点是微管,能与 β-微管蛋白特异性结合,阻止它与 α-微管蛋白聚合形成微管。由于缺乏完整的有丝分裂纺锤体,使细胞有丝分裂停止于中期,最终导致细胞死亡。该类药属于细胞周期特异性药,主要作用于 M 期细胞。此外,此类药还可以干扰蛋白质合成和 RNA 多聚酶,对 G_1 期细胞也有作用。口服吸收不完全,故静脉给药。

VLB 的药理作用较 VCR 强,主要用于治疗急性白血病、恶性淋巴瘤、霍奇金病及绒毛膜上皮癌。VCR 对儿童急性淋巴细胞白血病疗效较好,起效较快,对霍奇金病、淋巴肉瘤、网状细胞肉瘤也有较好的疗效。VDS 主要用于治疗肺癌、急性白血病、黑色素瘤、恶性淋巴瘤、乳腺癌等。NVB 主要用于非小细胞肺癌、乳腺癌、恶性淋巴瘤等。VLB 主要引起骨髓抑制,少数有脱发、恶心,偶有外周神经炎。静注部位可发生静脉炎,漏出血管外可使局部组织坏死。VCR 对骨髓抑制不明显,但神经毒性突出,表现为指(趾)麻木、肌无力、腱反射抑制、外周神经炎等。常需与其他抗肿瘤药物合用以提高疗效减缓毒性的发生。肿瘤细胞可对长春碱类、依托泊苷、蒽环类抗生素和紫杉醇类产生交叉耐药。

紫杉醇类

紫杉醇(paclitaxel,taxol)和紫杉特尔(taxotere,docetaxel)系从植物紫杉和红豆杉树皮中提取的紫杉烷二萜成分,是化学结构新颖、作用机制独特的新型抗肿瘤药,属细胞周期特异性药。它结合 β-微管蛋白的位点不同于长春碱类,能选择性促进微管蛋白聚合并抑制其解聚,从而抑制肿瘤细胞的有丝分裂。采用静脉输注,主要经肝代谢。

对卵巢癌及乳腺癌有突出的疗效,特别是对顺铂耐药的卵巢癌仍然有良好的治疗效果。对黑色素瘤、胃癌、食管癌、肺癌及白血病也有较好的疗效。紫杉醇的主要不良反应是骨髓抑制、周围神经性病变、脱发、消化道反应和过敏反应等,其过敏反应可能与赋形剂聚氧乙烯蓖麻油有关。紫杉特尔的不良反应相对较少。阻止细胞周期进入有丝分裂期的药物可抵抗紫杉醇的毒性。

二、干扰核糖体的功能

三尖杉生物碱类

三尖杉生物碱是三尖杉植物(cephalotaxus)的枝叶和树皮中提取的生物碱,临床应用的有三尖杉酯碱(harringtonine,HRT)和高三尖杉酯碱(homoharringtonine)。主要是抑制蛋白质合成起始阶段,使核蛋白体分解,释出新生肽链,但不能阻止 mRNA 及氨基酰 tRNA 与核糖体结合。还能抑制 DNA 合成聚合酶,干扰 DNA 合成。属于细胞周期非特异性药,对 G_1 期向 S 期移行有延迟作用,并对 S 期有强烈的杀伤作用,对 G_0 期也有一定的影响。口服吸收迅速但不完全,静脉注射三尖杉酯碱后,肾中药物浓度最高,脑中最低,经肾及胆道排泄。静脉滴注高三尖杉酯碱后骨髓中药物浓度最高,主要在肝中代谢,经肾和胆排出。

此类药物对急性粒细胞白血病疗效最好,也可用于急性单核细胞白血病、慢性粒细胞白血病、恶性淋巴瘤等的治疗。主要不良反应为骨髓抑制、消化道反应、脱发等。偶见心脏毒性反应。

三、影响氨基酸供应

L-门冬酰胺酶

门冬酰胺是某些肿瘤细胞自身不能合成、但生长所必需的氨基酸,依赖于细胞外摄取。*L*-门冬酰胺酶(*L*-asparaginase,ASP)系大肠埃希菌培养液中提取的水解酶,能将门冬酰胺水解为门冬氨酸和氨,使肿瘤细胞缺乏门冬酰胺,抑制其生长。正常细胞能自身合成门冬酰胺,故影响较少。口服被破坏,静脉注射较肌内注射血药浓度高出 10 倍,淋巴组织中药物浓度较高,血药浓度可维持 5～6 天,不能通过血-脑屏障,少量经肾排泄。

主要用于急性淋巴细胞白血病,缓解率在 50% 以上,但不持久。不良反应为消化道反应、过敏反应和精神症状等。与其他抗肿瘤药不同,它对消化道及毛囊等快速增殖细胞几乎无细胞毒作用,故骨髓抑制少见。为延缓耐药性发生、提高疗效,常与长春碱、甲氨蝶呤等合用。联合用药的顺序至关重要,例如甲氨蝶呤先于 *L*-门冬酰胺酶使用产生协同作用,反之则不然。

第四节　破坏 DNA 结构和功能的药物

一、烷　化　剂

烷化剂(alkylating agents)是一类具有活泼的烷化基团(如β-氯乙胺基、乙撑亚胺基、磺酸酯基等)的化合物,这些烷化基团能与生物大分子中的氨基、巯基、羟基、羧基和磷酸基的氢原子起烷化反应,形成交叉联结或引起脱嘌呤,使DNA链断裂,或使碱基配对错码,造成DNA结构和功能损伤,属于细胞周期非特异性药物。此类药物缺乏组织细胞选择性,对人体正常组织也有杀伤作用,尤其是对骨髓毒性作用更为明显。另外,对增殖中的黏膜细胞和中枢神经系统有高度毒性。单独使用烷化剂时,很容易产生耐药性。

氮　芥

氮芥(chlormethine, nitrogen mustard, HN_2)是最早用于恶性肿瘤治疗的药物。静脉滴注给药局部刺激性强,选择性低,作用迅速而短暂。

目前主要用于霍奇金病、非霍奇金淋巴瘤。由于具有高效、速效的特点,也适用于纵隔压迫症状明显的恶性淋巴瘤患者。常见的不良反应为消化道反应、骨髓抑制、脱发、耳毒性、眩晕、黄疸、月经失调及男性不育等。

环磷酰胺

环磷酰胺(cyclophosphamide, cytoxan, CTX)为氮芥与磷酰胺基结合而成的化合物,体外无活性,进入体内后在肝微粒体酶与细胞色素P-450作用下,生成中间产物醛磷酰胺(aldophosphamide),经血液循环转运到肿瘤细胞内,分解出有强大烷化作用的磷酰胺氮芥(phosphoramide mustard),与DNA发生烷化,影响DNA功能,明显地抑制肿瘤细胞的生长繁殖。较其他烷化剂的选择性高,抗瘤谱广,毒性也较低,是目前广泛应用的烷化剂。CTX亦有免疫抑制作用,抑制T及B淋巴细胞功能,使淋巴结及脾脏缩小等。口服吸收良好在肝及肝癌组织中分布较多。

对恶性淋巴瘤疗效显著,对急性和慢性淋巴细胞性白血病、肺癌、乳腺癌、卵巢癌、多发性骨髓瘤、神经母细胞瘤和胸腺瘤等也有一定疗效。也可作为免疫抑制药用于某些自身免疫性疾病及抗器官移植排斥反应。常见的不良反应为骨髓抑制、消化道反应和脱发等,大剂量刺激膀胱黏膜,可引起出血性膀胱炎,可能与大量代谢物丙烯醛(arolein)经泌尿道排泄有关,用药期间多饮水或给予美司钠(mesna,巯乙磺酸钠)可减轻或预防之。

噻　替　派

噻替派(thiophosphoramide, TSPA)性质非常活泼,抗肿瘤机制类似氮芥,抗瘤谱较广,对肿瘤的选择性较高,局部刺激小,可作静脉注射、肌内注射及动脉内注射和腔内注射。

主要用于乳腺癌、卵巢癌、肝癌、恶性黑色素瘤和膀胱癌等。主要不良反应为骨髓抑制,但较氮芥轻,消化道反应少见。

卡莫司汀

卡莫司汀(carmustine,氯乙亚硝脲,卡氮芥,BCNU)除了烷化DNA外,对蛋白质和RNA也有烷化作用。BCNU具有高度脂溶性,能透过血-脑屏障。抗肿瘤谱广,作用快而强。

主要用于原发或颅内转移瘤,对恶性淋巴瘤、骨髓瘤有一定的疗效。主要不良反应有骨髓抑制、胃肠道反应及肺毒性、肾毒性及肝毒性等。

白　消　安

白消安(busulfan, BUS,马利兰,myleran)在体内解离后发挥烷化作用。其烷化作用主要发生在DNA双螺旋链内的鸟嘌呤上,而不在联结鸟嘌呤残基的链间。口服吸收良好,组织分布迅速,绝大部分代谢物由尿排出。

小剂量即可抑制粒细胞的生成,故对慢性粒细胞白血病有显著疗效,缓解率可达80%~90%,对慢性粒细胞白血病急性病变和急性白血病无效。主要不良反应为消化道反应、骨髓抑制、肺纤维化,久用可致闭经或睾丸萎缩。

二、破坏DNA的铂类配合物

顺　铂

顺铂(cisplatin,顺氯氨铂,DDP)为重金属化合物。进入体内氯解离后,二价铂可与DNA上的碱基形成交叉连接,破坏DNA的结构和功能。静脉注射后血浆蛋白结合率约90%。主要分布于肾、肝、膀胱等,很少透入中枢神经系统。原形及其降解产物由肾脏排泄。

DDP为高效广谱抗肿瘤药,对非精原细胞性睾丸瘤有特效,对晚期卵巢癌、头颈部肿瘤也可明显缓解。DDP与5-FU、博莱霉素、VCR等合用对宫颈癌、肺癌、胃癌、骨肉瘤有较好疗效。主要不良反应有消化道反应、骨髓抑制、周围神经炎、耳毒性等,大剂量或连续应用可致严重而持久的肾毒性。

卡　铂

卡铂(carboplatin, CBP,碳铂)为第二代铂类配合物,作用机制与顺铂相似,但抗恶性肿瘤活性更强,毒性更低。该药在血浆中一小部分不可逆与血浆蛋白结合,消除缓慢。

对小细胞及非小细胞肺癌、卵巢癌、头颈部鳞癌及睾丸肿瘤等有效,常与紫杉醇或CTX合用治疗晚期卵巢癌和肺癌。主要不良反应为骨髓抑制。

三、破坏 DNA 的抗生素类

丝裂霉素

丝裂霉素(mitomycin C,MMC,自力霉素)系从链霉菌 streptomyces caespitosis 培养物中提取的抗生素。能与 DNA 的双链交叉连接,抑制 DNA 复制,也能使部分 DNA 断裂。对各期细胞均有杀伤作用,其中 G_1 晚期及 S 早期细胞最敏感,属细胞周期非特异性药。口服有效,分布广泛,肌肉、心、肺等浓度较高,不易通过血-脑屏障。

抗瘤谱较广,对胃癌、结肠癌、胰腺癌、头颈部的鳞腺癌、肺癌、乳腺癌、宫颈癌、膀胱癌、骨及软组织肉瘤等有效。主要的不良反应为迟发的骨髓抑制、消化道反应,偶见皮疹、胃炎、发热、脱发等,较大剂量时可发生肾功能障碍。局部刺激性大。常与氟尿嘧啶、多柔比星、阿糖胞苷和长春碱等合用以提高治疗效果。因其毒性大效力低,近年来有被其他品种药物取代的趋势。

博来霉素

博来霉素(bleomycin,BLM)是一类水溶性糖肽,可与 DNA 碱基反应,使 DNA 单链断裂,阻止 DNA 复制,干扰细胞分裂增殖。主要作用于 G_2 及 M 期,并延缓 S/G_2 边界期及 G_2 期时间,属细胞周期非特异性药。口服吸收差,须注射给药。分布广泛,以皮肤、肺及淋巴组织中浓度较高。

抗肿瘤谱广,主要用于鳞状上皮癌,包括皮肤、鼻咽、食管、阴茎、肺、外阴部和宫颈癌等,也可用于淋巴瘤的联合治疗,与长春碱或顺铂合用治疗效果更好。对造血系统的影响轻微,常可出现发热、食欲不振、脱发、皮肤色素沉着等。最为严重的不良反应是间质性肺炎或肺纤维化,可能与肺内皮细胞缺少使博来霉素灭活的酶有关。有肺部症状者应立即停药,并给予肾上腺皮质激素。

四、拓扑异构酶抑制剂

喜树碱类

喜树碱(camptothecine,CPT)是从我国特有的植物喜树中提取的一种生物碱。羟喜树碱(hydroxy-camptothecine,HCPT)为喜树碱羟基衍生物。拓扑替康(topotecan,TPT,拓扑特肯)和伊立替康(irinotecan,CPT-11,依林特肯)为正在进行临床试验的喜树碱人工合成衍生物。

喜树碱类能特异性抑制 DNA 拓扑异构酶 I (DNA-topoisomerase Ⅰ,TOPO-Ⅰ),破坏 DNA 结构,并抑制 DNA 的合成,主要作用于 S 期,为周期特异性药物。

喜树碱对胃癌近期疗效显著,但缓解期较短(平均 2~3 个月),对绒毛膜上皮癌,急、慢性粒细胞白血病疗效较好,对肠癌、肝癌、肺癌等有效。不良反应主要有消化道反应、骨髓抑制、泌尿道刺激等。HCPT 抗肿瘤作用较 CPT 更明显,毒性较低。喜树碱类与常用抗肿瘤药之间无交叉耐药性。

鬼臼毒素衍生物

依托泊苷(etoposide,vepesid,VP-16,鬼臼乙叉苷,足草乙苷)和替尼泊苷(teniposide,VM-26,鬼臼噻吩苷,特尼泊苷)是鬼臼毒素(podophyllotoxin)的半合成衍生物。

鬼臼毒素系从小檗科西藏鬼臼中提取的有效成分,能与微管蛋白结合,抑制微管聚合,破坏纺锤丝的形成,使有丝分裂停止于中期,抑制肿瘤生长,但胃肠毒性太大,后经化学改造得 VP-16 和 VM-26,两药化学结构、作用和抗肿瘤谱相似,但抗肿瘤作用机制是干扰 DNA 拓扑异构酶Ⅱ(DNA-topoisomerase Ⅱ,TOPO-Ⅱ)的 DNA 链断裂重新连接反应,从而导致 DNA 链断裂,染色体畸变,细胞死亡。此类药物属周期非特异性药物。

临床上主要用于小细胞肺癌、睾丸癌、恶性淋巴瘤、脑瘤、急性白血病和神经母细胞瘤等的治疗。不良反应常见为骨髓抑制和消化道反应,少见过敏反应、轻度神经炎,偶见肝功能异常。

第五节　嵌入 DNA 干扰转录过程和阻止 RNA 合成的药物

本类药物主要指大多数的抗癌抗生素,如放线菌素类(放线菌素 D)、蒽环类抗生素(柔红霉素、多柔霉素)、色霉素类(普卡霉素、色霉素 A_3)等,均属于细胞周期非特异性药物。

放线菌素 D

放线菌素 D(actinomycin D,更生霉素,dactinomycin,DACT)是从链霉菌属中分离出的多肽类抗生素,也是一种窄谱抗肿瘤药。

放线菌素 D 的发色团可嵌入 DNA 双螺旋中相邻的鸟嘌呤和胞嘧啶(G—C)碱基对之间,与 DNA 结合成复合物,抑制以 DNA 为模板的 RNA 多聚酶的功能,阻止 RNA 特别是 mRNA 以及蛋白质的合成,抑制快速增殖的肿瘤细胞,是已知最强的抗肿瘤药之一。药物对 G_1/S 期细胞作用较强,可阻止 G_1 期向 S 期转变。口服吸收差,静脉注射后迅速分布至各组织。一般在体内不被代谢,主要以原形经胆汁排泄。

对霍奇金病和神经母细胞瘤有突出疗效,对绒毛膜上皮癌、恶性淋巴瘤、胚胎性骨骼肌肉瘤、肾母细胞瘤等疗效也较好。与放疗联合应用,可提高肿瘤对放疗的敏感性。常见不良反应有消化道反应、骨髓抑制、脱发、皮炎和畸胎等。注射液外漏出血管可致组织损伤。

柔红霉素

柔红霉素(daunorubicin, DNR, rubidomycin, 红比霉素,正定霉素,柔毛霉素)为蒽环类抗生素。其分子中的胺基糖能与 DNA 碱基对结合,破坏 DNA 的模板功能,阻止其转录过程,从而阻止 DNA 的复制。对 S 期细胞作用最强,对 G_2/M 期细胞也有作用。口服无效,需静脉注射。

主要用于治疗急性粒细胞性白血病和急性淋巴细胞性白血病。其优点之一是对 6-MP、MTX、CTX 耐药的肿瘤细胞仍然对其敏感。不良反应主要为骨髓抑制、消化道反应、脱发等。最严重的是心脏毒性,其发生机制可能与其诱导大量氧自由基及脂质过氧化物产生并破坏细胞及细胞器有关。早期给予维生素 B_6 及辅酶 Q_{10} 可降低毒性而不影响其抗肿瘤作用。

多柔比星

多柔比星(doxorubicin, DOX, 多柔霉素, adriamycin, 阿霉素, ADM)系从真菌 streptococcus peucetius var. caesius 培养液中分离获得的蒽环类抗生素,对 S 期细胞有较强的杀灭作用,并延缓 G_1 期及 G_2/M 期进程。化学结构与柔红霉素相似,药理作用及作用机制与柔红霉素相同,但抗瘤谱更广,抗肿瘤作用更强。口服无效,须静脉注射。肝中代谢,其脱糖苷物进一步去甲基并与硫酸或葡萄糖醛酸结合,此代谢物与心脏毒性有关。

对实体瘤有广泛活性,主要用于治疗急性白血病、淋巴瘤,也用于骨肉瘤、乳腺癌、甲状腺癌、黑色素瘤、肺癌、胃癌、肝癌、膀胱癌等的治疗,常需与其他药物合用。不良反应主要为骨髓抑制、消化道反应、口腔炎、脱发等,心脏毒性较柔红霉素轻。长期使用可出现耐药性,与柔红霉素、长春碱及长春新碱等之间发生交叉耐药现象。

第六节 调节体内激素平衡的药物

某些肿瘤(如乳腺癌、前列腺癌、甲状腺癌、宫颈癌、卵巢癌、睾丸肿瘤等)的发生与相应的激素失调有关。因此,应用激素或其拮抗药改善激素平衡失调状态,干扰依赖于相应激素的肿瘤细胞生长,可以起到抑制肿瘤生长的作用。严格地讲,该类药物不属于化疗药物,应为内分泌治疗药物,虽然没有细胞毒类抗肿瘤药的骨髓抑制等不良反应,但激素作用广泛,使用不当也能对机体产生不良影响。

糖皮质激素类

临床上用于治疗恶性肿瘤的糖皮质激素主要有波尼松(prednisone)、波尼松龙(prednisolone)和地塞米松(dexamethasone)。糖皮质激素能促使淋巴细胞的脂肪代谢,阻止其再酯化与利用,从而使细胞内脂肪酸堆积,导致核破裂,细胞解体。

对急性白血病、慢性淋巴细胞白血病及多发性骨髓瘤有较好的疗效,作用快但短暂,易产生耐药性。常与其他药物合用治疗霍奇金病及非霍奇金淋巴瘤,对其他恶性肿瘤不但无效,而且可能因为抑制机体免疫功能而助长恶性肿瘤的生长。与抗叶酸、抗嘌呤药之间无交叉耐药性,因此常与影响核酸代谢类药物合用,可增强疗效。短期小剂量应用,可缓解患者的某些症状,如高烧不退、毒血症状明显等;一旦缓解,可停用激素,继续使用抗肿瘤药。

雄激素及抗雄激素类药物

常用的雄激素类药物有二甲基睾丸酮(methyl testosterone)、丙酸睾丸酮(testosterone propionate)、氟羟甲酮(fluoxymesterone)。此类药物可抑制脑垂体前叶分泌促卵泡激素,使卵巢分泌雌激素减少,并有对抗雌激素的作用。对未绝经或绝经 5 年以内的晚期乳腺癌患者,尤其是骨转移者疗效较佳。因为雄性激素可促进蛋白质合成,有利于患者一般状况的改善。

氟他米特(flutamide,又名氟他胺)和尼鲁米特(nilutamide)为非甾体类抗雄激素药,能阻断前列腺细胞上的二氢睾丸素受体,对抗睾丸素刺激前列腺生长的作用。主要用于治疗前列腺癌,对各期治疗效果均良好。

雌激素及抗雌激素类药物

临床上常用的雌激素类药物为己烯雌酚(diethylstilbestrol)及雌二醇(estradiol),主要用于治疗前列腺癌,也可用于绝经 5 ~ 10 年以上的晚期乳腺癌,尤其对骨髓转移者疗效较好。主要不良反应为恶心、呕吐、头昏、乳房胀痛、子宫出血等,长期大量应用引起水钠潴留。

他莫昔芬(tamoxifen,三苯氧胺,TAM)和雷洛昔芬(raloxifene)为人工合成的雌激素受体部分激动药,具有拟雌激素样作用,强度仅为雌二醇的 1/2,还有抗雌激素的作用,从而抑制雌激素依赖性肿瘤细胞的生长。主要用于治疗晚期乳腺癌,对前列腺癌及子宫内膜癌也有一定的疗效。

氟维司群(fulvestrant)是第一个被 FDA 批准的新型雌激素受体下调药,用于绝经后伴雌激素受体(ER)阳性,经抗雌激素治疗有所改善的转移性乳腺癌妇女。

孕激素类

甲羟孕酮酯(medroxyprogesterone acetate, MPA, 乙酸羟甲孕酮,甲孕酮,安宫黄体酮)及甲地孕酮(megestrol)为人工合成的黄体酮衍生物,作用类似天然黄体酮,主要用于不能进行手术或放疗的晚期子宫内膜癌、肾癌，对晚期乳腺癌也有一定的疗效，也可增加患者食欲，改善全身状况。

芳香化酶抑制药

氨鲁米特（aminoglutethimide，AG，氨基导眠能，氨格鲁米特）能特异性地抑制芳香化酶，阻止雄激素转变为雌激素，从而降低雌激素的水平。氨鲁米特还能刺激肝脏混合功能酶系，促进雌激素的体内代谢。绝经期妇女的雌激素主要由雄激素转化而来，因此，其可用于绝经期后或卵巢切除后的晚期乳腺癌患者。

来曲唑（letrozole）为选择性非甾体类，通过竞争性与细胞色素 P450 酶亚单位的血红素结合，从而抑制芳香化酶，减少雌激素的生物合成。主要用于绝经后雌激素或孕激素受体阳性，或受体状况不明的晚期乳腺癌。

阿那曲唑（anastrozole）为高效、高选择性非甾体类。主要用于绝经后受体阳性的晚期乳腺癌。雌激素受体阴性，但他莫昔芬治疗有效的患者也可考虑使用。此外，还可用于绝经后乳腺癌的辅助治疗。

促性腺激素释放激素类药

戈舍瑞林（goserelin）促黄体生成素释放激素类似物，可使垂体促黄体生成素合成减少，使男性血清睾酮和女性血清雌二醇下降；主要用于适于激素治疗的前列腺癌、绝经前期和绝经期乳腺癌；可缓解子宫内膜异位症疼痛并减少子宫内膜损伤。

第七节　具有分子靶向的新型抗肿瘤药

所谓靶向治疗是指根据肿瘤的不同的特异性位点，抗肿瘤药物靶向性地与其发生作用从而杀死肿瘤细胞，而对正常组织影响较小，特点是高效、低毒、特异性强。这是目前最理想的治疗模式。

一、蛋白酪氨酸激酶抑制剂

研究发现，在很多人类肿瘤中蛋白酪氨酸激酶（PTK，也称酪氨酸蛋白激酶）被异常激活，其异常表达将导致细胞增殖调节发生紊乱，进而导致肿瘤的发生。另外，这种异常表达还与肿瘤的侵袭和转移、肿瘤新生血管的生成、肿瘤的化疗抗性密切相关。因此 PTK 被视为癌症治疗的分子靶点。

伊马替尼

伊马替尼（imatinib）开创了通过抑制肿瘤细胞增殖的信号转导通路实现抗肿瘤的新途径。其抗肿瘤的作用机制是作为 PTK 的竞争性抑制剂，阻滞酪氨酸激酶的磷酸化，从而阻止肿瘤的形成。口服吸收迅速，生物利用度高。

临床主要用于慢性粒细胞性白血病急变期、加速期或 α-干扰素耐药的慢性期患者、不能切除或发生转移的恶性胃肠道间质肿瘤的患者。最常见的不良反应有恶心、呕吐、腹泻、水肿、肌肉痛性痉挛、头痛、头晕。

二、表皮生长因子受体抑制剂

这类药物主要是一些重组人源化单克隆抗体（monoclonal antibodies），其作用机制是与表皮生长因子受体（ERFR）结合，干扰其自身磷酸化，从而拮抗生长信号的传递，下调 ERFR 基因的表达，并加速 ERFR 蛋白受体的内化和降解，下调血管内皮生长因子和其他血管生长因子的活性，恢复 E-钙粘连素的表达水平，抑制肿瘤转移，同时通过抗体依赖性细胞的细胞毒性作用增强免疫细胞攻击和杀伤肿瘤靶细胞的能力。

利妥昔单抗

利妥昔单抗（rituximab）是第一种成功针对肿瘤细胞蛋白质的单克隆抗体药物。单用或与氟达拉滨合用于复发性浸润型 B 淋巴细胞瘤、慢性淋巴细胞性白血病和类风湿关节炎。主要不良反应有疼痛、直立性低血压、心律失常、呼吸困难、发热、皮疹、外周水肿等。

贝伐单抗

贝伐单抗（bevacizumab）是美国第一个获得批准上市的抑制肿瘤血管生成的药物。主要通过抑制血管内皮生长因子（VEGF）与其受体在内皮细胞表面相互结合，干扰肿瘤的血液供应，从而阻断生长和转移，与 5-FU 联合静脉用药治疗复发性和转移性结肠癌或小细胞肺癌、乳腺癌等。可见胃肠道穿孔、伤口愈合困难、出血等副作用。

三、腺苷脱氨酶抑制剂

腺苷脱氨酶（ADA）是嘌呤核苷代谢中重要的酶类，可使腺嘌呤核苷转变为次黄嘌呤核苷，此酶为淋巴细胞正常功能所必需。腺苷脱氨酶抑制剂可与 ADA 结合，抑制 ADA 的活性，使细胞脱氧核苷三磷酸（dATP）水平增高，dATP 通过抑制核糖核苷酸还原酶而阻断 DNA 合成。

喷司他丁

喷司他丁（pentostatin）是拟嘌呤类的抗代谢药，其抗肿瘤作用主要是通过抑制体内的 ADA 来实现的。一般静脉注射，静注后迅速分布于全身，可通过血-脑屏障。对干细胞白血病有良好的疗效，还可用于 α-干扰素非应答的患者、慢性淋巴细胞白血病的患者。不良反应主要是骨髓抑制、心律失常、恶心、呕吐、肝功能异常等。

四、细胞分化诱导剂

维A酸

维A酸(tretinoin,ATRA,维甲酸)属类视黄醇,可单独使用或与蒽环类抗生素合用,用于诱导缓解急性早幼粒细胞性白血病(APL),完全缓解率高,已成为此病有效治疗方案的一部分。

三氧化二砷

三氧化二砷(arsenic trioxide,AsT,ATO,As_2O_3,亚砷酸)是我国学者首次应用于治疗急性早幼粒细胞白血病(APL)的砷类化合物。现已证实,三氧化二砷不仅对APL有效,而且对多数其他肿瘤(包括实体瘤)也有抑制作用。研究表明,三氧化二砷可以促进细胞分化,诱导肿瘤细胞凋亡、抗肿瘤血管增生及抗肿瘤转移的作用。其与顺铂或多柔比星联合用药,在体内外均可显著提高抗肝癌效果,具有明显的协同和增敏作用。该药为剧毒药,应在医生指导下使用。

五、其　　他

重组人血管内皮抑制素(endostar,恩度)为我国研发的内源性肿瘤血管生成抑制剂血管内皮抑素的基因工程药物,可通过多种通路抑制肿瘤血管生成。药理作用机制为抑制肿瘤血管内皮细胞增殖和迁移进而抑制肿瘤血管的生成,阻断肿瘤细胞的营养供给,从而达到抑制肿瘤增殖或转移的目的。临床主要用于配合化疗治疗不能进行手术的非小细胞肺癌。心脏毒性为其主要不良反应,此外还有消化系统反应、肝功能异常和皮疹等。

第八节　抗肿瘤药的合理应用

目前常用的抗肿瘤药大多数为细胞毒类药物,有对肿瘤细胞选择性差、不良反应多而严重、可产生耐药性等缺点,如果应用不当,不仅不能获得预期的疗效,还可引起严重的毒性作用。抗肿瘤药物的应用一般应遵循以下原则:①根据细胞增殖动力学规律;②从抗肿瘤药物的作用机制考虑;③从药物抗肿瘤谱考虑;④从药物的毒性考虑;⑤给药途径及方法;⑥患者对抗肿瘤药毒副反应的耐受程度。因此,科学、合理地应用抗肿瘤药物是获得最佳疗效,最大限度地降低毒性,减少或延缓耐药性产生的重要保障。

一、联合用药的原则

联合用药是肿瘤化疗中极为常用的治疗策略之一,在患者能耐受的情况下,同时使用几种不同类型的抗肿瘤药,其目的是增加疗效、降低毒性、减少或延缓耐药性的产生。联合用药并非是几种药物的简单组合,也不是所有的联合用药都比单药治疗效果好。设计出科学合理的联合用药方案,一般可以从以下几点考虑:

(一)根据细胞周期增殖动力学特点考虑

将作用于不同细胞周期的药物合用,可分别杀伤不同期的肿瘤细胞,疗效增强。

1. 招募作用(recruitment)　按预先制定的用药程序,依次给药。对增长缓慢的实体瘤如腺癌,G_0期细胞较多,先用CCNSA如烷化剂,杀灭大量增殖细胞和部分G_0期,使瘤体减小,驱使G_0期细胞进入增殖周期,即所谓的招募作用,然后再用CCSA,杀灭S或M期肿瘤细胞,反复几个疗程,可收到满意疗效。反之,对增长迅速的肿瘤如急性白血病,先用作用于S或M期的CCSA,杀灭大量繁殖期肿瘤细胞后,再用CCNSA,杀灭残留的肿瘤细胞,这样也可驱动G_0期细胞进入增殖周期。反复上述疗程,可收到满意疗效。

2. 同步化作用(synchronization)　首先应用CCSA,使肿瘤细胞滞留于某一期,待药物作用消失后,细胞同步进入下一时期,即经前一个药的同步化作用后,再用作用于后一时期药物,亦可收到满意治疗效果。如先用羟基脲使细胞滞留在G_1期,再用G_1/S期药物。

此外,由于肿瘤细胞群中的细胞往往处于不同时期,若将作用于不同时期的药物联合应用,可收到各药分别打击各期细胞的效果。

(二)根据抗肿瘤药物的作用机制考虑

将作用机制不同的抗肿瘤药合用,往往可产生协同作用。

1. 序贯阻断　阻断合成同一代谢物的前后不同阶段,如MTX与6-MP合用治疗可增效,且使对6-MP有耐药性的白血病细胞对MTX敏感。

2. 同时阻断　阻断合成同一代谢物的不同途径,如Ara-C与6-MP合用,前者阻断DNA多聚酶,后者阻断嘌呤核苷酸互变,治疗急性粒细胞白血病疗效较好。

3. 互补性阻断　直接损伤生物大分子的烷化剂与抑制核苷酸生物合成的Ara-C合用明显增效。

(三)根据药物毒性考虑

主要毒性反应不同的药物合用,降低毒性,协同增加疗效。

1. 减少毒性作用的重叠　如大多数抗肿瘤药物有抑制骨髓作用,而泼尼松、博莱霉素、长春新碱的骨髓抑制作用较小,可将他们与其他药物合用,以提高疗效并减少骨髓的毒性发生。

2. 降低药物毒性的发生　用一些特异性对抗药

来预防和治疗抗肿瘤药引起的不良反应。如美司钠可预防环磷酰胺引起的出血性膀胱炎；肌内注射亚叶酸钙作为救援剂，可减轻大剂量 MTX 引起的骨髓毒性。

（四）根据肿瘤细胞对药物的敏感性考虑

5-FU 选择性地作用于肠黏膜细胞，对胃肠道癌的疗效比其他药物好。博来霉素对鳞状上皮细胞有较高的亲和力，特别适用于治疗鳞癌。多柔霉素对骨肉瘤效果较好。长春新碱对急性淋巴细胞性白血病有显著疗效，而长春碱则对霍奇金病，特别是网状细胞型更为有效。

二、给 药 方 法

1. 大剂量间歇给药 此给药方法适用于病期较早、健康状况较好的肿瘤患者。多数抗肿瘤药物，尤其是 CCNSA，常采用在机体能最大耐受量下采用大剂量间歇给药。这种疗法往往比每日连续小剂量给药法好，原因是一次给予大剂量药物所能杀灭的癌细胞数，远远超过同等剂量分次用药所能杀灭癌细胞数之和，而且一次给予大剂量药物能杀灭较多的增殖期细胞，诱导 G_0 期细胞转入增殖期，有利于下一次杀灭，提高疗效。此外，大剂量间歇给药，经过一段时间的停药，还有利于机体造血系统等正常组织的修复与补充，他们的修复较实体瘤迅速，保存于 G_0 期的造血干细胞较多，在间歇期可较快速补充，有利于提高机体的抗癌能力，减少小量多次给药所诱导产生的耐药性。

2. 小剂量连续给药 此给药方法适用于快速增长的肿瘤，如绒毛膜上皮癌、霍奇金病等，一般相当于细胞增殖的 1～2 个周期（5～14d）为一疗程，然后间隔 2～3 周重复疗程，可反复 6～7 个疗程。

3. 序贯给药 此给药方法是基于细胞周期增殖动力特点，根据肿瘤细胞群 GF 的高低，采用 CCNSA 与 CCSA 序贯应用的方法。此法可诱导 G_0 期细胞进入增殖期，增加肿瘤细胞对药物的敏感性，重复数个疗程可获得较好的疗效。

4. 同步化后给药 这是一种特殊的序贯给药方法。先使用作用于 S 期的 CCSA 药物，如羟基脲、Ara-C 等，使细胞集中于 G_1 期，一旦药物作用解除，这些细胞同时进入 S 期，然后再使用作用于 G_1 期的药物，可提高疗效。

问 题 讨 论

抗肿瘤药物如顺铂、羟喜树碱等，在临床应用时为什么采取间歇给药的方法？

如何正确选取抗肿瘤药物以达到治疗效果并能减少副作用？

复 习 指 导

根据细胞内 DNA 含量变化，增殖细胞群中细胞生长繁殖周期分为四个时期：G_1 期、S 期、G_2 期和 M 期，非增殖细胞群主要是静止细胞（G_0 期）。当周期中细胞被药物大量被杀灭时，G_0 期细胞进入增殖期，是肿瘤复发的根源。根据药物作用的周期或时相特异性分类：①细胞周期非特异性药物：如烷化剂、抗肿瘤抗生素及铂类配合物等；②细胞周期（时相）特异性药物：如抗代谢药物，长春碱类药物等。

肿瘤化疗主要存在两大障碍：①抗恶性肿瘤药物的毒性反应，主要是骨髓抑制、胃肠道反应、脱发、过敏反应、心脏毒性等；②肿瘤细胞产生耐药性。

常用的抗恶性肿瘤药物：

1. 干扰核酸生物合成 药物分别在不同环节阻止 DNA 的生物合成，主要作用于 S 期，属于抗代谢物。根据药物主要干扰的生化步骤或所抑制的靶酶的不同，可进一步分为：①二氢叶酸还原酶抑制剂如甲氨蝶呤等；②胸苷酸合成酶抑制剂如氟尿嘧啶等；③嘌呤核苷酸互变抑制剂如巯嘌呤等；④核苷酸还原酶抑制剂如羟基脲等；⑤DNA 多聚酶抑制剂如阿糖胞苷等。

2. 直接影响 DNA 结构与功能 药物分别破坏 DNA 结构或抑制拓扑异构酶活性，影响 DNA 复制和修复功能。①DNA 交联剂如氮芥、环磷酰胺和塞替派等烷化剂；②破坏 DNA 的铂类配合物如顺铂和卡铂；③破坏 DNA 的抗生素如丝裂霉素和博莱霉素等；④拓扑异构酶抑制剂如喜树碱类和鬼臼毒素衍生物。

3. 干扰蛋白质合成与功能 药物可干扰微管蛋白聚合功能、干扰核蛋白体的功能或影响氨基酸供应。①微管蛋白活性抑制剂如长春碱类和紫杉醇类等；②干扰核蛋白体功能的药物如三尖杉生物碱类；③影响氨基酸供应的药物如 *L*-门冬酰胺酶。

4. 干扰转录过程和阻止 RNA 合成 药物可嵌入 DNA 碱基对之间，干扰转录过程，阻止 mRNA 的形成，属于 DNA 嵌入剂。如多柔比星等蒽环类抗生素和放线菌素 D。

5. 影响体内激素平衡 ①通过影响激素平衡而抑制某些激素依赖性肿瘤，如糖皮质激素、雌激素、雄激素、孕激素等；②通过与芳香化酶结合，并将其雄激素转化雌激素，抑制肿瘤生长，如氨鲁米特、来曲唑、阿那曲唑。

6. 其他 ①蛋白酪氨酸激酶抑制剂，如伊马替尼、吉非替尼等；②表皮生长因子受体抑制剂，单克隆抗体如利妥昔单抗、曲伐珠单抗等；③腺苷脱氨酶抑制剂，如喷司他丁；④肿瘤分化诱导剂，如维A酸、三氧化二砷；⑤重组人血管内皮抑制素。

抗肿瘤药物的应用一般应遵循以下原则：①根据细胞增殖动力学规律；②从抗肿瘤药物的作用机制考虑；③从药物抗肿瘤谱考虑；④从药物的毒性考虑；⑤给药途径及方法；⑥患者对抗肿瘤药毒副反应的耐受程度。

常用制剂及用法

甲氨蝶呤(methotrexate) 治疗白血病：口服，成人5～10mg/次，4岁以上5mg/次，4岁以下2.5mg/次，每周两次，总量为50～150mg。绒毛膜上皮癌：静脉滴注，每日10～20mg，5～10次为一疗程。头颈部癌：动脉连续滴注，5～10mg/d，连用5～10d。鞘内注射：5～15mg/次，每周1～2次。

氟尿嘧啶(fluorouracil) 静脉注射，每日10～12mg/kg，连用3～5d后改为隔日5～6mg/kg，总量5～10g为一疗程。必要时间隔1～2个月开始第2个疗程。

巯嘌呤(mercaptopurine) 治疗白血病：每日1.5～2.5mg/kg，分2～3次口服，疾病缓解后用原量1/3～1/2维持。绒癌：每日6.0～6.5mg/kg，10d为一疗程。

羟基脲(hydroxycarbamide) 每日20～40mg/kg，分次口服，或每3日60～80mg/kg，4～6周为一疗程。

阿糖胞苷(cytarabine) 静脉注射或静脉滴注，每日1～3mg/kg，10～14d为一疗程。鞘内注射，25mg/次，2～3次/周，连用3次，6周后重复应用。

环磷酰胺(cyclophosphamide) 静脉滴注，每日4mg/kg，每日或隔日一次，总量8～10g。

噻替派(thiotepa) 静脉注射、动脉注射或肌内注射，每日0.5mg/(kg·次)，连用5～7d，后改为每周2～3次，总量200～400mg。体腔注射，20～40mg/次，1～2次/周。

卡铂(carboplatin) 静脉滴注。一般剂量为100～400mg/m² 用5%葡萄糖稀释。每4周重复一次。以给药2～4次为一疗程。

博来霉素(bleomycin) 静脉注射或肌内注射，15～30mg/次，每日或隔日一次，总量450mg。

羟喜树碱(hydroxycamptothecin) 注射剂：8mg/支。静脉注射，成人每次8mg，每周2～3次。1疗程60～120mg。

依托泊苷(etoposide) 一般60～100mg/m² 静脉注射，1次/天，连续5d。或口服相同剂量，连服10d，或加倍剂量连服5d。

多柔比星(doxorubicin) 静脉注射，30mg/m² 连用2d，间隔3周后可重复应用。60～75mg/m²，每3周应用一次。或30mg/m² 连用3d，间隔4周后可再用。积累总量不得超过550mg/m²。

柔红霉素(daunomycin) 静脉注射或静脉滴注，开始每日0.2mg/kg，增至每日0.4mg/kg，或隔日一次，3～5次为一疗程，间隔5～7d再给下一个疗程。最大总量600mg/m²。

三尖杉酯碱(harringtonine) 静脉滴注每日0.1～0.2mg/kg，7d为一疗程，停2周后再用。

利妥西单抗(rituximab) 静脉滴注，推荐剂量为375mg/m²，每周一次，4～8次为疗程。

西妥西单抗(cetuximab) 静脉滴注，每周一次，初始剂量400mg/m²，滴注时间120min，以后每周剂量250 mg/m²，滴注时间60min。

贝伐珠单抗(bevacizumab) 静脉滴注，转移型结直肠癌：5mg/kg，每2周一次。非小细胞肺癌：15mg/kg，每3周一次。神经胶质瘤和转移性肾癌：10mg/kg，每2周一次。

(李 罡)

第八篇 其他药物

第46章 影响免疫系统的药物及生物制品

学习要求

学习和掌握免疫抑制药、免疫增强药及生物制品的作用机制、药理作用、适应证及不良反应，并能合理选择和应用这些药物。

第一节 概 述

机体免疫系统是由参与免疫反应的各种组织和器官如胸腺、骨髓、淋巴结、脾脏、扁桃腺及分布在全身组织中的淋巴细胞、浆细胞等共同构成。免疫系统具有三种功能，即免疫防御（immunological defence）、免疫稳定（immunological homeostasis）和免疫监视（immunological surveillance）。

一、免疫应答

免疫系统的主要生理功能是识别、破坏和清除异物，以维持机体的内环境稳定。免疫应答（immune response）是指机体免疫系统在抗原刺激下所发生的一系列变化，可分为三期，即感应期、增殖分化期和效应期。感应期是指免疫活性细胞和巨噬细胞对抗原的处理和识别阶段；增殖分化期是指免疫活性细胞被抗原激活后分化增殖并产生免疫活性物质的阶段；效应期是指致敏淋巴细胞或抗体与相应靶细胞或抗原接触而发生细胞免疫或体液免疫的阶段。

二、免疫病理反应

正常的免疫应答在抗感染、抗肿瘤及抗器官移植排斥方面具有重要意义，但当免疫系统发生异常可导致免疫病理反应，包括变态反应（超敏反应）、自身免疫性疾病、免疫缺陷疾病、肿瘤及移植排斥反应等。影响免疫系统的药物通过影响免疫系统的一个或多个环节而发挥免疫抑制或免疫增强作用，从而达到防治免疫功能异常所致疾病的目的。

第二节 免疫抑制药

免疫抑制药（immunosuppressant）是一类具有免疫抑制作用的药物，临床主要用于器官移植的排斥反应和自身免疫性疾病，但只能缓解症状，无根治作用。免疫抑制药大致分为以下几类：①钙调磷酸酶抑制药：如环孢素、他克莫司等；②肾上腺皮质激素类：如泼尼松、泼尼松龙等；③抗增殖与抗代谢类：如硫唑嘌呤、环磷酰胺等；④抗体类：如抗胸腺细胞球蛋白、莫罗单抗-CD3 等。

一、钙调磷酸酶抑制药

环孢素（cyclosporin）

环孢素，又名环孢素 A（cyclosporin A，CsA），是从真菌的代谢产物中分离得到含 11 个氨基酸的中性环多肽，现已能人工合成。

【体内过程】 环孢素可口服和静脉注射给药。口服吸收慢且不完全，生物利用度为 20%～50%，3～4h 血药浓度达峰值。在血液中约 50% 被红细胞摄取，4%～9% 与淋巴细胞结合，约 30% 与血红蛋白结合，血浆中游离药物仅占 5% 左右，主要在肝脏代谢，自胆汁排出，有明显的肝肠循环，它在体内几科全部代谢，仅 0.1% 药物以原形经尿排出，$t_{1/2}$ 为 24h。

【药理作用及作用机制】 选择性抑制细胞免疫和胸腺依赖性抗原的体液免疫。主要作用于以下环节：选择性抑制 T 细胞活化，使 Th 细胞明显减少，但对 Ts 细胞影响小；对 B 细胞的抑制作用弱，可部分抑制 T 细胞依赖的 B 细胞反应；对巨噬细胞和自然杀伤（NK）细胞的抑制作用不明显，但可间接通过干扰素(interferon-γ,INF-γ)的产生而影响 NK 细胞的活力。

当抗原与 Th 细胞表面受体结合时,引起细胞内 Ca^{2+} 浓度增加,Ca^{2+} 与钙调蛋白结合从而激活钙调磷酸酶,进而活化相关转录因子,调节 IL-2、IL-3、IL-4、INF-γ和 TNF-α等细胞因子的基因转录。环孢素进入淋巴细胞内与环孢素结合蛋白结合,并与钙调磷酸酶结合形成复合体,抑制钙调磷酸酶的活性,从而抑制 T 细胞活化及相关基因的表达。此外,环孢素还可增加 T 细胞内转化生长因子(transforming growth factor-β,TGF-β)的表达,TGF-β对 IL-2 诱导的 T 细胞增殖有强大抑制作用,并抑制抗原特异性细胞毒性 T 细胞的产生。

【临床应用】 主要用于器官移植排异反应和某些自身免疫性疾病。广泛用于心、肾、肝、肺、角膜、皮肤及骨髓移植,以防止排异反应。常与糖皮质激素联合应用。适用于其他药物无效的难治性自身免疫性疾病,如类风湿关节炎、系统性红斑狼疮、银屑病、皮肌炎等。

【不良反应】 发生率较高,其严重程度与用药剂量、用药时间及血药浓度有关。肾毒性是该药最常见的严重不良反应,发生率约 70%。用药时应控制剂量,并密切监测肾脏功能,若血清肌酐水平超过用药前 30%,应减量或停用。其次为肝毒性,多见于用药早期,表现一过性肝损害。长期用药可发生病毒感染、肺孢子虫属感染或真菌感染,病死率高。患者肿瘤发生率约为一般人群 30 倍,以淋巴瘤和皮肤瘤多见。此外,长期应用还可引起胃肠道反应、嗜睡、多毛症、震颤等。

他克莫司(tacrolimus)

他克莫司,又名 FK506,是日本学者于 1984 年从筑波山土壤链霉菌属分离而得,其化学结构属 23 元大环内酯类。为强效免疫抑制性大环内酯类抗生素。

【体内过程】 可口服或静脉注射给药。口服吸收快,生物利用度约 25%,达峰时间 1~2h,$t_{1/2}$ 为 5~8h,99% 经肝脏代谢后排出体外。

【药理作用】 作用与环孢素相似,对 T 细胞有选择性抑制作用,通过与细胞内结合蛋白(FK506 binding protein,FKBP)结合形成复合物而抑制 IL-2 基因转录,产生强大的免疫抑制作用。

【临床应用】 用于防治器官移植排异反应,其存活率及抗排异时间优于环孢素;也可用于治疗自身免疫性疾病,对类风湿关节炎、肾病综合征等有一定疗效。

【不良反应】 同环孢素大致相似。肾毒性及神经毒性发生率更高,而多毛症的发生率较低,也可引起胃肠道反应、高脂血症、高血糖等,大剂量对生殖系统产生毒性。

二、肾上腺皮质激素类

肾上腺皮质激素(adrenocortical hormones)作用广泛而复杂。常用泼尼松、泼尼松龙和地塞米松等。

【药理作用】 作用于免疫反应的各期,抑制免疫反应的多个环节。与环孢素相似,肾上腺皮质激素主要通过抑制 IL-2 基因转录从而抑制 T 细胞的克隆增殖发挥作用;还可抑制 AP-1 等转录因子的活性,抑制免疫反应诱导及效应期 INF-γ、TNF-α、IL-1 等多种细胞因子基因表达。

【临床应用】 皮质激素类药物作为综合治疗的药物之一,用于器官移植排异反应、自身免疫疾病和过敏性疾病。

【不良反应】 主要不良反应是诱发感染,大剂量可引起糖尿病、消化性溃疡、类肾上腺皮质功能亢进症等(见第 32 章)。

三、抗增殖与抗代谢类

西 罗 莫 司

西罗莫司(sirolimus)又称雷帕霉素(rapamycin,Rapa)是从南美 Easter 岛土壤吸水链霉菌中分离出的大环内酯类抗生素,呈白色结晶状,熔点为 183~185℃,难溶于水。1988 年发现 Rapa 具有免疫抑制作用,单独或与环孢素合用,能延长移植物的存活时间。

【体内过程】 口服给药吸收迅速,血药浓度达峰时间约 1h,生物利用度约 15%,高质饮食可减少吸收。血浆蛋白结合率约 40%,经 CYP3A4 代谢,由粪便和尿液排泄。对于肾移植后肾功能稳定的患者,多次给药后 $t_{1/2}$ 为 62h。

【药理作用】 与胞浆内他克莫司结合蛋白(FK-BP)结合形成复合物,抑制 T 细胞和 B 细胞活化。还可抑制 IL-2 和 INF-γ 的生成,并抑制膜抗原的表达,抑制 IL-2 和 IL-4 及生长因子诱导的成纤维细胞、内皮细胞、肝细胞和平滑肌细胞等增殖,阻断 IL-2 与其受体结合后的信号转导。但西罗莫司不影响钙调磷酸酶活性,而是阻断 T 淋巴细胞活化的后期反应,抑制细胞从 G_1 期进入 S 期。

【临床应用】 用于多种器官和皮肤移植引起的排异反应,尤其对慢性排异反应疗效更佳。与环孢素合用有协同作用,能延长移植物的存活时间,并减轻环孢素的肾毒性。由于与他克莫司作用的路径不同,故二者合用有协同作用。

【不良反应】 可引起厌食、呕吐、腹泻,严重者可出现消化性溃疡、间质性肺炎和脉管炎。联合用药和监测血药浓度是减少不良反应并发挥最大免疫抑制作用的有效措施。

类似药物还有依维莫司(evenolimus)、胍立莫司(gusperinmus)等。

霉酚酸酯

霉酚酸酯(mycophenolate mofetil,MMF),又名吗替麦考酚酯,麦考酚吗乙酯。是一种真菌抗生素的半合成衍生物,具有独特的免疫抑制作用和较高的安全性。口服易吸收,生物利用度高,1h 血浆浓度可达到峰值,有明显的肝肠循环,$t_{1/2}$ 为 16 ~ 17h。本药为前体药,口服后在体内迅速水解为活性代谢产物麦考酚酸(mycophenolic acid,MPA),MPA 可逆性地抑制肌苷-磷酸脱氢酶(inosine monophosphate dehydrogenase,IMPDH)的活性,而抑制鸟嘌呤核苷酸的合成,从而发挥免疫抑制作用。其主要作用包括:抑制 T 细胞和 B 细胞的增殖和抗体生成,抑制细胞毒性 T 细胞的产生;抑制单核巨噬细胞增殖,减轻炎症反应;减少细胞黏附分子,抑制血管平滑肌细胞增生。临床主要用于肾脏和心脏移植的排斥反应。不良反应为胃肠道症状如恶心、呕吐、腹泻等。

环磷酰胺

环磷酰胺(cyclophosphamide,CTX)是一种常用的烷化剂,为氮芥和磷酸胺基结合而成的化合物。CTX 的免疫抑制作用强而持久(见第 45 章)。

硫唑嘌呤和甲氨蝶呤

硫唑嘌呤(azathioprine,Aza)和甲氨蝶呤(methotrexate,MTX)为常用的抗代谢药。其中 Aza 最常用,它通过干扰嘌呤代谢的各个环节,抑制嘌呤核苷酸合成,进而抑制细胞 DNA、RNA 及蛋白质合成,发挥抑制 T、B 类淋巴细胞及 NK 细胞的效应,故能同时抑制细胞免疫和体液免疫反应,但对巨噬细胞的吞噬功能无影响。主要用于肾移植排异反应和类风湿关节炎、系统性红斑狼疮等多种自身免疫性疾病的治疗。最主要的不良反应为骨髓抑制,也可引起恶心、呕吐、口腔食道溃疡、肝损害等毒性反应,用药时应注意监测血象和肝功能。

来氟米特

来氟米特(leflunomide)是一种具有抗增殖活性的异恶唑类免疫抑制药。其半衰期较长,约 9d,血药浓度稳定,生物利用度较高。口服吸收后,在肠道和肝脏内迅速转化成活性代谢产物 A771726,抑制二氢乳酸脱氢酶,阻断嘧啶的从头合成途径,从而影响 DNA 和 RNA 合成。来氟米特选择性抑制活化的 T 细胞功能;阻断活化的 B 细胞增殖,减少抗体生成;还有明显的抗炎作用。临床主要用于治疗类风湿关节炎、器官移植排异反应及其他自身免疫性疾病。不良反应较少,主要有腹泻、可逆性转氨酶升高、皮疹等。

四、抗　体　类

抗人 T 淋巴细胞球蛋白

抗人 T 淋巴细胞球蛋白(antihuman T lymphocyte globulin,ALG)系用人的淋巴细胞、胸腺细胞、胸导管淋巴细胞或培养的淋巴母细胞免疫动物得到的抗淋巴细胞血清,经提纯得到 ALG 冻干制品,为多克隆抗体。

【药理作用】 ALG 是一种细胞毒性抗体,能与人 T 淋巴细胞结合,在血清补体的参与下,使外周淋巴细胞裂解,破坏 T、B 细胞,但对 T 细胞的作用较强;或封闭淋巴细胞表面受体,使受体失去识别抗原的能力。能非特异性抑制细胞免疫反应(如迟发型超敏反应、移植排异反应等),也可抑制抗体形成。能有效抑制初次免疫应答,对再次免疫应答作用较弱。其特点是对骨髓没有毒性作用。

【临床应用】 用于防治器官移植的排异反应,与硫唑嘌呤或肾上腺皮质激素等合用预防肾移植排异反应,可延缓排异反应,减少皮质激素用量,提高器官存活率。临床还试用该药治疗白血病、多发性硬化、重症肌无力、溃疡性结肠炎、类风湿关节炎、系统性红斑狼疮等疾病。

【不良反应】 常见的不良反应有寒战、发热、血小板减少、关节疼痛和血栓性静脉炎等,静脉注射可引起血清病及过敏性休克,还可引起血尿、蛋白尿,停药后消失。如重复肌内注射,肌内注射部位可发生剧烈疼痛,采用少量多次深部肌内注射可减少该副作用。长期应用可使机体的免疫监视功能降低。注射前须做皮肤过敏试验,过敏体质或过敏性疾病者禁用,有急性感染者慎用。

抗胸腺细胞球蛋白

抗胸腺细胞球蛋白(antithymocyte globulin,ATG,thymoglobulin)是从人胸腺细胞免疫动物获得。

【药理作用】 ATG 含有细胞毒性抗体,能与 T 淋巴细胞表面 CD2、CD3、CD4、CD8、CD11a、CD18、CD25、CD44、CD45 等分子结合,在血清补体的参与下,使外周血淋巴细胞裂解,对 T、B 细胞均有破坏作用,但对 T 细胞的作用较强。可非特异性抑制细胞免疫、抑制抗体形成,或结合到淋巴细胞表面,抑制淋巴细胞对抗原的识别能力,能有效抑制各种抗原引起的初次免疫应答,对再次免疫应答作用较弱。因此,抗原刺激前给药作用较强。

【临床应用】 用于防治器官移植的排异反应。与其他免疫抑制剂如硫唑嘌呤及皮质激素等联合使用,可使同种异体肾移植一年存活率提高 10% ~ 15%,可明显减少糖皮质激素的用量。对糖皮质激素耐受者,用该药的效果更好。用药期间注意检测 T 细胞计数,以便调节剂量。

ATG 还可试用于治疗白血病、多发性硬化、重症肌无力、溃疡性结肠炎、类风湿关节炎、全身性红斑狼疮等疾病。

【不良反应】 常见的不良反应有寒战、发热、血小板减少、关节痛和血栓性静脉炎等，静脉注射可引起血清病及过敏性休克。重复肌内注射可引起局部疼痛，可采取深部肌内注射，或加用局麻药、进行理疗、超声按摩等以缓解疼痛，另外，该药可引起血尿、尿蛋白等。

莫罗单抗-CD3

莫罗单抗-CD3（muromonab-CD3，Orthoclone OKT3，OKT3）是鼠单克隆抗体，其免疫抑制作用强于多克隆抗体（如抗胸腺细胞球蛋白）。

【药理作用】 通过与T细胞表面的CD3糖蛋白结合，并阻断抗原与抗原识别物结合，抑制T细胞活化，抑制细胞因子释放，从而抑制T细胞参与的免疫反应，抑制器官移植排异反应。

【临床应用】 临床主要用于防止肝、肾、心脏移植时的排异反应，特别是急性排异反应；也可用于骨髓移植前从供体骨髓中清除T细胞。可与环孢素、肾上腺皮质激素类合用。

【不良反应】 常见不良反应有细胞因子释放综合征、类变态反应、中枢神经毒性和因免疫抑制引起的副作用。细胞因子释放综合征常在初始剂量时产生，临床症状可从感冒样症状直至休克样反应，用药前预先应用大剂量的皮质激素可以减轻；类变态反应的发生与细胞因子释放有关，多发生于给药后1～4h；中枢神经毒性表现为癫痫、脑病、脑水肿、无菌性脑膜炎、头痛等；其免疫抑制的副作用为诱发感染（多为病毒感染）和肿瘤（常见淋巴细胞增殖性病变和皮肤癌）。

单克隆抗体的生物制品还有达利珠单抗（daclizumab）、巴利昔单抗（basiliximab）、曲妥珠单抗（trastuzumab，赫塞汀）等。

第三节 免疫增强药

免疫增强药（immunopotentiating agents）是一类能增强机体免疫应答的药物，主要用于免疫缺陷病、慢性感染和肿瘤的辅助治疗。免疫增强药种类繁多，主要包括：①增强巨噬细胞功能的药物，如卡介苗等；②增强细胞免疫功能的药物，如左旋咪唑、转移因子及其他免疫核糖核酸、胸腺素等；③增强体液免疫功能的药物，如丙种球蛋白等。

卡 介 苗

卡介苗（bacillus calmette-guerin vaccine，BCG，结核活菌苗）是牛结核杆菌的减毒活菌苗，为非特异性免疫增强药。

【药理作用】 卡介苗具有免疫佐剂作用，能增强与之合用的各种抗原的免疫原性，加速诱导免疫应答，提高机体细胞和体液免疫功能。其作用环节包括：增强巨噬细胞的吞噬功能，促进IL-1产生，促进T细胞增殖，增强抗体反应和抗体依赖性淋巴细胞介导的细胞毒性，增强NK细胞的活性。给动物预先或早期应用卡介苗，可阻止自发、诱发或移植肿瘤的生长，使部分肿瘤消退，瘤内注射或向引流的淋巴结内注射效果较好，其抗肿瘤机制尚未阐明。

【临床应用】 除用于预防结核病外，主要用于肿瘤的辅助治疗，常用于恶性黑色素瘤、白血病及肺癌，也用于治疗乳腺癌、消化道肿瘤，可延长患者的存活期。近年来，也用于膀胱癌术后灌洗，可预防肿瘤复发。

【不良反应】 接种部位红肿、溃疡，亦可引起寒战、高热、全身不适等；瘤内注射偶致过敏性休克或肉芽肿性肝炎；严重免疫功能低下的患者，可出现播散性BCG感染；剂量过大，可降低免疫功能，甚至促进肿瘤生长。

左 旋 咪 唑

左旋咪唑（levamisole，LMS）是一种口服有效的免疫调节药。

【药动学】 口服易吸收，主要在肝内代谢，原形经肾脏排泄的比例不到口服量的5%。该药及其代谢产物的$t_{1/2}$分别为4h和16h，但单剂的免疫调节作用可持续5～7d，故临床常采用每周一次的治疗方案。

【药理作用】 对免疫功能正常的人或动物几乎不影响抗体的产生，但对体液免疫功能低下者，可促进抗体的生成；能使低下的细胞免疫功能恢复正常，如增强或恢复免疫功能低下或缺陷者的迟发型皮肤过敏反应，促进植物血凝素（PHA）诱导的淋巴细胞增殖反应等；增强巨噬细胞的趋化和吞噬功能。其机制可能与降低淋巴细胞内cAMP水平、提高cGMP水平有关。

【临床应用】 主要用于免疫功能低下或缺陷患者，可增强机体抗病能力；也用于恶性肿瘤的辅助治疗，可提高疗效，减少复发或转移，延长缓解期；还可用于改善多种自身免疫性疾病如类风湿关节炎、系统性红斑狼疮等。

【不良反应】 主要有消化道症状，少数有头晕、失眠和变态反应。偶见肝功能异常。

白细胞介素-2

白细胞介素-2（interleukin-2，IL-2），又称T细胞生长因子，是Th细胞产生的细胞因子，现已能应用基因工程生产，称人重组白细胞介素-2。

【药理作用】 与相应细胞的IL-2受体结合后，诱导Th、Tc细胞增殖；激活B细胞产生抗体，活化巨噬细胞；增强NK细胞和淋巴因子活化的杀伤细胞活性，诱导干扰素的产生。

【临床应用】 主要用于治疗黑色素瘤、肾细胞癌、何杰金淋巴瘤等，可控制肿瘤发展，缩小瘤体及延长生存时间。试用于治疗免疫缺陷病、自身免疫性疾病及抗衰老。

【不良反应】 较为常见。全身性不良反应如发热、寒战,胃肠道反应如厌食、恶心、呕吐等,神经系统症状如幻觉、妄想、定向障碍等,皮肤反应如弥漫性红斑等。

干 扰 素

干扰素(interferon,IFN)是一族可诱导的分泌糖蛋白,主要分为α、β、γ三类,是免疫系统产生的细胞因子。各种哺乳动物的细胞包括淋巴细胞、巨噬细胞或成纤维细胞均可因病毒感染或其他刺激而产生 IFN。临床应用的干扰素主要为基因工程重组型(rh IFN)和修饰长效型人干扰素。如聚乙二醇(PEG)修饰干扰素 α2a,提高了抗病毒活性,降低了毒副作用。

【体内过程】 口服不吸收,常肌内或皮下注射。IFN-α吸收率约 80% 以上,IFN-β及 IFN-γ的吸收率较低。一般在注射 4 ~ 8h 后血药浓度达峰值。IFN-γ吸收不稳定,全身给药后可分布至脑脊液、脑、眼和呼吸道分泌物,IFN-α干扰素不能透过血-脑屏障;IFN-α、IFN-β和 IFN-γ的血浆半衰期分别为 2h、1h 和 0.5h,主要在肝脏和肾脏代谢。修饰型干扰素半衰期明显延长,聚乙二醇(PEG)修饰干扰素 α2a 的半衰期达 18h。

【药理作用】 干扰素具有抗病毒、抗肿瘤和免疫调节作用。IFN-α和 IFN-β的抗病毒作用强于 IFN-γ,其作用环节可能是蛋白质合成阶段。IFN-γ具有免疫调节作用,可调节抗体生成,增加或激活单核巨噬细胞的功能、特异性细胞毒作用和介导局部炎症反应等。IFN 对免疫应答的总效应与用药剂量和时间有关,小剂量可增强细胞和体液免疫,大剂量则具有抑制作用。

【临床应用】 用于预防病毒感染性疾病,如呼吸道病毒感染、乙型肝炎、带状疱疹和病毒性角膜炎等;已试用于治疗肿瘤,对成骨肉瘤疗效较好,对多发性骨髓瘤、乳腺癌、肝癌及各种白血病有一定的辅助疗效,可改善患者的血象和全身症状。

【不良反应】 主要有发热、流感样症状、神经系统症状(如嗜睡、精神错乱)、皮疹及肝功能异常等。大剂量可致可逆性血细胞减少,以白细胞和血小板减少为主。注射局部可出现疼痛、红肿等。

转 移 因 子

转移因子(transfer factor,TF)是从健康人的淋巴细胞或脾、扁桃体等淋巴组织提取的一种核酸肽,不被 RNA 酶、DNA 酶及胰酶破坏,无抗原性。可将供体的细胞免疫信息转移给未致敏受体,使之获得供体样的特异性和非特异的细胞免疫功能,还可促进干扰素释放,其作用可持续 6 个月。但不转移体液免疫,不起抗体作用。

临床上主要用于先天性和获得性细胞免疫缺陷病、免疫性血小板减少性紫癜、难治性病毒或真菌感染,对恶性肿瘤可作为辅助治疗,但对原发性淋巴细胞障碍、胸腺发育不全或 T 细胞活性完全缺失的患者单用无效。

不良反应较少,注射局部有酸、胀、痛感,少数患者出现风疹性皮疹、皮肤瘙痒。

胸 腺 素

胸腺素(thymosin)是从胸腺分离得到的一组活性多肽,少数已提纯,现已成功采用基因工程技术合成。能诱导 T 淋巴细胞分化成熟,还可调节成熟 T 细胞的多种功能,从而调节胸腺依赖性免疫应答反应。主要用于治疗胸腺依赖性免疫缺陷病如艾滋病、病毒感染、某些自身免疫性疾病及肿瘤。常见不良反应是发热,少数人可出现过敏反应。

异 丙 肌 苷

异丙肌苷(isoprinosine)为肌苷与乙酰基苯甲酸和二甲胺基异丙醇酯以 1∶3∶3 组成的复合物。主要增强细胞免疫功能,可诱导 T 细胞分化成熟,并增强其功能;增强单核巨噬细胞和 NK 细胞活性,促进 IL-1、IL-2 和干扰素的产生,恢复低下的免疫功能;可增加 T 细胞依赖性抗原的抗体产生,但对 B 细胞无直接作用。此外,还有抗病毒作用。临床上用于治疗病毒性感染如急性病毒性脑炎和带状疱疹等;也用于治疗某些自身免疫性疾病;还可用于肿瘤的辅助治疗及改善艾滋病患者的免疫功能。不良反应少,安全范围较大。

依 他 西 脱

依他西脱(etanercept)是由肿瘤坏死因子(tumor necrosis factor,TNF)受体的 P_{75} 的膜外区与人 IgG 的 Fc 段融合形成的二聚体。可皮下注射,$t_{1/2}$ 为 115h。依他西脱通过与血清中 TNF-α和 TNF-β结合,从而阻断二者与细胞表面的 TNF 受体结合,抑制由 TNF 受体介导的异常免疫反应及炎症过程。主要用于治疗类风湿关节炎。不良反应主要是局部注射的刺激反应,其他仍有待于进一步观察。

免疫核糖核酸(immunogenic RNA,IRNA)

免疫核糖核酸是动物经抗原免疫后从其免疫活性细胞(如脾细胞、淋巴结细胞)中提取的核糖核酸,作用类似转移因子,可以传递对某抗原的特异免疫活力,使未致敏的淋巴细胞转化为免疫活性细胞,传递细胞免疫和体液免疫。临床上主要用于恶性肿瘤的辅助治疗,试用于治疗乙型脑炎和病毒性肝炎。

第四节 生 物 制 品

广义生物制品的定义是应用普通或以基因工程、细胞工程、蛋白质工程、发酵工程等生物技术获得微生物、细胞以及各种动物或人源的组织和体液等生物材料，用于人类疾病预防、治疗和诊断的药品。目前，生物制品包括细菌类疫苗（含毒素类）、病毒类疫苗、抗毒素及免疫血清、血液制品、细胞因子、体内体外诊断制品，其他制剂包括抗原、变态反应原、单克隆抗体、重组 DNA 产品、抗原抗体复合物、免疫调节剂、微生态制剂等。

临床常用的生物制品主要有疫苗（vaccine）、抗毒素（antitoxin）和免疫血清（antisera）、血液制品（blood product）、体内诊断制品等。临床应用时，常出现各种不良反应，特别对血清、类毒素、疫苗等的反应较多。局部反应如红、肿、热、痛等，全身反应主要表现发热、头痛、寒战、恶心、呕吐、腹痛、腹泻等；异常反应有晕厥、过敏性休克、血清病。血清病一般发生在注射后7～14d，表现为皮疹、肌肉关节痛、全身淋巴结肿大。

为防止严重异常反应的发生，应用时需关注的事项有：①注射动物制品前，必须做过敏试验，阴性者方可注射，阳性者必须进行脱敏后才可注射。再次注射时间超过5d 者，必须重新进行过敏试验；②详细询问病史，有过敏史如哮喘、荨麻疹、花粉症的患者，易发生过敏性休克，有晕针史、癔症、癫痫患者易发生休克；③发生反应时应立即皮下注射或静脉注射0.1%肾上腺素0.3～0.5ml，必要时重复注射，并根据反应的不同症状进行对症治疗。

重组乙型肝炎疫苗

重组乙型肝炎疫苗（hepatitis B vaccine）是由重组酵母或 CHO 细胞表达的乙型肝炎病毒表面抗原（HBsAg）经纯化，加氢氧化铝佐剂制成。为乳白色混悬液体，可因沉淀而分层，易摇散，含硫柳汞防腐剂。

机体接种后，可刺激机体产生乙型肝炎病毒的免疫力。主要用于预防乙型肝炎，本疫苗适用于乙型肝炎易感者，尤其是：①新生儿，特别是母亲为 HBsAg、HBeAg 阳性者；②从事医疗工作的医护人员及接触血液的试验人员。

个别患者可有注射局部疼痛、红肿或中、低度发热，一般不需特殊处理，可自行缓解，必要时可对症治疗。发热、患急性或慢性严重疾病患者以及过敏体质的患者禁用。

抗 IL-2 受体抗体

巴利昔单抗（basiliximab）和达克珠单抗（daclizumab）是 IL-2 受体α单链的单克隆抗体，主要用于预防成年人急性器官移植排斥反应。

英 夫 利 昔

英夫利昔（infliximab）是抗 TNF-α单克隆抗体，与 TNF-α有高度亲和力，并可阻止细胞因子与受体的结合。可与甲氨蝶呤合用治疗类风湿关节炎，也可用于对其他抗感染药物不敏感的克罗恩病。不良反应主要是会发生输液反应，包括发热、风疹、低血压和呼吸困难等。

其他临床常用的生物制品的作用及应用见表46-1。

表 46-1　临床常用生物制品的作用及应用

名称	作用及应用
麻疹减毒活疫苗 Measles vaccine, Live	疫苗类，冻干制剂 接种后，可刺激机体产生抗麻疹病毒的免疫力 用于8月龄以上的麻疹易感者预防麻疹
脊髓灰质炎减毒活疫苗 Poliomyelitis vaccine	疫苗类，针对脊髓灰质炎病毒Ⅰ、Ⅱ、Ⅲ型，固体糖丸制剂 接种后，可刺激机体产生抗脊髓灰质炎病毒的免疫力 主要用于2个月以上的儿童防治脊髓灰质炎
破伤风抗毒素 Tatanus antitoxin	属抗毒素及免疫血清类 破伤风类毒素免疫马血浆所制得的抗毒素球蛋白制剂 用于预防和治疗破伤风
抗狂犬病血清 Rabies antitoxin	属抗毒素及免疫血清类，由狂犬病固定毒免疫马的血浆所制成 用于狂犬病动物严重咬伤，进行预防注射
人血丙种球蛋白 Human immunoglobulin	属血液制品，由乙肝疫苗免疫的免疫球蛋白，主要是 IgG 肌肉注射，用于预防麻疹，一般在麻疹患者接触后的7d内注射，可预防2～4周 预防传染性肝炎，预防效果维持1个月左右
人血白蛋白 Human Albumin	属血液制品，由乙肝疫苗免疫健康人的血浆中分离，有注射液和冻干品两种 主要增加循环血量和维持血浆渗透压起主要作用 用于治疗休克；脑水肿及大脑损伤所致的脑压增高，防治低蛋白血症以及肝硬化或肾病引起的水肿和腹水，有良好的疗效
结核菌素纯蛋白衍生物 Purified protein derivate of tuberculin	为体内诊断制品，能使已受结核菌感染或曾受卡介苗免疫的机体引起特异性的变态反应 用于卡介苗接种对象的选择及卡介苗接种后质量检测及临床诊断用

复习指导

1. 免疫抑制药主要用于防治器官移植排斥反应和自身免疫性疾病。环孢素为细胞毒类免疫抑制药,主要抑制 T 细胞活化;环磷酰胺主要抑制 DNA 合成与细胞分裂,抑制淋巴细胞增殖;硫唑嘌呤主要抑制 DNA、RNA 和蛋白质的合成,抑制细胞和体液免疫;糖皮质激素对免疫反应的多个环节均有抑制作用。

2. 免疫增强药主要用其免疫增强作用,治疗免疫缺陷疾病、慢性感染和作为肿瘤的辅助治疗。常用的药物有 IL-2、胸腺素、干扰素等。

常用制剂及用法

环孢素(ciclosporin,cyclosporin A)　口服,一日 10~15mg/kg。于器官移植前 3h 开始应用并持续 1~2 周,然后逐渐减至维持量 5~10mg/kg。静脉滴注时可将 50mg 以生理盐水或 5% 葡萄糖注射液 200ml 稀释后于 2~6h 内缓慢点滴,剂量为口服剂量的 1/3。

霉酚酸酯(mycophenolate mofetil,MMF)　预防排斥剂量,应于移植 72h 内开始服用。肾移植病人服用推荐剂量为 1g,2 次/天。口服 2g/d 比口服 3g/d 安全性更高。

硫唑嘌呤(azathioprine,Aza)　口服每天 1.5~4mg/kg,一天 1 次或分次口服。异体移植。每日 2~5mg/kg,一天 1 次或分次口服。白血病,每日 1.5~3mg/kg,一天 1 次或分次口服。

来氟米特(leflunomide)　每天口服 50~100mg,3d 后改为 20mg/d,连续服用可改善类风湿关节炎患者关节疼痛、肿胀及晨僵等症状。

盐酸左旋咪唑(levamisole hydrochloride)　治疗肿瘤:每 2 周用药 3d 或每周 2d,3 次/天,50mg/次。自身免疫性疾病:2~3 次/天,50mg/次,连续用药。

干扰素(interferon,IFN)　本品应在临床医师指导下使用。每瓶制品用灭菌注射用水 1ml 溶解,皮下或肌内注射。开始时每天注射 50 万国际单位(U),连续 3~4 天后,无明显不良反应,将剂量增到每天 100 万 U,第 2 个月开始改为隔天注射 150~200 万 U,总疗程 3 个月,如能延长疗程为 6 个月效果更好或遵医嘱。

胸腺素(thymosin)　肌内注射,2~10mg/次,一天或隔天 1 次。

(薛　勤)

第47章　影响自体活性物质的药物

学习要求

掌握组胺受体阻断药的药理作用、临床应用及不良反应。

自体活性物质(autacoids)又称局部激素(local hormones),多数是机体受到伤害性刺激后产生,以旁分泌方式到达邻近的靶器官发挥作用。自体活性物质与循环激素不同,它是由体内多种组织而非特定内分泌腺产生的内源性活性物质,主要在合成部位附近发挥作用,不需由血液循环运送,因此作用范围局限,且半衰期短暂。

通常将前列腺素(prostaglandin,PGs)、白三烯(leukotriene, LTs)、组胺(histamine)、5-羟色胺(5-hydroxytryptamine,5-HT)、P物质(substance P)、激肽类(kinin)、血管紧张素(angiotensin)、利尿钠肽(natriuretic peptide)、血管活性肠肽(vasoactive intestinal polypeptide,VIP)、降钙素基因相关肽(calcitonin-gene-related peptide,CGRP)、神经肽Y(neuropeptide Y)、内皮素(endothelin,ET)、一氧化氮(nitric oxide,NO)和腺苷(adenosine,A)等统称为自体活性物质。这些物质存在于体内许多组织,具有不同的结构和药理学活性,都不同程度地参与特定的生理和病理反应过程。有些物质还同时具有一定的递质、调质、激素等功能,还有的可以直接作为药物使用。

本章所介绍的药物包括天然的和人工合成的自体活性物质,以及抑制某些自体活性物质或干扰其与受体相互作用的拮抗药。

第一节　组胺和抗组胺药

一、组胺和组胺受体

组胺(histamine)广泛分布于体内的自体活性物质,以心肌、肥大细胞、嗜碱粒细胞、皮肤、胃肠道和肺脏含量为多。其化学结构为β-咪唑乙胺,是由组氨酸经脱羧产生。新合成的天然组胺立即与蛋白质、肝素结合,组织损伤、神经刺激、某些药物或抗原等能诱使组胺从结合部位释放。组胺本身无治疗用途,但组胺受体阻断药却广泛用于临床。

【药理作用及作用机制】　组胺一旦释放,与靶细胞膜表面的特异性组胺受体结合产生生物效应,能对平滑肌和腺体起局部或播散的作用。目前已发现组胺受体有H_1R、H_2R、H_3R和H_4R四种亚型(表47-1)。

表47-1　组胺受体分布及其主要生理效应

受体	H_1R	H_2R	H_3R	H_4R
分布	支气管、胃肠道平滑肌、血管平滑肌、血管内皮细胞、中枢神经	胃壁细胞、血管、心肌、肥大细胞、中枢神经	中枢与外周组胺能神经末梢突触前膜	白细胞(尤其是嗜酸粒细胞)、肥大细胞
效应	支气管、胃肠道平滑肌收缩;血管扩张、通透性增加、心脏兴奋	胃酸分泌、血管扩张、心脏兴奋	负反馈性调节,抑制组胺合成与释放	趋化反应、分泌细胞因子
阻断剂	苯海拉明、异丙嗪、氯苯那敏	西咪替丁、雷尼替丁、法莫替丁	硫丙米胺	JNJ7777120

【临床应用】　主要用于鉴别胃癌和恶性贫血患者是否发生真性胃酸缺乏症,若注射组胺后无胃酸分泌者即为真性。

二、抗组胺药

根据药物对组胺受体亚型的选择性不同,可将抗组胺药分为H_1、H_2和H_3受体阻断药,H_1受体阻断药即经典的抗组胺药,H_2受体阻断药临床广泛用于治疗消化道溃疡,H_3受体阻断药目前仅作为科学研究的工具药。

(一)H_1受体阻断药

组胺为乙基伯胺,而H_1受体阻断药具有与组胺分子类似的乙基叔胺结构,这是与组胺竞争结合受体的必需结构。已有第一、二两代药物供临床使用。

常用的第一代药物因对中枢活性强、受体特异性差，故有明显的中枢镇静和抗胆碱作用，表现出“(困)倦、耐(药)、(作用时间)短、(口鼻眼)干”的缺点，成为抗过敏治疗时的主要副作用。如苯海拉明(diphenhydramine)、异丙嗪(promethazine，非那根)、曲吡那敏(pyribenzamine)、氯苯那敏(chlorpheniramine，扑尔敏)等。

第二代药物大多长效，无嗜睡等中枢镇静作用，对喷嚏、清涕和鼻痒效果好，而对鼻塞效果较差。如西替利嗪(cetirizine)、美喹他嗪(mequitazine)、左卡巴斯汀(levocabastin，立复汀)、氯雷他定(loratadine)、地氯雷他定(desloratadine)、阿司咪唑(astemizole，息斯敏)、非索非那定(fexofenadine)等。

第一、第二代 H_1 受体阻断药的药理作用和临床应用基本相似。

【药理作用及作用机制】

1. 阻断 H_1 作用　可对抗组胺引起的支气管、胃肠道平滑肌的痉挛性收缩作用。对组胺引起的血管扩张和血压降低，此类药仅有部分的对抗作用，并需同时应用 H_2 受体阻断药才能完全对抗，因为 H_2 受体也参与心血管功能的调节。

2. 对中枢的作用　此类药物多数可通过血-脑屏障，可有不同程度的中枢抑制作用，表现有镇静、嗜睡，尤以苯海拉明和异丙嗪抑制作用最强，氯苯那敏作用最弱。机制可能与中枢 H_1 受体被阻断有关。第二代药物不易通过血-脑屏障，故无中枢抑制作用。

3. 其他作用　多数第一代 H_1 受体阻断药具有阿托品样抗胆碱作用，镇吐和防晕作用较强，如咪唑斯汀对鼻塞有显著疗效。

【体内过程】　口服或注射均易吸收，大部分在肝内代谢，代谢物从肾排出，药物以原形经肾排泄的甚少。口服后多数在 15～30min 起效，约 2h 作用达高峰，一般持续 4～6h。新型的 H_1 受体阻断药特非那定、阿司咪唑等不能通过血-脑屏障，且在体内可形成活性代谢产物，使作用时间延长。在使用某些长效 H_1 受体阻断药后的 36h 甚至更长的时间里，可显著抑制皮内注射组胺或变应原引起的反应，甚至当药物在血浆中的浓度降到很低时仍有作用。该类药物多数是肝药酶诱导剂，不仅可以加速经肝脏代谢药物的转化，且可加速自身的代谢。

【临床应用】

1. 皮肤黏膜变态反应性疾病　对因组胺释放引起的荨麻疹、过敏性鼻炎、花粉症等疗效较好，可作为首选药物，现多用第二代 H_1 受体阻断药。对血清病、药疹、接触性皮炎、昆虫咬伤所致的皮肤瘙痒和水肿有良效。对支气管哮喘疗效差，对过敏性休克无效。由于氮斯汀和酮替芬可抑制肥大细胞和嗜碱粒细胞释放组胺和 LTs 等炎性介质，适用于支气管哮喘的预防性治疗。

2. 晕动病、呕吐　常用于较轻的病例，抗晕动病应在乘车、乘船前 1h 服用。也用于放射病、妊娠或药物等引起的恶心呕吐，常用苯海拉明和异丙嗪。

3. 镇静、催眠　具有明显镇静作用的 H_1 受体阻断药如异丙嗪、苯海拉明可短期用于治疗失眠，尤其是因变态反应性疾病引起的失眠。

【不良反应】

1. 中枢神经系统　第一代药物多见镇静、嗜睡、乏力等中枢抑制现象，以苯海拉明和异丙嗪最为明显，驾驶员或高空作业者工作期间不宜使用。第二代药物多数无中枢抑制作用。

2. 消化道反应　食欲不振、恶心、呕吐、上腹部痛以及便秘或腹泻等。

3. 心脏毒性　大剂量或长期使用特非那定或阿司咪唑均可引起心律失常、晕厥、心跳停止。特非那定已由其活性代谢物非索非那定取代。

4. 其他反应　过敏反应，口服较少，多见于局部用药；偶见粒细胞减少及溶血性贫血、兴奋失眠、烦躁不安等。

(二) H_2 受体阻断药

H_2 受体阻断药如西咪替丁、雷尼替丁等，可选择性阻断 H_2 受体，不影响 H_1 受体。H_2 受体阻断药的药理作用及其临床应用详见第 29 章。

第二节　膜磷脂代谢产物类药物及拮抗药

机体细胞膜的磷脂在磷脂酶 A_2(PLA_2)的作用下可衍生出两大类自体活性物质：一类是二十碳烯酸类(eicosanoids)，来源于多不饱和脂肪酸(主要是花生四烯酸)，包括 PGs、前列环素(PGI_2)、血栓素 A_2(thromboxanes A_2，TXA_2)和 LTs；另一类是修饰后的磷脂，目前主要以血小板活化因子(platelet activating factor，PAF)为代表。

一、前列腺素类药物

【药理作用】　前列腺素类药物包括前列腺素和血栓素。对心血管、呼吸道、消化道和生殖器官平滑肌均有明显作用，对传出神经、中枢神经系统、血小板和单核细胞也有显著影响。

1. 心血管系统　PGEs 具有扩张血管作用，包括小动脉、毛细血管前括约肌和毛细血管后小静脉，但大静脉不受影响，在某些特定的部位也发现其有血管收缩作用。PGD_2 兼有血管扩张和收缩作用，在多数血管(包括肠系膜、冠状和肾脏血管)床，低浓度的 PGD_2 主要表现为血管扩张作用，PGD_2 只能引起肺血管收缩。$PGF_{2\alpha}$ 是有效的血管收缩剂，以静脉血管更为显著。PGE_2 和 PGI_2 可激活腺苷酸环化酶，升高

cAMP 水平，松弛小动脉。TXA_2 是强效血管收缩剂，体内外均有效。TXA_2 还能促进血管平滑肌细胞分裂、增生。

2. 内脏平滑肌 PGFs 和 PGD_2 收缩气管和支气管平滑肌，而 PGEs 则起松弛作用。TXA_2 对支气管平滑肌起收缩作用。PGI_2 在大多数物种中引起支气管舒张，人的支气管组织对其尤为敏感。

人未孕子宫肌条能在 PGFs 和 TXA_2 的作用下收缩，在 PGEs 和 PGI_2 的作用下舒张，收缩反应在月经前最强，而舒张反应则在月经周期的中段最强。多数 PGs 和 TXs 都能收缩胃肠平滑肌，但由于受体的亚型不同，其作用可能相反。PGEs 和 PGFs 能使从胃到结肠的纵行肌收缩，PGFs 还能使环行肌收缩，但 PGEs 使环行肌舒张。TXA_2 和 PGI_2 使胃肠道平滑肌收缩的作用弱于 PGEs 和 PGFs。

3. 血小板 PGD_2、PGE_2 和 PGI_2 能抑制血小板聚集，有抗血管内血栓形成的作用。TXA_2 是血小板聚集和血小板释放反应的强效诱导剂和生理介质。阿司匹林可抑制依赖于 TXA_2 生成的血小板聚集反应。

4. 其他 PGs 作为重要的内源性致热原作用于下丘脑体温调节中枢，使白细胞介素 1（IL-1）释放，IL-1 又可促进 PGE_2 的合成和释放，使体温升高，此途径可被阿司匹林类药物阻断。PGE_1 和 PGE_2 特别是脑室给药，能使体温升高。PGE_2 能促进生长激素、催乳素、甲状腺刺激素（TSH）、ACTH、卵泡刺激素（FSH）和黄体生成素（LH）的释放。PGD_2 可产生自然睡眠，而下丘脑后部注射 PGE_2 可导致失眠。

【临床应用】 PGs 药物具有合成难、代谢快、作用广泛、易致不良反应等特点。部分合成的 PGs 药已用于治疗心血管系统、消化系统和生殖系统等疾病。

1. 作用于心血管系统的 PGs 类药物

前列地尔

前列地尔（alprostadil，PGE_1）具有直接扩张外周和冠脉血管、抑制血小板聚集、抑制 TXA_2 生成、动脉粥样脂质斑块及免疫复合物形成的作用，可降低外周阻力和血压，增加血流量，改善微循环。静脉滴注后经肺循环迅速被代谢，经肾脏排泄，血浆 $t_{1/2}$ 为 5～10min。临床用于防治血栓性脉管炎、慢性动脉闭塞症、心力衰竭、心肌梗死、视网膜中央静脉血栓，以及用于体外循环保护血小板、血管重建手术、动脉造影等。阴茎注射用于诊断和治疗阳痿。PGE_1 与抗高血压药和血小板聚集抑制药有协同作用。不良反应有头痛、食欲减退、腹泻、低血压、心动过速、可逆性骨质增生和注射局部红肿热痛等，应及时减慢输入速度或暂停给药。青光眼、眼压亢进患者慎用。禁用于妊娠和哺乳期妇女。

依前列醇与依洛前列素

依前列醇（epoprostenol，PGI_2）具有明显的舒张血管和抑制血小板聚集作用，是最强的抗凝血药。经肺循环时不被代谢，$t_{1/2}$ 为 2～3min。静脉滴注抗凝血作用可持续到停止滴入后数分钟，较高剂量[20μg/(kg·min)]可使聚集的血小板解聚。可替代肝素，用于体外循环和肾透析时防止血栓形成；尚可用于缺血性心脏病、多器官衰竭、外周血管病和肺动脉高压。不良反应主要为血压下降、心动过缓、颜面部潮红、头痛和胃肠道反应等。

依洛前列素（iloprost）是 PGI_2 的衍生物，作用和应用与 PGI_2 相同，但性质稳定。

2. 抗消化性溃疡的 PGs 类药物 PGs 在整个消化道均有分布，特别是胃和十二指肠含量较为丰富。人患溃疡病时，黏膜 PGs（主要是 PGE）含量或合成能力显著下降。PGE 抑制胃酸分泌，对胃黏膜有良好的保护作用，但作用时间短，副作用多。目前多用其结构类似物。

米索前列醇

米索前列醇（misoprosto1）和恩前列素（enprostil）为 PGE_1 衍生物，能抑制基础胃酸分泌和组胺、胃泌素等刺激引起的胃酸分泌。用于治疗胃和十二指肠溃疡，治愈率与 H_2 受体阻断药近似，对 H_2 受体阻断药无效者也有效。对促进吸烟者的溃疡愈合有良好疗效。它不升高血清促胃泌素水平，对防止溃疡复发较其他抗溃疡药更佳。

3. 作用于生殖系统的 PGs 类药物 PGE_2 和 PGF_{2a} 药物及其衍生物可用于催产、引产和人工流产。

地诺前列酮（dinoprostone，PGE_2）的阴道栓剂催产药被批准应用于 2～3 个月妊娠的流产，其在整个孕期都可引起子宫收缩。硫前列酮（sulprostone），用于终止妊娠。卡前列素（carboprost，15-甲基-$PGF_{2\alpha}$）活性较 $PGF_{2\alpha}$ 高 10 倍，作用时间长、副作用小、安全简便，终止妊娠后能很快恢复月经和生育功能，对下丘脑—垂体—卵巢轴几乎无影响，主要用于终止妊娠和宫缩无力导致的产后顽固性出血。它也是一种很有希望的避孕药。

二、白三烯及其拮抗药

白三烯（leukotriene，LTs）

近年来，LTs 被公认为体内的重要炎症介质，在人体的多种疾病中发挥作用。

1. 呼吸系统 LTs 可引起支气管收缩、呼吸道黏液分泌增加和肺水肿。LTC_4、LTD_4、LTE_4 对呼吸道都有强大的收缩作用。

2. 心血管系统 静注 LTs 先短暂升压，是其直接收缩外周血管所致；而后持久降压，主要是其引起的心输出量和血容量下降所致。LTs 具有负性肌力作用。

3. 炎症与过敏反应　LTB_4 对单核细胞和巨噬细胞具有趋化作用，促进白细胞向炎症部位游走、聚集，产生炎性介质，释放溶酶体酶，在炎症反应中具有重要作用。LTs 参与多种炎性疾病的病理过程，与风湿性关节炎、肾小球肾炎、哮喘、痛风、溃疡性膀胱炎、缺血性心血管疾病发病有密切关系。

白三烯拮抗药

LTs 受体组织分布广泛，但种属间差异较大，在许多组织和细胞中发现有 LTB_4 和半胱氨酰 LTC_4、LTD_4 受体。扎鲁司特（zafirlukast）、孟鲁司特（montelukast）和普鲁司特（pranlukast）都是一类高选择性高亲和力的 LTC_4、LTD_4 受体拮抗剂，松弛支气管平滑肌，主要用于哮喘的治疗。

扎鲁司特

扎鲁司特（zafirlukast）选择性拮抗 LTD_4 和 LTE_4 受体，可有效拮抗 LTs 所致的支气管平滑肌收缩、血管通透性增加、气道水肿，抑制嗜酸粒细胞、淋巴细胞的浸润，减少肺泡巨噬细胞产生的过氧化物，但不影响组胺和 PGs 受体。对多种刺激如二氧化硫、阿司匹林和冷空气等所致的支气管痉挛均有良好疗效。口服吸收良好，血浆蛋白结合率高（约 99%）。适用于慢性轻、中度哮喘的预防和治疗，对阿司匹林哮喘者尤为适宜，但不适于急性哮喘的治疗。本品耐受性良好，常见的不良反应有轻微头痛、胃肠道反应、凝血酶原时间增加、咽炎，偶见氨基转移酶升高、嗜酸粒细胞增多症。

三、血小板活化因子

血小板活化因子（platelet-activation factor，PAF）是一种强效生物活性磷脂，由白细胞、血小板、内皮细胞、肥大细胞、肺、肝和肾等多种细胞和组织经 PLA_2 途径或非酶促途径产生。由于首先发现具有血小板聚集作用而命名。PAF 通过与靶细胞膜上的 PAF 受体结合而发挥广泛的生理和病理作用，该受体属 G 蛋白偶联的受体家族。其作用机制是通过激活磷脂酰肌醇、钙信使系统及相关蛋白激酶，使某些蛋白质发生磷酸化并产生广泛的生物学效应。可引起低血压、血管通透性增强、肺动脉高压、休克、支气管哮喘等作用。PAF 在动脉粥样硬化、缺血性心脑血管疾病、变态反应、消化性溃疡、肾脏疾病、中毒性休克等疾病的发病过程中具有重要作用。

PAF 受体拮抗药能阻止其与受体结合，因此对与 PAF 生成过量有关的疾病如哮喘、败血性休克等具有治疗意义。目前根据其来源，可分为天然和合成两大类，前者主要是一些萜类、木质素类等；而后者的化学结构类型繁多，主要是天然化合物的衍生物、含有季铵盐的 PAF 结构类似物和含氮杂环化合物三种。天然化合物衍生的 PAF 受体拮抗药如以木脂素类化合物外拉樟桂脂素（veraguensin）为先导物，合成了一系列二芳基四氢呋喃类 PAF 受体拮抗药，其中最引人注目的是 MK287，其特点是强效、特异性强且口服有效。含季铵盐的 PAF 结构类似物如 CV3988、CV6209、TCV309，用于治疗败血性休克。含氮杂环化合物如 WEB2086（apafant），用于治疗哮喘。

第三节　5-羟色胺类药物及其拮抗药

一、5-羟色胺及其受体

5-羟色胺（5-hydroxytryptamine，5-HT，血清素，serotonin），既是中枢神经系统中的一种神经递质，也是调节血小板、心血管平滑肌和胃肠道平滑肌功能的调质。约 90% 合成和分布于肠嗜铬细胞，通常与 ATP 等物质一起储存于细胞颗粒内。在刺激因素作用下，5-HT 从颗粒内释放、弥散到血液，并被血小板摄取和储存，储存量约占全身的 8%。

5-HT 必须通过相应受体的介导才能产生作用。5-HT 受体分型复杂，已发现 7 种 5-HT 受体亚型，大部分是 G 蛋白偶联受体，仅 $5\text{-}HT_3$ 受体与配体门控性离子通道有关。5-HT 通过激动不同的 5-HT 受体亚型，可产生不同的药理作用（表 47-2）。

表 47-2　5-HT 受体亚型的特点比较

亚型	分布	主要效应	选择性激动药	选择性拮抗药
$5\text{-}HT_1$				
$5\text{-}HT_{1A}$	海马，中缝核	行为变化，降低血压	8-OH-DPAT	WAY100635
$5\text{-}HT_{1B}$	黑质，基底神经节	抑制递质释放	CP-93129	CR55562
$5\text{-}HT_{1D}$	皮层，脑动脉	收缩脑血管，感觉	舒马普坦	—
$5\text{-}HT_{1E}$	皮层，纹状体	抑制腺苷酸环化酶	—	—
$5\text{-}HT_{1F}$	皮层，海马	抑制腺苷酸环化酶	LY334370	—
$5\text{-}HT_2$				
$5\text{-}HT_{2A}$	外周血管，血小板，CNS	血管收缩，血小板聚集	α甲基 5-HT	酮色林

续表

亚型	分布	主要效应	选择性激动药	选择性拮抗药
5-HT_{2B}	胃底	肌肉收缩	α甲基5-HT	SB204741
5-HT_{2C}	脉络膜丛,黑质	激活磷脂酶C	α甲基5-HT	美舒麦角
5-HT_3	极后区,孤束核	痛觉,呕吐反射	m-氯苯双胍	昂丹司琼
5-HT_4	上、下丘脑,海马	胃肠分泌,蠕动	BIMU 8	GR113808

注:"-"表示尚缺乏

5-HT大部分储存在外周,其主要作用是调节胃肠运动。存在于CNS内的5-HT主要分布于松果体和下丘脑,可能参与痛觉、睡眠、体温等生理功能的调节,其含量及功能异常可能与精神病、偏头痛等多种疾病的发病有关。

1. 平滑肌 5-HT激动胃肠道平滑肌5-HT_2受体、肠壁内神经节细胞5-HT_4受体均可引起胃肠道平滑肌收缩,使胃肠道张力增加,肠蠕动加快;还可兴奋支气管平滑肌,哮喘患者对其特别敏感,但对正常人影响小。

2. 心血管系统 5-HT对心脏的正性肌力和负性频率作用被同时产生的压力感受器和化学感受器传入神经的兴奋活动减弱。作用于迷走神经末梢引起Bezold-Jarisch反射导致严重心动过缓和低血压。局部抑制动脉,是EDRF和PGs的释放以及交感神经释放阻断剂去甲肾上腺素共同作用的结果。5-HT能够收缩血管,特别是内脏、肾、肺、脑等组织的血管。

3. 神经系统 动物侧脑室注射5-HT后,可引起镇静、嗜睡和一系列行为反应,并影响体温调节和运动功能。

5-HT本身尚无临床应用价值,但其受体的选择性激动剂和拮抗剂有一定的临床应用价值。

二、5-HT受体激动药

丁螺环酮(buspirone)、吉哌隆(gepirone)、伊沙匹隆(ipsapirone)可选择性激动5-HT_{1A}受体,是一类有效的非苯二氮类抗焦虑、抗抑郁药。

舒马普坦(sumatriptan)是5-HT_{1D}受体高度选择性激动药,可引起颅内血管收缩,是治疗急性偏头痛最有效的药物,也是第一个用于治疗偏头痛的5-HT受体激动药。最常见的不良反应是感觉异常,最严重的不良反应是心肌缺血,因此禁用于缺血性心脏病患者。

右芬氟拉明(dexfenfluramine)是5-HT_1受体选择性激动药,由于其强大的抑制食欲作用而被广泛用于控制体重和肥胖症的治疗。与苯丙胺相比,右芬氟拉明对肥胖患者的抑制食欲作用比非肥胖者更明显。但该药物由于可致严重的肺动脉高压已撤出市场。

西沙必利(cisapride)和伦扎必利(renzapride)选择性激动肠壁神经节丛神经细胞上的5-HT_4受体,促进神经末梢释放Ach,具有增加胃肠动力作用。临床用于治疗胃食道反流症等胃肠动力失调性疾病。西沙必利由于不良反应严重,目前在美国为限制性使用。

三、5-HT受体拮抗药

(一) 5-HT_2受体阻断剂

赛庚啶(cyproheptadine)和苯噻啶(pizotifan,新度美安)除了阻断5-HT_2受体,还有阻断H_1受体和较弱的抗胆碱作用。可用于荨麻疹、湿疹、接触性皮炎、皮肤瘙痒和过敏性鼻炎,也可用于预防偏头痛发作,机制尚不清楚。两药不良反应相似,均可致口干、恶心、乏力、嗜睡。由于抑制下丘脑饱觉中枢,使食欲增加,体重增加。

酮色林(ketanserin,凯坦色林)选择性阻断5-HT_{2A}受体,还有较弱的阻断血管α_1受体和H_1受体作用。可对抗5-HT引起的血管收缩、支气管收缩和血小板聚集。口服主要用于治疗高血压病和血管痉挛性疾病,静脉或肌内注射治疗高血压危象,作用强度类似β拮抗剂或利尿药。不良反应有镇静、头昏、眩晕、口干、胃肠功能紊乱和体重增加等。

麦角生物碱按化学结构分为胺生物碱和肽生物碱两类,除了阻断5-HT受体外,还可作用于α受体和DA受体。①胺生物碱:美西麦角(methysergide,二甲基麦角新碱)阻断5-$HT_{2A/2C}$,用于偏头痛的预防治疗。麦角新碱(ergotamine)明显兴奋子宫平滑肌而被广泛用于产后出血。②肽生物碱:麦角胺(ergonovine)能明显收缩血管,减少动脉搏动,可显著缓解偏头痛,用于偏头痛的诊断和急性发作时的治疗。

氯氮平(clozapine)是一个5-$HT_{2A/2C}$受体拮抗剂,代表新一类非经典抗精神病药,其锥体副反应轻,对DA受体亚型有高亲和力。

(二) 5-HT_3受体阻断剂

昂丹司琼(ondansetron)拮抗位于周围和中枢神经局部神经元的5-HT受体,具有强大的镇吐作用。主要用于预防和治疗细胞毒性药物化疗、放射治疗、手术后的恶心呕吐以及控制阿片类药物引起的呕吐。同类药物还有多拉司琼(dolasetron)、格拉司琼(granisetron)等。

第四节　一氧化氮

一氧化氮(nitric oxide,NO)是近年来发现的一种新的细胞信使,由血管内皮细胞(EC)产生并释放,其半衰期短,广泛存在于生物体内各组织器官。参与调节机体内多种生理及病理过程,如调节血管张力、抑制单核细胞及血小板的黏附、保护胃黏膜等。

一、NO 的合成与生物学特性

L-精氨酸(*L*-Arg)是合成 NO 的前体,一氧化氮合酶(nitric oxide synthase,NOS)是合成 NO 的关键酶。体内生物合成的反应式为:

$$L\text{-Arg}+O_2 \xrightarrow{\text{NOS}} \text{NO}+\text{胍氨酸}$$

NOS 有多种异构体,根据酶的理化特性分为以下几种:① 诱导型 NOS(inducible NOS,iNOS),主要分布在肝、胰、胃肠黏膜、血管内皮和平滑肌等组织中。iNOS 正常情况下不表达,当细胞受刺激时开始大量、长时间地表达,不仅能杀灭病原微生物和肿瘤细胞,还具有细胞毒作用,可造成组织细胞损伤。② 结构型 NOS(constitutive NOS,cNOS)又分为内皮型 NOS(endothelial NOS,eNOS)和神经元型 NOS(neuronal NOS,nNOS),前者主要分布在血管内皮和心肌内膜、血小板等组织中,后者主要存在于神经元、骨骼肌等组织中。

1. 舒张血管平滑肌　NO 与内皮素保持动态平衡,共同调节血管张力,对维持正常血流与血压起重要作用。血管内皮细胞释放的 NO 与受体结合后,通过弥散作用于平滑肌细胞中的鸟苷酸环化酶,催化 GTP 生成 cGMP,后者为第二信使分子,进一步刺激 cGMP 激酶,导致细胞内 Ca^{2+}浓度下降,从而使血管平滑肌舒张,血管扩张,血压下降。NO 具有内皮细胞保护作用,可对抗缺血再灌对血管内皮的损伤,机制是抑制血管内皮细胞合成胶原蛋白,抑制损伤初期的血管平滑肌细胞的过度增生。

2. 神经系统　NO 作为 CNS 的神经递质或调质发挥作用。突触后释放的 NO 使突触前兴奋性谷氨酸释放,可能对脑发育和学习记忆发挥短时程或长时程的增强效应。高浓度的 NO 也可引起神经元退化。NO 还参与一些行为调节以及维持与强化痛觉。在外周神经系统中 NO 除了有调节胃肠道、生殖道等功能,还可使阴茎海绵体血管平滑肌舒张,引起阴茎勃起。

3. 抑制动脉粥样硬化形成　NO 可抑制血小板黏附和聚集,减少 TXA_2 和生长因子的释放;抑制单核细胞、中性粒细胞与内皮细胞的黏附和血管平滑肌细胞增生;另外,NO 还可作为抗氧化剂,抑制低密度脂蛋白的氧化,从而防止泡沫细胞的产生与动脉硬化形成。

4. 呼吸系统　NO 降低肺动脉压和扩张支气管平滑肌,改善肺通气/换气功能障碍患者肺的氧合能力。

二、NO 供体

内源性 NO 是一种含不成对电子的气体,具有高度脂溶性,易扩散通过细胞膜。其性质活泼、极不稳定,在有氧和水的环境中仅能存在数秒。NO 与亚铁血红素有很强的亲和力,在血液中,NO 与血红蛋白结合形成亚硝酸盐血红蛋白失活。某些药物可作为 NO 供体,如硝普钠、硝酸甘油、有机硝酸盐和亚硝酸盐等,释放出 NO。

三、NO 抑制剂

NO 抑制剂主要是 NOS 抑制剂,包括非选择性抑制剂和选择性抑制剂。非选择性的有 *L*-精氨酸竞争性抑制剂,如氮 G 单甲基-左旋精氨酸(*L*-NMMA)等,选择性 NOS 抑制剂能抑制 iNOS 的量。*N*-[3-(氨甲基)苯甲基]乙脒抑制 iNOS 的量为 eNOS 的 200 ~ 5000 倍,为现今选择性和抑制性最强的抑制剂。

第五节　磷酸二酯酶抑制药

磷酸二酯酶(phosphodiesterase,PDE)是体内水解 cAMP 成为 5′-AMP 的酶类,到目前为止发现至少有 7 种 PDE 亚型存在于人体的不同组织中,而 PDE 抑制药也逐渐被广泛应用。选择性的 PDE-3 抑制药、PDE-4 抑制药和 PDE-5 抑制药分别在心衰、哮喘、阳痿等疾病治疗中,有广泛的应用前景。

(一) PDE-3 抑制药

PDE-3 主要分布在心肌细胞膜中,是心肌中 cAMP 的唯一水解酶。PDE-3 抑制药主要有氨力农(amrinone)、米力农(milrinone)、维司力农(vesnarinone)和匹莫苯(pimobendan)等,临床主要用于 CHF 的短期支持疗法(详见第 24 章)。

(二) PDE-4 抑制药

PDE-4 主要分布于炎症细胞(肥大细胞、巨噬细胞、淋巴细胞和嗜酸粒细胞)、气道上皮细胞和平滑肌细胞内。PDE-4 抑制药通过抑制 PDE-4 活性,增加细胞内 cAMP 水平而发挥治疗作用。其代表药物罗氟司特(roflumilast)用于治疗反复发作并加重的重症 COPD,常与长效支气管扩张药联合应用(见第 28 章)。

(三) PDE-5 抑制药

PDE-5 在阴茎海绵体中高度表达,而在其他组织中(包括血小板、血管和内脏平滑肌、骨骼肌)表达低下。西地那非(sildenafil)是高度选择性的 PDE-5 抑制药,别名伟哥(viagra)、万艾可、喜多芬。原是由美国辉瑞制药公司研制生产的一种治疗心绞痛的药物,由于在临床试验中发现其治疗心绞痛的效果一般,因此终止了试验。以伊恩·奥斯特洛赫为领导的临床试验人员了解到一些男性有意外的副作用,即伟哥可以促进他们的生殖器勃起。1994 年,辉瑞公司对 12 个男性勃起障碍的患者开始了有限的二期临床试验,并取得了较好的效果,辉瑞公司本来用以治疗心绞痛的"小产品"西尔特萘非尔,因此成了一个轰动全球用来治疗男性勃起障碍的"大药"。1998 年,美国 FDA 批准了西地那非(商品名为伟哥)治疗男性勃起障碍。

阴茎勃起的生理机制涉及性刺激过程中阴茎海绵体内一氧化氮(NO)的释放。NO 激活鸟苷酸环化酶导致环磷酸鸟苷(cGMP)水平增高,使海绵体内平滑肌松弛,血液充盈。而西地那非通过选择性抑制 PDE-5,增强 NO-cGMP 途径,升高 cGMP 水平而导致阴茎海绵体平滑肌松弛,使勃起功能障碍患者对性刺激产生自然的勃起反应。勃起反应一般随西地那非剂量和血浆浓度的增加而增强。实验显示,药效可持续至 4h,但反应较 2h 时弱。西地那非对心肌无正性肌力作用,不能直接影响心肌收缩功能。西地那非可导致卧位血压下降(平均最大幅度 8.4/5.5mmHg),服药后 1~2h 血压下降最明显,服药后 8h 与安慰剂组无差别。25mg、50mg、100mg 西地那非对血压的影响相似,似与药物剂量和血药浓度无关。西地那非对血压的最大作用发生在约给药后 1h,即与药物血浆峰值一致。因此,在西地那非的血浆药物峰值浓度时,性活动可能诱发心脏事件。虽然西地那非引起的低血压反应轻而短暂(一般 4h 内血压回到基线),但西地那非和硝酸酯类间的相互作用可产生明显的和更长时间的血压降低。西地那非半衰期短,24h 内(约 6 个半衰期)可洗脱药物。24h 内使用过硝酸酯类药物者禁用西地那非。

西地那非对使用抗抑郁药、抗精神病药和抗高血压药引起的阳痿,对手术或外伤后引起的阳痿均有效,是一种"广谱"的治疗阳痿药物,被认为是目前治疗勃起障碍(ED)首选而且疗效确切的药物。不良反应主要有头痛、潮红、消化不良、鼻塞及视觉异常等。视觉异常为轻度和一过性的,主要表现为视物色淡、光感增强或视物模糊。

其他代表药物还有他达拉非(tadalafil),伐地那非(vardenafil)和敏喘宁(zaprinast)等。

第六节 多 肽 类

多肽类(polypeptides)是一类生物活性多肽,大多分布于神经组织,在自主神经系统和 CNS 起着重要作用。有的直接作用于血管平滑肌,产生血管收缩作用,如血管紧张素Ⅱ(angiotensin Ⅱ,Ang Ⅱ)等;有的产生血管舒张作用,如激肽类(kinins)等。

一、激 肽 类

激肽(kinin)分为缓激肽(bradykinin)和胰激肽(kallidin)两种,由组织损伤、变态反应、病毒感染和其他炎症等因素激发一系列蛋白裂解反应而产生,而后很快被组织或血浆中的激肽酶降解失活。激肽酶分为激肽酶Ⅰ和激肽酶Ⅱ两型,其中激肽酶Ⅰ存于血浆中,激肽酶Ⅱ(血管紧张素Ⅰ转化酶)同时存在于血和组织中。因此,激肽酶既可使激肽(血管扩张剂)失活,又可使血管紧张素(血管收缩剂)激活,使 Ang Ⅰ转化为 Ang Ⅱ。

1. 激肽的药理作用 激肽是强致痛剂,通过作用于皮肤和内脏感觉传入神经末梢,引起强烈的、烧灼性疼痛。PGE 能增强和延长其致痛作用。激肽能扩张血管、提高毛细血管通透性,其扩张心、肾、肠、骨骼肌和肝内血管的作用,比组胺强 10 倍。激肽可引起呼吸道、子宫和大多数胃肠平滑肌收缩,因此激肽是引起哮喘的因素之一。组织损伤可迅速产生激肽,促进了白细胞的游走和聚集,导致炎症的红肿热痛症状,因此激肽为重要炎症介质之一。

激肽通过与靶细胞膜表面的激肽受体 B_1 和 B_2 结合发挥作用,其机制可能与激活 PLA_2,释出 AA,产生 PGs 及对靶组织的直接作用有关。

2. 影响激肽释放酶-激肽系统的药物

(1)激肽释放酶抑制剂:抑肽酶(aprotinin)是一种取自牛肺由 58 个氨基酸组成的天然蛋白酶抑制剂,使激肽原不能形成激肽,抑制许多炎症反应、纤维蛋白溶解和心肺旁路手术后凝血酶产生过程的介质,包括激肽释放酶和胞质素。临床用于治疗急性胰腺炎、中毒性休克、心肺旁路手术等血浆激肽过高症和改善肿瘤症状。

(2)作用于激肽受体的药物:B_1 受体阻断药 SSR240612 在炎症、神经性疼痛方面的应用正处于研究中。B_2 受体激动药可能对高血压、心肌肥厚等有良效,也处于开发研究中。第一代 B_2 受体阻断药几乎没有临床价值。第二代的艾替班特(icatibant)对 B_2 受体作用强,选择性高,口服有效,用于治疗支气管哮喘和遗传性血管性水肿(HAE),已进入临床试验,但尚无药物上市。第三代的 NPC17731 主要用于抗炎镇痛方面的研究。

(3)激肽酶Ⅱ抑制剂:卡托普利等抑制激肽酶Ⅱ,减少缓激肽的降解,即增强缓激肽的作用(见抗高血压药物章节)。

二、内　皮　素

内皮素(endothelins,ETs)是由内皮细胞释放的 21 个氨基酸多肽,有 3 种异型体,分别称为 ET_1、ET_2、ET_3。ET_1 主要在血管内皮细胞表达,ET_2 主要在肾脏和小肠表达,ET_3 则多在神经系统和肾小管上皮细胞表达。ETs 是至今发现的最强的缩血管物质,在体内外均可产生强而持久的血管收缩作用。

1. ETs 的合成与受体　前内皮素原(preoro-ET)在内皮细胞合成后,在内肽酶作用下生成大内皮素,然后再在内皮素转化酶(endothelin coverting enzyme,ECE)作用下生成 ETs。某些化学(凝血酶、肾上腺素)和机械(血流)因素通过影响 ETs 的合成过程来促进 ETs 的释放,ETs 的释放不是通过脱颗粒过程实现的。ETs 主要被中性内肽酶降解和 ET_B 受体清除。

ETs 受体分为 ET_A 受体和 ET_B 受体二种亚型。心肌和血管平滑肌(动、静脉)以 ET_A 受体为主;在肝、肾、子宫和脑以 ET_B 受体为主;肺和胎盘二种受体亚型表达都很高。ETs 通过与 ETs 受体作用产生广泛的生物学效应。ET_A 受体介导血管收缩,ET_B 受体除介导血管收缩,还介导 PGI_2 和 NO 的释放。

2. ETs 的生理作用　①收缩血管作用　静脉给予 ET_1 先出现短暂降压,然后是持久的升压。前者与促进 PGI_2 和 NO 的释放有关,后者是血管平滑肌收缩所致。ET_1 对冠状血管有极强的收缩力,常导致心律失常致死;②促进平滑肌细胞分裂　ETs 可促进血管平滑肌细胞 DNA 的合成,促进有丝分裂,增加血管平滑肌的增殖,从而促进动脉粥样硬化。ETs 还能促使心肌和肾小球系膜细胞增殖,③收缩内脏平滑肌　ETs 与支气管哮喘有密切关系;④正性肌力作用:增强心脏(心房肌、心室肌)收缩力作用强大持久,使心肌耗氧量增高,又因收缩冠状动脉,所以加重心肌缺血。

3. ETs 抑制药　ETs 参与了高血压、心肌缺血、动脉粥样硬化等多种心血管疾病、脑血管病(脑缺血、脑卒中)及肾功能衰竭等的病理过程,因而 ETs 抑制药可能有良好的临床价值。

(1) 内皮素转化酶抑制药(ECE inhibitor,ECEI):被认为是一类具有良好开发前景的心血管类药物,磷酸阿米酮(phosphoramidone)为第一个 ECEI,但特异性低,几乎无临床价值。一些选择性更好的药物正在研究之中。

(2) ETs 受体阻断药:波生坦(bosentan)为非选择性 ET_A 和 ET_B 受体阻断药,主要用于肺动脉高压的治疗。选择性 ET_A 受体阻断药西他生坦(sitaxsentan)和安贝生坦(ambrisentan)正在研究中,可能对高血压、慢性肾衰等疾病有较好疗效。

三、利 尿 钠 肽

利尿钠肽可分为心房利尿钠肽(ANP)、脑利尿钠肽(BNP)、C 型利尿钠肽(CNP)和尿扩张素(urodilatin,Uro),具有排钠利尿、舒张血管等作用。ANP 主要在心房合成,BNP 主要在心脏,CNP 主要在 CNS,Uro 由肾远曲小管分泌,仅存在于尿液中。血液循环中的利尿钠肽主要 ANP。利尿钠肽主要被肝、肾和肺中的中性内肽酶分解。ANP 与 ANP 受体结合,兴奋鸟苷酸环化酶,使 cGMP 增加而产生作用。

第七节　腺　苷　类

在短暂缺血之后,组织细胞和血管内皮细胞释放出腺苷,腺苷通过激动腺苷受体调节细胞代谢,对随后的缺血损伤产生保护作用,即发挥缺血预适应作用。缺血预适应是指经短暂缺血之后对随后较长时间缺血的耐受性明显增强的现象;药理性预适应是在缺血预适应的基础上发展起来的,通过药物激发或模拟机体自身内源性保护物质而呈现的保护组织作用。它经过了“缺血预适应-缺血预适应机制分析-药理性预适应”的发展过程。其中,腺苷/腺苷受体机制最为深入,被认为十分重要。

腺苷(adenosine)通过作用于 G 蛋白偶联的腺苷受体发挥作用,腺苷受体可分为 A_1、A_{2A}、A_{2B} 和 A_3 4 种亚型,其中 A_1、A_2 受体与“预适应”关系最为密切。

1. A_1 受体　腺苷对心脏的保护作用主要是通过激动 A_1 受体发挥的。A_1 受体参与激活 K^+_{ATP},K^+ 内流增加,使膜电位超极化,抑制 L 型 Ca^{2+} 通道的开放,使自律性降低,发挥抗心律失常和对缺血再灌注损伤的保护作用,其作用机制可能与下列因素有关:① 激活百日咳毒素敏感性 G 蛋白(G_i),使与 Gi 偶联的 K_{ATP} 开放;② 激活蛋白激酶 C(PKC)。

2. A_2 受体　腺苷经 A_2 受体介导对多数血管如冠脉血管的扩张作用,增加冠脉流量。其机制为激活腺苷酸环化酶,降低 cAMP 含量;调节 NO 信号及血管平滑肌细胞 K_{ATP}。此外,A_2 受体尚参与调节以下效应:① 抑制内皮素释放,抑制血小板聚集;② 抑制中性粒细胞激活;③ 减少超氧阴离子生成。

腺苷“预适应”的心肌保护机制目前认为主要是:① 因 K_{ATP} 阻断药格列本脲(glibenclamide,优降糖)可取消腺苷诱导的“预适应”效应,故腺苷/K_{ATP} 被认为是重要机制之一;② 因腺苷受体激动药甲氧明(methoxamine)可使 5′-核苷酸酶活性增加,发挥“预适应”效应;而 5′-核苷酸酶抑制药可取消甲氧明的心肌保护作用,因此认为腺苷的释放和 5′-核苷酸酶的激活是“预适应”的机制之一;③ 用利血平耗竭递质后,腺苷的“预适应”效应消失,因此认为去甲肾上腺素的释放及其对心肌细胞 α_1 受体的激动,是腺苷发挥“预适应”作用的重要途径。其他研究显示乙酰胆碱也介导了“预适应”效应。

“老药”双嘧达莫（dipyridamole）能抗血小板聚集，防止血栓形成，对预防心肌梗死有益。它也是一种腺苷转运蛋白抑制剂，可通过抑制腺苷的转运和内皮细胞对腺苷的摄取和代谢，增加内源性腺苷浓度，从而缩小梗死面积，减轻缺血再灌注损伤，维持心肌收缩和舒张功能，发挥缺血预适应样心脏保护作用。

复习指导

1. H_1 受体阻断药主要用于皮肤黏膜变态反应性疾病及防晕止吐。

2. 第一代 H_1 受体阻断药多见镇静、嗜睡、乏力等中枢抑制现象，以苯海拉明和异丙嗪尤为明显，驾驶员及高空作业者工作期间不宜服用；第二代多数无中枢抑制作用。

3. H_2 受体阻断药主要用于消化道溃疡的治疗，疗效较好，不良反应少。

常用制剂及用法

盐酸苯海拉明（diphenhydramine hydrochloride，benadryl） 片剂：25mg，25～50mg/次，3 次/天。注射剂：1ml，20mg/次，肌内注射，1～2 次/天。

茶苯海明（dimenhydrinate；晕海宁，theohydramine） 片剂，为苯海拉明与氨茶碱复合物，预防晕动病，行前半小时服 50mg。

盐酸异丙嗪（promethazinehydrochloride；非那根，phenergan） 片剂，1.25～25mg/次，2～3 次/天。注射剂：25～50mg/次，肌内或静脉注射。

马来酸氯苯那敏（chlorpheniraminemaleate，扑尔敏） 片剂，4mg/次，3 次/天，小儿 0.35mg/(kg·d)，分 3～4 次/天。注射剂，5～20mg/次，皮下或肌内注射。

盐酸布可立嗪（buclizine hydrochloride，安其敏） 片剂，25～50mg/次，2 次/天。

特非那定（terfenadine） 片剂，60mg/次，2 次/天。

前列地尔（alprostadil，PGE1） 5～10μg 溶于 10ml 生理盐水或 5% 的葡萄糖缓慢静注，1 次/天。

米索前列醇（misoprostol） 口服，800μg/d，分 2～4 次与食物同服。

恩前列醇（enprostil） 口服，每次 35～70μg。

（李 罡）

参考文献

陈新谦,金有豫,汤光 . 2011. 新编药物学 . 第 17 版 . 北京:人民卫生出版社 .
高允生,关利新 . 2013. 药理学 . 北京:人民军医出版社 .
姜远英 . 2013. 临床药物治疗学 . 第 3 版 . 北京:人民卫生出版社 .
李家泰 . 2001. 临床药理学 . 第 2 版 . 北京:人民卫生出版社 .
凌宝东 . 2009. 药理学 . 北京:科学出版社 .
刘吉成 . 2009. 精神药理学 . 北京:人民卫生出版社 .
罗健东,肖顺汉 . 2008. 临床药理学(案例版). 北京:科学出版社 .
苏定冯,陈丰原 . 2011. 心血管药理学 . 北京:人民卫生出版社 .
隋忠国,苏乐群,孙伟 . 2010. 临床合理用药指导 . 北京:人民卫生出版社 .
孙瑞元 . 1987. 定量药理学 . 北京:人民卫生出版社 .
谭毓治,刘晓平 . 2010. 药物毒理学 . 北京:科学出版社 .
吴基良,罗健东 . 2012. 药理学(案例版). 第 2 版 . 北京:科学出版社 .
吴铁,冯冰虹 . 2010. 药理学(案例版). 北京:科学出版社 .
徐叔云 . 2007. 临床药理学 . 北京:人民卫生出版社 .
颜光美 . 2004. 药理学 . 北京:高等教育出版社 .
杨宝峰 . 2013. 药理学 . 第 8 版 . 北京:人民卫生出版社 .
杨世杰 . 2010. 药理学 . 北京:人民卫生出版社 .
朱依谆,殷明 . 2011. 药理学 . 第 7 版 . 北京:人民卫生出版社 .
Bertram GK. 2001. Basic & Clinical Pharmacology. 8th ed. New York: McGraw-Hill Companies Inc.

中英文药名对照

A

阿巴前列素　arbaprostil
阿贝卡星　arbekacin
阿苯达唑　albendazole
阿德福韦　adefovir
阿伐他汀　atorvastatin
阿加曲班　argatroban
阿卡波糖　acarbose
阿利克仑　aliskiren
阿米卡星　amikacin
阿米洛利　amiloride
阿米替林　amitriptyline
阿莫西林　amoxicillin
阿尼普酶　anistreplase
阿扑吗啡　apomorphine
阿奇霉素　azithromycin
阿司米星　astromicin
阿司匹林　aspirin
阿糖胞苷　cytarabine
阿糖腺苷　vidarabine
阿替洛尔　atenolol
阿托品　atropine
阿西莫司　acipimox
阿昔洛韦　aciclovir
艾司洛尔　esmolol
艾司唑仑　estazolam
安托卡朋　entacapone
氨苯蝶啶　triamterene
氨苯砜　diaminodiphenylsulfone
氨苄西林　ampicillin
氨茶碱　aminophylline
氨甲苯酸　aminomethylbenzoic acid, PAMBA
氨力农　armirinone
氨硫脲　thioacetazone
氨鲁米特　aminoglutethimide
氨氯地平　amlodipine
氨曲南　aztreonam
胺碘酮　amiodarone
昂丹司琼(奥丹西隆)　ondansetron
昂丹司琼　ondansetron
奥氮平　olanzapine
奥拉西坦　oxiracetam
奥美拉唑　omeprazole
奥西那林　metaproterenol
奥硝唑　Ornidazole

B

巴利昔单抗　basiliximab
巴龙霉素　paromomycin
白细胞介素-2　interleukin-2
白消安　busulfan
保泰松　phenylbutazone
贝那普利　benazapril
贝那替嗪(胃复康)　benactyzine
倍氯米松　beclomethasone
倍他米松　betamethasone, celestone
苯胺　aniline
苯巴比妥　phenobarbital
苯丙砜　solasulfone
苯丙酸诺龙　nandrolone phenylpropionate, durabolin
苯醇醚　a1fenoxynol
苯海拉明　diphenhydramine
苯海索　benzhexol
苯妥因钠　phenytoin sodium
苯氧酸类　fibric derivatives
苯扎贝特　bezafibrate
苯扎托品　benzatropine
苯佐那酯　benzonatate
苯唑西林钠　oxacillin sodium
比索洛尔　bisoprolol
吡喹酮　praziquantel
吡拉西坦　piracetam
吡硫醇　pyritinol
吡嗪酰胺　pyrazinmide
吡斯的明　pyridostigmine
苄氟噻嗪　bendroflumethiazide
苄丝肼　benserazide
苄星青霉素　benzathine
别嘌醇　allopurinol

丙胺卡因 prilocaine
丙吡胺 disopyramide
丙磺舒 probenecid
丙硫氧嘧啶 propylthiouracil
丙酸睾丸酮 testosterone propionate
丙戊酸钠 valproate sodium
波尼松 prednisone
波尼松龙 prednisolon
伯氨喹 Primaquine
博来霉素 bleomycin
布比卡因 bupivacaine
布地奈德 budesonide
布洛芬 ibuprofen
布美他尼 bumetanide
多库胺 doxacurium

C

长春地辛 vindesine
长春碱 vinblastine
长春瑞宾 vinorelbine
长春新碱 vincristin
雌二醇 estradiol
促皮质素 corticotrophin
醋甲胆碱 methacholine
醋酸可的松 cortisone acetate
醋硝香豆素(新抗凝) acenocoumarol
催产素 pitocin

D

达克珠单抗 daclizumab
大观霉素 spectinomycin
丹参酮Ⅱ-A 磺酸钠 sodium tanshinone Ⅱ-A silate
单硝酸异山梨酯 isosorbide mononitrate
胆茶碱 cholinophylline
胆汁酸螯合剂 bile acid binding resins
氮芥 chlormethine
低分子量肝素 low molecular weight heparin
低精蛋白锌胰岛素 isophane insulin
地贝卡星 dibekacin
地尔硫草 diltiazem
地高辛 digoxin
地红霉素 dirithromycin
地拉韦定 delavirdine
地美环素 demeclocycline
地美溴铵 demecarium bromide
地诺前列素 dinoprost
地诺前列酮 dinoprostone
地塞米松 dexamethasone
地西泮 diazepam
地西泮 diazepam, valium
地昔帕明 desipramine
碘苷 idoxuridine
碘化钾 potassium iodide
碘解磷定 pralidoxime iodide
碘塞罗宁 liothyronine
丁丙诺啡 buprenorphine
丁卡因 tetracaine
丁螺环酮 buspirone
东莨菪碱 scopolamine
毒扁豆碱 physostigmine,依色林,eserine
毒毛花苷 kstrophanthin K
毒蕈碱 muscarine
对氨基水杨酸 para-aminosalicylic acid
对氨水杨酸异烟肼 isoniazid aminosalicylate
多巴胺 dopamine
多巴酚丁胺 dobutamine
多拉司琼 dolasetron
多奈哌齐 donepezil
多潘立酮(吗丁林) domperidone
多培沙明 dopexamine
多柔比星 doxorubicin
多塞平 doxepin
多沙唑嗪 doxazosin
多西环素 doxycycline

E

厄贝沙坦 irbesartan
恩夫韦肽 enfuvirtide
恩前列醇 enprostil
二丙酸倍氯米松 beclomethasone dipropionate
二甲基睾丸酮 methyltestosterone
二甲麦角新碱 methysergide
二氯尼特 diloxanide
二氢埃托啡 dihydroetrorphine
二十二碳六烯酸 docosahexaenoic acid
二十碳五烯酸 eicosapentaenoic acid

F

伐昔洛韦 valaciclovir
法莫替丁 famotidine
泛昔洛韦 famciclovir
放线菌素 D dactionmycin
非格司亭 filgrastim
非洛地平 felodipine

非那西丁 phenacetin
非诺贝特 fenofibrate
非诺洛芬 fenopofen
芬太尼 fentanyl
酚苄明 phenoxybenzamine
酚妥拉明 phenolamine
奋乃静 perphenazine
呋喃妥因 nitrofurantoin
呋喃唑酮 furazolidone
呋塞米 furosemide
弗希肝素 fraxiparin
伏格列波糖 voglibose
伏立康唑 voriconazole
氟胞嘧啶 flucytosine
氟比洛芬 flurbiprofen
氟伐他汀 fluvastatin
氟奋乃静 fluphenazine
氟伏沙明 fluvoxamine
氟桂利嗪 flunarizine
氟卡尼 flecainide
氟康唑 fluconazole
氟尿嘧啶 fluorouracil
氟哌啶醇 haloperidol
氟哌利多 droperidol
氟哌噻吨 flupenthixol
氟羟甲酮 fluoxymesterone
氟轻松 fluocinolone acetonide
氟西泮 flurazepam
氟西汀 fluoxetine
福莫特罗 formoterol
福辛普利 fosinopril
复方阿司匹林 aspirin phenacetin caffeine
复方碘溶液(卢戈液) Lugol's solution

G

干扰素 interferon
甘精胰岛素 insulin glargine
甘露醇 mannitol
肝素 heparin
高三尖杉酯碱 homoharringtonine
格拉司琼(格雷西隆) granisetron
格列本脲 glibenclamide
格列吡嗪 glipizide
格列美脲 glimepiride
格列齐特 gliclazide
更昔洛韦 ganciclovir
枸橼酸乙胺嗪 diethylcarbamazine citrate
冠心舒 arklemin
鬼臼毒素 podophyllotoxin

H

蒿甲醚 artemether
红霉素 erythromycin
红细胞生成素 erythropoietin
后马托品 homatropine
琥珀胆碱 suxamethonium, succinvlcholine
华法林 warfarin
环孢素 cyclosporin
环丙沙星 ciprofloxacin
环磷酰胺 cyclophosphamide
环喷托酯 cyclopentolate
环丝氨酸 cycloserine
环戊噻嗪 cyclopenthiazide
磺胺醋酰钠 sulfacetamidesodium
磺胺多辛 sulfadoxine
磺胺甲噁唑 sulfamethoxazole
磺胺米隆 sulfamylone
磺胺嘧啶 sulfadiazine
磺胺嘧啶银 sulfadiazine siliver
灰黄霉素 griseofulvin

J

及洛莫肝素 lomoparin
吉非罗齐 gemfibrozil
吉米沙星 gemifloxacin
吉他霉素 kitasamycin
己烯雌酚 diethylstilbestrol
己烯雌酚 stilboestrol
加巴喷丁 gabapentin
加兰他敏 galanthamine
加洛帕米 gallopamil
加压素 vasopressin
甲氨蝶呤 methotrexate
甲苯达唑 mebendazole
甲苯磺丁脲 tolbutamide
甲芬那酸 mefenamic acid
甲砜霉素 thiamphenicol
甲氟喹 metfloquine
甲福明 metformin
甲硫氧嘧啶 methylthiouracil
甲麦角新碱 methylergometrine
甲哌卡因 mepivacaine
甲泼尼龙 methylprednisolone
甲羟孕酮酯 medroxyprogesterone acetate

甲巯咪唑 thiamazole
甲硝唑 metronidazole
甲氧胺 methoxamedrine
甲氧苄啶 trimethoprim
甲氧氯普胺 metoclopramide
甲氧明 methoxamine
甲状腺 thyroid
甲状腺素钠 sodium thyroxine
间羟胺 metaraminol
见草油 evening primrose oil
交沙霉素 josamycin
胶体次枸橼酸铋 colloidal bismuth subcitrate
胶体果胶铋 colloidal bismuth pectin
金刚烷胺 amantadine
金刚乙胺 rimantadine
精蛋白锌胰岛素 protamine zinc insulin
肼屈嗪 hydralazine
枸橼酸铁铵 ferric ammonium citrate
卷曲霉素 capreomycin

K

卡巴胆碱 carbachol
卡比多巴 carbidopa
卡比马唑 carbimazole
卡铂 carboplatin
卡芦莫南 carumonam
卡马西平 carbamazepine
卡麦角林 carbergoline
卡莫司汀 carmustine
卡那霉素 kanamycin
卡前列素 carboprost
卡托普利 captopril
卡维地洛 carvedilol
坎地沙坦 candesartan
抗动脉粥样硬化药 antiatherosclerotic drug
抗利尿激素 antidiuretic hormone
抗淋巴细胞球蛋白 antilymphocyte globulin
抗痫灵 antiepilepsirin
考来替泊 colestipol
考来烯胺 cholestyramine
可待因 codeine
可乐定 clonidine
克拉维酸 clavulanic acid
克林霉素 clindamycin
克仑硫䓬 clentiazem
克仑特罗 clenbuterol
克霉唑 clotrimazole
奎宁 quinine
奎尼丁 quinidine
喹碘方 chiniofon
喹红霉素 cethromycin
喹硫平 quetiapine

L

拉贝洛尔 labetalol
拉米夫定 lamivudine
拉莫三嗪 lamotrigine
拉西地平 lacidipine
拉氧头孢 latamoxef
来氟米特 leflunomide
赖脯胰岛素 insulin lispro
赖诺普利 lisinopril, zestril
兰索拉唑 lansoprazole
雷贝拉唑 rabeprazole
雷美尔通 ramelteon
雷米封 rimifon
雷米普利 ramipril
雷尼替丁 ranitidine
雷沙吉兰 rasagiline
雷特普酶 reteplase
雷扎曲坦 rizatriptan
利奥前列素 rioprostil
利巴韦林 ribavirin
利多格雷 ridogrel
利多卡因 lidocaine
利福定 rifandin
利福喷丁 rifapenten
利福平 rifampicin
利培酮 risperidone
利托君 ritodrine
利托那韦 ritonavir
利瓦斯的明 rivastigmine
链激酶 streptokinase
链霉菌 streptomyces caespitusus
链霉素 streptomycin
两性霉素 B amphotericn B
林可霉素 lincomycin
磷酰胺氮芥 phosphoramide mustard
硫利达嗪 thioridazine
硫喷妥钠 thiopental
硫前列酮 sulprostone
硫酸镁 magnesium sulfate
硫酸钠 sodium sulfate
硫酸皮肤素 dermatan sulfate

硫酸软骨素　chondroitin sulfate
硫酸亚铁　ferrous sulfate
硫酸乙酰肝素　heparan sulfate
硫糖铝　sucralfate
硫唑嘌呤　azathioprine
柳氮磺吡啶　alicylazosulfapyridine
氯贝丁酯　clofibrate
氯苯那敏　chlorpheniramine
氯丙嗪(冬眠灵)　chlorpromazine
氯丙嗪　chlorpromazine
氯氮平　clozapine
氯氮䓬　chlordiazepoxide
氯法齐明　clofazimine
氯芬那酸　chlofenamic acid
氯化铵　ammonium chloride
氯磺丙脲　chlorpropamide
氯解磷定　pralidoxime chloride
氯喹　chloroquine
氯霉素　chloramphenicol
氯米芬　clomifene
氯普鲁卡因　chloroprocaini
氯普噻吨　chlorprothixene
氯噻嗪　chlorothiazide
氯噻酮　chlortalidone
氯沙坦　losartan
氯硝柳胺　niclosamide
氯硝西泮　clonazepam
氯唑西林　cloxacillin
轮生链霉菌　streptomyces verticillis
罗非昔布　rofecoxib
罗格列酮　rosiglitazone
罗红霉素　roxithromycin
罗哌卡因　ropivacaine
罗沙前列醇　rosaprostol
罗沙替丁　roxatidine
罗他霉素　rokitamycin
罗通定　rotundine
螺内酯　spironolacton
洛伐他汀　lovastatin
洛吉肝素　logiparin

M

麻黄碱　ephedrine
马普替林　maprotiline
吗啡　morphine
麦迪霉素　medecamycin
麦角胺　ergotamine
麦角毒　ergotoxine
麦角生物碱类　ergot alkaloids
麦角新碱　ergometrine
毛果芸香碱　pilocarpine
毛花苷丙　lanatoside C
霉酚酸酯　mycophenolate mofetil
美多巴　madopa、medopar
美罗培南　meropenem
美沙酮　methadone
美他环素　metacycline
美替拉酮　metyrapone
美托洛尔　metoprolol
美西林　mecillinam
美西律　mexiletine
美昔前列素　mexiprostil
门冬胰岛素　insulin aspart
孟苯醇醚　menfegol
孟鲁司特　montelukast
咪达唑仑　midazolam
咪康唑　miconazole
咪唑斯汀　mizolastine
米氮平　mirtazapine
米格列醇　miglitol
米拉美林　milameline
米力农　milrinone
米诺地尔　minoxidil
米诺环素　minocycline
米帕明　imipramine
米索前列醇　misoprostol
棉酚　gossypol
免疫核糖核酸　immunogenic RNA
灭酸类　fenamates
莫索尼定　moxonidine
莫西沙星　moxifloxacin
那拉曲坦　natriptan
纳洛酮　naloxone
纳曲酮　naltrexone

N

奈多罗米　nedocromil
奈非那韦　nelfinavir
奈替米星　netilmicin
奈韦拉平　nevirapine
萘普生　naproxen
萘替芬　naftifine
脑心舒　ateroid
尼可地尔　nicorandil

尼麦角林 nicergoline
尼美舒利 nimesulide
尼莫地平 nimodipine
尼群地平 nitrendipine
尼扎替丁 nizatidine
尿激酶 urokinase
凝血酶 thrombin
凝血酶原复合物 prothrombin complex concentrate
诺氟沙星 norfloxacin

P

帕罗西汀 paroxetine
帕尼培南 panipenem
哌克西林 perhexiline
哌仑西平 pirenzepine
哌嗪 piperazine
哌替啶 pethidine
哌唑嗪 prazosin
潘多拉唑 pantoprazole
培氟沙星 pefloxacin
培高利特 pergolide
培他司汀 betahistine
喷他佐辛 pentazocine
喷托维林 pentoxyverinee
喷昔洛韦 penciclovir
匹莫苯 pimobendan
泼尼松 prednisone
泼尼松龙 prednisone
扑米酮 primidone
扑热息痛 paracetamol
普伐他汀 pravastatin
普鲁卡因 procaine
普鲁卡因胺 procainamide
普鲁卡因青霉素 procaine
普罗布考 probucol
普罗帕酮 propafenone
普萘洛尔 propranolol
普尼拉明 prenylamine

Q

齐多夫定 zidovudine
齐留通 zileuton
前列地尔 alprostadil
前列腺素 prostaglandins
羟基脲 hydroxycarbamide
羟甲唑啉 oxymetazoline
羟喜树碱 hydroxycamptothecine
青蒿琥酯 artesunate
青蒿素 artemisinin
青霉素 penicillin
氢化可的松 hydrocortisone, cortisol
氢化可的松琥珀酸钠酯 hydrocortisone sodium succinate
氢氯噻嗪 hydrochlorothiazide
氢氧化铝 aluminum hydroxide
氢氧化镁 magnesium hydroxide
庆大霉素 gentamicin
秋水仙碱 colchicine
巯嘌呤 Mercaptopurine
曲安西龙 triamcinolone
曲吡那敏 pyribenzamine
曲古霉素 trichomycin
曲马朵 tramadol
曲美他嗪 trimetazidine
曲莫前列素 trimoprostil
曲唑酮 trazodone
去甲肾上腺素 noradrenaline, NA
去甲万古霉素 demethylvancomycin
去羟肌苷 didanosine
去氢胆酸 dehydrocholic acid
去氢甲基睾丸素 metandienone
去氧肾上腺素 phenylephrine
醛磷酰胺 aldophosphamide
炔雌醇 estrone

R

柔红霉素 daunorubicin
乳果糖 lactulose
瑞格列奈 repaglinide

S

塞来昔布 celecoxib
噻氯匹定 ticlopidine
噻吗洛尔 timolol
噻嘧啶 pyrantel
噻帕米 tiapamil
噻替派 thiotepa
噻托溴铵 tiotropium
三氟拉嗪 trifluoperazine
三硅酸镁 magnesium trisilicate
三尖杉酯碱 harringtonine
三氧化二砷 arsenic trioxide
三唑巴坦 tazobactam
三唑仑 triazolam

色甘酸钠 disodium cromoglycate
沙丁胺醇 salbutamol
沙格司亭 sargramostim
沙奎那韦 saquinavir
沙美特罗 salmeterol
山莨菪碱 anisodamine
山梨醇 sorbitol
舍曲林 sertraline
肾上腺皮质激素类 adrenocortical hormones
肾上腺素 adrenaline, epinephrine, Ad
石杉碱甲 huperzine-A
舒巴坦 sulbactam
舒必利 sulpiride
舒芬太尼 sufentanil
舒林酸 sulindac
舒马普坦 sumatriptan
双氯芬酸 diclofenac
双氯西林 dicloxacillin
双嘧达莫 dipyridamole
双氢青蒿素 dihydroartemisinin
双香豆素 dicoumarol
水合氯醛 chloral hydrate
水杨酸类 salicylates
水杨酸钠 sodium salicylate
水蛭素 hirudin
顺铂 cisplatin
司可巴比妥 secobarbital
司来吉兰 selegiline
丝裂霉素 mitomycin C
四环素 tetracycline
羧苄西林 carbenicillin
缩宫素 oxytocin
索他洛尔 sotalol

T

他克林 tacrine
他克莫司 tacrolimus
他莫昔芬 tamoxifen
泰利霉素 telithromycin
碳酸钙 calcium carbonate
碳酸锂 lithium carbonate
碳酸氢钠 sodium bicarbonate
特比萘芬 terbinafine
特布他林 terbutaline
特拉唑嗪 terazosin
替地肝素 tedelparin
替卡西林 ticarcillin
替考拉宁 teicoplanin
替米沙坦 telmisartan
替莫西林 temocillin
替尼泊苷 VM-26, teniposide
替硝唑 tinidazole
酮康唑 ketoconazole
酮洛芬 ketoprofen
酮色林 ketanserin
酮替芬 ketotifen
筒箭毒碱 d-tubocurarine
头孢氨苄 cefalexin
头孢吡肟 cefepime
头孢地秦 cefodizime
头孢呋辛 cefuroxime
头孢呋辛酯 cefuroxime axetil
头孢克洛 cefaclor
头孢克肟 cefixime
头孢拉定 cefradine
头孢雷特 ceforanide
头孢美唑 cefmetazole
头孢孟多 cefamandole
头孢哌酮 cefoperazone
头孢匹林 cefapirin
头孢匹罗 cefpirome
头孢羟氨苄 cefadroxil
头孢曲松 ceftriaxone
头孢噻吩 cefalothin
头孢噻肟 cefotaxime
头孢他定 ceftazidime
头孢特仑酯 ceferam pivoxil
头孢西丁 cefoxitin
头孢唑啉 cefazolin
头孢唑肟 ceftizoxime
土霉素 oxytetracycline
褪黑素 melatonin
托吡卡胺 tropicamide
托吡酯 topiramate
托卡朋 tolcapone
托拉塞米 torasemide
托烷司琼(托比西隆) tropisetron
妥布霉素 tobramycin
妥卡尼 tocainide
妥拉唑啉 tolazoline
拓扑特肯 topotecan

W

烷化剂 alkylating agents

万古霉素 vancomycin
维拉帕米 verapamil
维生素 B12 vitamin B12
维生素 evitamin E
维生素 K vitamin K
维司力农 vesnarinone
文拉法辛 venlafaxine
戊四硝酯 pentanitraol

X

西咪替丁 cimetidine
西沙必利 cisapride
西索米星 sisomicin
西酞普兰 citalopram
西替利嗪 cetirizine
喜树碱 camptothecine
腺苷 adenosine
硝苯地平 nifedipine
硝普钠 nitroprusside sodium
硝酸甘油 nitroglycerin
硝酸异山梨酯 isosorbide dinitrate
硝替卡朋 nitecapone
小诺霉素 micronomicin
缬沙坦 valsartan
心宁美 sinemet
辛伐他汀 simvastatin
辛可卡因 cinchocaine
新霉素 neomycin
新斯的明 neostigmine
胸腺素 thymosin
溴丙胺太林(普鲁本辛) propantheline bromid
溴己新 bromhexine
溴隐亭 bromocriptine

Y

亚胺培南 imipenem
亚油酸 linoleic acid
烟碱 nicotine
烟酸 nicotinic acid
烟酸类 nicotinic acids
盐酸乙酰 *L*-肉碱 Levacecarnine hydrochloride
洋地黄毒苷 digitoxin
氧氟沙星 ofloxacin
氧化镁 magnesium oxide
氧托溴铵 oxitropium
叶酸 folic acid
伊白沙坦 erbesartan
伊曲康唑 itraconazole
伊维菌素 ivermectin
依非韦伦 efavirenz
依酚氯铵 edrophonium chloride
依林特肯 irinotecan
依米丁 emetine
依那普利 enalapril
依尼前列素 enisoprost
依诺肝素 enoxaparin
依诺沙星 enoxacin
依普利酮 eplerenone
依前列醇 epoprostenol
依他尼酸 ethacrynic acid
依他西脱 etanercept
依替卡因 etidocaine
依替米星 etimicin
依托泊苷 etoposide, vepesid
胰岛素 insulin
乙胺丁醇 ethambutol
乙胺嘧啶 pyrimethamine
乙琥胺 ethosuximide
乙硫异烟胺 ethionamide
乙酰氨基酚 acetaminophen
乙酰半胱氨酸 acetylcysteine
乙酰胆碱 acetylcholine
乙酰螺旋霉素 acetylspiramycin
乙酰砷胺 acetarsone
乙酰水杨酸 acetylsalicylic acid
乙酰唑胺 acetazolamide
异丙肌苷 isoprinosine
异丙嗪 promethazine
异丙肾上腺素 isoprenaline
异丙托溴铵 ipratropium
异波帕明 ibopamine
异帕米星 isepamicin
异戊巴比妥 amobarbital
异烟肼 isoniazid
益康唑 econazole
吲哒帕胺 indapamide
吲哚洛尔 pindlol
吲哚美辛 indomethacin
尤卡托品 eucatropine
右美沙芬 dextromethorphan
育亨宾 yohimbine

Z

扎鲁司特 zafirlukast

扎那米韦　zanamivir
占诺美林　xanomeline
制霉菌素　nystatin
珠蛋白锌胰岛素　globin zinc insulin
竹桃霉素　oleandomycin
转移因子　transfer factor
紫杉醇　paclitaxel
组织型纤溶酶原激活剂　tissuse plasminogen activator, t-PA
左卡巴斯汀　levocabastin
左旋多巴　*L*-dopa
左旋咪唑　levamisole
左乙拉西坦　levetiracetam
佐米曲普坦　zolmitriptan
唑吡坦　zolpidem

其他

DNA 拓扑异构酶Ⅰ　DNA-topoisomerase Ⅰ
DNA 拓扑异构酶Ⅱ　DNA-topoisomerase Ⅱ
HMG-CoA 还原酶抑制药　HMG-CoA reductase inhibitor
L-门冬酰胺酶　L-asparaginase
P-糖蛋白　P-glycoprotein